高等卫生院校课程改革创新教材

供医学检验技术等相关专业使用

微生物学检验

（第 2 版）

主　　编　杨　翀
副 主 编　袁　星　吴正吉　孙运芳
编　　者　（以姓氏笔画为序）

王燕梅　北京卫生职业学院

汤小军　广西卫生职业技术学院

孙运芳　山东医学高等专科学校（临沂）

杨　翀　广州卫生职业技术学院

杨钦雅　四川中医药高等专科学校

吴正吉　重庆医药高等专科学校

武　蕾　山东医学高等专科学校（济南）

郑　丹　贵阳康养职业大学

郑风英　滨州职业学院

郑文香　廊坊卫生职业学院

房功思　安徽医学高等专科学校

袁　星　合肥职业技术学院

袁　媛　襄阳职业技术学院

郭旭光　广州医科大学附属第三医院

梁绮雯　广州卫生职业技术学院

科学出版社

北　京

内 容 简 介

为全面落实《国家职业教育改革实施方案》的精神，使教材建设更好更全面地服务医学检验技术高素质技术技能人才的培养，本书在编写过程中进行了认真细致的调研与论证，坚持传承与创新，全面贯彻专业教学标准，以求突出职业教育教材的实用性，体现医学检验专业的课程特色。本书分为22章，内容包括绪论，微生物分布与生物安全，病原微生物感染与免疫，常见感染性标本采集与运送，病原微生物感染检验技术，细菌耐药及其检测，细菌基本性状，常见病原性球菌检验，常见肠道杆菌检验，非发酵革兰氏阴性杆菌检验，弧菌科细菌检验，弯曲菌属与螺杆菌属细菌检验，其他苛氧革兰氏阴性杆菌检验，常见革兰氏阳性需氧或兼性厌氧杆菌检验，分枝杆菌属、放线菌属、诺卡菌属细菌检验，厌氧菌检验，其他原核细胞型微生物检验，临床常见病原性真菌检验，病毒的概述，常见病毒及检验，临床常见标本的微生物检验和微生物检验的质量保证。将相关实验技能要求融入教材相应的微生物学检验的内容中，不再单独设立。同时，本书配有PPT、微课视频等数字资源以便于师生教与学使用，每章后附目标检测题，便于学习以及提升学习效果。

本书可供医学检验技术等相关专业师生使用，也可供医药卫生大类相关专业师生及微生物学检验工作者学习参考。

图书在版编目（CIP）数据

微生物学检验 / 杨翀主编. —2 版. —北京：科学出版社，2023.1
高等卫生院校课程改革创新教材
ISBN 978-7-03-073776-2

Ⅰ．①微… Ⅱ．①杨… Ⅲ．①微生物学－医学检验－高等职业教育－教材 Ⅳ．① R446.5

中国版本图书馆 CIP 数据核字（2022）第 219864 号

责任编辑：谷雨擎 / 责任校对：韩　杨
责任印制：赵　博 / 封面设计：涿州锦晖

科学出版社 出版
北京东黄城根北街16号
邮政编码：100717
http://www.sciencep.com
北京汇瑞嘉合文化发展有限公司印刷
科学出版社发行　各地新华书店经销

*

2016年1月第 一 版　开本：850×1168　1/16
2023年1月第 二 版　印张：19
2024年8月第九次印刷　字数：580 000
定价：99.80元
（如有印装质量问题，我社负责调换）

前　言

　　《微生物学检验》是高等卫生院校医学检验技术专业人才培养及课程体系中的专业核心课程之一，对学生未来岗位胜任力和职业素养的培养起着非常关键的作用。本教材紧紧围绕"提质培优、增值赋能"这条主线，着力打造精品，以推动人才培养质量的提升。

　　本版教材的修订编写，以《国家职业教育改革实施方案》和《国务院办公厅关于加快医学教育创新发展的指导意见》文件精神为指南，将产业发展的新技术、新工艺、新规范纳入教材内容，以培养掌握基础理论知识、临床知识及实际操作技能的高素质技术技能人才。

　　本版教材的修订突出在以下四个方面：

　　1. 依据本课程的课程标准及本专业人才岗位胜任力要求，坚持"三基五性"的原则，在保持第 1 版教材特点和优势的基础上，课程内容框架的编制由"学科体系"调整为"行动体系"，减少了对教材内容的重复表述，使本版教材能按新时代对职业教育改革的要求，突出职业、教育的特点，表现高职课程的基本特征。

　　2. 在教材编写过程中，以案例引导下的职业活动为导向，以岗位为逻辑落实工作任务，整合、展开教材内容，使教材能够满足教师课程结构改革与活动方式的需要，使学习者回归职业岗位真实情境，力求实现职业岗位与学习过程的一体化。

　　3. 本版教材在对接职业能力标准的同时，将内容集中在技术技能的应用上，培养学生使用相关设备和工具的能力，满足"专业与产业对接、课程内容与职业标准对接、教学过程与生产过程对接、学历证书与职业资格证书（检验技士或技师、1+X 证书等）对接、职业教育与终身学习对接"五个对接要求。

　　4. 本版教材每章配有案例、链接等内容，以启发学生的临床检验思维，拓宽学习视野，便于授课教师教学。每章中加入课堂思政元素，落实立德树人的根本任务。

　　本版教材的编写，得到了科学出版社、各编者单位及众多同仁的支持和帮助，各位编者付出了辛勤的劳动，在此一并致以衷心的感谢！由于编写能力有限，教材中如有不妥之处，恳请各位师生及广大读者批评指正！

编　者

2022 年 9 月

配套资源

欢迎登录"中科云教育"平台，**免费**数字化课程等你来！

"中科云教育"平台数字化课程登录路径

电脑端

- 第一步：打开网址 http://www.coursegate.cn/short/GDGG6.action
- 第二步：注册、登录
- 第三步：点击上方导航栏"课程"，在右侧搜索栏搜索对应课程，开始学习

手机端

- 第一步：打开微信"扫一扫"，扫描下方二维码

- 第二步：注册、登录
- 第三步：用微信扫描上方二维码，进入课程，开始学习

PPT 课件：请在数字化课程各章节里下载！

目 录

1.掌握微生物的概念，临床微生物检验的思路和原则。

2.熟悉微生物与人类的关系。

3.了解微生物学和医学微生物学的概念、微生物的分类及作用、临床微生物学的性质和任务，以及感染性疾病的现状、发展和展望。

4.通过认知微生物检验的原则和任务，培养学生严谨科学的态度和团结协作的精神。

5.能将临床微生物检验的思路与原则和对主要任务的分析能力运用到后续微生物学检验知识的学习上。

第1节　微生物、微生物学与医学微生物学

案例 1-1

患儿，男，8岁，因自觉发热急诊就医。查体：体温（T）38.5℃，脉搏（P）115次/分，呼吸频率（R）25次/分。医生经仔细询问病情并结合体格检查、血常规检查结果，初步诊断为：发热，细菌感染待查。

问题：1.你知道细菌是一类怎么样的生物吗？

2.这些生物有什么特点呢？

一、微生物的概念

微生物（microorganism）是存在于自然界中的一大群体积微小、结构简单、肉眼不能直接看见，必须借助光学显微镜或电子显微镜放大数百、数千甚至数万倍才能看到的微小生物的统称。它们虽然个体微小、结构简单，但对保证自然界食物链的形成，维持人类和动物、植物的生存和生命的延续等具有十分重要的意义。其特征有：个体微小，微米或纳米为其测量单位；结构简单，真菌有完整的细胞结构，细菌等原核细胞型微生物无核膜和核仁，病毒等无细胞结构；种类繁多，可达数十万种以上；分布广泛，在土壤、空气、水、动物和人的体表及其与外界相通的腔道中等均有微生物的存在；代谢旺盛，新陈代谢能力强，生长繁殖快；易产生变异。

微生物学（microbiology）是研究微生物形态结构、生理生化、遗传变异、生态分布和分类进化等生命活动规律，以及与其他生物和环境相互关系的学科。研究的目的是要把对人类有益的微生物应用于实际生产、生活，对人类有害的微生物予以改造、控制和杀灭。现代微生物学根据研究的侧重点和层面的不同，形成了多个分支。按现代应用领域可分为医学微生物学、食品微生物学、工业微生物学、农业微生物学、兽医微生物学等。按特定微生物群类可分为细菌学、病毒学、真菌学等。还有按微生物寄居的生态环境的不同分为环境微生物学、海洋微生物学、土壤微生物学等。这些分支学科的研究不断深入，相互配合、相互促进，使微生物学不断地发展。

医学微生物学（medical microbiology）是研究人类病原微生物生命活动规律、致病性、诊断及防

治的微生物学分支学科。目的是控制和消灭微生物引起的感染性疾病和与之有关的免疫性疾病，达到保障和提高人群健康水平的目标。

考点：微生物、微生物学、医学微生物学的概念

二、微生物的分类及作用

（一）微生物的分类

微生物的分类等级依次为界（regnum, kindom）、门（division, phylum）、纲（classis, class）、目（ordo, order）、科（familia, family）、属（genus）、种（species）。种是最基本的分类单位，但在同一菌种中，仍有某些性状存在差异，故在种之下还有亚种（变种）、型、菌株（品系）等级别。

在临床微生物学检验中，常用的细菌分类单位是科、属、种，种是细菌分类的基本单位，科、属之间还可添加族。目前国际公认和普遍采用的细菌分类系统是《伯杰氏鉴定细菌学手册》（*Bergey's Manual of Determinative Bacteriology*，现已更名为《伯杰氏系统细菌学手册》），它是最具代表性的、具有极高参考价值和全面系统的细菌分类手册，每隔一段时间修订一次，自 1923 年第 1 版出版至今已发行至第 9 版（1994 年）。第 9 版手册，着重于在表观特性描述的基础上，结合化学分类、数值分类，特别是 DNA 相关分析，以及 16S rRNA 寡核苷酸序列分析在生物种群间的亲缘关系研究中的应用，对细菌作出了详细的阐述，体现了细菌分类的研究从表观向系统发育体系的发展。

真菌分类主要依据有性生殖的器官、无性菌丝、孢子和菌落形态特征等。真菌分类系统目前尚未统一，近年来趋向于采用安斯沃斯（Ainsworth）等在《真菌学词典》中提出的分类系统。该系统遵从生物的分类等级，真菌属于真菌界（Fungi），在最新的分类界以下分为接合菌门、担子菌门、子囊菌门和壶菌门等 4 个门。由于卡氏肺囊虫（*Pneumocystis carinii*，PC）囊虫壁的超微结构类似于真菌细胞，大多数学者认为它应属于真菌，故将其称为卡氏肺孢菌。

病毒的分类法采用 1966 年成立的国际病毒分类委员会（International Committee on Taxonomy of Viruses，ICTV）所构建的由科、亚科、属、种分类单位构成的病毒分类系统，将病毒分为科、属、种 3 级或科、亚科、属、种 4 级。在临床应用中不同种的病毒亦可按其感染途径或感染部位分类，如呼吸道病毒、消化道病毒、肝炎病毒等。

通常，微生物按有无细胞基本结构、分化程度和化学组成等的不同，可分为非细胞型微生物、原核细胞（prokaryocyte）型微生物和真核细胞（eukaryocyte）型微生物三类。

1. 非细胞型微生物　该类微生物体积细微，能通过滤菌器，无细胞结构，无产生能量的酶系统，由单一核酸（DNA 或 RNA）和蛋白质衣壳组成，须在易感宿主细胞内生长繁殖。其代表为病毒（virus），无蛋白质外壳只有核酸的类病毒或只有蛋白质而无核酸的朊粒亦属此类。

2. 原核细胞型微生物　该类微生物由单细胞组成，无完整的细胞核，仅有分化程度低的原始核，无核膜和核仁，DNA 和 RNA 同时存在，染色体为单个裸露的 DNA 分子。胞质内含物缺乏完整的细胞器，包括细菌、放线菌、支原体、衣原体、螺旋体和立克次体等。由于支原体、衣原体等的结构和成分与细菌接近，故均被列入广义的细菌范畴。

3. 真核细胞型微生物　该类微生物大多数由多细胞组成，细胞核分化程度高，有典型的核结构（有核膜、核仁和染色体），通过有丝分裂繁殖。胞质内含物有完整的如内质网、核糖体、线粒体等多种细胞器。其细胞壁由纤维素、几丁质构成。代表微生物为真菌、藻类等。

（二）微生物的作用

微生物广泛存在于土壤、空气、水、植物表面、人类和动物的体表及与外界相通的腔道中，它们的个体虽然微小，但它们能在适宜的环境中利用不同的有机物和无机物生长繁殖，并产生相应的代谢产物，被其他生物所利用。故微生物在自然界物质循环方面起着十分重要的作用。微生物已被广泛应用于人类生活和生产实践的各个领域，它们在食品工业、农业生产、环境保护、生命科学及人类日

常生活等方面被广泛应用，发挥着重要的作用，如生产酱、醋、酒类等，又如医药领域可利用微生物制造抗生素、维生素、辅酶、激素、细胞因子等，在环境保护领域可利用微生物对污水、垃圾进行无害化处理以及降解有毒物质等。此外，微生物还在疫苗、基因制剂生产和生物制药等方面发挥着巨大作用。

考点：微生物的分类及其作用

三、微生物与人类的关系

微生物与人类是相互依赖、共同生存的。微生物对地球上各种生物的生存和繁殖以及在食物链的形成中都起到了很重要的作用。微生物将有机物降解成无机物并产生大量的二氧化碳,供植物生长需要,植物又为人类所利用。因此，微生物对人类和动植物的生存、自然界的物质循环是有益和必需的。

在正常情况下，寄居于人和动物呼吸道、消化道中的微生物是无害的，有的还能抵抗病原微生物的入侵，如寄居在肠道中的大肠埃希菌等能向宿主提供必需的维生素和多种氨基酸等营养物质，这类微生物称为正常菌群（normal flora）。有些微生物在正常情况下不致病，只是在特定情况下导致疾病，这类微生物称为条件致病菌（conditioned pathogen）或机会致病菌（opportunistic pathogen），如大肠埃希菌一般在肠道中不致病,在泌尿道或腹腔中就会引起感染。少数微生物可引起人类与动植物的病害，这类具有致病作用的微生物称为病原微生物（pathogenic microorganism）。

考点：微生物与人类的关系

第 2 节 临床微生物学与临床微生物检验

一、临床微生物学的性质和任务

临床微生物学（clinical microbiology）亦称诊断微生物学（diagnostic microbiology），是为临床感染性疾病的诊断、治疗和预防提供科学依据的一个学科,属于医学微生物学的范畴。它侧重于研究快速、准确地检出病原体的策略与方法,为临床诊断提供依据,并指导进一步合理用药和防止感染继续扩散。

临床微生物学是检验医学的重要组成部分，在现代医学及促进人类健康的工作中，检验医学的作用愈发重要，它不仅与患者、医护工作者息息相关，还与整个医院的诊疗水平紧密关联，准确的检验结果不仅可以为临床医生的诊断提供依据,还可以指导治疗、评价效果。临床微生物学的主要任务如下。

一是研究感染性疾病病原学特征。自然界中绝大多数的微生物对人类和动植物的生存是无害的，甚至是必不可少的，只有少数是有害的。能引起人类感染性疾病的病原体主要是有毒力的病原微生物和无（或低）毒力的条件致病菌。近年来有研究表明,以往认为是正常菌群的细菌也可引起感染性疾病，更有一些以往只对动物致病的微生物因其变异而引起了人类的感染，因此需要我们对这些微生物的生物学特性、致病性等进行全面的研究。

二是对感染性疾病提供快速、准确的病原学诊断。感染性疾病是威胁公众健康和引发公共卫生事件的危险因素之一，各种病原体新型变异株、耐药株不断增加及毒力超强的病原体的出现，造成区域性流行甚至世界性大流行的风险随之倍增,也给临床感染性疾病的防控和治疗带来了极大的挑战。因此，需要临床微生物实验室充分运用病原微生物高通量检测技术、基因检测技术，在临床医生提供患者的临床诊疗信息和适当的临床标本后，高效、快速、安全、准确地分离与鉴定出标本中的病原体并反馈给临床医生，这一方面尤其重要和迫切。

三是指导临床合理使用抗菌药物。临床微生物实验室对感染性疾病患者的标本除完成病原体的分离、鉴定外，还要开展体外药物敏感试验（简称药敏试验），为临床医生使用抗菌药物治疗患者提出合理化建议，以促进患者早日康复。同时也要对多重耐药菌株进行监测，为流行病学研究收集资料与提供依据。这就要求临床微生物学工作者不但要全面掌握各种抗菌药物的作用机制、药代动力学等的知识，还要掌握沟通交流技巧，加强与临床医生，甚至与患者的沟通，以全面了解患者的状况（包括用药禁忌及其心、肝、肾重要脏器功能状态和机体免疫状态等），有目的地选择试验的抗菌药物，防止出现不恰当使用抗菌药物的情况。

四是对医院内感染进行监控。医院内感染（nosocomial infection）是指发生在医院中的一切感染。临床微生物学工作者在控制医院内感染研究中承担着重要任务，不仅要对医院内感染的特点、发生因素进行研究，还要在开展实验监测、针对性地提供防控措施等方面开展全面的研究，细致严格地做好对医院环境、器械的微生物学调查，把好消毒灭菌物品无菌监测关，加强医疗废物管理，不断加强医院内感染宣教与培训，推动医院建立和执行好卫生制度，落实各项措施，做好生物安全防范，以避免大规模医院内感染的发生和控制传染与流行。

此外，临床微生物学工作者还要加强与临床的沟通。通过沟通，一方面可推广检验项目，做好对疑难检验报告的解释与咨询，提高检验结果的临床认可度，提升检验部门在疾病诊疗中的学术地位；另一方面了解临床医生对检验结果的反馈，有利于加强对检验质量的控制管理，促进检验水平的提高。

考点：临床微生物学的性质和任务

二、临床微生物检验的性质和任务

临床微生物学检验技术是应用医学微生物学的基础理论和技能，对临床标本作出病原学诊断和抗菌药物敏感性报告，为临床感染性疾病的诊断、治疗和预防提供科学依据的一门应用型学科。其目的是为感染性疾病提供微生物学诊断，以控制和预防传染病的扩散，故应在做好生物安全的前提下，注重如何从临床标本中分离出病原微生物，并正确鉴定及快速发出检验鉴定报告，为患者治疗提供依据。其基本任务中最重要的内容是做好实验室诊断，通过对感染性疾病的微生物学检验，为感染性疾病的诊断和治疗提供依据，为预防和控制疾病的传播制订策略。在临床微生物学检验技术工作中，基本任务主要有：

一是指导或进行标本的采集、运送、处理和保存，这是关系到微生物检出率高低的重要步骤。

二是根据获得的患者全部临床信息，勾画微生物学检验的最佳方案或检测程序。

三是选择适当的微生物学检验（检测）方法，按程序实施其测定方案，并在测定过程中施以质量控制，保证检测结果的可靠性。由于快速鉴定方法和自动化微生物学检验设备的应用日益广泛，掌握仪器分析、计算机应用等理论，已经成为对微生物学检验工作者的基本要求。在进行微生物检测过程中，要同时对其进行药敏试验，为临床合理用药提供参考。

四是正确地分析检测结果，客观地评价试验方法，主动结合受检者的临床症状与体征，不断地积累经验和加强与临床的沟通。

五是及时发布检测报告，对引起流行性疾病或某些重要的病原性生物，还要及时或定期向有关部门报告并妥善保存标本和分离的病原性生物。

六是定期检测医院环境中的病原性生物，并及时进行分析与质量控制，以有效地控制医院感染。

三、临床微生物检验的思路与原则

一是要保证检验质量。要确保分析前质量，其中合格的送检标本是开展临床微生物学检验的前提和基础。要保证检验结果高质量，不仅要求送检的标本要采集准确、送检及时，还要选择恰当的方法进行及时处理，并要对检验全过程中的每个环节进行全面的质量控制，以保证检验结果的准确、可靠。

二是要全面了解机体正常菌群。凡是与外界相通的腔道及其表面均有正常菌群的存在，只有全面了解人体正常菌群、条件致病菌、菌群失调症以及内源性感染的条件，才能正确地评价微生物学检验结果的临床意义。

三是要对标本中的微生物进行定性、定量和定位分析。以细菌为例，应结合患者病情，对分离的病原菌进行定性、定量和定位分析。定性是判定被检出病原菌是否为致病菌或条件致病菌；定量是在确定致病菌或条件致病菌后判定其致病所需的病原菌数量；同时，还要分析被分离到的病原菌所在的部位，从而为临床感染性疾病的诊断、治疗及疗效评价提供依据。

四是加强与临床沟通。临床信息是选择检验方法的重要参考依据。这就需要临床微生物学工作者加强与医护、患者的联系，通过沟通可进一步了解患者的重要信息及医生的诊治思路，以利于临床微生物学工作者选择合适的检验方法以提高检出率，并可为指导临床科室采集标本、告知耐药情况及可能引发的院内感染情况，以及为患者的预防、评估诊断和治疗提供依据与方案。

考点：临床微生物检验的思路与原则

第3节 感染性疾病和临床微生物学的现状、发展和展望

一、感染性疾病和临床微生物学的现状

感染性疾病主要包括传染性比较强的、能够引起较大规模流行的传染病和传染性比较弱的、不易引起较大规模流行的感染性疾病。近两年，世界卫生组织（WHO）网站上发布的事件消息中，涉及了100多个具体国家的公共卫生事件，主要有新型冠状病毒感染、禽流感或动物流感病毒引起的流感、中东呼吸综合征、黄热病、埃博拉出血热、麻疹和登革热等。可见，感染性疾病仍然对全球的公共卫生造成了重大威胁。我们必须清醒地认识本学科的现状和面临的机遇与挑战。

（一）生物安全问题日益受到重视

生物安全（biological safety）是公共安全的重要内容，是国家安全的重要组成部分。生物安全包括生物战、生物恐怖、生物入侵、新发传染病的传播、生物技术的谬用、生物意外和实验室安全等。在临床微生物学工作中，从事生物医学研究的工作人员要按安全的程序进行安全的实验室操作和正确使用防护设备与设施，以预防职业性获得性感染或将有害微生物释放到环境中，危害环境和人类健康。因此，临床微生物学检验实验室建设与管理要规范化、标准化、网络化、自动化，落实严格的生物安全防护措施，这对实施《中华人民共和国生物安全法》（2021年4月15日起施行）和保证高质量的检验结果都是十分重要的。高度重视生物安全风险，必须以对自己、对他人和对社会高度负责的态度，从日常行为细节着手，严格遵守管理规定，严格遵守操作规程，避免发生意外。

（二）密切关注传染病流行基本环节出现的新情况

感染性疾病最重要的是要关注其传染性，这也是它与其他类别疾病的重要区别。病原体从宿主排出体外，通过一定途径，到达新的易感染者体内，呈现出一定传染性，其传染强度与病原体种类、数量、毒力、易感人群的免疫状态等有关。当今国际贸易往来频繁、全球旅行交流不断增加，感染途径多种多样，不同的病原体其感染途径各不相同。但我们更应关注以下新情况：

1. 新现或再现的病原体增多 近年来，自然环境的改变、生物自身的变异和生物与自然环境之间的相互作用等原因，导致能够引起人类疾病的新的或变异的病原微生物出现。这些新现和再现的病原微生物引起的感染，会引起突发公共卫生事件，引发严重的公共卫生问题甚至社会问题。因此，临床微生物学工作者要及时准确地发现、监测这些病原微生物，与各级政府、疾病控制和卫生检疫等机构一道做好生物安全防范及其传染、流行的防控。

2. 易感人群不断增加 老龄人口不断增加，有基础性疾病、恶性肿瘤的人数不断增多，接受器官移植的人员不断增多，这些人是易患感染性疾病的高危人群。

（三）感染因子及正常菌群在"非感染"疾病中的相关性被不断揭示

已经明确病原体与疾病相关性的有：幽门螺杆菌与消化性溃疡、胃癌；乙型肝炎病毒（HBV）、丙型肝炎病毒（HCV）、黄曲霉菌与肝癌；单纯疱疹病毒（HSV）、伯氏疏螺旋体与特发性面神经麻痹（贝尔麻痹，Bell's palsy）；大肠埃希菌O157：H7与溶血性尿毒综合征；巨细胞病毒（MCV）、

肺炎衣原体与冠状动脉疾病；肠道菌群与 2 型糖尿病（T2DM）、系统性红斑狼疮、结肠癌等。这些感染因子在疾病的致病机制中具有重要作用。可以预期今后随着临床微生物学研究的不断深入与发展，感染因子与疾病的这种相关性会更多地被发现。

（四）致病菌耐药问题仍然严峻

近年来，广谱、超广谱抗菌药物的不合理使用甚至一定程度上被滥用，导致病原菌发生各种耐药突变，造成耐药菌株引发感染增多。在社区感染中肺炎链球菌对抗菌药物的耐药性已成为世界性问题。在医院感染中，耐甲氧西林金黄色葡萄球菌（methicillin resistant *Staphylococcus aureus*，MRSA）是细菌多重耐药的典型代表，耐万古霉素肠球菌（vancomycin resistant *Enterococcus*，VRE）、产超广谱 β-内酰胺酶（extended spectrum β-lactamase，ESBL）菌和多重耐药的革兰氏阴性杆菌、碳青霉烯类耐药肠杆菌科细菌等是临床常见的耐药菌，甚至出现了对常用抗菌药物全部耐药的“泛耐药”革兰氏阴性杆菌。耐药菌的大量出现给有效控制这些细菌的感染带来了极大的困难。这就需要临床微生物学工作者做好细菌耐药性的监测，分析其耐药趋势和研究耐药机制，为抗菌药物的合理使用提供用药指导。

二、感染性疾病和临床微生物学的发展和展望

（一）快速、微量和自动化诊断技术迅猛发展

临床微生物学检验中常规的形态学检验、分离培养、生化鉴定因耗时长难于满足临床及时有效治疗患者的要求，因此，快速、微量和自动化诊断技术已广泛应用于临床微生物的分离、鉴定中。常规的生化鉴定试验已由系列的商品试剂盒所代替，全自动微生物鉴定／药敏系统、全自动血培养检测和分析系统与微量、快速微生物鉴定系统取代全手工操作，噬菌体裂解试验用于鉴定菌型，免疫标记技术如免疫荧光、酶联免疫、放射免疫检测相关抗原或抗体在感染性疾病诊断中广泛应用。代谢产物检测系统、蛋白质谱技术（基质辅助激光解析电离飞行时间质谱技术）以其特异、敏感和快速的特点被广泛运用到对病原体的定性或定量检测中，使临床微生物的检验鉴定时长由传统的 24～48h，甚至更久，缩短到 6～8h，甚至几分钟。

分子生物学技术中常用的核酸杂交技术如斑点杂交法、原位杂交法、DNA 印迹法、RNA 印迹法、DNA 微阵列技术、聚合酶链反应（polymerase chain reaction，PCR；可扩增特异核酸片段，如多重 RT-PCR、实时荧光定量 PCR 等）、生物芯片（基因芯片法、蛋白质芯片法）等技术已用于感染性疾病病原体的快速诊断，并在病原体的分类、鉴定和流行病学调查中，因高度的特异性和敏感性而被广泛应用。

（二）快速药敏检测和治疗技术的发展

临床上某些急性感染抢救的黄金窗口期仅为 12h，而传统的药敏检测费时长，已无法满足需要，临床对感染性疾病的快速、针对性治疗需要促进了快速药敏检测（rapid antibiotic susceptibility test，RAST）技术的发展。RAST 有基因型和表型两种方法：基因型 RAST 方法有 PCR、基因芯片和基因测序技术等；表型 RAST 依赖于以不同的抗菌药物温育病原微生物，直接评估抗菌药物能否抑制病原微生物生长，作为基因型 RAST 的有效补充，其方法有单细胞形态分析技术、荧光分析技术、纳米机械传感技术、拉曼光谱技术、异步磁珠旋转技术、微流体技术等。抗菌蓝光（antimicrobial blue light，aBL）疗法是一种基于光的新型抗菌方法，安全高效且不易引起细菌耐药性，近年在细菌感染性疾病治疗中得到应用。

（三）细菌、病毒基因库及大数据平台体系的建立

随着微生物组学的快速发展，如宏基因组二代测序（metagenomic next-generation sequencing， mNGS）等基因测序方法在感染性疾病的病原体诊断中得以应用。自微生物的基因组计划实施以来，人们致力于建立细菌基因库、病毒基因库及其应用的大数据平台体系。利用这些基因库的基因，临床微生物学工作者不但可以更好地分析病原体的某些特性及耐药情况、探索致病机制、研究出更灵敏更特异的病原分子标志物诊断方法和基因药物，还可以通过检测耐药基因、致病基因，更加精准地筛选有效药物，指导临床诊断与治疗。

（四）展望

临床微生物学是临床医学、基础医学及预防医学相结合的交叉学科。虽然人类在临床微生物学领域已取得一定的成就，本学科也得到了长足的发展，但随着生物物理技术、光电信号转化技术、分子生物学技术、计算机科学的不断发展，微生物基因组计划不断推进，我们对感染性疾病的诊断将更加快速、准确，治疗和预防将更加精准、高效。

考点：临床微生物学的现状、发展和展望

课堂思政　噬菌体抗菌奇迹

　　1958 年 5 月 26 日，31 岁的邱财康为保护炼钢炉，被 1300℃钢水烧成重伤，全身近 90% 皮肤被灼伤，深度灼伤面积达 23%，生命危在旦夕。医院请来上海第二医学院（上海交通大学医学院前身）细菌学专家余㵑教授会诊。面对患者腿部出现的铜绿假单胞菌感染，余㵑提出了一个大胆的设想——使用噬菌体杀死铜绿假单胞菌，以毒攻毒。他立即带领医学院的师生到郊外，在粪便池、污水中采集铜绿假单胞菌，反复试验分离出几十种噬菌体，再从中筛选出噬菌力强的几株噬菌体，最终制成了噬菌体混合液。医护人员不分昼夜轮流照顾患者，使噬菌体与感染菌充分作用，经历 3 个多月的奋战，几乎没有生还可能的邱财康终于奇迹般地痊愈了。余㵑教授提出的治疗方案，创造了噬菌体抗菌奇迹，引起了国内外医学界轰动，被称为"瑞金方案""中国方案"。

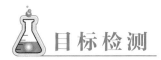

目标检测

选择题（选择一个最佳答案）

1. 下列对微生物概念的表述，错误的是（　　）
　A. 存在于自然界　　　B. 形体微小、结构简单
　C. 肉眼能直接看到　　D. 包括真菌和原虫
　E. 必须借助显微镜观察

2. 下列对微生物特点的表述，错误的是（　　）
　A. 变异慢，适应能力强　B. 新陈代谢能力旺盛
　C. 生长繁殖速度快　　　D. 种类多、分布广
　E. 个体微小

3. 对原核细胞型微生物的表述，错误的是（　　）
　A. 有原始核　　　B. 无核膜
　C. 无核仁　　　　D. 单个裸露 DNA 分子
　E. 进行有丝分裂

4. 对非细胞型微生物结构和组成的表述，错误的是（　　）
　A. 结构简单　　　B. 体积微小
　C. 能通过细菌滤器　D. 有产生能量的酶系统
　E. 无细胞结构

5. 下列可引起肺部感染的病原体中，不属于原核细胞型微生物的是（　　）
　A. 肺炎支原体　　　B. 白假丝酵母菌
　C. 肺炎链球菌　　　D. 嗜肺军团菌
　E. 肺炎衣原体

6. 在生物分类中微生物的最小分类单位是（　　）
　A. 科　　　　B. 属
　C. 种　　　　D. 型
　E. 株

7. 对微生物作用的表述，错误的是（　　）
　A. 绝大多数微生物对人类有益处
　B. 绝大多数微生物对动物有益处
　C. 绝大多数微生物对植物有益处
　D. 微生物群平衡失调可致病
　E. 大多数微生物对人类致病

8. 微生物学主要研究内容表述错误的是（　　）
　A. 研究微生物的生命活动规律
　B. 研究微生物类型、分布及形态结构
　C. 研究病原微生物的防治措施

D. 研究微生物与人类的相互关系

E. 研究微生物与动植物的相互关系

9. 下列不属于原核细胞型微生物的是（　　　）

   A. 梅毒螺旋体　　　　　B. 流感病毒

   C. 大肠埃希菌　　　　　D. 厌氧性放线菌

   E. 恙虫热立克次体

10. 属于非细胞型微生物的是（　　　）

   A. 朊粒　　　　　　　　B. 细菌

   C. 真菌　　　　　　　　D. 衣原体

   E. 支原体

11. 对条件致病菌表述错误的是（　　　）

   A. 原属于正常菌群

   B. 属于病原微生物

   C. 机体正常时不会引起疾病

   D. 寄居部位改变

   E. 寄居微生物群平衡失调

12. 绝大多数微生物对人类和动植物是（　　　）

   A. 有益的　　　　　　　B. 有害的

   C. 可有可无的　　　　　D. 引起内源性感染

   E. 病原菌

13. 细菌的分类层次为（　　　）

A. 门、纲、目、界、科、属、种

B. 界、门、纲、目、科、种、属

C. 界、纲、门、目、科、属、种

D. 界、门、纲、目、属、科、种

E. 界、门、纲、目、科、属、种

14. 细菌分类等级中科和属之间还可添加（　　　）

   A. 株　　　　　　　　　B. 亚属

   C. 亚种　　　　　　　　D. 型

   E. 族

15. 临床细菌检验常用的分类单位是（　　　）

   A. 种　　　　　　　　　B. 属、种

   C. 科、属、种　　　　　D. 型

   E. 株

16. 下面属于真核生物细胞结构的是（　　　）

   A. 无核膜　　　　　　　B. 无核仁

   C. 无核糖体　　　　　　D. 无线粒体

   E. 无叶绿素

17. 同一菌种不同来源的细菌称为该菌的（　　　）

   A. 相同菌种　　　　　　B. 相同菌株

   C. 不同菌种　　　　　　D. 不同菌株

   E. 相同细菌

（杨　翀）

第 2 章

微生物分布与生物安全

 学习目标

1. 掌握消毒灭菌的概念和技术，实验室生物安全、危害评估、生物安全水平及生物安全设备和正常菌群、条件致病菌的概念。
2. 熟悉实验室生物安全保障的概念和微生物在人体的分布。
3. 了解实验室生物安全的意义、相应法律法规和微生物在自然界的分布。
4. 能正确规范处理实验室生物安全意外事故和感染性废弃物及正确进行感染性物质的运输。
5. 培养学生具有高度的无菌观念、生物安全意识、规范意识和严谨求实的工作作风。

第 1 节　微生物的分布

案例 2-1

患者，女，30 岁，因尿频、阴部瘙痒、白带增多呈豆腐渣状而就诊。医生经仔细询问病情得知其就医前 1 周因感冒发热，一直服用抗生素，目前感冒尚未恢复，又出现新的症状。医生认真检查之后得出结论：患者感冒后过量服用抗生素药物，导致了霉菌性阴道炎。

问题：1. 为什么因为感冒服用抗生素药物导致了霉菌性阴道炎呢？
　　　2. 如何避免此现象的发生？

一、微生物的分布

细菌广泛分布于自然环境及正常人体。了解细菌的分布情况，认识人体正常菌群的作用，对建立无菌观念、严格无菌操作、正确使用消毒灭菌方法及防止医院感染等都具有十分重要的意义。

（一）在自然界的分布

1. 土壤中的细菌　土壤具备细菌及其他微生物生长繁殖所需的条件，因此土壤中微生物种类多，数量大。土壤中的细菌主要分布在距地表 10 ～ 20cm 的耕作层，而且多数为非致病菌，它们在自然界的物质循环等方面发挥重要作用。土壤中的致病菌主要来自人和动物的排泄物和尸体，但多数致病菌抵抗力弱，在土壤中容易死亡，只有能形成芽孢的细菌如破伤风梭菌、产气荚膜梭菌、炭疽芽孢杆菌等可在土壤中生存几年甚至几十年，可通过感染的伤口等途径进入机体引起疾病。因此，在处理被泥土污染的创伤时应特别注意防止破伤风和气性坏疽等疾病的发生。

2. 水中的细菌　水中的细菌主要来自土壤、人畜排泄物、尘埃、生活和工业污水等。水中细菌的种类、数量随水源不同而异。一般地面水比地下水含菌量多，静止水比流动水含菌量多。水中的病原菌可能有痢疾志贺菌、伤寒沙门菌、霍乱弧菌等，所以污染的水常是引起消化系统传染病传播的重要途径。因此，做好水源卫生管理、注意饮水卫生是控制和消灭消化道传染病的重要措施。通过检测水中的细菌总数和大肠菌群数可判断水源被污染的程度。目前我国卫生标准规定每毫升生活饮用水中细菌总数不得超过 100CFU（菌落形成单位，colony forming unit），每 100ml 生活饮用水中不得检出大肠菌群。

3. 空气中的细菌　空气中缺乏细菌生长所需的营养物质和水分，且有日光照射，故空气中细菌的种类和数量比土壤和水中少。空气中的细菌主要来自土壤、尘埃及人和动物呼吸道的飞沫。在人口密集的公共场所、医院等处，空气中细菌的种类和数量相对较多。常见的病原菌有金黄色葡萄球菌、结核分枝杆菌、白喉棒状杆菌及脑膜炎球菌（脑膜炎奈瑟菌）等，可引起呼吸道传染病。空气中的细菌也是医药制剂、生物制品、培养基以及手术室等污染的主要来源。因此，对制剂室、微生物实验室、手术室、病房等均应采取不同方法进行空气消毒。

（二）在人体的分布

正常人体的体表以及与外界相通的口腔、鼻咽腔、肠道、泌尿生殖道等腔道中存在着不同种类和一定数量的细菌及其他微生物，这些微生物通常对人体无害，称为正常菌群或正常微生物群。正常人体各部位常见微生物见表 2-1。

表 2-1　正常人体各部位常见微生物

部位	常见微生物
皮肤	葡萄球菌、类白喉棒状杆菌、铜绿假单胞菌、痤疮丙酸杆菌、白假丝酵母菌等
眼结膜	葡萄球菌、干燥棒状杆菌等
口腔	葡萄球菌、甲型链球菌、丙型链球菌、肺炎链球菌、卡他莫拉菌、乳杆菌、梭杆菌、白假丝酵母菌、螺旋体等
鼻咽腔	葡萄球菌、甲型链球菌、丙型链球菌、肺炎链球菌、卡他莫拉菌、类白喉棒状杆菌、嗜血杆菌等
外耳道	葡萄球菌、铜绿假单胞菌、类白喉棒状杆菌等
肠道	类杆菌、双歧杆菌、乳杆菌、大肠埃希菌、产气肠杆菌、变形杆菌、铜绿假单胞菌、破伤风梭菌、产气荚膜梭菌、葡萄球菌、肠球菌、白假丝酵母菌等
尿道外部	葡萄球菌、类白喉棒状杆菌、非致病性分枝杆菌、大肠埃希菌、白假丝酵母菌等
阴道	乳杆菌、类白喉棒状杆菌、大肠埃希菌、白假丝酵母菌等

二、微生态与正常菌群、条件致病菌

（一）微生态与正常菌群

正常情况下，正常菌群与人体之间以及菌群之间，相互依存，相互制约，保持着一定的微生态平衡，这种微生态平衡对保持人体内环境的稳定等起着至关重要的作用，主要包括：①生物拮抗作用。病原菌侵入人体，首先要突破皮肤和黏膜屏障，而寄居在这些部位的正常菌群可以通过营养竞争或产生有机酸、细菌素及过氧化氢等物质，阻止入侵病原菌的定居，如大肠埃希菌产生大肠菌素可抑制志贺菌的生长。②营养作用。正常菌群参与宿主的物质代谢、营养转化和合成，如寄居在肠道的大肠埃希菌可以合成维生素 B 和维生素 K 等，除供细菌自身利用外，还可被人体吸收利用，起到营养的作用。③免疫作用。正常菌群作为抗原可促进机体免疫器官的发育，并能刺激机体免疫系统发生免疫应答，产生的效应物质可增强机体的免疫防御能力。④抗衰老和抗肿瘤作用，如正常菌群中的双歧杆菌能增加血中超氧化物歧化酶（superoxide dismutase，SOD）的活性和含量，从而减少自由基参与的氧化反应导致的机体衰老。有研究还发现双歧杆菌可以促进吞噬细胞的吞噬活性，有助于抑制肿瘤细胞。

（二）条件致病菌

正常菌群与宿主之间的生态平衡，在某些情况下可遭到破坏，此时某些正常寄居人体的菌群，就可以引起疾病。这些在正常情况下不致病，但在特定条件下能引起疾病的细菌，称为条件致病菌或机会致病菌。条件致病菌引起疾病的特定条件有：①正常菌群寄居部位发生改变，如肠道的大肠埃希菌由于手术、外伤、留置导尿管等原因进入腹腔、血液或泌尿道等，可引起腹膜炎、败血症或尿路感染；②机体免疫功能下降，如大面积烧伤、使用大剂量皮质激素、抗肿瘤药物放射治疗等，可造成机体免疫功能下降，导致机会感染的发生；③菌群失调，宿主某部位正常菌群中各种细菌间的比例发生大幅度改变，称为菌群失调。严重的菌群失调可使机体出现一系列的临床症状，称为菌群失调症。菌群失调症多见于长期使用广谱抗生素治疗的某些患者，正常菌群中的敏感菌被抑制或杀死，而对抗生素不敏感的菌株，如金黄色葡萄球菌、白假丝酵母菌等乘机大量繁殖成为优势菌，引起假膜性肠炎、肺炎等疾病。这种在抗菌药物治疗原有感染疾病中诱发的第二次感染又称二重感染。

第 2 节　病原微生物实验室生物安全

案例 2-2

在一次意外伤急诊抢救中，某医院 6 名医务人员在无保护措施的情况下参加抢救，在抢救中高频接触一位重伤员的血液，后来经检测该重伤员是艾滋病患者，致使 6 名医务人员全部遭受艾滋病职业暴露，半年后在 2 名医务人员血液中检出人类免疫缺陷病毒（HIV）抗体阳性。

问题：1. 为什么 6 名医务人员全部遭受 HIV 职业暴露？
　　　2. 如何避免此现象的发生？
　　　3. 如果发生 HIV 职业暴露应采取哪些措施？

一、实验室生物安全概述

（一）实验室生物安全的概念和防护措施

1. 实验室生物安全的概念　实验室生物安全是指用以防止实验室发生病原体或毒素意外暴露及释放的防护原则、技术及实践。

2. 实验室生物安全防护措施　主要通过规范的实验室设计建造、安全设备的配置、使用个体防护装备、执行严格的实验室管理和严格遵循标准化的操作规程，确保实验室工作人员免受实验对象的侵犯并确保周围环境不受其污染。

（二）实验室生物安全保障的概念和措施

实验室生物安全保障（laboratory biosecurity）即单位和个人为防止病原体或毒素丢失、被窃、滥用、转移或有意释放而采取的安全措施。

实验室生物安全保障措施应包括：病原体和毒素的储存位置、接触人员资料、使用记录、运送记录、对材料进行灭活和（或）丢弃等情况的最新调查结果；相关人员的职责；必要时公共卫生和安全保障管理部门在发生违反安全保障事件时的介入程度、作用和责任等；调查并纠正违规行为。培训所有相关人员，理解生物安全保障的必要性及有关生物安全保障措施的原理，培训内容应包括国家标准、实验室生物安全保障程序等。

二、病原微生物危害评估

危害评估是实验室生物安全工作的前提和核心。在实验室设计建造之前、实验活动之中均需进行微生物危害评估及再评估。根据危害评估结果，可确定微生物应在哪一级别的生物安全防护实验室中进行操作，选择合适的个体防护装备，并制订相应的操作规程、实验室管理制度和紧急事故处理办法，减少危险性事件发生。

（一）生物安全相关管理条例和规范标准

1.《实验室生物安全手册》（国际标准规范）　1983 年世界卫生组织（WHO）发布了第 1 版，2004 年正式发布第 3 版。

2.《病原微生物实验室生物安全管理条例》　2004 年 11 月 12 日由中华人民共和国国务院令第 424 号公布。

3.《实验室　生物安全通用要求》（GB19489—2008）　2008 年 12 月 26 日颁布，代替《实验室生物安全通用要求》（GB19489—2004），是目前国家实验室生物安全强制执行的标准，是生物安全实验室认证认可的唯一国家标准。

4.《微生物和生物医学实验室生物安全通用准则》（WS233—2002）　该准则是以美国疾病控制与预防中心（CDC）和美国国立卫生研究院（NIH）的《微生物和生物医学实验室的生物安全》第四版为蓝本制定。

5.《中华人民共和国传染病防治法》　1989 年 2 月 21 日第七届全国人民代表大会常务委员会第六次会议通过，2004 年 8 月 28 日第十届全国人民代表大会常务委员会第十一次会议对该法进行了修订。2013 年 6 月 29 日第十二届全国人民代表大会常务委员会第三次会议《关于修改〈中华人民共和国文物保护法〉等十二部法律的决定》对该法进行了修正。

6.《人间传染的病原微生物名录》　2006 年 1 月 11 日由卫生部印发并实施。

（二）危害评估要素

进行微生物危害评估最有用的工具之一就是列出微生物的危险度等级。除此之外，还应考虑其他一些因素，包括：①病原微生物的致病性和感染量；②暴露的潜在后果；③传播途径和传播力；④实验室操作所致的其他感染途径（非消化道途径、空气传播、食入）；⑤病原微生物在环境中的稳定性；⑥所操作病原微生物的浓度；⑦病原微生物的宿主；⑧来自动物研究、实验室感染报告或临床报告中的信息；⑨涉及致病性生物因子的实验活动（如超声处理、离心等）；⑩可能会扩大微生物宿主范围或改变原有敏感的治疗方案的所有基因技术，当地是否能进行有效的预防或治疗等。

对某一个特定的操作程序或实验可以借助许多方法来进行危害评估，其中最重要的是专业判断，通常可由单位生物安全委员会组织有关专家进行危害评估。

（三）病原微生物的危害程度等级分类

病原微生物的危害程度分类是病原微生物危险评价的重要依据之一。

我国在《病原微生物实验室生物安全管理条例》中，根据病原微生物的传染性、感染后对个体或者群体的危害程度，将病原微生物分为四类（表 2-2），第一、二类病原微生物统称为高致病性病原微生物。

表 2-2　病原微生物分类

类别	内容
第一类	能引起人类或者动物非常严重疾病的微生物，以及我国尚未发现或者已经宣布消灭的微生物
第二类	能引起人类或者动物严重疾病，比较容易直接或者间接在人与人、动物与动物、动物与人间传播的微生物
第三类	能引起人类或者动物疾病，但一般情况下对人、动物或者环境不构成严重危害，传播风险有限，实验室感染后很少引起严重疾病，并具备有效治疗和预防措施的微生物
第四类	通常情况下不会引起人类或者动物疾病的微生物

WHO 2004 年颁布的《实验室生物安全手册》根据感染性微生物的相对危害程度将其危险度划分为 4 个等级，危害程度由 4 级到 1 级递减。

三、实验室生物安全水平

《实验室　生物安全通用要求》（GB19489—2008）根据生物安全实验室对所操作生物因子采取的防护措施，将实验室的生物安全防护水平（bio-safety level，BSL）分为四级，其中一级防护水平最低，四级防护水平最高（表 2-3）。一般以 BSL-1、BSL-2、BSL-3、BSL-4 表示仅从事体外操作的实验室的相应生物安全防护水平。

分级	处理对象
一级	在通常情况下不会引起人类或者动物疾病的微生物
二级	能够引起人类或者动物疾病，但一般情况下对人、动物或者环境不构成严重危害，传播风险有限，实验室感染后很少引起严重疾病，并且具备有效治疗和预防措施的微生物
三级	能够引起人类或者动物严重疾病，比较容易直接或者间接在人与人、动物与人、动物与动物间传播的微生物
四级	能够引起人类或者动物非常严重疾病的微生物，以及我国尚未发现或者已经宣布消灭的微生物

表 2-3　实验室生物安全防护水平分级

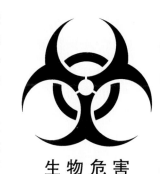

图 2-1　生物危害警告标识

1. 一级生物安全水平（BSL-1）实验室　为基础实验室，可用来进行涉及我国危害程度第四类的病原微生物的教学、研究等工作。一般无须配备高压灭菌器、离心机安全罩，必要时可配置生物安全柜（biosafety cabinet，BSC）等适当的消毒灭菌设备，遵循标准化操作规程进行微生物实验操作。

2. 二级生物安全水平（BSL-2）实验室　BSL-2 实验室主入口门、放置生物安全柜实验室间的门应可自动关闭，入口处应贴有国际通用的生物危害警告标识（图 2-1）。实验室应具备 BSC 和高压蒸汽灭菌器或其他适当的消毒灭菌设备。遵循标准化操作规程进行微生物实验操作时要配备个人防护装备。

医疗机构中的临床微生物实验室，因接触可能含有病原微生物的临床标本，故应达到 BSL-2 实验室要求。

3. 三级生物安全水平（BSL-3）实验室　BSL-3 实验室在满足 BSL-2 实验室设施的基础上，明确区分辅助工作区和防护区，其中防护区中直接从事高风险操作的工作间为核心工作间，人员应通过缓冲区进入核心工作间，必要时应设置送排风或自净化功能的传递窗，排风应经过高效空气过滤器（HEPA 滤器）过滤后排出。

4. 四级生物安全水平（BSL-4）实验室　属最高防护实验室，明确区分辅助工作区和防护区，防护区内所有区域的室内气压为负压，应在Ⅲ级 BSC 或相当的安全隔离装置内操作致病性生物因子，同时具备与安全隔离装置配套的物品传递设备以及生物安全型高压蒸汽灭菌器。

考点：实验室生物安全水平

四、实验室生物安全防护技术

（一）生物安全防护常用设备

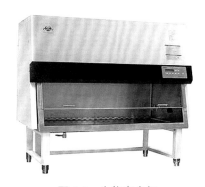

图 2-2　生物安全柜

1. 生物安全柜（BSC）　它是为操作原代培养物、菌毒株以及诊断性标本等具有感染性的实验材料时，用来保护操作者、实验室环境及实验材料，使其避免暴露于上述操作过程中可能产生的感染性气溶胶和溅出物而设计的一种负压过滤排风柜（图 2-2）。BSC 分为Ⅰ级、Ⅱ级和Ⅲ级三个类型。三个不同等级的 BSC 都通过使用 HEPA 滤器将安全柜内操作的感染因子有效截留。Ⅰ级 BSC 可保护操作者和环境而不保护样本。Ⅱ级 BSC 对操作者、环境和样本都可提供保护，是目前应用最为广泛的柜型，可分为 4 个级别：A1 型、A2 型、B1 型和 B2 型。Ⅲ级 BSC 的所有接口都是"密封的"，为操作人员、环境及样本提供最好的防护，是为生物安全防护等级为四级的实验室而设计的。

2. 高压蒸汽灭菌器 在实验室所在的建筑内应配备高压蒸汽灭菌器，并按期检查和验证。应选择立式或台式并且排气和排水口装有 HEPA 滤器的高压蒸汽灭菌器。

3. 应急喷淋装置和洗眼器 根据实验室的试验活动内容，确定是否需要安装洗眼器。如果需要，应安装在靠近出口处的洗手池旁，必要时还应有应急喷淋装置。

4. 离心机 应带有防气溶胶的密封盖或配有安全罩，也可以配备生物安全离心机。

5. 个人防护装备 是防止工作人员受到生物性、化学性或物理性等危险因子伤害的器材和用品。主要包括帽子、手套（医用乳胶手套）、口罩（一次性医用外科口罩或医用防护口罩）、面罩、个人呼吸器、安全眼镜、护目镜、实验服、隔离衣、正压防护服、防护鞋或鞋套等。在使用 BSC 等安全设备进行病原微生物、实验动物或其他材料的研究时，必须与个人防护装备联合使用。

考点：生物安全保障

（二）感染性或潜在感染性物品的处置

1. 标本采集 必须由掌握相关职业知识和操作技能的工作人员进行采集，并根据采集的标本中可能含有的病原微生物的危害程度而采取相应的个人防护。采集血液标本应以专用的一次性安全真空采血器代替常规的针头和注射器。试管、培养皿等容器应加盖，贴上标签或做好标记，连同检验申请单一起送交临床实验室。遵循生物安全操作规范。

2. 标本运送 采集的标本应采取防止污染工作人员、患者及环境的方式在医疗机构内运送。装标本的容器应坚固、无泄漏。容器上标识明确。为避免意外泄漏或溢出，应将容器直立于固定的架子上，放在盒子等二级容器内运送。申请单不能卷在容器外，最好放在防水袋中。

3. 标本接收和打开 需要接收大量标本的实验室应当设专门的房间或空间。标本的内层容器应在BSC 内打开，并备好消毒剂。接收人员应对收到的所有临床标本进行核对，检查标本管有无破损和溢漏。

4. 血清分离 操作时应戴手套并注意眼睛和黏膜的防护。血液和血清应小心吸取。移液管使用后应浸没在消毒液中，浸泡适当的时间然后再丢弃或灭菌处理后重复使用。

5. 感染性物质冻干管的开启和储存 冻干管的开启应在 BSC 中进行。首先清洁外表面，在管上靠近棉花或纤维塞的中部锉一痕迹，用一团酒精浸泡的棉花将管包起来以保护双手，然后从锉痕处打开。将顶部小心移去并按污染材料处理。缓慢向管中加入液体重悬冻干物，避免出现泡沫。感染性物质冻干管应当储存在液氮上面的气相（安瓿不能浸入液氮中）、低温冰箱或干冰中。取出时应注意眼睛和手的防护，避免因裂痕或密封不严出现破碎或爆炸。

考点：感染性废弃物的处理

五、实验室生物安全事件处置原则

（一）病原微生物操作安全要求

1. 所有实验操作要按尽量减少微小液滴和气溶胶产生的方式来进行。

2. 以移液器吸取液体，禁止口吸；严禁将实验材料置于口内；禁止舔标签。

3. 尽可能应用一次性注射器，用过的针头禁止折弯、剪断、折断、重新盖帽，禁止用手从注射器上取下针头；用过的针头必须放入防穿透的锐器盒中；非一次性利器必须放入锐器盒中并运送到特定区域进行高压灭菌。

4. 禁止用手处理破碎的玻璃器具。装有污染针、利器及破碎玻璃的容器在丢弃之前必须高压灭菌。

5. 样本离心应在盖好安全罩的离心机内进行。

6. 感染性材料涡流搅拌应在有盖容器内进行。

7. 病原微生物及其样本操作应在 BSC 内进行。

8. 微生物接种环的消毒灭菌应采用电子灼烧灭菌装置。

9. 实验室必须制订并严格执行处理溢出物的标准操作规程。出现溢出、事故以及明显或可能暴露于感染性物质时，必须向实验室负责人报告，并如实记录和保存有关暴露及处理情况的记录。

10. 在处理完感染性实验材料和动物以及其他有害物质后，脱掉手套后及离开实验室前，都必须洗手。可视污染情况先使用合适的手消毒剂按照标准洗手程序消毒双手，再用流动水冲洗干净；或者用免洗消毒剂直接消毒双手；或者用肥皂按照标准洗手程序揉搓双手，再用流动水冲洗。

11. 禁止在实验室工作区进食、饮水、吸烟、处理角膜接触镜、化妆及储存食物。

12. 每天工作结束后应消毒工作台面，具有潜在危害性的材料溅出后要随时消毒。

13. 实验室的文件纸张只有保证未受到污染才可带出。

14. 将生物安全程序纳入标准操作规范或生物安全手册，由实验室负责人专门保管，工作人员在进入实验室之前要阅读规范并按照规范要求操作。

考点：意外事故的处理

（二）感染性标本运输安全要求

1. 申请　为了确保感染性物质运输过程中人员、财产与环境的安全，国际组织和国家相应主管部门均制定了感染性物质运输管理规范。从事疾病预防控制、医疗、科研、教学、生物制品生产单位以及菌（毒）种保藏机构，因工作需要，可以申请运输高致病性病原微生物菌（毒）种或样本。在运输前应向省级以上人民政府卫生主管部门或者兽医主管部门提出申请，并提交申请材料。申请进行感染性物质运输的单位必须根据规定对运输物质进行包装，并安排专人进行护送。

2. 包装　机构内运输样本应采用双层包装，应将装有样本的主容器固定在支撑架上，再置于可密封的二级容器，运输途中应确保样本始终保持直立。机构间感染性物质的运输要求按内层、中层、外层 3 层进行包装。装样本的内层容器应密闭，防水、防破损、防外泄，耐高温、耐高压，并贴指示内容物的标签；中层容器同样要求防水、防破损、防外泄，耐高温、耐高压，能保护内层不会破损、被刺穿或将内容物泄漏在中层包装中，在内层容器和中层容器之间应填充适宜的吸收材料，确保意外泄漏时能吸收内层容器中的所有内容物；第三层为强度满足其容积、质量及使用要求的刚性外包装，主要保证样本在运输过程中的安全性。外包装应有生物危险标签、标识、警告用语和提示用语等。

3. 运输　《病原微生物实验室生物安全管理条例》中规定运输高致病性病原微生物菌（毒）种或者样本，应当由不少于 2 人的专人护送，并采取相应的防护措施。运输途中应备有个体防护装备和消毒试剂。应当通过陆路运输；有关单位或者个人不得通过公共电（汽）车和城市铁路运输；没有陆路通道，必须经水路运输的，可以通过水路运输；紧急情况下或者需要将高致病性病原微生物菌（毒）种或者样本运往国外的，可以通过民用航空运输。

考点：感染性物质的运输

（三）感染性标本泄漏事件的安全处理

1. 潜在危险性气溶胶释放　所有人员必须立即撤离现场并及时通知实验室负责人和生物安全负责人，暴露者接受医学咨询。应张贴"禁止进入"的标志，待气溶胶排出、粒子沉降（约 1h）后方可入内。清除污染时应穿戴适当的防护装备。

2. 潜在感染性物质溢出　处理溢出的人员必须穿防护服、戴手套，必要时需对面部和眼睛进行保护。首先用布或纸巾覆盖，由外围向中心倾倒消毒剂，作用一定时间（约 30min）后，将布、纸巾以及破损物品清理掉，玻璃碎片应用镊子或硬的厚纸板等工具清理并置于锐器盒中，切勿直接用手，以免刺破皮肤。然后再用消毒剂擦拭污染区域。用于清理的布、纸巾及厚纸板应放在盛放污染性废弃物的容器内，污染的文件（包括记录）复制后，将原件丢入放污染物废弃物的容器。

3. 离心管破碎　如果正在运行时非封闭离心桶的离心机内盛有潜在感染性物质的离心管发生破裂，应关闭机器电源，停止后密闭离心桶约 30min，待气溶胶沉降后开盖。随后操作都应戴结实手套（如厚橡胶手套）。玻璃碎片用镊子等工具清除，所有破碎的离心管、玻璃碎片、离心桶、十字轴和转子都应放在无腐蚀性、已知对相关微生物具有杀灭活性的消毒剂内消毒 30min。未破损的带盖离心管应放在另一装有消毒剂的容器内，然后回收。离心机内腔应用适当浓度的同种消毒剂反复擦拭，然后用水冲洗并干燥。清理时所使用的材料都应按感染性物质处理。在可封闭的离心桶内离心管破碎时，所有密闭离心桶都应在 BSC 内开盖、处理，所有操作也均需戴手套。

4. 针刺伤　如被血液、体液污染的针头或其他锐器刺伤后，应做到：①迅速脱去手套，立即用力捏住受伤部位，向离心方向挤出伤口的血液，同时用流动水冲洗伤口；②用 75% 乙醇或 0.5% ～ 1% 碘伏消毒伤口；③意外受伤后应及时报告有关部门，必须作 HIV、HBV 等的基础水平检查；④可疑被 HBV 感染的锐器刺伤时，应尽快注射抗乙肝病毒高效价抗体和乙肝疫苗；⑤可疑被 HIV 感染的锐器刺伤时，应及时找相关专家就诊，根据专家意见预防性用药，并尽快检测 HIV 抗体，然后根据专科医生建议行周期性复查，如 6 周、12 周、6 个月等。

考点：意外事故的处理

第 3 节　医疗废物消毒处理

案例 2-3

　　监督员在对某中医门诊部进行卫生监督中发现，该中医门诊部的医疗废物暂存间门上无警示标志，暂存间内堆放有装满废弃药盒的纸箱、拖把、扫把及装满输液瓶的编织袋，地面上散落大量使用后的棉签。在该门诊部医生办公桌下放置有一个套有黑色塑料袋的纸篓，其内可见有使用后的棉签及使用后的采血针与空纸盒、果皮等生活垃圾。监督员依照法规对该门诊部给予了相应的处罚。

问题：1. 该门诊部为什么会受到处罚，错在哪里？

　　　2. 如何正确处理感染性医疗废物？

一、消毒、灭菌及相关的概念

（一）消毒

　　消毒是指用物理、化学或生物的方法清除或杀灭除芽孢以外的所有病原微生物，使其达到无害化程度的过程。用以消毒的化学药物称为消毒剂。一般消毒剂在常用浓度下只对细菌的繁殖体有效，若要杀灭芽孢则需提高消毒剂的浓度和延长作用时间。

（二）灭菌

　　灭菌是指用物理或化学方法杀灭物体上一切微生物，包括致病微生物和非致病的微生物，以及细菌芽孢和真菌孢子的过程。通常采用物理方法如用高压蒸汽灭菌法进行手术器械和敷料的灭菌。

（三）防腐

　　防腐是指防止或抑制微生物生长繁殖的方法。一般低浓度的消毒剂可用作防腐剂。

（四）无菌和无菌操作

　　无菌是指不含活的微生物，是灭菌的结果。防止微生物进入机体或物体的操作技术称为无菌操作。在进行外科手术、换药、注射、插管以及微生物实验时，必须严格无菌操作以防微生物的侵入。

考点：消毒灭菌的基本概念

二、常用的消毒、灭菌技术

（一）物理消毒灭菌法

常用于消毒灭菌的物理方法包括热力灭菌法、辐射杀菌法和滤过除菌法等。

1. 热力灭菌法　高温可使细菌蛋白质及酶类变性凝固，核酸结构破坏，细胞膜功能受损，从而导致细菌死亡。热力灭菌法分为干热灭菌法和湿热灭菌法。在同一温度下，湿热灭菌法的效力优于干热灭菌法。

（1）干热灭菌法　主要包括三种方法。①焚烧法：是一种彻底的灭菌方法，通过直接点燃或在焚烧炉内焚烧进行灭菌，适用于废弃的污染物或死于传染病的人或动物尸体等。②烧灼法：该法是直接用火焰烧灼灭菌，适用于接种环、接种针、试管口、瓶口等的灭菌。③干烤法：需在密闭的干烤箱内进行，利用热空气达到灭菌目的，一般加温至 160 ~ 180℃，160℃ 2h；170℃ 1h；180℃ 0.5h。此法适用于耐高温的物品，如玻璃器皿、瓷器、某些粉剂药品等。

（2）湿热灭菌法

1）煮沸法：煮沸 100℃ 5min，可杀死一般细菌的繁殖体，但要杀死芽孢则需煮沸 1 ~ 2h。如在水中加入 2% 碳酸氢钠可提高沸点至 105℃，既可促进芽孢死亡，又可防止金属生锈。此法适用于饮水、食具、注射器和刀剪等的消毒。

2）巴氏消毒法：是利用较低的温度杀死病原菌同时又不破坏消毒物品的营养成分。此法由巴斯德创立，主要用于牛奶、酒类等消毒。方法有两种：一种是加热至 61.1 ~ 62.8℃ 30min；另一种是 71.7℃ 15 ~ 30s。现广泛采用后一种方法。

3）间歇灭菌法：方法是将需灭菌物品置于阿诺蒸锅内，加热至 100℃ 15 ~ 30min，杀灭其中的繁殖体，待物品冷却后，放置 37℃ 温箱中过夜，使未被杀死的芽孢发育成繁殖体，次日再加热至 100℃ 30min 使之死亡，如此重复三次，可达到灭菌的目的。此法适用于不耐高温的营养物质，如含糖、血清或鸡蛋的培养基的灭菌。

4）压力蒸汽灭菌法：是目前最常用最有效的灭菌方法。灭菌是在密闭的高压蒸汽灭菌器中进行的。加热时需先排出锅内冷空气后再密闭，使蒸汽不能外溢。锅内的温度可随蒸汽压力的增高而上升，从而提高杀菌效力。压力蒸汽灭菌法可采用下排气式压力蒸汽灭菌器和预排气（预真空）压力蒸汽灭菌器两种。其中，下排气式压力蒸汽灭菌器通常在 102.8 ~ 122.9kPa 的压力下，温度可达 121℃，维持 20 ~ 30min 可杀死包括细菌繁殖体和芽孢在内的所有微生物。此法适用于耐高压、耐高温、耐潮湿的物品的灭菌，如普通培养基、生理盐水、手术器械、敷料、手术衣等。

2. 辐射杀菌法

（1）紫外线　紫外线的杀菌作用与波长相关。波长在 200 ~ 300nm 时有杀菌作用，消毒使用的 C 波紫外线波长为 250 ~ 270nm，其中杀菌作用最强的为 253.7nm。细菌 DNA 吸收紫外线后，DNA 分子构型发生改变，其复制受到干扰，导致细菌死亡或发生变异。紫外线穿透力弱，普通玻璃、纸张、尘埃、水蒸气等均可阻挡其作用。因此，紫外线只适用于手术室、传染病房、烧伤病房、微生物无菌室等环境的空气消毒或一些不耐热物品的表面消毒。应用人工紫外线灯进行室内空气消毒时，有效照射距离小于 2m，照射时间为 30 ~ 60min。紫外线对眼睛和皮肤有损伤作用，使用时应注意防护。

（2）电离辐射　包括 γ 射线、X 射线和高速电子等。这些射线可破坏细菌 DNA。电离辐射适用于不耐热的塑料注射器、导管、中草药和食品的消毒与灭菌。

（3）微波　是波长在 1 ~ 1000mm 的电磁波。可通过热效应使细菌蛋白质变性凝固，从而达到灭菌作用。微波可穿透玻璃、陶瓷和薄塑料等物质，但不能穿透金属表面。主要用于食品食具、药杯、耐热非金属器械等用品的消毒灭菌。

3. 滤过除菌法　是用物理阻留方法除去液体或空气中的细菌。所用器具为滤菌器，常用的滤菌器有薄膜滤菌器、蔡氏滤菌器和玻璃滤菌器等。滤菌器含有微细小孔，只能使液体或空气中小于滤孔孔径的物质通过，而大于滤孔孔径的细菌等颗粒被阻留，常用于不耐高温的血清、抗毒素、抗生素等制品的除菌。此法一般不能除去病毒、支原体和 L 型细菌。

（二）化学消毒灭菌法

许多化学药物具有杀灭或抑制细菌等微生物生长繁殖的功能。这些化学药物称为化学消毒剂。消毒剂一般对人体组织细胞有害，故只能外用或用于环境的消毒，不能内服。

1. 常用化学消毒剂的种类和应用　常用消毒剂的种类、浓度及用途见表 2-4。

表 2-4　常用消毒剂的种类、浓度及用途

类别	名称	常用浓度	主要用途	备注
醇类	乙醇	70%～75%	皮肤、体温计等的消毒	—
醛类	甲醛	10%	物品表面消毒；加高锰酸钾，产生烟雾，熏蒸房间	—
酸碱类	乙酸（醋酸）	5～10ml/m³	加等量水加热蒸发消毒空气	—
	生石灰	按 1：（4～8）配成糊状	排泄物及地面消毒	腐蚀性大、新鲜配制
重金属盐类	红汞	2%	皮肤黏膜、小创伤消毒	作用小但无刺激性
	升汞	0.05%～0.1%	非金属器皿消毒	腐蚀金属，遇肥皂和蛋白质作用减弱
	硫柳汞	0.01%	皮肤、手术部位消毒	—
	硝酸银	1%	新生儿滴眼预防淋球菌感染	—
氧化剂	高锰酸钾	0.1%	皮肤、尿道消毒和蔬果等消毒	久置失效，随用随配
	过氧化氢	3%	皮肤、黏膜创口消毒	不稳定
	过氧乙酸	0.2%～0.5%	浸泡消毒塑料、玻璃器皿及洗手	—
卤素及其化合物	氯	0.2～0.5ppm[1]	饮水及游泳池水消毒	—
	"84" 消毒液	1：200	手术器械、导管、蔬果等消毒	含次氯酸钠
	碘酊	2.5%	皮肤消毒	不能与红汞同用；刺激皮肤，涂后用酒精拭净
	碘伏	1%	皮肤消毒	—
	优氯净（二氯异氰尿酸钠）	2.5%～5%	地面、厕所及排泄物消毒	—
		4ppm	饮水、游泳池消毒	—
酚类	苯酚	3%～5%	器皿表面和地面消毒	—
	甲酚皂	2%	皮肤消毒和器皿表面消毒	—
表面活性剂	苯扎溴铵	0.05%～0.1%	手术前洗手，皮肤黏膜消毒，手术器械浸泡消毒	遇肥皂或其他洗涤剂作用减弱
	度米芬	0.05%～0.1%	皮肤黏膜消毒	—
烷基化合物	环氧乙烷	50～100mg/L	手术器械、敷料及手术用品等物品的消毒	易燃、易爆、有毒，用塑料袋法或环氧乙烷灭菌柜消毒
染料	甲紫	2%～4%	浅表创伤消毒	—

注：1ppm=0.001‰。

2. 影响消毒剂作用的因素　主要包括：①消毒剂的性质、浓度与作用时间。不同的消毒剂其理化性质不同，对微生物的作用大小各异。例如，表面活性剂对革兰氏阳性菌的杀灭效果强于革兰氏阴性菌。同一种消毒剂浓度不同时，消毒效果也不同。一般消毒剂的浓度越大，杀菌效果越强，但乙醇例外，70%～75% 的乙醇消毒效果最好。另外，消毒剂在一定浓度下，作用时间越长，消毒效果越好。②微生物的种类和数量。不同种类的微生物对消毒剂的敏感性不同。例如，结核分枝杆菌对酸碱、染料的

抵抗力较其他细菌强；同种细菌其芽孢比繁殖体抵抗力强。一般微生物数量越大，所需消毒剂的浓度越高，作用时间越长。③温度和酸碱度。消毒剂的杀菌过程实质上是化学反应，随着温度的升高反应速度加快，故温度升高可增强消毒效果；消毒剂的杀菌作用还受酸碱度的影响，如酚类消毒剂在酸性溶液中杀菌效果最好。④环境中有机物的存在。一般情况下病原菌常与排泄物、分泌物一起存在，这些物质如脓液、痰液和血液可阻碍消毒剂与病原菌的结合，并消耗药品，从而减弱消毒剂的杀菌作用。因此，消毒皮肤和器械时，必须洗净后再消毒。对于粪便、呕吐物、痰液的消毒，宜选用受有机物影响较小的消毒剂，如生石灰等。

（三）生物因素对细菌的作用

除物理和化学因素外，一些生物因素如噬菌体、细菌素等也可对细菌起到杀菌作用。

1. 噬菌体的概念　噬菌体是感染细菌、真菌等微生物的病毒，因部分噬菌体能使宿主菌细胞裂解，故称噬菌体。

2. 噬菌体的形态结构　噬菌体个体微小，结构简单，电子显微镜下观察多为蝌蚪形，由头部、尾部两部分组成：头部外壳为蛋白质，内含一种核酸（DNA 或 RNA）；尾部由尾领、尾鞘、尾髓、尾板、尾刺和尾丝组成（图 2-3）。

3. 噬菌体对宿主菌的作用　噬菌体必须在活细胞内寄生，而且有严格的宿主特异性。噬菌体感染细菌时，通过其尾板、尾刺和尾丝与宿主菌接触，靠尾鞘和尾髓的收缩作用，将头部的核酸注入到宿主菌细胞内，并以复制方式增殖。

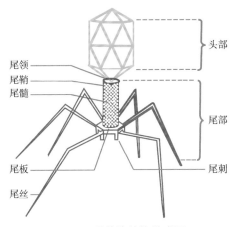

图 2-3　噬菌体结构模式图

噬菌体感染宿主菌后有两种结果：①裂解细菌。噬菌体通过吸附、穿入、生物合成、装配与成熟等步骤，在宿主菌内形成大量子代噬菌体，导致宿主菌细胞裂解而释放至菌体外，此过程为溶菌性周期，此类噬菌体称为毒性噬菌体。毒性噬菌体裂解细菌后，在平板上可出现无菌生长的噬菌斑，在液体培养基中可使混浊的菌液变澄清。②形成溶原化（溶原现象）。噬菌体感染细菌后，噬菌体的基因组与被感染的细菌基因组整合，或以质粒形式随细菌繁殖而复制，但不产生病毒颗粒、不裂解细菌的现象，此为溶原现象，此类噬菌体称为温和噬菌体。整合到细菌基因组或以质粒形式存在于细菌细胞中的噬菌体基因组称为原噬菌体（前噬菌体）；带有温和噬菌体的细菌称为溶原菌。有些温和噬菌体可使溶原菌的表型发生改变，如白喉棒状杆菌感染了温和噬菌体而获得毒素基因，可产生白喉毒素。

由于噬菌体对宿主的寄生有严格的特异性，故还可利用噬菌体进行细菌鉴定和分型。

考点：消毒灭菌技术

（四）消毒灭菌效果评估

消毒灭菌效果评估时，监测消毒灭菌过程优于从消毒灭菌物品中采样分离微生物，对消毒灭菌过程的监控可采取物理或化学监测。例如，监测高压蒸汽灭菌器的灭菌温度和时间可通过化学指示卡、化学指示胶带、生物指示剂（嗜热脂肪芽孢杆菌 ATCC7953）等方法，下排气和预真空压力灭菌器还可进行布维－狄克试验（B-D 试验），如果符合要求，即可认为处理后的物品达到了灭菌效果。

考点：消毒灭菌效果评估

三、重要场所的消毒、灭菌监测

医疗卫生机构应针对手术室、层流洁净病房、重症监护室（ICU）、新生儿病房、产房、血液透析室、器官移植病房、中心供应室、导管室、输血科、临床注射治疗室、微生物实验室等重点科室加强消毒、灭菌的监测。

2012 年我国颁布的《医院消毒卫生标准》（GB 15982—2012）规定了医院空气、物体的卫生标准，见表 2-5。

环境类别	范围	空气平均菌落数		物体表面平均菌落数 CFU/cm²
		CFU/皿	CFU/m³	
Ⅰ类	层流洁净手术室 其他洁净场所	符合 GB 50333 要求 ≤4.0（30min）	≤150	≤5.0
Ⅱ类	普通手术室、产房、婴儿室、早产室、普通保护性隔离室、供应室无菌区、烧伤病房、重症监护病房	≤4.0（15min）	—	≤5.0
Ⅲ类	儿科病房、妇产科检查室、注射室、换药室、治疗室、供应室清洁区、急诊室、化验室、各类普通病房和房间	≤4.0（5min）		≤10.0
Ⅳ类	传染病科及病房	≤4.0（15min）		≤10.0

表 2-5　各类环境空气、物体表面细菌菌落总数卫生标准

注：CFU/皿为平板暴露法，CFU/m³为空气采样器法。

该标准要求卫生手消毒后医务人员手表面的菌落总数应≤10CFU/cm²；外科手消毒后医务人员手表面的菌落总数应≤5CFU/cm²。

四、感染性医疗废物消毒处理技术

感染性医疗废物是指携带病原微生物，具有引发感染性疾病传播危险的医疗废物，包括被污染的除锐器以外的所有废物，其处理的首要原则是所有感染性材料如含有病原体培养基、阳性样本、菌毒种保存液和容器等，必须在实验室或所在建筑物内清除感染，高压蒸汽灭菌法是清除污染最常用的方式。使用压力蒸汽灭菌器，再放入黄色专用包装袋，有效封口，才可交由医疗废物集中处置单位处置。

医疗机构产生的医疗废物应遵循《医疗废物分类目录（2021 年版）》按照类别收集于符合《医疗废物专用包装袋、容器和警示标志标准》的医疗废物包装袋或者利器盒中，并有明显的警示标志和警示说明。目前医疗废物终末处理前的消毒方法主要有焚烧法、化学消毒法和物理消毒法三大类。

焚烧法是目前国内日处理量大于 10 吨时的首选方法，使用较多的是热解气化焚烧炉。焚烧时应注意不得拆开医疗废物的包装，确保包装袋完整。

化学消毒处理技术通常与机械破碎处理结合使用，一般是将破碎后的医疗废物与化学消毒剂（如次氯酸钠、次氯酸钙、二氧化氯等）混合均匀，并停留足够的时间以达到较好的消毒灭菌效果。

物理消毒处理技术中最常用的是高温蒸汽处置技术。感染性医疗废物蒸汽处理过程要求在杀菌室内处理温度不低于 134℃、压力不小于 220kPa（表压）的条件下进行，相应处理时间不应少于 45min。

考点：感染性废弃物的处理

课堂思政　马尔堡事件

1967 年 8 月德国马尔堡一所实验室的工作人员突然发生高热、腹泻、呕吐、大出血、休克和循环系统衰竭。当地的病毒学家快速调查原因，发现这种症状同样在法兰克福和贝尔格莱德出现。这三个实验室都曾经使用的来自乌干达的非洲绿猴具有重大嫌疑。3 个月后，德国专家终于找到了这种极度危险的新病毒，它的形状如蛇行棒状，这就是马尔堡病毒。研究人员和工作人员是在解剖非洲绿猴，直接接触其内脏器官、血液以及处理使用过的器皿时而被感染的。马尔堡事件提示我们，在实验室工作中必须严格执行实验室生物安全规范和标准，严格遵守安全操作规则和程序，提高个人防护意识。

目标检测

选择题（选择一个最佳答案）

1. 下列人体各部位中，无常居菌存在的是（ ）
　　A. 皮肤　　　　　　B. 血液
　　C. 上呼吸道　　　　D. 外耳道
　　E. 肠道

2. 关于正常菌群，下列哪一项是错误的（ ）
　　A. 可成为条件致病菌
　　B. 具有生物拮抗作用
　　C. 正常情况下不存在于血液和组织中
　　D. 当寄居部位改变时，不会致病
　　E. 不适当的抗菌药物治疗可造成菌群失调

3. 注射前在局部用碘酒和乙醇处理属于（ ）
　　A. 消毒　　　　　　B. 灭菌
　　C. 防腐　　　　　　D. 无菌
　　E. 无菌操作

4. 无菌操作是指（ ）
　　A. 清除或杀灭外环境中的病原微生物
　　B. 清除或杀灭物体上一切活的微生物和芽孢
　　C. 防止和抑制微生物生长繁殖
　　D. 物体上不含活菌
　　E. 防止微生物进入机体或其他物品的操作

5. 杀灭细菌芽孢最有效的方法是（ ）
　　A. 煮沸法　　　　　　B. 流通蒸汽灭菌法
　　C. 高压蒸汽灭菌法　　D. 紫外线照射
　　E. 巴氏消毒法

6. 灭菌是指（ ）
　　A. 清除或杀灭外环境中的病原微生物及其他有害微生物
　　B. 防止和抑制微生物生长繁殖
　　C. 清除或杀灭物体上一切活的微生物和芽孢
　　D. 防止微生物进入机体或其他物品的操作
　　E. 物体上不含活菌

7. 乙醇常用的消毒浓度是（ ）

　　A. 50% ～ 55%　　　　B. 70% ～ 75%
　　C. 80% ～ 85%　　　　D. 90% ～ 95%
　　E. 95% ～ 99%

8. 下列不是紫外线杀菌特点的是（ ）
　　A. 穿透力弱
　　B. 其杀菌作用与波长相关
　　C. 可干扰细菌 DNA 复制
　　D. 对人的皮肤和眼睛有一定的灼伤性
　　E. 主要适用于不耐高温的物体消毒

9. 符合压力蒸汽灭菌法的条件为（ ）
　　A. 102kPa，100℃，5 ～ 10min
　　B. 102kPa，100℃，20 ～ 30min
　　C. 103.4kPa，121℃，5 ～ 10min
　　D. 103.4kPa，121℃，20 ～ 30min
　　E. 103.4kPa，150℃，5 ～ 10min

10. 关于二级生物安全防护水平实验室，下列叙述错误的是（ ）
　　A. 门保持关闭并贴有危险标志
　　B. 不需要配备 BSC
　　C. 配备高压蒸汽灭菌器或其他设施清除感染因子
　　D. 执行生物学操作技术规范并配备个人防护装备
　　E. 已知的或潜在的感染废弃物与普通废弃物分开

11. 通常临床微生物实验室属生物安全几级实验室（ ）
　　A. BSL-1　　　　　　B. BSL-2
　　C. BSL-3　　　　　　D. BSL-4
　　E. BSL-5

12. 下列不能作为微生物危害评价的依据的是（ ）
　　A. 病原微生物的致病性和感染量
　　B. 特定的病原体是否存在于国内
　　C. 暴露的潜在后果
　　D. 病原微生物的传播途径
　　E. 当地是否能进行有效的预防或治疗

（王燕梅）

第3章

病原微生物感染与免疫

 案例 3-1

王某，男，21岁。面部出现青春痘，因用手挤压等导致面部青春痘转变为金黄色葡萄球菌感染的化脓性炎症。临床诊断：面部疖。

问题：从微生物感染的知识考虑，说说王某面部疖的发生与哪些因素有关？

第1节 微生物的感染

微生物感染（microbial infection）是指微生物侵入机体后，生长繁殖和（或）产生毒性产物，与机体相互作用后引起机体病理变化的过程。

能引起机体感染的微生物称为病原微生物。不能造成机体感染的微生物为非病原微生物。有些微生物在正常条件下不致病，但在某些特定条件下可致病，此类微生物称为条件致病菌或机会致病菌。微生物能否导致机体致病主要由微生物的毒力、侵入机体的数量、侵入门户以及机体的免疫力、环境因素等共同决定。

一、毒力因子

微生物能引起机体疾病的性质称为致病性（pathogenicity）。通常把病原微生物致病性的强弱程度称为毒力（virulence）。各种病原微生物的毒力不一样，即使同种病原微生物也因菌型或菌株的不同而存在差异。毒力常用半数致死量（50% lethal dose，LD_{50}）或半数感染量（50% infectious dose，ID_{50}）表示，即在一定时间内，通过一定感染途径，能使一定体重或年龄的某种实验动物半数死亡或感染所需要的最小微生物数或毒素量。因此，致病性是质的概念，毒力是量的概念。与毒力有关的微生物物质统称为毒力因子，主要包括侵袭力和毒素。

（一）侵袭力

侵袭力（invasiveness）是指微生物突破机体的防御功能，进入机体并在体内定植、繁殖和扩散的能力。侵袭力包括微生物的黏附、侵入、繁殖与扩散等能力，其物质基础是菌体表面结构和侵袭性物质等。

1. 菌体表面结构　微生物引起感染首先要黏附在机体的皮肤或者呼吸道、消化道、泌尿生殖道等黏膜上皮细胞上，接着在局部生长繁殖，产生毒素或侵入组织细胞，从而引起感染。具有黏附作用的微生物的结构称为黏附因子，包括细菌表面的结构、病毒包膜或衣壳表面的吸附蛋白、真菌表面的黏附物质等。其中，细菌主要包括菌毛和黏附素、荚膜和类荚膜等物质。

（1）菌毛和黏附素　细菌通过菌毛与宿主细胞的特异性受体结合，黏附于宿主的黏膜上皮细胞，从而有利于细菌的侵入。例如，霍乱弧菌通过Ⅳ型菌毛与岩藻糖、甘露糖等结合，黏附于肠道组织细胞表面；大肠埃希菌通过Ⅰ型菌毛与 D- 甘露糖结合从而黏附于组织细胞表面。黏附素是细菌细胞表面与侵袭力有关的蛋白质，它促使细菌黏附于宿主组织细胞上。有些黏附素还可促使细菌黏附在吞噬细胞、血小板上，促进致病。

（2）荚膜和类荚膜　细菌荚膜具有抗吞噬和抗体液中杀菌物质的作用，使病原菌在宿主体内生存并迅速繁殖而致病，如肺炎链球菌、炭疽杆菌等的荚膜是其致病的重要因素。有些细菌表面有类似荚膜的物质，如链球菌的 M 蛋白、伤寒沙门菌的 Vi 抗原和致病性大肠埃希菌的 K 抗原等，都具有抗吞噬的作用和保护菌体抵抗相应抗体与补体的作用。

2. 侵袭性酶　是细菌在生活过程中产生的一类胞外酶。不同的细菌产生不同的侵袭性酶而发挥不同的作用，如金黄色葡萄球菌能产生血浆凝固酶，使纤维蛋白原变为纤维蛋白，沉积在菌体表面及病灶周围，保护细菌不被吞噬细胞和体液抗菌物质所消灭，有利于细菌在局部繁殖；链球菌能产生透明质酸酶和链激酶，前者可溶解机体结缔组织中的透明质酸，后者能激活纤溶酶原成为纤溶酶，使纤维蛋白凝块溶解，有利于细菌扩散；产气荚膜梭菌能产生胶原酶，分解胶原蛋白，促进细菌在组织中的扩散。真菌产生如蛋白酶、肽酶等可促进真菌与机体组织黏附和穿透。流行性感冒病毒产生的神经氨酸酶能液化细胞表面黏液，促进病毒解离和扩散。

微生物黏附于宿主组织细胞后，有的仅在组织表面生长繁殖，产生毒素引起疾病，如霍乱弧菌、百日咳鲍特菌等；有的进入细胞内生长繁殖使细胞死亡，造成浅表组织的炎症和损伤，如白喉棒状杆菌、痢疾志贺菌等；有的通过黏膜上皮细胞后，经细胞间隙进入深层组织或血液，甚至向全身扩散，造成深部或全身感染，如链球菌、布鲁氏菌等。

（二）毒素

毒素（toxin）是指生物体产生的、极少量即能引起中毒的物质。毒素是构成病原微生物毒力的重要物质基础，包括细菌毒素、真菌毒素、病毒毒素样物质等。其中，细菌毒素按来源、化学性质和毒性作用的不同，分为外毒素（exotoxin）和内毒素（endotoxin）两类。

1. 外毒素　是由 G$^+$ 菌和部分 G$^-$ 菌产生并分泌到菌体外的毒性物质。产生菌包括 G$^+$ 菌中的白喉棒状杆菌、破伤风梭菌、金黄色葡萄球菌等，以及 G$^-$ 菌中的霍乱弧菌、铜绿假单胞菌等。大多数外毒素是在细菌内合成并分泌到细菌外，有少数细菌的外毒素合成后存在于菌体内，当细菌崩解后才释放到胞外，如痢疾志贺菌和产毒型大肠埃希菌产生的外毒素。

外毒素的化学成分是蛋白质，性质不稳定，不耐热，易被热、酸、蛋白酶等分解破坏。大多数外毒素在 60 ～ 80℃经 10 ～ 30min 即可失去毒性。多数外毒素由 A 和 B 两个亚单位组成。A 亚单位是毒素的活性部分，即毒性中心，决定毒素的毒性效应；B 亚单位无毒，能与宿主靶细胞特殊受体结合，介导 A 亚单位进入靶细胞。单独的亚单位对宿主无致病作用。因此，外毒素分子结构的完整性是致病的必要条件。

外毒素毒性极强，极少量外毒素即可使易感动物死亡，尤其是肉毒毒素，毒性比氰化钾（KCN）强一万倍，纯化结晶的肉毒毒素 1mg 可杀死 2 亿只小鼠，对人的致死量约 0.1μg。外毒素对机体组织器官的作用有高度选择性，每种外毒素只能与特定的组织细胞受体结合，引起特殊的临床病变。例如，破伤风外毒素主要与中枢神经系统的抑制性突触前膜结合，阻断抑制性介质释放，引起骨骼肌强直性痉挛收缩，而肉毒毒素能阻断胆碱能神经末梢释放乙酰胆碱，使眼肌和咽肌麻痹，引起眼睑下垂、复视、斜视、吞咽困难等，严重者可因呼吸麻痹而死亡。

外毒素具有较强的免疫原性，经 0.3% 甲醛处理后外毒素可失去毒性而保留强的免疫原性，成为类毒素（toxoid）。类毒素和外毒素免疫原性强，可刺激机体产生能中和外毒素的抗体即抗毒素，类毒素和抗毒素可防治某些传染病，前者用于预防接种，后者用于治疗和紧急预防。

根据外毒素对细胞的亲和性及作用方式不同，可将其分为神经毒素、细胞毒素、肠毒素三大类（表 3-1）。

类型	外毒素	产生细菌	作用机制	所致疾病
神经毒素	痉挛毒素	破伤风梭菌	阻断神经元之间抑制性冲动传递	破伤风
	肉毒毒素	肉毒梭菌	抑制胆碱能运动神经元释放乙酰胆碱	肉毒中毒
细胞毒素	白喉毒素	白喉棒状杆菌	抑制细胞内蛋白质的合成	白喉
	红疹毒素	链球菌	扩张血管、破坏毛细血管内皮细胞	猩红热
	α 毒素	产气荚膜梭菌	分解细胞膜卵磷脂	气性坏疽
肠毒素	霍乱毒素	霍乱弧菌	活化腺苷酸环化酶	霍乱
	肠毒素	肠出血性大肠埃希菌（产细胞毒素大肠埃希菌）	耐热者使细胞内 cAMP 升高，不耐热者与霍乱肠毒素相同	腹泻
	肠毒素	金黄色葡萄球菌	作用于呕吐中枢	食物中毒

表 3-1　细菌外毒素的种类

2. 内毒素　是 G^- 菌细胞壁中的脂多糖成分，当菌体死亡裂解或人工破坏菌体后才能释放出来。支原体、衣原体、螺旋体、立克次体等细胞壁中也有内毒素样物质，具有内毒素的活性作用。

内毒素的主要特点：①主要存在于 G^- 菌；②化学成分为脂多糖，脂多糖由脂质 A、非特异性核心多糖、O 特异性多糖三部分组成；③性质稳定，耐热，加热至 100℃ 1h 不被破坏，必须加热至 160℃ 2～4h，或用强酸、强碱或强氧化剂煮沸 30min 才被破坏；④毒性作用较弱，且无组织选择性；⑤免疫原性弱，用甲醛处理后不能成为类毒素。

内毒素的主要毒性成分是脂质 A，不同细菌的脂质 A 基本相似，无种属特异性。因此不同 G^- 菌感染时，引起的病理变化和临床表现大致相似。内毒素的主要生物学作用：①发热反应：极微量内毒素（1～5ng/kg 体重）即可引起机体发热反应。其机制是细菌内毒素为刺激粒细胞及单核细胞等而释放内源性致热原如 IL-1、IL-6 等，刺激下丘脑体温调节中枢引起发热。②白细胞反应：内毒素先引起血循环中白细胞减少，数小时后白细胞增多，12～24h 达高峰。主要原因是脂多糖可诱生中性粒细胞释放细胞因子刺激骨髓释放大量中性粒细胞进入血液。③内毒素血症与内毒素休克：当细菌释放大量内毒素入血时，可导致内毒素血症。内毒素作用于白细胞、血小板和补体系统等，合成和释放组胺、5-羟色胺、激肽等血管活性介质，引起小血管的功能紊乱而造成微循环障碍、有效循环血量减少、血压下降，组织器官毛细血管灌注不足、缺氧、酸中毒等，严重时则形成以微循环衰竭和低血压为特征的内毒素休克甚至死亡。④弥散性血管内凝血（disseminated intravascular coagulation，DIC）：指微血栓广泛沉着于小血管中。发生机制是内毒素直接或通过损伤血管内皮细胞间接激活凝血系统，使纤维蛋白原转化为纤维蛋白，造成凝血因子消耗和减少；内毒素导致微循环血流缓慢，使血小板聚集；组织缺氧、酸性代谢产物堆积，使小血管扩张，加速凝血过程。另外，内毒素直接激活、促进纤溶系统，使血管内的凝血又被溶解。因此，DIC 可引起皮肤及内脏器官的出血和渗血，严重者可致死亡。

细菌外毒素与内毒素的主要区别见表 3-2。

表 3-2　细菌外毒素与内毒素的主要区别

项目	外毒素	内毒素
来源	G^+ 菌，少数 G^- 菌	G^- 菌
存在部位	细菌细胞外，少数菌体崩裂后释放	细胞壁成分，细菌裂解后释放
化学成分	蛋白质	脂多糖

项目	外毒素	内毒素
稳定性	热不稳定，对有些化学物质敏感	热稳定，抗酸、抗碱
毒性作用	强，对作用部位有较强选择性，引起特殊临床表现	弱，毒性效应相似，主要引起发热、白细胞反应、DIC、休克等
免疫原性	强，易刺激机体产生抗毒素；甲醛处理后脱毒成类毒素	弱，刺激机体产生抗体作用弱；不能制成类毒素

二、侵入数量

微生物感染除病原体必须具有一定的毒力外，还需有足够的侵入数量。所需数量与病原体毒力强弱、机体免疫力高低等有关。一般病原体毒力越强，引起感染所需病原体数量越少；反之，则需数量越多。例如，鼠疫耶尔森菌毒力强，在无特异性免疫机体中，有数个细菌侵入即能造成感染；而毒力弱的沙门菌，则需摄入数亿个细菌才能引起急性胃肠炎。

三、侵入门户

微生物感染除具有一定毒力和足够的侵入数量外，还必须有合适的侵入门户。每种病原体都具有特定的侵入门户，如破伤风梭菌的芽孢，必须侵入缺氧的深部创口才能引起破伤风，若经口进入则不能致病。病原体若侵入门户不合适，往往不会引起感染。

第 2 节 感染的发生、发展与结局

一、感染的来源

按病原体来源不同，将感染分为外源性感染和内源性感染。

（一）外源性感染

外源性感染（exogenous infection）指病原体来自机体体外，通过各种途径进入机体引起的感染。传染源包括患者、带菌者、病畜和带菌动物，以及周围环境（食物、水、土壤、空气等）。

1. 患者 患者从疾病潜伏期到病后的一段恢复期内，都有可能将病原体传播给周围其他人。因此，对患者及早作出诊断并采取防治措施，对控制和消灭传染病有重要意义。

2. 带菌者 有些健康人携带有某种病原体但无临床症状，或有些传染病患者在恢复后一段时间内仍继续排菌，因无临床症状，不易被人们察觉，故危害性比患者更大。例如，白喉棒状杆菌、脑膜炎球菌（脑膜炎奈瑟菌）等可有健康带菌者，脑膜炎奈瑟菌、伤寒沙门菌、痢疾志贺菌等可有恢复期带菌者。

3. 病畜和带菌动物 有些病原体是人畜共患的病原体，因而病畜或带菌动物的病原体也可传播给人类，如鼠疫耶尔森菌、炭疽杆菌、布鲁氏菌、牛分枝杆菌、乙型脑炎病毒、流行性感冒病毒等。

（二）内源性感染

内源性感染（endogenous infection）是指病原体来自机体自身的正常菌群，或以潜伏状态存在于机体的病原菌引起的感染。感染的主要原因：①机体免疫功能低下如老年人、肿瘤患者、使用免疫抑制剂的患者等；②正常菌群的部位改变；③机体长期使用广谱抗生素或免疫抑制剂时，正常菌群及少数潜伏的病原菌得以迅速繁殖而导致菌群失调。

近年来，外源性感染逐渐减少，而内源性感染有增多的趋势。另外，实验室感染是指从事实验室工作而导致的感染，常见为细菌感染，其次为病毒等感染。

二、感染的途径

（一）呼吸道感染

呼吸道感染是指机体主要通过吸入沾有病原体的飞沫或尘埃而引起感染。常见为致病菌通过患者或带菌者的痰液、唾液等散布到周围空气中，经呼吸道途径感染他人。经呼吸道感染的疾病有肺结核、白喉、百日咳、军团病、流行性感冒、新型冠状病毒感染等。

（二）消化道感染

消化道感染是指机体主要通过进食被病原体污染的食物或水，或通过手、苍蝇等媒介经消化道导致感染。经消化道感染的疾病有伤寒、细菌性痢疾、霍乱、脊髓灰质炎、甲型肝炎等。

（三）接触感染

接触感染是指机体主要经皮肤黏膜或损伤的皮肤黏膜而感染病原体。如金黄色葡萄球菌、链球菌等可侵入皮肤黏膜引起化脓性感染；破伤风梭菌、产气荚膜梭菌等芽孢若侵入损伤的皮肤黏膜，形成厌氧环境时就可以大量繁殖而致病；浅部感染真菌主要是通过直接接触或间接接触导致皮肤癣等疾病。

（四）垂直感染

垂直感染是病原体由母体通过卵细胞或胎盘血循环传给子代的一种传染方式。

（五）虫媒感染

常见为病原体以节肢动物为媒介而引起感染，如人类鼠疫由鼠蚤传播，恙虫病由恙螨幼虫传播，登革热由蚊子叮咬传播等。

（六）血液、体液感染

机体经接触带有病原体的血液或体液而感染的方式，主要是通过输血和血液制品或注射针头引起传播。

此外，有些病原体可经多种途径传播，如结核分枝杆菌、炭疽杆菌等可通过呼吸道、消化道、皮肤黏膜损伤等多种途径感染。

三、感染的类型

感染的发生、发展和结局是机体和病原体相互作用的复杂过程。根据两者力量对比，将感染分为隐性感染（inapparent infection）、显性感染（apparent infection）和带菌状态（carrier state）三种类型。这三种类型并非一成不变，可随双方力量的消长而出现转化或交替出现，呈动态变化。

（一）隐性感染

机体的免疫功能强，或侵入的病原体毒力较弱、数量不多，导致病原体感染后对机体的损害较轻，病原菌入侵后不出现或出现不明显的临床症状称为隐性感染，或称亚临床感染（subclinical infection）。大多数传染病在流行时，隐性感染者一般占人群的大多数。隐性感染后，机体一般可获得足够的特异免疫力，能防御同种病原体的再次感染。

（二）显性感染

机体的免疫功能较弱，或侵入的病原体毒力较强、数量较多，以致机体的组织损伤，生理功能发生改变，出现临床症状称为显性感染。

1. 根据病情缓急不同分类

（1）急性感染　发病突然，病程较短，一般数日至数周。病愈后，致病菌从机体体内消失。急性感染的病原体有脑膜炎奈瑟菌、霍乱弧菌、流行性感冒病毒、水痘病毒等。

（2）慢性感染　发病缓慢，病程较长，常持续数月至数年。胞内寄生细菌、病毒、真菌等可引起慢性感染，如结核分枝杆菌、麻风分枝杆菌、乙型肝炎病毒等。

2. 根据感染部位和性质不同分类

（1）局部感染（local infection）　指病原体侵入机体后，仅局限于机体某一部位生长繁殖，引起局部病变的感染，如化脓性细菌所致的疖、痈，真菌感染导致的手足癣等。

（2）全身感染（generalized infection）　指病原体侵入机体后，病原体及其毒性代谢产物向全身扩散，引起全身症状的感染。全身感染是感染中比较严重的类型，临床上常见的有以下几种情况。

1）毒血症（toxemia）：病原体侵入机体后，只在机体局部生长繁殖，病原体不进入血流，而其产生的外毒素入血，并通过血流到达易感的组织细胞，引起特殊的中毒症状，如破伤风、白喉等疾病。

2）内毒素血症（endotoxemia）：革兰氏阴性菌在病灶内大量死亡后释放的内毒素进入血流；或革兰氏阴性菌侵入血流，并在其中大量繁殖并崩解后，释放出大量内毒素导致。在严重革兰氏阴性菌感染时，常发生内毒素血症。

3）菌血症（bacteriemia）：病原体由原发部位一时性或间断性侵入血流，但未在血中繁殖，且无明显中毒症状，只是短暂的一过性通过血液循环达到适宜部位的感染。如伤寒早期出现的菌血症。

4）败血症（septicemia）：病原体侵入血流后，在其中大量繁殖并产生毒性代谢产物，造成机体严重损害，出现全身中毒症状的感染。常出现高热、皮肤黏膜瘀斑、肝脾肿大等表现。如鼠疫耶尔森菌、炭疽杆菌等可引起败血症。

5）脓毒血症（pyemia）：化脓性细菌由原发部位侵入血流，在其中大量繁殖，并随血流扩散，在全身组织和器官引起新的化脓性病灶，如金黄色葡萄球菌所致的脓毒血症，常引起多发性皮下脓肿、肝脓肿和肾脓肿等。

（三）带菌状态

病原体在隐性感染或显性感染后并未及时被清除，而是在体内继续存留一定时间，与机体免疫力处于相对平衡，并不断向体外排出的状态称为带菌状态。处于带菌状态的人称为带菌者（carrier）。带菌者有两种：①健康带菌者：机体内带有病原体的健康人。②恢复期带菌者：患传染病后，在短期内机体仍保留有病原体者。伤寒、白喉等病后常出现带菌状态，带菌者经常或间歇排出病原菌，成为重要传染源之一。

第 3 节　医院感染

医院感染（hospital infection）又称医院内感染（nosocomial infection）或医院内获得性感染，指发生在医院中的一切感染，包括在医院内感染而在院外发病或转院后发病的患者，但不包括在医院外感染而在医院内发病的患者。广义地讲，医院感染的对象包括住院患者、医院工作人员、门急诊就诊患者、探视者和患者家属等。狭义的医院感染的对象主要是指住院患者和医院工作人员，具有感染发生地点必须在医院内，感染对象为一切在医院内活动的人群的特点。医院感染是医院面临的突出公共卫生问题之一。医院感染的分类：①按微生物来源分类，分为外源性医院感染和内源性医院感染。外源性医院感染又称交叉感染，是指患者受到医院内非自身存在的微生物侵袭而发生的感染。其感染的微生物主要来自其他患者或携带者（人或动物），其次来自周围环境。可由患者之间及患者与医护人员之间通过咳嗽、交谈、接触，特别是经手的直接接触或通过生活用品等物质间接接触而感染；亦可通过污染的医护用品或诊疗设备以及外环境如通过微生物气溶胶获得感染。内源性医院感染是指患者在医院内由于某种原因使自身寄居的正常菌群转变成机会致病菌并大量繁殖而导致的感染。②按感染部位分类，分为呼吸道感染、泌尿生殖道感染、胃肠道感染、外科伤口感染、血流感染、皮肤和软组织感染、眼和结膜感染等。

一、医院感染常见的微生物

几乎所有病原体都可以导致医院感染，但主要是机会致病菌如革兰氏阴性菌导致医院感染最常见，大多数是耐药菌而且是多重耐药。真菌、病毒、衣原体、寄生虫等也可引起医院感染。医院感染常见的微生物见表3-3。

表 3-3　医院感染常见的微生物	
感染类型	常见病原微生物种类
尿路感染	大肠埃希菌、克雷伯菌、变形杆菌、沙雷菌、铜绿假单胞菌、肠球菌、白假丝酵母菌等
呼吸道感染	流感嗜血杆菌、肺炎链球菌、金黄色葡萄球菌、结核分枝杆菌、肠杆菌、流感病毒、呼吸道病毒，曲霉菌、新型隐球菌等
皮肤感染	金黄色葡萄球菌、大肠埃希菌、变形杆菌、凝固酶阴性葡萄球菌、产气荚膜梭菌等
胃肠道感染	沙门菌、宋内志贺菌、肝炎病毒、轮状病毒等

考点：医院感染的病原体

医院感染的易感人群：

1. 机体免疫力低下的人员，包括婴幼儿、老年人、营养不良者，以及重症住院患者如重症监护室（ICU）患者等。

2. 接受各种免疫抑制剂（化疗、糖皮质激素、抗癌药等）及器官移植等治疗的住院患者。

3. 长期使用广谱抗菌药物治疗出现菌群失调者。

4. 接受外科手术及使用侵入性操作的患者，如支气管镜、膀胱镜、胃镜等侵入性检查，器官移植与血液透析、腹膜透析，气管切口或气管插管、导尿管、大静脉插管、伤口引流管及人工心脏瓣膜等。

考点：常见的医院感染

二、医院感染的监测与控制

医院感染监测（nosocomial infection surveillance）是指长期、系统、连续地收集、分析医院感染在一定人群中的发生、分布及其影响因素，并将监测结果报送和反馈给有关部门和科室，为医院感染的预防、控制和管理提供科学依据。医院感染监测资料来源于微生物报告、活检报告、病房巡视、医务人员健康记录、出院患者随访等。除医院感染病例监测外，还要监测消毒灭菌效果、血液透析液、医院配制产品、"开放"系统中准备的血液成分等。

（一）医院感染的监测内容

医院感染的监测内容包括病原体、易感者、媒介因素和环境等方面。

（二）医院感染的监测类型

根据监测范围，分为两类：全院综合性监测和目标性监测。

1. 全院综合性监测　指连续不断地对所有临床科室的全部住院患者和医务人员进行医院感染及其有关危险因素的监测。其监测对象是住院患者（监测手术部位感染发病率时可包括出院后一定时期内的患者）和医务人员。

2. 目标性监测　指针对高危人群、高发感染部位等开展的医院感染及其危险因素的监测，包括：①手术部位感染的监测：监测对象是被选定监测手术的所有择期和急诊手术患者。②成人及儿童ICU

的监测：ICU 感染是指患者在 ICU 内发生的感染，即患者住进 ICU 时，该感染不存在也不处于潜伏期，患者转出 ICU 到其他病房后，48h 内发生的感染仍属 ICU 感染。③新生儿病房（包括新生儿重症监护室）的监测：其监测对象是在新生儿病房或新生儿重症监护室进行观察、诊断和治疗的新生儿。④细菌耐药性监测：监测临床分离细菌耐药性发生情况，包括临床上一些重要的耐药细菌的分离率，如耐甲氧西林金黄色葡萄球菌（MRSA）、耐万古霉素肠球菌（VRE）、泛耐药的鲍曼不动杆菌（PDR-AB）、泛耐药的铜绿假单胞菌（PDR-PA）、产超广谱 β- 内酰胺酶（ESBL）的革兰氏阴性菌等。

（三）医院感染监测的对象及方法

1. 重点科室的监测

（1）手术室和 ICU 手术室　手术室应严格无菌，执行无菌操作技术，避免术后感染发生；ICU 患者病情严重，免疫力低，抗感染能力低下，易引发呼吸道、泌尿道及损伤部位的感染。

（2）新生儿病房　新生儿对病原体高度敏感，应加强新生儿病房的管理和监测，预防新生儿医院感染的发生。

（3）注射治疗室和临床实验室　这些场所为患者提供诊治，患者或标本多，极易造成环境污染，应定期进行采样监测。

（4）血液透析室　此环境易受血液污染，也是肝炎等疾病传播重点区域，应定期采样监测。

（5）中心供应室　肩负着向全院供应无菌器材和医疗用品的使命，应定期对消毒灭菌器材进行灭菌效果监测和热原监测。

（6）血库　可经输血感染的疾病有乙型肝炎、丙型肝炎、获得性免疫缺陷综合征（AIDS）、疟疾、梅毒等，应严格管理和监测血液及血制品，严控输血感染的发生。

2. 空气中细菌含量的监测

（1）采样及检查方法　①采样时间：消毒处理后与进行医疗活动之前的时间。②采样高度：与地面垂直高度 80 ～ 150cm。③布点方法：室内面积 ≤ 30m²，设一条对角线上取 3 点，即中心一点，两端各距墙 1m 处各取一点；室内面积 > 30m²，设东、南、西、北、中各 5 点，其中东、南、西、北点距墙 1m。④采样方法：用直径 9cm 的普通营养琼脂平板，在不同采样点暴露不同时间（30min 或 15min 或 5min）后送检培养。

（2）结果

1）细菌菌落总数计算方法一：计算公式为

$$空气中菌落总数（CFU/m^3）= \frac{1000 \times 采样器各平皿菌落数之和（CFU）}{采样速度（L/min）\times 采样时间（min）}$$

2）细菌菌落总数计算方法二：计数每块平板菌落数，以平均每块平板菌落数 CFU/（皿·暴露时间）表示。

（3）采样及送检注意事项　采样后必须尽快进行检测，送检时间不得超过 6h，若样本保存于 0 ～ 4℃，送检时间不得超过 24h。

3. 物体表面细菌污染监测

（1）采样方法　①采样时间：选择消毒处理后 4h 内进行采样。②采样面积：被采表面面积 < 100cm²，取全部表面；被采表面面积 ≥ 100cm²，取 100cm²。③采样方法：用 5cm×5cm 的标准灭菌规格板，放在被检物体（台面、地板、墙壁等）表面，用浸有无菌生理盐水采样液的棉拭子在规格板内横竖往返各涂抹 5 次，并随之转动棉拭子，连续采样 1 ～ 4 个规格板面积，剪去手接触部分后将棉拭子放入装有 10ml 采样液的试管送检。门把手等小型物体则采用棉拭子直接涂抹物体的方法采样。

（2）培养方法　无菌吸取 0.1ml 标本平铺于血平板上，接种环均匀划线后置于 35℃ ±1℃培养 24h。

（3）结果　细菌菌落总数检查，计算公式为

物体表面细菌菌落总数（CFU/cm^2）＝平板平均菌落数（CFU）×采样液稀释倍数／采样面积（cm^2）

4. 医护人员手细菌监测

（1）采样方法　①采样时间：采取手卫生后，在接触患者或从事医疗活动前进行采样。②采样面积及方法：被检人五指并拢，将浸有无菌生理盐水采样液的棉拭子在双手指曲面从指根到指端来回涂擦各两次（一只手涂擦面积约 30cm^2），并随之转动采样棉拭子，剪去手接触部位，将棉拭子放入装有 10ml 采样液的试管内送检。

（2）培养方法　无菌吸取 25μl 标本平铺于血平板上，接种环均匀划线后置于 35℃培养 24h。

（3）结果　细菌菌落总数检查，计算公式为

手细菌菌落总数（CFU/cm^2）＝平板上平均菌落数（CFU）×采样液稀释倍数／（30×2）（cm^2）

5. 医疗用品细菌监测

（1）采样方法　①采样时间：在消毒或灭菌处理后，存放有效期内采样。②采样量及采样方法：可用破坏性方法取样的医疗用品，如输液（血）器、注射品和注射针等均参照《中华人民共和国药典》（2020年版）无菌检查法规定执行。对不能用破坏性方法取样的特殊医疗用品，可用浸有无菌生理盐水采样液的棉拭子在被检物体表面涂抹采样，被采表面＜ 100cm^2，取全部表面；被采表面≥ 100cm^2，取 100cm^2。

（2）培养方法和结果　按《中华人民共和国药典》（2020 年版）无菌检查法规定执行。

6. 使用过程中的消毒剂或无菌器械保存液细菌监测

（1）采样方法　①采样时间：采取更换前使用中的消毒剂或无菌器械保存液。②采样量及方法：在无菌条件下，用无菌吸管吸取 1ml 被检样液，加入 9ml 稀释液中混匀。对于醇类与酚类消毒剂，稀释液用普通营养肉汤即可。对于含氯消毒剂、含碘消毒剂、过氧化物消毒剂，需在肉汤中加入 0.1% 硫代硫酸钠稀释液。对于氯己定、季铵盐类消毒剂，需在肉汤中加入 3%（W/V）吐温 80 和 0.3% 卵磷脂稀释液。对于醛类消毒剂，需在肉汤中加入 0.3% 甘氨酸。对于含有表面活性剂的各种复方消毒剂，需在肉汤中加入 3%（W/V）吐温 80，以中和被检样液的残效作用。

（2）培养方法　分别取 0.2ml 标本平铺于普通琼脂平板上，接种环均匀划线后置于 35℃ ±1℃培养 24h。

（3）结果分析　平板上有菌生长，证明被检样液有残存活菌，若每个平板菌落数在 10 个以下，仍可用于消毒处理（但不能用于灭菌）；若每个平板菌落数超过 10 个，说明每毫升被检样液含菌量已超过 100 个，即不宜再用。

7. 消毒灭菌效果的监测

（1）压力蒸汽灭菌效果的监测　常用生物指示法，指示菌为嗜热脂肪杆菌芽孢（ATCC7953 或 SSI K31）菌片，含菌量为（5×10^5 ～ 5×10^6）CFU/ 片，此菌在 121℃ ±0.5℃饱和蒸汽中存活时间≥ 3.9min，杀灭时间≤ 19min。将两个嗜热脂肪杆菌芽孢菌片分别放入灭菌小纸袋内，置于标准试验包中心部位。高压蒸汽灭菌器的上、中层中央和排气口处各放置一个标准试验包，若为手提式高压蒸汽灭菌器则放入底部。经一个灭菌周期后，在无菌条件下将其取出，投入溴甲酚紫葡萄糖蛋白胨水培养基中，56℃ ±1℃培养 7d，观察培养基颜色变化。培养基不变色，判定为灭菌合格。培养基由紫色变为黄色，判定为灭菌不合格。

（2）紫外线杀菌效果监测　常用紫外线强度计来测定，生物指示剂为枯草杆菌黑色变种芽孢（ATCC9372），含菌量为 10^5 ～ 10^{6}CFU/ 片。根据对照菌片和照射菌片的回收菌数，计算一定时间的杀菌率，要求试验微生物的杀菌率达到 99.9% 以上。

（3）化学消毒剂及其消毒效果的监测

1）指示微生物：①细菌：金黄色葡萄球菌（ATCC6538）、大肠埃希菌（ATCC25922）、枯草杆菌黑色变种芽孢（ATCC9372）。②真菌：白假丝酵母菌（ATCC10231）。③乙型肝炎表面抗原，纯化抗原（1.0mg/ml）。

2）检测方法：①中和试验；②消毒剂定性消毒试验；③消毒剂定量消毒试验；④消毒剂杀菌能量试验；⑤乙型肝炎表面抗原（HBsAg）抗原性破坏试验。

3）消毒效果评价标准：对细菌和真菌的杀灭率 ≥ 99.9%；对 HBsAg，将检测方法灵敏度 10^4 倍或 5×10^4 倍（载体试验）的 HBsAg 抗原性破坏，可判为消毒合格。对枯草杆菌黑色变种芽孢全部杀灭，可判为灭菌合格。在实际应用中消毒效果评价以有机物保护试验的最低浓度和最短时间为该消毒剂达到实用消毒所需的浓度和时间。

（四）医院感染的预防与控制

医院感染关键在于预防与控制。医院感染的预防措施包括去除传染源、切断传播途径、保护易感人群，而医院感染的控制是在监测基础上，对各种危险因素采取有效的控制措施，主要有以下几方面。

1. 改进医院建筑和布局　医院建筑和布局合理对于预防和控制医院感染非常重要，对传染病房、手术室、重症监护室、供应室等进行建筑设计和布局时，要考虑病原体的扩散。

2. 建立医院感染预防和控制制度　建立医院感染预防和控制制度，并确保各项措施的实施，其中医院感染控制制度包括各种诊疗手段的无菌操作制度、保护性隔离消毒制度、重点区域卫生保洁制度、合理使用抗菌药物制度等。

3. 加强医护人员的医德和专业教育　医德是指医护人员对患者极端负责任和对技术精益求精。医护人员在诊疗过程中的行为，将在很大程度上影响医院感染的发生率。医院要开展医德及医院感染专业知识教育，使医护人员提高认识，自觉遵守各种规章制度，强化无菌意识。

4. 加强消毒灭菌和无菌操作　使用的医疗用品必须消毒灭菌，严格使用一次性的注射器和输液器。严格执行消毒灭菌操作规程，消毒灭菌后应进行有效监测。诊疗过程中必须严格执行无菌操作。

5. 合理使用抗菌药物　抗菌药物使用不当是造成医院感染的重要原因，合理使用抗菌药物是降低医院感染率的重要措施之一。

6. 规范各种操作　各种临床操作应严格按照操作规范进行，特别是侵入性操作。

考点：医院感染流行病学、医院感染调查

病原微生物感染机体后，正常情况下机体会启动宿主的抗感染免疫机制以抵御病原微生物及其有害产物，详细内容见免疫学检验的相关内容，在此不再赘述。

▥ 课堂思政　院士、战士、国士——钟南山 ────────────

中国工程院院士、新型冠状病毒联防联控工作机制科研攻关组组长钟南山，2020 年 8 月 11 日，因在抗击新冠感染疫情斗争中作出的杰出贡献被授予共和国勋章。他是战士，始终冲在抗疫前线，2020 年初 84 岁高龄的他在奔赴武汉抗疫的高铁座位上疲倦的身影感动无数国人，他如铁人般拼命：4 天内奔走武汉、北京、广州三地，长时间科研、开会、远程会诊、接受媒体采访，甚至在飞机上研究治疗方案……他以其专业精神、勇敢担当和仁心大爱，诠释了医者的初心和使命，诚如他在全国抗击新冠感染疫情表彰大会上发言时所讲："'健康所系，性命相托'就是我们医务人员的初心；保障人民群众的身体健康和生命安全，是我们医者的使命。"

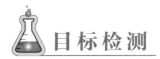

目标检测

选择题（选择一个最佳答案）

1. 病原体由原发部位一时性或间断性侵入血流，但未在血中繁殖，只是短暂的一过性通过血液循环达到适宜部位

的感染称为（　　）

A. 菌血症

B. 败血症

C. 脓毒血症

D. 毒血症

E. 内毒素血症

2. 细菌内毒素的化学成分是（   ）

　　A. 肽聚糖　　　　　　B. 脂多糖

　　C. 脂蛋白　　　　　　D. 脂质双层

　　E. 磷壁酸

3. 内毒素不具有的毒性作用是（   ）

　　A. 白细胞反应　　　　B. 发热

　　C. 休克　　　　　　　D. 内毒素血症

　　E. 食物中毒

4. 关于外毒素的特点，下列哪项正确？（   ）

　　A. 主要由 G⁻ 菌产生

　　B. 耐热

　　C. 化学组成是脂多糖

　　D. 免疫原性强

　　E. 毒性较弱

5. 具有黏附作用的细菌结构是（   ）

　　A. 鞭毛　　　　　　　B. 细胞壁

　　C. 荚膜　　　　　　　D. 性菌毛

　　E. 芽孢

6. 如用生物指示法监测压力蒸汽灭菌效果，常用的指示菌为（   ）

　　A. 枯草杆菌黑色变种芽孢

　　B. 破伤风梭菌芽孢

　　C. 金黄色葡萄球菌

　　D. 嗜热脂肪杆菌芽孢

　　E. 大肠埃希氏菌

7. 如用枯草杆菌黑色变种芽孢（ATCC9372）监测紫外线杀菌效果，含菌量为（ $10^5 \sim 10^6$ ）CFU/ 片，要求试验微生物的杀菌率达到多少？（   ）

　　A. 99.9% 以上　　　　B. 95.5% 以上

　　C. 90.0% 以上　　　　D. 98.9% 以上

　　E. 70.0% 以上

8. 对医务人员手的细菌监测中，棉拭子对一只手涂擦的面积约为（   ）

　　A. $10cm^2$　　　　　　B. $20cm^2$

　　C. $30cm^2$　　　　　　D. $40cm^2$

　　E. $50cm^2$

9. 空气中的细菌监测中用直径 90mm 普通营养琼脂平板在采样点应暴露的时间是（   ）

　　A. 3min　　　　　　　B. 5min

　　C. 10min　　　　　　　D. 15min

　　E. 20min

（汤小军）

1. 掌握临床微生物标本采集的基本原则和保存要求。

2. 熟悉临床微生物标本的验收。

3. 了解微生物的保藏与管理。

4. 能严格无菌操作，重视检验质量控制，注意个人防护以及能说出哪些属于临床微生物检验不合格标本。

5. 培养学生具有认真负责的工作态度和良好的沟通能力与团队协作精神。

案例 4-1

李某，男，67 岁。主诉：反复咳嗽、咳痰 3 个月，咳干酪样痰，痰中带血。临床诊断：肺结核。

问题：1. 医护人员应该采集什么类型的临床标本进行送检？

2. 标本采集和运送应注意什么事项？

在临床微生物学检验工作中，临床标本的正确选择、采集和运送是保证微生物学检验结果准确的重要环节，是保证微生物学检验质量的前提。标本选择不当或标本污染都可能会导致错误的结果，给临床提供错误信息，给临床治疗带来不利影响。

第 1 节　采集原则和采集指标

科学合理地采集临床标本是微生物学检验工作准确、及时和有效的前提。

一、临床微生物标本采集原则

（一）核对检验单信息

标本采集之前应认真检查核对检验申请单上患者的姓名、性别、年龄、临床诊断或主要临床表现、标本类型、来源、送检目的，以及是否使用抗菌药物及具体种类等内容，确保检验单信息准确无误。

（二）选择符合要求的容器

盛装微生物标本的容器均应是一次性或经灭菌的无菌容器，要求是广口、有盖（最好是螺旋盖）、不渗漏液体、不易碎的容器，尽量避免纸质或其他吸水性较强的容器。如血液、骨髓标本选用血培养瓶；泌尿生殖系统病灶分泌物及咽拭子选用运送拭子（拭子头为人造纤维，拭子杆为塑料或金属，管为无菌塑料）；做结核分枝杆菌培养的标本应选用 50ml 无菌螺帽管。

（三）早期采集

最好在病程早期、急性期或症状典型时采集临床标本，而且必须在使用抗菌药物之前或在起始治疗后立即采集标本,否则这种标本在进行分离培养时就要加入药物拮抗剂,如使用青霉素的加青霉素酶,使用磺胺药的加对氨苯甲酸。

（四）无菌采集

在采集血液、脑脊液等无菌体液标本时,应严格执行无菌操作,避免体表正常菌群污染标本以及对环境的污染。某些临床标本,如粪便、痰液、咽拭子、肛拭子标本等,在采集时应尽量减少正常菌群对标本的污染。另外,标本采集必须符合生物安全规定。

（五）选择适宜的采集部位和方法

根据不同的感染部位、临床疾病、检验目的,选择适当的部位和方法采集标本。例如,疑似细菌性心内膜炎患者,以肘动脉或股动脉采血为宜;流行性脑膜炎患者取脑脊液、血液或出血瘀斑;伤寒患者在病程 1 周内取血液,2 ～ 3 周时取粪便。

（六）采集适合标本

采集的临床微生物标本必须合适并有足够的数量,至少送检 0.5ml 或者 0.5g（除外特殊标本）。当送检标本体积不足时,与临床沟通,并根据医嘱选择优先检验项目。尽可能采集病变明显部位的标本,如细菌性痢疾患者取其沾有脓血或黏液的新鲜粪便,肺结核患者采集干酪样痰液等。

二、临床微生物标本采集指标

1. 无菌体液、组织、支气管肺泡灌洗液（BALF）、痰、尿液和脓液等标本　宜同时选择标本直接涂片染色镜检和培养。

2. 怀疑隐球菌感染的脑脊液标本　宜同时选择墨汁染色、隐球菌荚膜多糖抗原检验和隐球菌培养。

3. 怀疑分枝杆菌感染的标本　宜同时选择抗酸染色、分枝杆菌培养和分枝杆菌核酸检验。

4. 怀疑厌氧菌感染的标本　宜同时选择革兰氏染色和厌氧培养,不能排除需氧菌时,宜同时做需氧培养。

5. 怀疑诺卡菌感染的标本　宜同时选择革兰氏染色、弱抗酸染色和培养。

6. 怀疑侵袭性真菌感染的标本　宜同时选择 10% KOH 压片、真菌培养和真菌抗原检验。另外,可进行乳酸酚棉蓝染色或荧光染色等。

7. 特定感染标本　如肝脓肿等封闭脓肿、腹膜炎、腹腔感染和糖尿病足感染等特定感染的标本宜进行厌氧培养。厌氧菌感染的特征性表现包括:①局部有气体产生,为其重要指征之一;②发生在黏膜附近的感染;③深部外伤,如枪伤、人或动物咬伤后的继发感染;④分泌物有恶臭或暗红色或在紫外光下发出红色荧光,或脓汁中有硫磺颗粒等。

适合及不适合做细菌培养的标本类型见表 4-1 和表 4-2。

表 4-1　特定解剖部位中适合及不适合普通细菌培养的标本类型		
解剖部位	适合普通细菌培养的标本	不适合普通细菌培养的标本
下呼吸道	痰、BALF、保护性毛刷、气管内抽吸物	唾液、口咽分泌物、鼻咽部窦内引流物
泌尿道	中段尿液、直接导尿液、耻骨上膀胱穿刺尿液、膀胱镜检或其他手术过程中采集的尿液、婴幼儿的尿袋尿液	导尿管收集袋中的尿液、导尿管管尖
浅表伤口	脓抽吸物、真皮下的脓拭子	表面拭子或被表面物污染的标本
深部伤口	脓液、坏死组织,或从深部取的组织	被表面物污染的标本
胃肠道	新鲜粪便、内镜镜检时采集的排泄物、直肠拭子（特定情况下）	
静脉血	抗微生物药物使用前从不同静脉穿刺点采集 2 ～ 4 套血液标本	凝固的血液
溃疡或褥疮	组织、抽吸物	被表面物污染的标本

表 4-2　适合及不适合厌氧菌培养的标本类型	
适合厌氧菌培养的标本	不适合厌氧菌培养的标本
抽取物（用注射器）、支气管镜保护性毛刷	痰、BALF、气管内抽吸物、气管切口分泌物
鼻窦（抽取）	鼻咽拭子、鼻窦冲洗或拭子不能作为鼻窦炎的病原学诊断
尿液（耻骨上穿刺膀胱尿液）	尿液（排出或从导管导出）
后穹隆穿刺液、输卵管液或组织（抽吸/活检标本）、胎盘组织（通过剖宫产手术）、宫内节育器（针对放线菌属）、前庭大腺分泌物	会阴拭子、宫颈分泌物、恶露、阴道或外阴分泌物、前列腺液或精液、尿道分泌物
培养艰难梭菌的粪便标本	直肠拭子
血液、骨髓、外科标本（术中抽取物或组织）	
眼部标本 [泪道 / 结膜等结石、房水、前房液（穿刺）、玻璃体洗液（术中采集）]	

考点：标本的采集

第 2 节　标本的运送和保存

　　标本的转运应由经过培训的专人负责，应减少运送环节，并应在规定时间内运达实验室，尽可能缩短转运时间。若不能及时送检，可将标本放入专用运送培养基或保存液中运送。

　　任何临床标本均可能含有致病微生物，都是潜在的生物危险材料。用于盛放转运培养基和送检标本的容器应该无菌、无消毒剂及防腐剂、无污染、密封性好无渗漏，透明以便于从外部观察，标识明确。当采样装置具备密闭功能，且能有效保护样本不被污染时，可作为转运容器运送标本。标本切勿污染容器的瓶口和外壁，运送的标本应包装好，直立于固定的架子或盒子等二级容器内，防止送检过程中翻倒或碰破流出。申请单最好放在防水袋中，不可卷在容器外。对于标本的转送，应严格按照国家卫生健康委员会发布的有关病原微生物标本运送的法律法规要求执行，注意生物安全防护。对于高致病性传染病标本运送，必须严格按规定包装，由专人运送。

一、普通细菌培养标本

　　标本采集后应尽可能快速地送检和处理，宜在 2h 内送到实验室，如果转运时间超过 2h，宜使用转运培养基或在冷藏条件下转运；用于细菌培养的标本室温下保存不能超过 24h；血培养标本不可以冷藏转运；仅用于分子诊断的标本，宜冷藏或冷冻保存（-70℃以下最佳，避免反复冻融）。标本量较少的体液标本（< 1ml）或组织标本（< 1cm³），宜在 30min 内送到实验室。大体积的标本或采集于保存培养基中的标本，可以保存 24h。

二、苛养菌培养标本

　　对低温、干燥敏感的淋病奈瑟菌、脑膜炎奈瑟菌、流感嗜血杆菌、百日咳鲍特菌等感染的标本应立即保温、保湿送检处理，最好床头接种，切勿冷藏保存。

三、厌氧菌培养标本

　　标本采集后应立即常温送检，防止标本干燥，尽量避免接触空气，标本量较少的标本宜在采集后30min 内送到实验室。常选用的运送方法有针筒运送法、无氧小瓶运送法、标本充盈运送法、组织块运送法、厌氧袋运送法等。标本送到微生物室后，应在 20 ～ 30min 内处理完毕，最迟不超过 2h。不能及时送检的组织标本必须保存在厌氧环境条件下，室温可以保存 20 ～ 24h。

　　微生物实验室检验标本的采集、转运和储存见表 4-3。

表 4-3 微生物实验室检验标本的采集、转运和储存

标本类型	转运装置和（或）最小体积	转运时间和温度	储存时间和温度	说明
脓液	拭子转运系统	≤2h，室温	≤24h，室温	开放性脓液取病灶部位的底部和脓肿壁
	厌氧转运系统；≥1ml	≤2h，室温	≤24h，室温	封闭性脓液避免表面物污染，减少与感染无关的定植菌的干扰
血液	血培养瓶：成人 20ml/套；婴儿和儿童根据体重采集 1～20ml/套	≤2h，室温	≤2h，室温或按产品说明书	
骨髓	接种于血培养瓶	若在培养瓶中，≤24h，室温	≤24h，室温	少量骨髓可直接接种在培养基上
脑脊液	无菌螺帽管；≥1ml/管	不要冷藏；≤15min，室温	≤24h，室温	第一管不能用于微生物学检验
无菌部位体液如腹水、胸腔积液、关节液、心包液等	无菌螺帽管，10ml 或更多；或接种于血培养瓶	≤2h，室温	≤24h，室温	—
中耳	无菌管、拭子转运培养基，或厌氧系统	≤2h，室温	≤24h，室温	不宜送检喉或鼻咽部的拭子标本可用于诊断中耳炎
外耳道	拭子转运	≤2h，室温	≤24h，2～8℃	用力旋转拭子
眼结膜	直接接种培养基或拭子转运	拭子，≤15min，室温；培养基≤2h，室温	≤24h，室温	宜双侧同时分别采样
角膜刮片或角膜刮取物	直接接种培养基或拭子转运	≤15min，室温	≤24h，室温	麻醉药对于一些病原体有抑制作用
玻璃体洗液、前房液	直接接种培养基或无菌螺帽管	≤15min，室温	≤24h，室温	麻醉药对于一些病原体有抑制作用
粪便	清洁、防漏宽口容器	未防腐：≤1h，室温	≤24h，2～8℃	普通培养：住院超过 3d 或入院诊断不是胃肠炎的患者出现腹泻宜进行艰难梭菌的检验
	无菌、防漏宽口容器，＞5ml	≤1h，室温；1～24h，2～8℃；＞24h，-20℃或更低	培养或核酸扩增试验：2d，2～8℃；毒素检验：3d，2～8℃，或 -70℃，更久	艰难梭菌：-20℃或以上冷冻易使细胞毒素活性快速丢失
胃液	无菌、防漏容器	≤15min，室温或在采集 1h 内应用碳酸氢钠中和胃液	≤15min，2～8℃	用于检验分枝杆菌，标本立即处理，若转运时间＞1h，应用碳酸氢钠中和
胃黏膜组织活检	含转运培养基的无菌管	≤1h，室温	≤24h，2～8℃	用于检验幽门螺杆菌
羊水、子宫内膜组织和分泌物、后穹隆穿刺液	厌氧转运系统；≥1ml	≤2h，室温	≤24h，室温	拒收用拭子采集的标本
宫颈分泌物、女性尿道分泌物、阴道分泌物、男性前列腺液、男性尿道分泌物	拭子转运	≤2h，室温	≤24h，室温	—
BALF、支气管毛刷或洗液、支气管吸引物	无菌容器；＞1ml	≤2h，室温	≤24h，2～8℃	—
咳痰、吸痰、诱导痰	无菌容器；＞1ml	≤2h，室温	≤24h，2～8℃	鳞状上皮细胞＜10个/低倍视野
肺组织	无菌螺帽容器；2ml 无菌生理盐水保持组织湿润	≤15min，室温	≤24h，2～8℃	送检组织量尽可能多

续表

标本类型	转运装置和（或）最小体积	转运时间和温度	储存时间和温度	说明
中段尿液、导尿管尿液、留置导尿管、婴幼儿尿袋尿	无菌、宽口容器；≥1ml	未防腐：≤2h，室温	≤24h，2～8℃	使用留置导管的患者有临床症状时，可采集尿液标本
腹膜透析液	无菌容器，50ml；5～10ml 接种于需氧和厌氧血培养瓶	≤2h，室温	6h，室温	若不能立即送检接种的血培养瓶，应置于37℃孵育

考点：标本的运送

第 3 节　标本的验收

一、标本接收注意事项

在临床标本的接收中，应注意以下几点：

1. 标本到达实验室后记录接收时间和处理时间。

2. 接收标本时仔细核对标本和检验申请单。如果信息不全，实验室需联系标本采集部门以获得缺失的信息。如果标本标记错误或无患者姓名，重新采集标本；当标本不能重新采集时，才允许对标记错误的标本进行重新标记；如果是重新标记的标本，需在检验结果报告中明确标出；如果是归属错误，则不能重新标记。

3. 及时处理送检标本，并尽快将所出现的问题通知相关科室。

二、标本拒收的情况

存在下列情况之一，拒收标本：

1. 拒收标本标记错误或无患者姓名的标本。

2. 拒收标本类型和申请检验项目不符的标本。

3. 拒收容器破损的标本，拒收容器表面严重污染的标本，拒收使用不符合专业规范容器采集的标本。

4. 拒收质量评估不合格的标本，合格的标本需满足相应的质量判断方法，如痰标本（除外用于军团菌和分枝杆菌检查的标本）：鳞状上皮细胞＜10个/低倍视野。

5. 采集部位、转运容器以及转运条件不符合要求，宜重新采集标本。

6. 标本拒收时应联系临床，向其解释拒收的原因并要求其重新采集合格标本。

7. 实验室应明确规定哪些情况允许特殊处理不合格标本。规定特殊处理过程中哪些步骤需要核实和记录，规定能进行特殊处理的负责人。经特殊处理的不合格标本的检验结果，应在检验结果报告中明确标出（不合格因素、可能对结果造成的影响等）。

第 4 节　微生物的保藏与管理

一、保管的规则和制度

微生物保管的规则和制度：

1. 菌（毒）种保藏应建立原始库、主种子库和工作库，并分别存放。菌种应专人负责保管，菌（毒）种实行双人双锁负责制管理，并由部门负责人经常督促检查。若因工作变动，应及时做好全面交接工作。

2. 菌种应保存于安全的地方，所用冰箱等保存容器均应加锁。保藏菌（毒）种材料材质、厚度应符合安全要求，保证在低温环境不易破碎、爆裂。若要运输或携带，必须置于金属罐内密封，由专人领取。

3. 菌种必须设记录卡，内容包括菌种名称、编号、来源、分离日期、鉴定日期、鉴定者、鉴定结果、传代情况及所用培养基，保存方法、温度、转移及销毁情况和原因、保存者、部门负责人等。入库和出库应记录并存档。

4. 采用病原微生物适宜的保藏方法，包括超低温保存法、冷冻干燥法等。同一菌（毒）种应选用两种或两种以上方法进行保藏。如只能采用一种保藏方法，其菌（毒）种须备份并存放于两个独立的保藏区域内。实验室用培养基保存菌种时，应保存两套：一套供保存传代；另一套供日常应用。保存的菌种应于规定时间定期移种，每移种三代作一次鉴定。如发现污染或变异，应及时处理。

5. 菌种保存范围、转移和销毁等必须严格遵守卫生部有关规定。销毁记录应包括销毁的审批人员、操作人员、销毁方式等信息。

6. 培养菌种的试管和干燥菌种的安瓿上应贴牢固的标签，写明编号、菌名及日期。

二、菌种保藏机构

保藏机构（preservation organization）是指由国务院卫生行政主管部门指定的、按照规定接收、集中储存与管理菌（毒）种或样本，并能向合法从事病原微生物实验活动的实验室供应菌（毒）种或样本的机构。

国际菌种保藏中心有美国典型培养物保藏中心（American Type Culture Collection，ATCC）、比利时微生物菌种保藏中心（Belgian Coordinated Collections of Microorganisms，BCCM）、荷兰韦斯特迪克真菌生物多样性研究院（原荷兰真菌菌种保藏中心，CBS）、中国微生物菌种保藏管理委员会（CCCCM）等。

CCCCM 是在我国的国际菌种保藏中心，分设有中国医药微生物菌种保藏管理中心（CMCC）、中国药学微生物菌种保藏管理中心（CPCC）、中国普通微生物菌种保藏管理中心（CGMCC）、中国农业微生物菌种保藏管理中心（ACCC）、中国工业微生物菌种保藏管理中心（CICC）、中国兽医微生物菌种保藏管理中心（CVCC）、中国林业微生物菌种保藏管理中心（CFCC），均担负着国内外的微生物菌种的收集、保藏、管理、供应和交流工作。

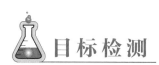目标检测

选择题（选择一个最佳答案）

1. 关于临床微生物标本的采集原则，下列叙述错误的是（　　）

　A. 盛装微生物标本的容器均应是一次性或经灭菌的无菌容器

　B. 最好在病程早期、急性期或症状典型时采集临床标本

　C. 做结核分枝杆菌培养的标本应选用 50ml 无菌螺口盖的塑料离心管

　D. 标本必须合适并有足够的数量，至少送检 0.5ml 或者 0.5g（除外特殊标本）

　E. 在使用抗菌药物之后采集标本

2. 厌氧菌感染的临床特征性表现，不包括下列哪项？（　　）

　A. 局部常没有气体产生

　B. 感染常发生在黏膜附近

　C. 脓汁中有硫磺颗粒等

　D. 容易继发深部外伤，如枪伤、人或动物咬伤后

　E. 分泌物有恶臭或暗红血色或在紫外光下发出红色荧光

3. 检验科拒收微生物标本的情况中，下列哪项错误？（　　）

　A. 痰（除用于军团菌和分枝杆菌检查的标本外）：鳞状上皮细胞＞ 10 个 / 低倍视野

　B. 标本标记错误或无患者姓名的标本

　C. 容器表面严重污染的标本

　D. 不符合专业规范容器采集的标本

　E. 标本类型和申请检验项目不符的标本

4. 关于血液标本进行微生物检测的标本采集、转运和储存，下列哪项错误？（　　）

　A. 注入到血培养瓶中　　B. 转运时间≤ 2h

　C. 成人 20ml/ 套　　　　D. 转运时间≤ 1h

E. 婴儿和儿童根据体重采集 1 ～ 20ml/ 套

5. 关于普通细菌培养标本，下列哪项错误？（　　　）

 A. 血培养标本可以冷藏转运

 B. 宜在 2h 内送到实验室

 C. 用于细菌培养的标本室温下保存不能超过 24h

 D. 大体积的标本或采集于保存培养基中的标本，可以保存 24h

 E. 标本量较少的体液标本（＜ 1ml）或组织标本（＜ 1cm³），宜在 30min 内送到实验室

6. 下列哪个不是我国微生物的菌种保藏中心？（　　　）

 A. CMCC   B. ATCC

 C. ACCC   D. CVCC

 E. CGMCC

7. 关于微生物的保藏与管理，下列哪项错误？（　　　）

 A. 菌种应专人负责保管，菌（毒）种实行双人双锁负责制管理

 B. 菌种必须设记录卡

 C. 保存的菌种应于规定时间定期移种，每移种五代作一次鉴定

 D. 同一菌（毒）种应选用两种或两种以上方法进行保藏

 E. 若要运输或携带微生物必须置于金属罐内密封，由专人领取

（汤小军）

第5章

病原微生物感染检验技术

学习目标

1. 掌握病原微生物感染检验常用的形态学检验技术、分离培养方法及生化试验。
2. 熟悉病原微生物的其他检测技术。
3. 了解病原微生物检验的微型化及自动化技术。
4. 能够正确使用普通光学显微镜观察细菌，会分离培养病原菌及进行生化试验。
5. 培养学生具有牢固的无菌操作观念和生物安全意识，具有良好的团队协作精神。

案例 5-1

患儿，女，7岁。因发热、咳嗽、咽痛、双耳痛 2d 入院。临床结合症状和入院检查数据初步诊断"肺炎、中耳炎"。

问题：1. 该患者病原学检查应采集什么标本？
2. 怎样检测并鉴定标本中的病原菌？

第1节　形态学检验

一、形态学检验常用工具

患者标本直接涂片镜检或染色后镜检是诊断感染性疾病最为简便快速的形态学检验方法。形态学检验是病原微生物分类和鉴定的基础，根据形态、结构和染色反应性等，为进一步鉴定提供参考，包括显微镜下细胞形态学检验和菌落形态学检验，常用工具有普通光学显微镜及电子显微镜、接种环（针）、培养箱、酒精灯（红外灭菌器）等。

（一）普通光学显微镜

光学显微镜简称光镜，是利用光线照明使微小物体形成放大影像的仪器，种类繁多、外形结构差别较大，但其基本构造和工作原理相似，主要由机械系统和光学系统两部分构成（图 5-1）。主要用于菌体染色性、形态大小、细胞形态学、寄生虫及病毒包涵体等的观察。

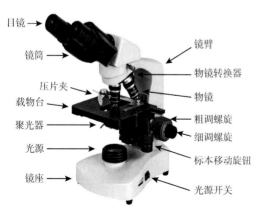

目镜 →
镜筒 →
压片夹 →
载物台 →
聚光器 →
光源 →
镜座 →

→ 镜臂
→ 物镜转换器
→ 物镜
→ 粗调螺旋
→ 细调螺旋
→ 标本移动旋钮
→ 光源开关

图 5-1　普通光学显微镜

（二）电子显微镜

电子显微镜简称电镜，由镜筒、真空装置和电源柜三部分组成，按结构和用途可分为透射电子显微镜、扫描电子显微镜、反射电子显微镜和发射电子显微镜等。电子显微镜放大倍数可达数万至数十万倍，能分辨 1nm 的物体，可观察细菌表面及其内部超微结构，观察时须经特殊制片，无法观察活体微生物。

（三）接种环（针）

接种环和接种针是细菌接种最常见的工具，它们均由三部分组成，即环（针）、金属柄和绝缘柄三部分，其环（针）部分由易于传热又不易生锈且经久耐用的镍铬合金或铂金丝制成。接种针长50～80mm，若将其前端弯曲成直径为2～4mm密闭的正圆形即成接种环。接种环（针）于每次使用前后，应通过火焰灼烧灭菌，现也有一次性塑料接种环。

（四）培养箱

提供微生物生长繁殖所需温度和气体的箱体装置。常用的有电热恒温培养箱、二氧化碳培养箱、厌氧培养箱。

（五）红外线接种环灭菌器

采用红外线热能灭菌，由外壳、陶瓷管、电热丝、高温石英管和温度控制器等组成，使用方便、操作简单、灭菌彻底、对环境无污染、无明火、不怕风、使用安全，广泛应用于BSC、净化工作台和厌氧环境中。

二、染色标本检验技术

在普通光学显微镜下，可清楚地观察染色标本中微生物的形态和特殊结构，并可根据染色反应性对微生物加以分类鉴定。常用的染色方法有单染法和复染法，常用复染色方法主要有革兰氏染色法和抗酸染色法。

（一）革兰氏染色法

本法是细菌学检验中最经典、最常用的染色方法，它是由丹麦细菌学家革兰于1884年创建的。革兰氏染色法不仅能观察到细菌的形态，而且还可将所有细菌区分为两大类：染色反应呈紫色的称为革兰氏阳性（G^+）菌；染色反应呈红色的称为革兰氏阴性（G^-）菌。

1.染色原理　革兰氏染色法的原理尚未完全阐明，有多种解释：① G^+ 菌细胞壁结构比 G^- 菌致密，肽聚糖层厚，脂质含量低，乙醇不易渗入脱色。② G^+ 菌含有大量核糖核酸镁盐，可与碘、结晶紫牢固结合，使已着色的细菌不被脱色。③ G^+ 菌等电点（pH 2～3）比 G^- 菌（pH 4～5）低，在相同pH染色环境中，G^+ 菌比 G^- 菌所带负电荷多，与带正电荷的碱性染料（结晶紫）结合更牢固，不易脱色。

2.操作步骤

（1）涂片　若为固体培养物，取生理盐水1滴置载玻片上，用接种环取菌落或菌苔少许，在生理盐水中磨匀，涂布成直径1cm大小的圆形薄膜。如果是液体培养物或脓汁，则不需加生理盐水，可用接种环蘸取后直接涂于载玻片上。

（2）干燥　应自然干燥。若需加快干燥速度，可将标本面朝上，用远火慢慢烘干，切勿靠近火焰。

（3）固定　将载玻片涂标本的背面以钟摆速度通过酒精灯火焰温度最高处3次，将细菌固定在载玻片上。

（4）染色　①初染：在已固定的细菌涂片上滴加结晶紫染液数滴，室温作用1min后，用细流水轻轻冲洗。②媒染：滴加媒染剂碘液数滴，室温作用1min，用细流水冲洗。③脱色：滴加95%乙醇数滴，轻轻摇动玻片几秒钟，使之均匀脱色，然后斜持玻片，使脱掉的染料随乙醇流去，再滴加乙醇，直到流下的乙醇无色或稍显淡紫色为止（约需30s），立即用细流水将乙醇冲掉。④复染：滴加稀释苯酚复红液复染约30s至1min后用细流水冲洗。

（5）镜检　标本染色后，晾干，滴香柏油，用油镜观察，G^+ 菌染成紫色，G^- 菌染成红色。

3.注意事项

1）在进行革兰氏染色时特别要注意乙醇脱色这一步，把握好脱色的时间。

2）严格把握被检菌的培养时间，避免出现错误的染色结果。

3）水洗时要用细流水冲洗。

4）革兰氏染色时涂片不宜太厚也不宜太薄。

5）控制好每一步染色的时间。

4. 临床意义

1）鉴别细菌：革兰氏染色法可将细菌分成 G^+ 菌与 G^- 菌两大类，有助于鉴别细菌。

2）指导选择药物：G^+ 菌与 G^- 菌对药物敏感性不同，大多数 G^+ 菌对青霉素、红霉素、头孢菌素等抗生素敏感；而 G^- 菌则对链霉素、卡那霉素等抗生素敏感。故根据细菌染色性可指导临床选择用药。

3）分析致病性：大多数 G^+ 菌主要以外毒素致病，而 G^- 菌主要以内毒素致病，外毒素与内毒素的致病机制和临床表现明显不同。

考点：革兰氏染色方法及临床意义

（二）抗酸染色法

分枝杆菌属的细菌（如结核分枝杆菌和麻风分枝杆菌），细胞壁中含有大量类脂（如分枝菌酸），菌体不易着色，一般不用革兰氏染色。抗酸染色法是特异性地针对分枝杆菌属细菌的鉴别染色法，抗酸染色阳性的细菌称为抗酸杆菌（acid-fast bacillus）。

1. 抗酸染色原理　抗酸染色法分苯酚复红初染、盐酸乙醇脱色和亚甲蓝复染三个步骤进行。初染在加热和苯酚存在的强烈条件下，有助于复红染料进入菌体；盐酸乙醇可脱去样本中杂菌或组织细胞中的颜色，但分枝杆菌所含大量分枝菌酸能抵抗盐酸乙醇的脱色作用使菌体仍保持红色；复染时杂菌或组织细胞被染为蓝色作为背景，衬托出红色的分枝杆菌。这一染色方法是诊断活动性肺结核的金标准。除分枝杆菌外，还有极少数菌属（如诺卡菌属等）致病菌具有抗酸染色性，但为弱阳性，染色结果仅供初步鉴定参考。

2. 抗酸染色操作步骤

（1）涂片　观察标本，使用折断的竹签茬端挑取脓性、呈干酪样或可疑部分约 0.05ml，制成 20mm×10mm 的卵圆形痰膜，自然干燥，经过火焰加热固定后，进行抗酸染色，镜检。

（2）初染　滴加苯酚复红染液盖满痰膜后，将标本片放在火焰高处徐徐加温，当染液出现蒸汽时离开火焰（切不可煮沸），待玻片稍冷却后继续加热（可补充染液，以防干燥或玻片断裂），如此维持染色 5min，待玻片冷却后用水冲洗，沥去玻片上剩余的水。

（3）脱色　在涂片上滴加数滴 3% 盐酸乙醇，轻轻晃动玻片，直至无红色液体流下为止，一般作用 1min，水洗，沥去玻片上剩余的水。

（4）复染　滴加数滴亚甲蓝液于涂片上，作用 30s 后，水洗，沥去玻片上剩余的水，用吸水纸印干标本片或自然干燥后油镜检查。

考点：抗酸染色法原理、操作步骤

（三）特殊结构染色法

1. 芽孢染色　苯酚复红法：制片后滴加苯酚复红染液，小火加热染料出现蒸汽约 5min，冷后冲洗，用 95% 乙醇脱色 2min，水洗，碱性亚甲蓝复染 30s，水洗待干后镜检。芽孢呈红色，菌体呈蓝色。孔雀绿法：制片后滴加 5% 孔雀绿，小火加热染料出现蒸汽 15～20min，冷后冲洗，直至流出的水中无染色液为止，0.5% 苯酚复红复染 5min，水洗待干后镜检。芽孢呈绿色，菌体呈红色。

2. 鞭毛染色　将新载玻片浸泡在 95% 乙醇中，临用时取出用干净纱布擦干，滴 1 滴蒸馏水于玻片中央，用接种环挑取少许菌落点在蒸馏水滴顶部，置 35℃孵育箱自然干燥，滴加鞭毛染液染色 1～2min，轻轻水洗（切勿用力太猛），自然干燥后镜检。鞭毛和菌体呈红紫色。

3. 荚膜染色　制片后滴加结晶紫染液，在酒精灯上稍微加热至出现蒸汽为止，用 200g/L 的硫酸铜溶液冲洗染液（切勿用水洗），吸水纸吸干后镜检。菌体及背景呈紫色，菌体周围有一圈未着色的透明带。

（四）其他染色技术

1. 异染颗粒染色　制片后滴加 A 液（甲苯胺蓝和孔雀绿的乙醇溶液）3～5min 后水洗，滴加 B 液（碘化钾溶液）1min 后水洗干燥镜检。菌体呈绿色，异染颗粒呈蓝黑色。

2. 墨汁负染色法　背景着色而菌体本身不着色的染色方法为负染色法。实际工作中常用墨汁复染色法来观察真菌及细菌荚膜等。在标本涂片处滴加染液，加盖玻片轻压后观察（切勿产生气泡），观察时在低倍镜下寻找有荚膜的菌细胞，转高倍镜或油镜确认，如新型隐球菌可见宽厚透亮的荚膜，背景为黑色。

3. 荧光染色法　荧光染色是用能够发荧光的物质对标本进行染色，在荧光显微镜下发出荧光。目前主要用于结核分枝杆菌、麻风分枝杆菌、白喉棒状杆菌及痢疾志贺菌等病原菌的检测。如痰标本经金胺 O 染色后，在荧光显微镜下可观察到金黄色荧光菌体。

4. 乳酸酚棉蓝染色　用于丝状真菌培养物镜检，孢子与菌丝呈深蓝色，背景淡蓝色。染色方法：于洁净载玻片中央滴加 2～3 滴乳酸酚棉蓝染色液，用灭菌接种环或牙签挑取真菌菌落于染液中，并将菌丝挑散开。然后小心盖上盖玻片，不要产生气泡，置显微镜下观察。

考点：染色标本检查

三、不染色标本检验技术

不染色标本通常用于观察细菌形态、动力及运动状况，未染色细菌呈无色透明，主要靠折光率与周围环境区别，有鞭毛的细菌运动活泼，无鞭毛的细菌则呈不规则布朗运动。常用的不染色标本检查方法有压滴法、悬滴法、毛细管法和暗视野显微镜检查法。

（一）压滴法

压滴法又称湿片法，用接种环直接取细菌悬液置于玻片中央，轻轻覆盖上洁净盖玻片，静置数秒后于高倍镜暗视野下观察。注意避免菌液外溢和气泡产生（图 5-2）。

（二）悬滴法

取洁净的凹玻片和载玻片各一块，在凹孔四周平面涂上薄层凡士林，取一接种环菌液置盖玻片中央，将凹玻片凹孔向下对准盖玻片上液滴，然后迅速翻转玻片，用小镊子轻压，使边缘粘紧（图 5-3）。观察时，先用低倍镜，调成暗光，对准焦距后转高倍镜观察，有动力细菌可见其从一处移动到另一处，无动力细菌呈布朗运动而无位置改变。

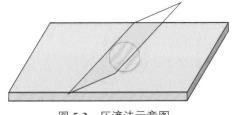
图 5-2　压滴法示意图

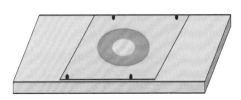
图 5-3　悬滴法示意图

（三）毛细管法

毛细管法用于检查厌氧菌动力，以毛细管（长 60～70mm，管径 0.5～1.0mm）接触培养物，让菌液吸入毛细管后，用火焰将毛细管两端熔封，将毛细管固定在载玻片上镜检。

（四）暗视野显微镜检查法

暗视野显微镜是光学显微镜的一种，是在显微镜中装入了特殊的暗视野聚光器。经暗视野聚光器后，照明光线不能直接进入物镜，而是形成倾斜的光线通过标本，标本的像是由标本散射和反射的光线形成的。暗视野显微镜形成的像，背景是黑暗的，像是亮的，由于反差的增大，提高了分辨率，所以适合观察有鞭毛的细菌等。

（五）注意事项

1. 不染色标本检验时，显微镜镜下光线不宜太亮，可通过调节光圈大小和聚光器位置来控制光线的亮度，以达到最佳效果。

2. 玻片应选择清洁无油渍的进行操作。使用暗视野显微镜时，载玻片的厚度以 1.0～1.1mm 为宜，太厚则影响调焦。

3. 制片时菌液要适量，不可有气泡，不可外溢。制片后尽快观察，避免水分蒸发而影响观察结果。

考点：不染色标本检查

案例 5-2

某同学将脓液标本接种在血平板上，经分区划线后，将培养基置于 35℃ ±1℃恒温箱培养 24h。观察发现，平板上除划线上有菌落或菌苔，划线外的区域亦出现了干燥较大的菌落。

问题：1. 划线外生长的菌落从何而来？

2. 试分析出现此现象的原因。

3. 如何避免此现象的发生？

第 2 节　分离与培养

一、培养基的制备

培养基是指用人工方法配制的适合细菌生长繁殖的营养基质。

（一）培养基的成分及作用

1. 营养物质

（1）蛋白胨　是将肉、酪素或明胶酸经蛋白酶水解后干燥而成的外观呈淡黄色的粉剂，是配制培养基最常用的成分之一。可为微生物提供碳源、氮源和生长因子。

（2）肉浸液　是将新鲜牛肉（去除脂肪、肌腱及筋膜后）经浸泡煮沸而制成的。肉汁中含有氮浸出物、非含氮浸出物以及一些生长因子。可为细菌提供氮源和碳源。

（3）牛肉膏　由肉浸液经长时间加热浓缩熬制而成的膏状物。由于糖类物质在加热过程中被破坏，因而其营养价值低于肉浸液，但因无糖，可作为肠道鉴别培养基的基础成分。

（4）糖与醇类　为细菌生长提供碳源和能量。制备培养基常用的糖类有单糖（葡萄糖、阿拉伯胶糖等）、双糖（乳糖、蔗糖等）、多糖（淀粉、菊糖等），常用醇类有甘露醇、卫矛醇等，可用于鉴别细菌。糖类物质不耐热，高温加热时间过长会使糖破坏，因而制备此类培养基时不宜用高温灭菌，而宜用 55.46kPa/cm^2 的压力灭菌。

（5）血液　血液中既含有蛋白质、氨基酸、糖类及无机盐等营养物质，还有细菌生长所需的辅酶（如 V 因子）、血红素（X 因子）等特殊生长因子。培养基中加入血液，适用于营养要求较高的细菌的培养，还可检测细菌的溶血特性。

（6）鸡蛋与动物血清　鸡蛋和血清虽不是培养基的基本成分，却是某些细菌生长所必需的营养物质，可用于制备特殊的培养基，如培养白喉棒状杆菌的吕氏血清培养基、培养结核分枝杆菌的鸡蛋培养基等。

（7）无机盐类　可提供细菌生长所需要的化学元素，如钾、钠、钙、镁、铁、磷、硫等。常用的无机盐有氯化钠和磷酸盐等，氯化钠可维持细菌酶的活性及调节菌体内外渗透压，磷酸盐是细菌生长良好的磷源，并且在培养基中起缓冲作用。

（8）生长因子　是某些细菌生长需要但自身不能合成的物质，主要包括 B 族维生素、某些氨基酸、嘌呤、嘧啶及特殊生长因子（X 因子、V 因子）等。在制备培养基时，通常加入肝浸液、酵母浸液、肉浸液及血清等，这些物质中含有细菌生长繁殖所需要的生长因子。

2. 水　水是细菌代谢过程中重要的物质，许多营养物质必须溶于水才能被细菌吸收。制备培养基常用不含杂质的蒸馏水或离子交换水。

3. 凝固物质　制备固体培养基时，需在培养基中加入凝固物质。最常用的凝固物质为琼脂，特殊情况下亦可使用明胶、卵白蛋白及血清等。琼脂是从石花菜中提取的一种胶体物质，其成分主要为多糖（硫酸酚酯半乳糖）。该物质在 98℃ 以上时可溶于水，45℃ 以下时则凝固成凝胶状态，且无营养作用，不被细菌分解利用，是一种理想的固体培养基赋形剂。

4. 指示剂　在培养基中加入指示剂，可观察细菌是否利用或分解培养基中的糖、醇类物质。常用的有酚红、溴甲酚紫、溴百里酚蓝（溴麝香草酚蓝）、中性红、中国蓝等酸碱指示剂及亚甲蓝等氧化还原指示剂。

5. 抑制剂　在培养基中加入某种化学物质，抑制非目的菌生长而利于目的菌生长，此类物质称抑制剂。抑制剂必须具有选择性抑制作用，在制备培养基时，根据不同的目的选择不同的抑制剂。常用的有胆盐、煌绿、玫瑰红酸、亚硫酸钠、抗生素等。

（二）培养基的种类

1. 根据培养基的物理性状分类

（1）液体培养基　呈液体状态的培养基为液体培养基。在实验室中主要用于微生物的生理、代谢研究和获取大量菌体，在发酵生产中绝大多数发酵都采用液体培养基。

（2）半固体培养基　在液体培养基中加入 0.2%～0.5% 的琼脂，琼脂溶化后即成半固体培养基。半固体培养基常用于保存菌种及观察细菌的动力。

（3）固体培养基　呈固体状态的培养基都称为固体培养基。常用的固体培养基是在液体培养基中加入凝固剂（约 2% 的琼脂或 5%～12% 的明胶），加热至 100℃，然后再冷却凝固而成的。固体培养基主要用于菌种分离、鉴定、菌落计数、抗菌药物敏感试验等。

2. 按培养基的用途可分类

（1）基础培养基　含有微生物生长需要的最基本营养成分，可供大多数微生物生长。

（2）营养培养基　在基础培养基中加入血液、血清、生长因子、葡萄糖等特殊成分，用于营养要求较高细菌和需要特殊生长因子的细菌的培养。常用的有血平板（BAP）、巧克力琼脂平板（巧克力平板，CA）等。

（3）鉴别培养基　在培养基中，加入糖（醇）类、蛋白质、氨基酸等底物及指示剂，用以观察细菌的生化反应，从而鉴定和鉴别细菌，此类培养基称为鉴别培养基。常见的有糖发酵培养基、克氏双糖铁琼脂（Kligler's iron agar，KIA）等。

（4）选择培养基　在基础培养基中加入抑制剂，抑制非目的菌生长，选择性促进目的菌生长，此类培养基为选择培养基。常用的有 SS 琼脂（Salmonella Shigella agar）平板、伊红亚甲蓝琼脂（eosin-methylene blue agar，EMB，又称伊红美蓝琼脂）平板、麦康凯琼脂（MacConkey agar，MAC）平板等。

（5）特殊培养基　主要包括厌氧培养基、L 型细菌培养基、快速鉴定培养基等。常用厌氧培养基有庖肉培养基、硫乙醇酸钠培养基等；高渗（3%～5% NaCl，10%～20% 蔗糖等）低琼脂培养基用于培养 L 型细菌。

考点：培养基的种类和选择

（三）培养基的制备程序

配制一般培养基的主要程序可分为调配、溶化、矫正 pH、过滤澄清、分装、灭菌、检定及保存等步骤。

1. 调配　按照培养基的配方准确称量各成分，混悬于蒸馏水中。先在三角烧瓶中加入少量蒸馏水，再加入蛋白胨、琼脂等各种固体成分，以防蛋白胨等黏附于瓶底，然后再以剩余的水冲洗瓶壁。

2. 溶化　将培养基的各成分混匀于水中，加热溶解。加热过程中不断搅拌，并防止液体外溢。溶化完毕后应注意补充失去的水分。

3. 矫正 pH　用 pH 比色计、精密 pH 试纸或比色法测定培养基的 pH，一般将培养基的 pH 矫正至 7.4 ～ 7.6。有的细菌需要酸性或碱性培养基。由于培养基经高压灭菌后，其 pH 可降低 0.1 ～ 0.2，因此矫正 pH 时应比实际需要的 pH 高 0.1 ～ 0.2。

4. 过滤澄清　培养基配成后若有沉渣或浑浊，需过滤使之澄清透明。液体培养基一般用滤纸过滤澄清，固体培养基加热溶化后趁热用绒布过滤，亦可用双层纱布夹薄层脱脂棉过滤。

5. 分装

（1）基础培养基　一般分装于三角烧瓶中，灭菌后备用。

（2）琼脂平板　将溶化的固体培养基（已灭菌），按无菌操作倾入无菌培养皿内，轻摇培养皿，使培养基铺于培养皿底部，凝固后备用。一般内径为 90mm 的培养皿中倾入培养基的量为 13 ～ 15ml，如为水解酪蛋白琼脂（Mueller-Hinton agar，MHA 或 MH）则每个培养皿倾入培养基的量约为 25ml。内径为 70mm 的培养皿内，倾入培养基 7 ～ 8ml 较为适宜。

（3）半固体培养基　一般分装于试管内，分装量约为试管长度的 1/3，灭菌后直立凝固待用。

（4）琼脂斜面　制备琼脂斜面应将培养基分装在试管内，分装量为试管长度的 1/5，灭菌后趁热放置斜面凝固，斜面长约为试管长度的 2/3。

（5）液体培养基　一般分装在试管内，分装量为试管长度的 1/3，灭菌后备用。

6. 灭菌　不同成分、不同性质的培养基，可采用不同的灭菌方法。常用的有高压蒸汽灭菌法和滤过除菌法。

7. 检定　培养基制备后是否符合要求，需要进行质量检查。检查内容包括无菌试验和效果检测。无菌试验是将制备好的培养基置于 35℃ ±1℃培养 18 ～ 24h，若无菌生长说明被检培养基无菌。效果检测则是用标准菌株接种在被检培养基上，观察细菌在该培养基上生长的菌落、形态等是否典型。

8. 保存　制备好的培养基注明名称、配制的日期等，置保鲜袋内存放于冰箱（4℃）或冷暗处，保存时间一般不超过 2 周。培养基储存时间不宜过长，应根据实际需要制备。

二、接种与培养技术

（一）细菌接种与分离方法

细菌接种时，应根据待检标本的种类、检验目的及所用培养基的类型选择不同的接种方法。

1. 平板划线法　此方法主要用于固体培养基的接种。临床标本中含有的多种细菌，可经过划线接种到固体培养基表面而分散开，经过 18 ～ 24h 培养后可得到单个菌落。这种将混杂细菌在固体培养基表面培养分散开的方法称为分离培养。挑取单个菌落转种到另一培养基中，生长出的细菌为纯种菌，此方法称为纯培养。平板划线分为分区划线和连续划线两种方法（图 5-4）。

（1）分区划线　此法适用于含菌量较多的标本（如粪便、脓等）。①右手以执笔式握住接种环，经火焰灭菌后，取标本一环。②左手持平板，以拇指和示指将平板盖启开一侧。③用沾菌接种环将细

菌涂于一角（占平板 1/4），为第一区。烧灼接种
环，以杀灭环上残留的细菌。④将接种环第一区，
连续划线至平板表面积 1/4 处为第二区，烧灼接种
环，按图 5-4A 示所示依次在平板通过其余部分划
分第三、四、五区，每次划线要与上一区重叠 3 ～ 4
线。⑤划线完毕将平板倒置于 35℃ ±1℃温箱中，
经 18 ～ 24h，可观察有无孤立菌落生长，每一孤立
菌落即为一纯种细菌。一般病原菌的菌落数少于杂
菌，故在分离培养时，应力求出现较多的孤立菌落，
以提高病原菌检出率。

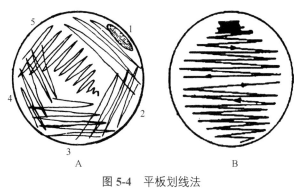

图 5-4 平板划线法
A. 分区划线法；B. 连续划线法

（2）连续划线 此法适用于含菌量相对较少的标本（如咽拭子、棉拭子等）。用接种环挑取细菌
标本均匀涂于琼脂边缘一小部分，由此开始在平板表面连续划曲线，并逐渐下移，连续划成若干条分
散的平行线。

2. 斜面接种法 此方法主要用于纯种增菌及保留菌种或生化反应。用接种针挑取单个菌落从斜面
底部自下而上划一直线,再从底部向上划曲线接种。或将已取细菌的接种针从斜面正中垂直刺入底部(距
管底约 4mm)，抽出后再在斜面上由下而上划曲线接种。

3. 穿刺接种法 此方法用于半固体培养基或细菌生化反应用鉴别培养基的接种。用接种针挑取菌
落或培养物，由培养基中央垂直刺入距管底约 4mm，再沿穿刺线拔出接种针。

4. 液体接种法 用接种环（针）挑取细菌，倾斜液体培养管，先在液面与管壁交界处（以试管直
立后液体培养基能淹没接种物为准）研磨接种物，并蘸取少许液体培养基与之调和，使细菌均匀分布
于培养基中。此方法多用于普通肉汤、蛋白胨水等液体培养基的接种。

5. 倾注平板法 取细菌标本或标本稀释液 1ml，置于无菌的直径为 90mm 的培养皿内，再将已溶
化并冷却至 50℃左右的 13 ～ 15ml 的琼脂倾注于培养皿内，混匀。凝固后培养，并进行菌落计数。此
方法适用于水、牛乳、饮料及尿液等液体标本的细菌计数。计数方法是数 6 个方格（每格为 1cm² ）中
菌落数，求出每格的平均菌落数。按公式计算，求出每毫升标本中的细菌数。

$$细菌数 /ml = 每方格的平均菌落数 \times \pi r^2 \times 稀释倍数（ r 为培养皿的半径）$$

6. 涂布接种法 见第 6 章第 3 节体外抗菌试验 K-B 法中的 MH 培养基细菌涂布。

（二）细菌的培养方法

根据细菌标本的类型、细菌的种类及培养目的，选择适宜的培养方法，对细菌进行培养。常用方
法有普通培养、二氧化碳培养及厌氧培养等。

1. 普通培养 普通培养亦称有氧培养，是将已接种好细菌的各类培养基置于 35℃ ±1℃普通培养
箱内培养 18 ～ 24h，需氧菌和兼性厌氧菌均可生长。标本中菌量少或生长缓慢的细菌则需要培养较长
的时间。

2. 二氧化碳培养 二氧化碳培养是将细菌置于 5% ～ 10% CO_2 环境中进行培养的方法。有的细菌
如脑膜炎奈瑟菌、淋病奈瑟菌、布鲁氏菌等初次分离培养时在有 CO_2 环境中生长良好。常用方法如下：

（1）二氧化碳培养箱培养法 二氧化碳培养箱能调节箱内 CO_2 的含量、温度和湿度。将已接种好
细菌的培养基置于二氧化碳培养箱内，孵育一定时间后，可观察到细菌的生长现象。

（2）烛缸培养法 将接种好细菌的培养基置于标本缸或玻璃干燥器内，把蜡烛点燃后置于缸内，
加盖并用凡士林密封缸口，待蜡烛自行熄灭，缸内可产生 5% ～ 10% 的 CO_2。

（3）化学法 常用碳酸氢钠 – 盐酸法。按每升容积称取碳酸氢钠 0.4g 与浓盐酸 0.35ml 的比例，分
别置于容器内，连同容器置于玻璃缸内，盖紧密封，倾斜缸位使盐酸与碳酸氢钠接触而生成 CO_2。

3. 厌氧培养 厌氧菌对氧敏感，培养过程中必须降低氧化还原电势，构成无氧环境。常用方法包

括厌氧手套箱培养法、厌氧罐培养法、厌氧气袋法、疱肉培养法等。

考点：细菌分离培养

三、细菌的生长现象

将细菌接种到适宜培养基中，经 35℃ ±1℃培养 18 ～ 24h（有的生长慢的细菌需数天或数周）后，可观察到细菌的生长现象。不同的细菌在不同的培养基中生长现象不一样，据此可鉴别细菌。

（一）在液体培养基中的生长现象

1. 混浊　大多数细菌在液体培养基中生长后，可使培养基呈现均匀混浊。

2. 沉淀　少数呈链状生长的细菌在液体培养基底部形成沉淀，培养液较清亮，如链球菌、炭疽杆菌等。

3. 菌膜　专性需氧菌多在液体表面生长，形成菌膜，如铜绿假单胞菌等。

（二）在半固体培养基中的生长现象

有鞭毛的细菌在半固体培养基中可沿穿刺线扩散生长，穿刺线四周呈羽毛状或云雾状。无鞭毛的细菌只能沿穿刺线生长，穿刺线四周培养基透明澄清。

（三）在固体培养基上的生长现象

细菌经分离培养后，在固体培养基上生长可形成菌落。菌落是由单个细菌分裂繁殖形成的肉眼可见的细菌集团。当进行样本活菌计数时，以在琼脂平板上形成的菌落数来确定样本中的活菌数，用 CFU 表示。不同细菌在琼脂平板上形成的菌落特征不同，表现在菌落大小、形态、颜色、气味、透明度、表面光滑或粗糙、湿润或干燥、边缘整齐与否等方面各有差异。细菌菌落一般分为下列三种类型。

1. 光滑型菌落（smooth colony，S 型菌落）　菌落表面光滑、湿润、边缘整齐。新分离的细菌大多为 S 型菌落。

2. 粗糙型菌落（rough colony，R 型菌落）　菌落表面粗糙、干燥，呈皱纹或颗粒状，边缘不整齐。R 型菌落多为 S 型细菌变异，失去表面多糖或蛋白质而成，其细菌表面抗原不完整，毒力及抗吞噬能力均比 S 型细菌弱。但也有少数细菌新分离的毒力株为 R 型，如结核分枝杆菌、炭疽杆菌等。

3. 黏液型菌落（mucoid colony，M 型菌落）　菌落表面光滑、湿润、有光泽，似水珠样。多见于有厚荚膜或丰富黏液层的细菌，如肺炎克雷伯菌等。

另外，细菌在血平板上生长可出现不同的溶血现象。例如，α 溶血（又称草绿色溶血），菌落周围出现 1 ～ 2mm 的草绿色溶血环，可能为细菌代谢产物使红细胞中的血红蛋白变为高铁血红蛋白所致；β 溶血（又称完全溶血），菌落周围出现一个完全透明的溶血环，是由细菌产生溶血素使红细胞完全溶解所致；γ 溶血（即不溶血），菌落周围培养基无变化。有些细菌在代谢过程中产生水溶性色素，使菌落周围培养基出现颜色变化，有些细菌产生脂溶性色素，使菌落本身出现颜色变化。此外，有的细菌在琼脂平板上生长繁殖后，可产生特殊气味，如铜绿假单胞菌产生生姜味、白假丝酵母菌产生酵母味等。

第 3 节　细菌代谢产物检验

一、细菌分解代谢产物与生化试验

各种细菌具有不同的酶系统，对营养基质的分解能力不同，形成的代谢产物也不同。用生物化学方法检测细菌分解代谢产物，称为细菌的生化试验，可用于鉴别细菌，主要包括碳水化合物代谢试验、蛋白质和氨基酸代谢试验、碳源和氮源利用试验、酶类试验、其他生化试验等。

考点：细菌的代谢

（一）碳水化合物代谢试验

1. 糖、醇、苷类发酵试验

（1）原理　不同细菌含有发酵不同糖类的酶，分解糖的能力不同，产生的代谢产物也随细菌种类而异。观察细菌能否分解各类单糖、双糖、多糖和醇类、糖苷，是否产酸或产气。

（2）方法　将纯培养物接种至各类糖（醇、苷）培养管中，置一定条件下孵育后取出，观察结果。若细菌分解此种糖（苷、醇）类，则指示剂呈酸性变化；不分解此种糖类，则培养基无变化。产气可使液体培养基中倒置的小管内出现气泡，或在半固体培养基内出现气泡或裂隙。

（3）应用　鉴定细菌最主要和最基本的试验。

2. 葡萄糖氧化 / 发酵试验（glucose oxidation/fermentation test，O/F 试验）

（1）原理　细菌在分解葡萄糖的过程中，必须有分子氧参加的，称为氧化型；能进行无氧降解的为发酵型；不分解葡萄糖的细菌为产碱型。发酵型细菌无论在有氧或无氧环境中都能分解葡萄糖，而氧化型细菌在无氧环境中则不能分解葡萄糖。

（2）方法　从平板上或斜面培养基上挑取少量培养物，同时穿刺接种于两支 O/F 管，其中一支用液体石蜡覆盖液面 3 ～ 5mm 高度，35℃ ±1℃培养 24h 后观察结果。仅开放管产酸为氧化反应，两管都产酸为发酵反应，两管均不变为产碱型。

（3）应用　主要用于肠杆菌科细菌与非发酵菌的鉴别，前者均为发酵型，而后者通常为氧化型或产碱型。也可用于葡萄球菌与微球菌的鉴别。

3. 甲基红试验（methyl red test，MR）

（1）原理　某些细菌在糖代谢过程中能分解葡萄糖产生丙酮酸，丙酮酸进一步被分解为甲酸、乙酸和乳酸，使培养基 pH 下降至 4.4 以下时，加入甲基红指示剂呈红色。如细菌分解葡萄糖产酸量少，或产生的酸进一步转化为其他物质（如醇、醛、酮、气体和水），培养基 pH 在 5.4 以上，加入甲基红指示剂呈橘黄色。

（2）方法　将待检菌接种于葡萄糖蛋白胨水培养基中，35℃ ±1℃孵育 24h 后，加入甲基红试剂立即观察结果。呈现红色者为阳性，呈现橘黄色为阴性。

（3）应用　鉴别大肠埃希菌与产气肠杆菌，前者为阳性，后者为阴性。

4. VP 试验（Voges-Prokauer test）

（1）原理　某些细菌能分解葡萄糖产生丙酮酸，丙酮酸进一步脱羧形成乙酰甲基甲醇。后者在碱性条件下被空气中的氧氧化成二乙酰，进而与培养基中的精氨酸等所含的胍基结合形成红色化合物，即 VP 试验阳性。

（2）方法　将待检菌接种于葡萄糖蛋白胨水培养基中，35℃ ±1℃孵育 24 ～ 48h 后，先后加入 VP 试剂甲液和乙液各数滴，充分摇动试管，观察结果。呈现红色者为阳性，呈现黄色为阴性。

（3）应用　主要用于肠杆菌科细菌的鉴别，常与甲基红试验联合使用，前者为阳性的细菌，后者通常为阴性。

5. β- 半乳糖苷酶试验（ONPG 试验）

（1）原理　某些细菌具有 β- 半乳糖苷酶，可分解邻硝基苯 -β- 半乳糖苷（ONPG），生成黄色的邻硝基酚，用于测定不发酵或迟缓发酵乳糖的细菌是否产生此酶。

（2）方法　取待检菌用无菌盐水制成浓的菌悬液，加入 ONPG 溶液 0.25ml，置 35℃水浴，30min 后观察结果。通常在 20 ～ 30min 内显色，出现黄色为阳性反应。

（3）应用　迟缓发酵乳糖菌株的快速鉴定。

6. 七叶苷水解试验

（1）原理　某些细菌可分解七叶苷为葡萄糖和七叶素，后者与培养基中的枸橼酸铁的铁离子反应形成黑色化合物，使培养基变黑。

（2）方法　取待检菌落接种到七叶苷培养基中，培养后观察结果。培养基变黑者为阳性，不变色为阴性。

（3）应用　D群链球菌与其他链球菌的鉴别，前者为阳性，后者为阴性。也可用于 G⁻ 杆菌及厌氧菌的鉴别。

（二）蛋白质和氨基酸代谢试验

1. 吲哚试验（indole test，I）

（1）原理　某些细菌具有色氨酸酶，能分解色氨酸产生吲哚，吲哚与对位二甲基氨基苯甲醛形成红色的玫瑰吲哚。也称靛基质试验。

（2）方法　将待检菌接种于蛋白胨水培养基中，35℃ ±1℃孵育 24h，观察结果。加入吲哚试剂（对位二甲基氨基苯甲醛）数滴，在液面交界层呈玫瑰红色为阳性，不变色为阴性。

（3）应用　主要用于肠杆菌科细菌的鉴定。

2. 苯丙氨酸脱氨酶试验

（1）原理　细菌产生苯丙氨酸脱氨酶，使苯丙氨酸脱氨生成苯丙酮酸，加入三氯化铁试剂与苯丙酮酸螯合后形成绿色化合物。

（2）方法　将待检菌接种于苯丙氨酸培养基中，35℃ ±1℃孵育 18 ～ 24h 后观察结果。在培养物中滴加 10% 三氯化铁试剂 4 ～ 5 滴，立即观察菌落生长处有绿色出现为阳性，否则为阴性。

（3）应用　主要用于肠杆菌科细菌的鉴定。

3. 氨基酸脱羧酶试验

（1）原理　具有氨基酸脱羧酶的细菌，可分解氨基酸，使氨基酸脱羧生成胺和二氧化碳。胺的生成使培养基变为碱性，可用指示剂显示出来。

（2）方法　将待检菌分别接种于氨基酸脱羧酶试验管（赖氨酸、鸟氨酸或精氨酸）和氨基酸脱羧酶对照管（无氨基酸），各覆盖至少 0.5cm 高度的无菌液体石蜡，35℃ ±1℃孵育 1 ～ 4d，观察结果。氨基酸测定管由黄变紫（溴甲酚紫指示剂）为阳性，黄色为阴性，对照管应为黄色。

（3）应用　主要用于肠杆菌科细菌的鉴定。

4. 脲酶试验（urease test）

（1）原理　具有尿素酶的细菌能分解尿素产生氨，使培养基变碱，酚红指示剂显红色。

（2）方法　将待检菌接种于尿素培养基中，35℃ ±1℃孵育 24h，观察结果。培养基变红色为阳性，不变为阴性。

（3）应用　主要用于肠杆菌科中变形杆菌属细菌的鉴定。

5. 硫化氢试验

（1）原理　某些细菌能分解培养基中的含硫氨基酸（如胱氨酸、半胱氨酸）产生硫化氢，硫化氢遇铅或亚铁离子则形成黑褐色的硫化铅或硫化铁沉淀。此试验可间接检测细菌是否产生硫化氢。

（2）方法　将待检菌接种于含硫酸亚铁或醋酸铅的培养基中，35℃ ±1℃孵育 24h，观察结果。培养基变黑者为阳性，不变色为阴性。

（3）应用　主要用于肠杆菌科中菌属及菌种的鉴别。

（三）碳源利用试验

1. 枸橼酸盐利用试验（citrate utilization test）

（1）原理　某些细菌能利用枸橼酸盐作为唯一碳源而在此培养基上生长，并分解枸橼酸盐生成碳酸钠，使培养基变碱性，导致溴百里酚蓝指示剂由淡绿色变为深蓝色。

（2）方法　将待检菌接种于枸橼酸盐培养基上，置 35℃ ±1℃孵育 24h，观察结果。斜面出现菌落或菌苔生长，培养基变蓝色为阳性；无菌落生长，培养基变绿色为阴性。

（3）应用　肠杆菌科菌属间的鉴定。

2. 丙二酸盐利用试验

（1）原理　某些细菌能利用丙二酸盐作为唯一碳源而在此培养基上生长，并分解丙二酸盐生成碳酸钠，使培养基变碱性。导致溴百里酚蓝指示剂由淡绿色变为深蓝色。

（2）方法　将待检菌接种于丙二酸钠培养基上，置35℃±1℃孵育24h，观察结果。斜面出现菌落或菌苔生长，培养基变蓝色为阳性；无菌落生长，培养基绿色为阴性。

（3）应用　肠杆菌科属间及种的鉴别。

（四）酶类试验

1. 细胞色素氧化酶试验

（1）原理　细胞色素氧化酶是细胞色素氧化酶系统中的最终呼吸酶，此酶并不直接与氧化酶试剂起反应，而是先使细胞色素 c 氧化，然后此氧化型细胞色素 c 再使对苯二胺氧化，产生颜色反应。因此，本试验结果与细胞色素 c 的存在有关。

（2）方法　取洁净滤纸条，蘸取待检菌落少许，加氧化酶试剂（10g/L 盐酸四甲基对苯二胺水溶液或 10g/L 盐酸二甲基对苯二胺水溶液）1 滴，1min 内观察结果。阳性者立即变红色，5 ~ 10s 内呈深紫色，无色为阴性。

（3）应用　肠杆菌科细菌与假单胞菌的鉴别，前者试验为阴性，后者为阳性。

2. 过氧化氢酶（触酶）试验

（1）原理　具有过氧化氢酶的细菌，能催化过氧化氢成为水和原子态氧，继而形成氧分子，出现气泡。

（2）方法　用灭菌竹牙签挑取待检菌涂于洁净玻片上，加 3% H_2O_2 1 滴，立即观察结果。立即出现大量气泡为阳性，无气泡为阴性。

（3）应用　G^+ 球菌初步分群，葡萄球菌、微球菌试验阳性，链球菌试验阴性。

3. 硝酸盐还原试验

（1）原理　硝酸盐还原过程可因细菌不同而异。有的细菌仅使硝酸盐还原为亚硝酸盐，如大肠埃希菌等；有的细菌可使其还原为亚硝酸盐和离子态的铵；有的细菌能使硝酸盐或亚硝酸盐还原为氮，如沙雷菌属；有的细菌还可以将其还原产物在合成性代谢中完全利用。硝酸盐或亚硝酸盐如果还原生成气体的终末产物如氮或氧化氮，则称为脱硝化或脱氮化作用。某些细菌能还原硝酸盐为亚硝酸盐，亚硝酸盐与乙酸作用，生成亚硝酸，亚硝酸与试剂中的对氨基苯磺酸作用生成重氮基苯磺酸，后者与 α- 萘胺结合生成红色的 N-α- 萘胺偶氮苯磺酸。

（2）方法　将待检菌接种于硝酸盐培养基中，35℃±1℃孵育24h，观察结果。将含对氨基苯磺酸的甲液和含 α- 萘胺的乙液等量加入培养管内，立即观察结果。出现红色为阳性反应。若不变色，有两种可能：①真阴性反应；②硝酸盐被还原成非硝酸盐的其他产物，如 NH_3、N_2 等，为假阴性反应。此时需加入少许锌粉于培养基内，如出现红色表明硝酸盐仍存在；若不出现红色，表示硝酸盐已被分解。

（3）应用　细菌鉴定中广泛应用。

4. 凝固酶试验

（1）原理　凝固酶试验是鉴定葡萄球菌致病性的重要试验。致病性葡萄球菌可产生两种凝固酶：一种是与细胞壁结合的凝聚因子，称结合凝固酶，它直接作用于血浆中纤维蛋白原，使发生沉淀，包围于细菌外面而凝聚成块，玻片法阳性结果是由此凝聚因子所致；另一种凝固酶是分泌至菌体外，称为游离凝固酶，它能使凝血酶原变成凝血酶类产物，使纤维蛋白原变为纤维蛋白，从而使血浆凝固。试管法可同时测定结合型和游离型凝固酶。

（2）方法　①玻片法：取未稀释的兔血浆和生理盐水各一滴分别置于载玻片的两侧，用接种环挑取待检菌分别与之混合，立即观察结果。②试管法：于试管内加 1：4 稀释的兔或人血浆 0.5ml（设阴性和阳性对照），再加 1 ～ 2 个待试菌菌落，置 37℃水浴，4h 后观察结果。结果判定：①玻片法：细菌在生理盐水中无自凝，且在血浆中出现凝集者为阳性。②试管法：试验管如有凝块或整管出现凝集为阳性。

（3）应用　用于葡萄球菌属细菌的鉴定。

5. CAMP 试验

（1）原理　B 群链球菌可产生一种胞外物质 CAMP（Christie-Atkins-Munch-Peterson）因子，能增强金黄色葡萄球菌 β 溶血毒素溶解红细胞的活性。

（2）方法　在血平板上，用金黄色葡萄球菌划线接种，然后在离线 5mm 处垂直划线接种待检菌。出现箭头状加强溶血区为阳性，否则为阴性。

（3）应用　B 群链球菌 CAMP 试验阳性。

（五）其他生化实验

1. 克氏双糖铁琼脂（KIA）试验

（1）原理　KIA 制成斜面，其中葡萄糖含量仅为乳糖或蔗糖的 1/10，若细菌只分解葡萄糖而不分解乳糖和蔗糖，分解葡萄糖产酸使 pH 降低，因此斜面和底层均先呈黄色，但因葡萄糖量较少，所生成的少量酸可因接触空气而氧化，并因细菌生长繁殖利用含氮物质生成碱性化合物，使斜面部分又变成红色；底层由于处于缺氧状态，细菌分解葡萄糖所生成的酸类一时不被氧化而仍保持黄色。细菌分解葡萄糖、乳糖或蔗糖产酸产气，使斜面与底层均呈黄色，且有气泡。细菌产生硫化氢时与培养基中的硫酸亚铁作用，形成黑色的硫化铁。

（2）方法　取待检菌落，先穿刺接种到 KIA 深层距管底 3 ～ 5mm 为止，再从原路退回，接着在斜面自下而上连续划曲线，置 35℃ ±1℃孵育 18 ～ 24h，观察结果。结果判定：①斜面碱性 / 底层碱性：不发酵碳水化合物，是非发酵菌的特征。②斜面碱性 / 底层酸性：葡萄糖发酵、乳糖不发酵，是不发酵乳糖菌的特征。③斜面碱性 / 底层酸性（黑色）：葡萄糖发酵、乳糖不发酵并产生硫化氢，是产生硫化氢不发酵乳糖菌的特征。④斜面酸性 / 底层酸性：葡萄糖和乳糖发酵，是发酵乳糖的特征。结果报告顺序为：斜面（K/A）、底层（K/A）、产气（+/-）、H_2S（+/-）。

（3）应用　主要用于肠杆菌科细菌的鉴定和鉴别。

2. MIU 试验　包括动力试验（motility test）、吲哚试验、脲酶试验。

（1）原理　培养基为含尿素、蛋白胨的半固体培养基，指示剂为酚红。具色氨酸酶的细菌能分解色氨酸产生吲哚，加入吲哚试剂后，培养基上层的吲哚会变红；具脲酶的细菌能分解尿素产氨，使整个培养基变碱呈红色；有动力的细菌沿穿刺线扩散生长。

（2）方法　将待检菌穿刺接种于 MIU 培养基，置 35℃ ±1℃孵育 18 ～ 24h，观察动力和脲酶反应后，再滴加吲哚试剂。扩散生长为动力阳性；滴加吲哚试剂后呈玫瑰红色为阳性；培养基变红为脲酶阳性。

（3）应用　主要用于肠杆菌科细菌的鉴定和鉴别。

考点：细菌生化反应、鉴定技术

二、细菌合成代谢产物及其检测

（一）细菌合成代谢产物

细菌除了可利用各种营养物质合成菌体成分外，还能合成很多在医学上具有重要意义的代谢产物，如热原质、毒素与侵袭性酶、色素、抗生素、细菌素、维生素等，详见本书第 7 章第 2 节中细菌的新陈代谢部分内容。

（二）细菌毒素的检测

1. 内毒素检测 常用于检测药物制剂中有无内毒素存在，也用于确诊患者是否发生 G⁻ 菌感染和内毒素血症，阳性即有临床意义。目前检测内毒素最敏感的方法是鲎试验：取少量鲎试剂放于 3 支试管中，加入蒸馏水使之溶解，分别加入标准内毒素、蒸馏水和待检样本，混匀后垂直置于 37℃温箱中，1h 后观察有无凝固，发生凝固者为阳性，不凝固者为阴性。

2. 外毒素检测 可用于细菌鉴定及区分产毒株与非产毒株，主要有：①生物学方法：即动物实验，操作复杂，个体差异对结果影响较大。②免疫学方法：具有快速、灵敏、特异的优点，如检测白喉外毒素的 Elek 平板毒力试验。③基因诊断技术：制备探针，检查是否含有毒素基因，不需要培养，操作简单。

第 4 节 其他检测技术

一、免疫学检测

微生物免疫学检测常用到标准的血清，故亦称为血清学鉴定试验，是基于抗原抗体特异性反应原理建立起来的各种检测技术，广泛应用于感染性疾病的诊断、预后判断及免疫效果评价。临床常用的免疫学检测技术有凝集反应、免疫荧光显微技术、酶联免疫吸附试验、化学发光免疫分析技术。

（一）凝集反应

凝集反应是一种血清学反应，颗粒性抗原（病原微生物、红细胞等）与相应抗体结合，在一定条件下（电解质、抗原抗体比例、pH、温度、时间等），出现肉眼可见的凝集小块，有直接凝集反应和间接凝集反应两类。常用于鉴定菌种及菌型，如沙门菌属、志贺菌属、致病性大肠埃希菌、霍乱弧菌等的鉴定。

（二）免疫荧光显微技术

免疫荧光显微技术是用荧光素标记抗体，然后与标本切片中组织或细胞表面的抗原进行反应，洗涤除去游离的荧光抗体后于荧光显微镜下观察，在黑暗背景上可见明亮特异荧光的显微技术。

（三）酶联免疫吸附试验

酶联免疫吸附试验（enzyme linked immunosorbent assay，ELISA）是将酶催化底物的高效性和抗原抗体反应的特异性结合起来的免疫技术，可用于抗原、抗体及细菌代谢产物的检测，具有快速、敏感、简便、易于标准化等优点，临床应用极其广泛。

（四）化学发光免疫分析技术

化学发光免疫分析（chemiluminescence immunoassay，CLIA），是将具有高灵敏度的化学发光测定技术与高特异性的免疫反应相结合的检测分析技术，用于检测各种抗原、半抗原、抗体、激素、酶、脂肪酸、维生素和药物等。由于可以实现自动化分析，是目前发展和推广应用最快的免疫分析方法，常用于风疹病毒、巨细胞病毒、药物及毒性小分子等成分的检测。

考点：临床常用的免疫学检测技术

二、基因诊断技术

基因诊断技术是从核酸水平上对病原微生物进行检测和诊断，大幅度提高了病原微生物检验结果的时效性和准确性，弥补了传统微生物检测和鉴定的局限性。临床常用的基因诊断技术有聚合酶链反应（PCR）、基因测序技术、核酸杂交技术、生物芯片技术。

（一）PCR

PCR 是一种生物体外用于放大扩增特定的 DNA 片段的分子生物学技术，是基因诊断技术的核心。PCR 的工作原理类似于 DNA 的天然复制过程，有变性—退火（复性）—延伸三个基本反应步骤：模板 DNA 在体外 95℃高温时变性会变成单链，低温（50～60℃）时引物与模板 DNA 单链的互补序列配对结合，再调温度至 DNA 聚合酶最适反应温度（70～75℃），在 DNA 聚合酶的作用下，以 dNTP 为反应原料，以靶序列为模板，按碱基配对原则沿 5′→3′ 的方向合成互补链。到目前为止，衍生出新 PCR 技术已有十几种之多，如反转录 PCR、原位 PCR 技术、实时定量 PCR、数字 PCR 等，这些技术针对性强，具有很高的临床实用价值。

（二）基因测序技术

基因测序技术是指测定病原微生物基因组 DNA 分子中碱基排列顺序，与数据库比对分析，从而达到检测目的，主要包括一代测序技术、二代测序技术和三代测序技术。

1. 一代测序技术　主要有 Sanger 测序、焦磷酸测序等，其特点是测序读长可达 1000bp，对重复序列和多聚序列处理较好，准确率高达 99.999%，但其测序成本高、通量低，不适合大规模的应用。

2. 二代测序技术　也称为高通量测序技术，其基本原理是边合成边测序，用不同颜色的荧光标记四种不同的 dNTP，当 DNA 聚合酶合成互补链时，每添加一种 dNTP 就会释放出不同的荧光，根据捕捉的荧光信号并经过特定的计算机软件处理，从而获得待测 DNA 的序列信息。二代测序技术降低了测序成本、提高了测序速度，并且保持了高准确性，但在序列读长方面比第一代测序技术要短很多，约 300bp。

3. 三代测序技术　是指单分子测序技术，DNA 测序时不需要经过 PCR 扩增，实现了对每一条 DNA 分子的单独测序，测序读长可达 10kb，缺点是成本高、依赖 DNA 聚合酶的活性。

（三）核酸杂交技术

根据碱基互补配对原理，定性或定量检测 DNA 或 RNA 分子的特定序列。操作方法为用放射性或非放射性标记单链 DNA 或 RNA 作为探针。在一定条件下，探针通过氢键与待检菌已变性的互补靶序列结合，洗去未结合的游离探针后，经放射自显影或显色反应检测有无相应待检菌基因。

（四）生物芯片技术

采用光导原位合成或微量点样等方法，将大量生物大分子比如核酸片段、多肽分子，甚至组织切片、细胞等生物样本有序地固化于支持物的表面，然后与已标记的待测生物样本中靶分子杂交，最后通过扫描和数据处理得到结果，常用基因芯片、蛋白质芯片和细胞芯片等。

三、质谱检测技术

随着蛋白质组学的发展，质谱检测技术为准确快速鉴定蛋白质大分子提供了新的手段，基于分析病原微生物表面蛋白分子的基质辅助激光解析电离飞行时间质谱（MALDI-TOF MS）具有高通量、易操作、快速、灵敏度高、特异性好等优势，已成为病原微生物检测和鉴定常用方法。MALDI-TOF MS 改变了传统微生物的鉴定模式，将可疑致病菌直接用无菌牙签点到检测板上，加入微量基质，干燥后放入飞行质谱仪内检测，结果可在数十分钟内出来。

四、药敏鉴定试验

（一）新生霉素敏感试验

（1）原理　金黄色葡萄球菌和表皮葡萄球菌对新生霉素敏感，腐生葡萄球菌对新生霉素耐药。

（2）方法　在均匀涂有待检菌悬液 MH 培养基或血平板上，贴含 5μg/ 片新生霉素诊断药敏纸片一张，置 35℃ ±1℃孵育 16 ～ 18h，观察结果。纸片周围出现＞ 16mm 抑菌圈为敏感，≤ 16mm 为耐药。

（3）应用　主要用于葡萄球菌属某些种的鉴定。

（二）O/129 抑菌试验

（1）原理　O/129（二氨基二异丙基蝶啶）对弧菌属、邻单胞菌属细菌有抑制作用，而对气单胞菌属和假单胞菌属细菌无抑制作用。

（2）方法　取待检菌培养液均匀涂布于碱性琼脂平板，稍干后贴上 O/129 纸片，35℃ ±1℃培养18 ～ 24h 观察结果。出现抑菌圈为敏感，无抑菌圈为耐药。

（3）应用　主要用于弧菌属、邻单胞菌属与气单胞菌属的鉴别。

（三）杆菌肽试验

（1）原理　A 群链球菌可被低浓度（0.04U）杆菌肽纸片抑制，其他链球菌不受抑制。

（2）方法　取待检菌培养液均匀涂布于血平板，稍干后贴上杆菌肽纸片，置 35℃ ±1℃ CO_2 培养箱孵育 18 ～ 24h，观察结果。纸片周围出现＞ 10mm 抑菌圈为敏感，＜ 10mm 为耐药。

（3）应用　A 群链球菌与非 A 群链球菌的鉴别。

（四）奥普托欣（Optochin）试验

（1）原理　奥普托欣（乙基羟基奎宁盐酸盐）能选择性溶解肺炎链球菌。

（2）方法　取待检菌培养液均匀涂布于血平板，稍干后，贴上奥普托欣纸片，置 35℃ ±1℃ CO_2培养箱孵育 18 ～ 24h，观察结果。纸片周围出现≥ 14mm 抑菌圈为敏感，无抑菌圈为耐药。

（3）应用　肺炎链球菌与其他链球菌的鉴别。

五、动物实验简介

动物实验（animal experiment）是指在实验室内为了获得有关生物学、医学等方面的新知识或解决具体问题而使用动物进行的科学研究。动物实验必须由经过培训的、具备研究学位或专业技术能力的人员进行或在其指导下进行。在病原微生物学检验中，动物实验主要用于分离鉴定病原菌、检测毒力、制备免疫血清、毒性试验等，常用的实验动物有小鼠、家兔和绵羊等。

考点：细菌的非培养检测方法

第 5 节　病原微生物检验的微型化及自动化技术

一、微生物数码分类鉴定系统

微生物数码分类鉴定系统是以微生物生化理论为基础，集数学、电子信息和自动分析等技术于一体，可将病原微生物鉴定到属、群、种和亚种。该方法因具有标准化、商品化、微量化等特点在临床实验室得到广泛应用。目前大多数微生物数码分类鉴定系统以数值分类法为基础。通常筛选若干个具有代表性的生理生化试验，每 3 项试验为 1 组，试验阳性结果分别记为"1""2""4"，阴性结果记为"0"，每组试验得分之和就可能为 0、1、2、3、4、5、6 和 7 中的一个值。几组不同试验得到的几个值就组成一组数码，这组数码在数据库（不同厂家研发的微生物鉴定系统的数据库均不完全相同）中会有相对应的鉴定结果。

二、微生物自动培养系统

（一）全自动血培养系统

全自动血培养系统是用来快速检测无菌体液标本中是否有细菌和真菌存在的全自动血培养仪。临床最常用的全自动血培养系统是采用荧光增强检测的原理，当培养瓶中细菌繁殖时细菌产生 CO_2，培养瓶底部有对 CO_2 敏感的荧光物质，CO_2 激活荧光物质发出荧光，荧光强度与 CO_2 浓度呈正相关。培养槽底部的荧光探测器每 10min 对瓶底进行一次检测，并将数据传输到微处理器得到荧光信号变化的各种参数，从而判读培养瓶内是否有微生物生长。当有阳性培养出现时，仪器自动报警且显示阳性瓶的位置及数量。

（二）全自动分枝杆菌液体培养系统

全自动分枝杆菌液体培养系统是分枝杆菌快速培养、鉴定和药敏检测系统。系统采用荧光增强检测技术，即培养管底部包埋有对 O_2 浓度变化高度敏感的荧光显示剂，当管内有分枝杆菌生长时，管内 O_2 浓度下降，管底荧光显示剂在特定光源激发下释放荧光，其强度变化直接反映管内分枝杆菌生长情况。仪器每隔 60min 连续测定培养管底部的荧光强度，从而快速判断是否有分枝杆菌生长，并报告阳性或阴性结果。

考点：微生物自动培养系统的工作原理

三、自动化微生物鉴定/药敏试验分析系统

自动化微生物鉴定/药敏试验分析系统可协助微生物室完成临床标本的鉴定与培养，并通过独有的高级专家系统分析给出最精准的鉴定药敏结果。目前主要检测范围包括绝大多数 G^+ 菌、大多数发酵和非发酵 G^- 菌，以及绝大多数的酵母菌或酵母样真菌等。

临床最常用的细菌鉴定原理除采用传统呈色反应法之外，还可采用敏感度极高的快速荧光测定技术来检测细菌胞外酶。不同酶与荧光底物发生特异性反应，通过仪器判读后，利用数码计算原理将反应转化成一组编码来达到快速鉴定的目的。

药敏试验分析系统主要采用微量肉汤稀释法，将 18～32 种不同种类且不同稀释浓度的抗生素包被在测试板的小孔内，加入菌悬液孵育后通过仪器判读测试板小孔中浊度，得出该微生物抗生素的最低抑菌浓度（minimum inhibitory concentration，MIC）。若采用荧光药敏法，则可通过判读荧光变化来检测抗生素的 MIC，并按临床实验室标准化研究所（Clinical and Laboratory Standards Institute，CLSI）标准同时报告判读结果。

考点：自动化微生物鉴定/药敏检测系统的技术要点

▥ 课堂思政 中国科学院院士——李季伦

李季伦是著名的微生物学家、农业教育家，他的研究关系着国计民生。1925 年 3 月 15 日，他出生于河北省乐亭县，从小立志做一名科学家。1943 年李季伦考入中央大学生物系，"学成于思，业精于勤，勇攀科学高峰"是李季伦的名言，也是他一直用行动见证的信念。他数十年如一日坚持在科研岗位上，硕果累累：他首次提出的固氮酶的双位点放 H2 理论，得到世界固氮权威 Bwrris 的认可，引起了国际同行家的关注；首次研究了根瘤菌自生固氮机制，同时在生物固氮与微生物次生代谢的研究方面取得突出成果；他首先研制成功了植物生长刺激素——赤霉素，成为我国杂交水稻不可或缺的增收手段；他首次发现动物生长素——玉米赤霉烯酮是高等植物的天然激素，可使肉牛增重 16%，相当于美国国际矿化公司同类产品，在我国填补了这一领域的空白，打破了此类产品在世界由美国一家垄断的局面……科学家的探索、批判、求实的精神，在李季伦身上得到了集中展现，这体现出一个有敬业精神的人才会有创新思维、质疑精神和探究动力，才能在工作中大胆探求、不断尝试和努力创新。

目标检测

选择题（选择一个最佳答案）

1. 革兰氏染色的步骤正确的是（　　　）
   A. 结晶紫，碘液，95% 乙醇，稀释复红
   B. 结晶紫，95% 乙醇，碘液，稀释复红
   C. 结晶紫，稀释复红，碘液，95% 乙醇
   D. 碘液，结晶紫，95% 乙醇，稀释复红
   E. 稀释复红，碘液，结晶紫，95% 乙醇

2. 痰标本检查结核分枝杆菌，行涂片与抗酸染色，如镜检找抗酸杆菌，报告时"阴性"代表（　　　）
   A. 多数视野能发现 1 ～ 9 个以上抗酸杆菌
   B. 多数视野能发现 10 个或 10 个以上抗酸杆菌
   C. 全视野能发现 10 个或 10 个以上抗酸杆菌
   D. 全视野能发现 3 ～ 9 个抗酸杆菌
   E. 全视野未发现抗酸杆菌

3. 证明细菌具有鞭毛结构的常用方法是（　　　）
   A. 革兰氏染色法　　　B. 抗酸染色法
   C. 半固体培养法　　　D. 普通琼脂培养法
   E. 液体培养法

4. 哪一种显微镜主要用于未染色的活菌的检查（　　　）
   A. 暗视野显微镜　　　B. 荧光显微镜
   C. 倒置显微镜　　　　D. 电子显微镜
   E. 普通光学显微镜

5. 不染色标本直接镜检，最常用来观察细菌的（　　　）
   A. 大小　　　　　　　B. 动力
   C. 结构　　　　　　　D. 形态
   E. 颜色

6. 下列哪项为选择培养基（　　　）
   A. 蛋白胨水　　　　　B. 普通琼脂平板
   C. 葡萄糖蛋白胨水　　D. SS 琼脂平板
   E. 血平板

7. 下列培养基中，含有酚红指示剂的是（　　　）
   A. 吲哚试验　　　　　B. 甲基红试验
   C. 葡萄糖氧化发酵　　D. 硫化氢试验
   E. 脲酶试验

8. 下列哪种接种方法可分离出单个菌落（　　　）
   A. 分区划线　　　　　B. 穿刺接种
   C. 点种　　　　　　　D. 用液体培养物涂布接种
   E. 液体接种

9. 培养基中若含有糖、血清、牛乳、鸡蛋等物质，则宜选用的灭菌方法是（　　　）
   A. 高压蒸汽灭菌法　　B. 煮沸消毒法
   C. 流通蒸汽灭菌法　　D. 间歇蒸汽灭菌法
   E. 过滤除菌法

10. 表面粗糙、干燥，呈皱纹或颗粒状，边缘不整齐的菌落是（　　　）
    A. S 型菌落　　　　　B. R 型菌落
    C. M 型菌落　　　　　D. α 溶血型菌落
    E. β 溶血型菌落

11. 下列不属于蛋白质分解产物试验的是（　　　）
    A. 甲基红试验　　　　B. 氨基酸脱羧酶试验
    C. 明胶液化试验　　　D. 脲酶试验
    E. 硫化氢试验

12. 下列为选择培养基的是（　　　）
    A. KIA 培养基　　　　B. MIU 培养基
    C. 血平板　　　　　　D. 葡萄糖发酵管
    E. SS 琼脂培养基

13. 下列哪种细菌宜用抗酸染色（　　　）
    A. 大肠埃希菌　　　　B. 金黄色葡萄球菌
    C. 链球菌　　　　　　D. 结核分枝杆菌
    E. 鲍曼不动杆菌

14. 影响革兰氏染色效果的关键因素是（　　　）
    A. 复染时间的长短　　B. 涂片的厚薄
    C. 初染时间的长短　　D. 脱色时间的长短
    E. 媒染时间的长短

15. 用光学显微镜可以直接检查的是（　　　）
    A. DNA　　　　　　　B. RNA
    C. 病毒包涵体　　　　D. 病毒衣壳
    E. 病毒包膜

16. O/129 抑菌试验用来检测（　　　）
    A. 肺炎链球菌　　　　B. 大肠埃希菌
    C. 葡萄球菌　　　　　D. 霍乱弧菌
    E. 厌氧菌

17. Optochin 用来检测（　　　）
    A. 肺炎链球菌　　　　B. 大肠埃希菌
    C. 葡萄球菌　　　　　D. 霍乱弧菌
    E. 厌氧菌

18. 不属于鉴定微生物的分子生物学检测技术的是（　　　）
    A. PCR　　　　　　　B. 核酸杂交
    C. 基因芯片技术　　　D. 蛋白质芯片技术
    E. ELISA

19. 自动血培养检测系统的基础，是以检测细菌和真菌生长时所释放的一种物质来作为血液中有无微生物存在的指标。这种物质是（　　　）
    A. O_2　　　　　　　B. N_2
    C. H_2　　　　　　　D. CO_2
    E. 荧光

（梁绮雯　袁　媛）

第6章

细菌耐药及其检测

案例 6-1

患儿，2 岁半，因肺炎入院治疗。T 38.6℃，P 112 次 / 分，R 24 次 / 分。入院后医嘱口服维生素 C 0.2g qid 等，并嘱留痰标本送检找致病菌及做药敏试验。

问题：1. 你知道为何要做药敏试验吗？

2. 怎样做药敏试验呢？

药物的抗菌试验分为体内抗菌试验和体外抗菌试验，常称抗菌药物敏感试验（antimicrobial susceptibility test，AST），它是指在体外测定药物抑制或杀死细菌能力的试验，简称药敏试验。其意义在于：①对抗菌药物的临床效果进行预测，帮助指导临床医生选择用药；②进行耐药菌监测及为流行病学调查提供资料；③可用于对某些菌种的鉴定，如新生霉素可用于致病性葡萄球菌的鉴定等；④评估新抗菌药物的抗菌谱及抗菌活性，指导药品的研制和生产。

对细菌进行药敏试验需选择合适的抗菌药物和适当的方法。目前我国主要遵循 CLSI 制定的抗菌药物敏感性试验选择原则。CLSI 将试验用药物分为 A、B、C、U 和 O 共 5 组，其中 A 组为对特定细菌群的常规药敏试验并常规报告的药物，即首选药物；B 组为与 A 组平行的药物，特别是针对医院感染的药物，也用于常规试验但可选择性报告；C 组为补充药物，在 A、B 组药物过敏或呈现多重耐药时必须报告；U 组为治疗尿路感染的药物；O 组是对该组细菌有临床适应证但一般不允许常规试验并报告的药物。

第 1 节　临床常用抗菌药物

一、抗菌药物种类

（一）β- 内酰胺类

β- 内酰胺类抗菌药物的化学结构中均含有 β- 内酰胺环，临床常用的 β- 内酰胺类抗菌药物有青霉素类、头孢菌素类，以及非典型 β- 内酰胺类，如碳青霉烯类、拉氧头孢类、单环 β- 内酰胺类及 β- 内酰胺酶抑制剂的复合制剂等。

各种 β- 内酰胺类抗菌药物作用相似，通过抑制细菌细胞壁合成而发挥抑菌和杀菌的作用。细菌细胞壁合成是通过青霉素结合蛋白（PBP）催化完成的，各菌种都有青霉素结合蛋白，按分子量大小，分别称 PBP1、PBP2、PBP3 等，其中 PBP1 的分子量最大。青霉素结合蛋白又被称为下列酶：转糖基酶、转肽酶、D- 羧肽酶、内肽酶。β- 内酰胺类抗菌药物通过与青霉素结合蛋白结合，抑制上述酶的活性，从而抑制细菌细胞壁合成。

1. 青霉素类（penicillins） 包括天然青霉素、耐青霉素酶青霉素、广谱青霉素、青霉素 +β- 内酰胺酶抑制剂。青霉素类抗菌药物的作用是通过与青霉素结合蛋白结合干扰细菌细胞壁的合成，而哺乳类动物的细胞没有细胞壁，所以青霉素对人体的毒性很低，达到有效杀菌浓度的青霉素对人体细胞几乎无影响。

2. 头孢菌素类（cephalosporins） 与青霉素比较，头孢菌素类对 β- 内酰胺酶的稳定性高于青霉素，抗菌谱较青霉素广、抗菌作用强、超敏反应少、毒性小。作用机制在于头孢菌素类能与青霉素结合蛋白结合，发挥抑菌和杀菌作用。根据其抗菌谱、抗菌活性、对 β- 内酰胺酶的稳定性以及肾毒性的不同可分为五代。

（1）第一代头孢菌素　有头孢唑林、头孢噻吩、头孢拉定、头孢氨苄和头孢羟氨苄等。主要作用于需氧 G$^+$ 球菌，对 β- 内酰胺酶的稳定性差，对肾具有一定毒性。

（2）第二代头孢菌素　有头孢呋辛、头孢孟多、头孢克洛和头孢丙烯等，对 G$^+$ 球菌的活性与第一代相仿或略差，对部分 G$^-$ 杆菌亦具有抗菌活性，对各种 β- 内酰胺酶较稳定、肾毒性小。

（3）第三代头孢菌素　有头孢噻肟、头孢曲松、头孢他啶、头孢哌酮、头孢克肟等。对肠杆菌科细菌等 G$^-$ 杆菌具有强大的抗菌作用，对 β- 内酰胺酶高度稳定，对肾基本无毒性。头孢他啶、头孢哌酮尚可用于治疗铜绿假单胞菌所致的各种感染。

（4）第四代头孢菌素　有头孢吡肟、头孢匹罗、头孢噻利。对肠杆菌科细菌的作用与第三代头孢菌素大致相仿，其中对阴沟肠杆菌、产气肠杆菌、柠檬酸菌属等的部分菌株作用优于第三代头孢菌素，对铜绿假单胞菌的作用与头孢他啶相仿，对金黄色葡萄球菌等的作用较第三代头孢菌素略强。

（5）第五代头孢菌素　如头孢洛林，对包括 MRSA 在内的 G$^+$ 菌具有强大的抗菌作用，同时保持了与最近几代头孢菌素相当的抗 G$^-$ 菌的活性。头孢菌素对 G$^+$ 球菌的抗菌效果：一代头孢菌素＞二代头孢菌素＞三代头孢菌素；对 G$^-$ 杆菌的抗菌效果：一代头孢菌素＜二代头孢菌素＜三代头孢菌素；四代头孢菌素对于 G$^+$ 球菌和 G$^-$ 杆菌的作用几乎相同，并具有抗假单胞菌属作用。

3. 碳青霉烯类（carbapenems） 有亚胺培南、美罗培南、帕尼培南、法罗培南、厄他培南、比阿培南等，具有超广谱的、极强的抗菌活性，以及对 β- 内酰胺酶高度的稳定性。因对 β- 内酰胺酶稳定及毒性低等特点，已经成为治疗严重细菌感染最主要的抗菌药物之一，但嗜麦芽窄食单胞菌对其耐药。

4. 拉氧头孢类

（1）头霉烯类（cephamycins）　有头孢西丁、头孢替坦、头孢美唑等，对 G$^+$ 菌有较好的抗菌活性，对厌氧菌有高度抗菌活性，但对非发酵菌无效。

（2）氧头孢烯类（oxacephems）　代表药物为拉氧头孢和氟氧头孢，具有第三代头孢菌素的特点。抗菌谱广，对 G$^-$ 菌作用强，对产酶的金黄色葡萄球菌也具有一定的抗菌活性。

5. 单环 β- 内酰胺类（monobactams） 代表药物有氨曲南和卡芦莫南，对需氧 G$^-$ 菌如脑膜炎奈瑟菌、淋病奈瑟菌、流感嗜血杆菌、铜绿假单胞菌作用强，对 G$^+$ 菌和厌氧菌无作用。

6. β- 内酰胺酶抑制剂及复合制剂 有克拉维酸、舒巴坦、他唑巴坦等。对 β- 内酰胺酶有很强的抑制作用，与相应抗生素联合用药能有效对抗临床耐药性的产生。

（1）克拉维酸　又名棒酸，虽然自身的抗菌活性很弱，但却是很多 β- 内酰胺酶的强力抑制剂，能增强青霉素类及头孢菌素类对许多产 β- 内酰胺酶微生物的抗菌活性。

（2）舒巴坦　与克拉维酸的抑酶谱相似（均能有效抑制细菌产生的 Ⅱ、Ⅲ、Ⅳ 和 Ⅴ 型酶），但抑酶作用稍弱，抗菌活性略强，可单独用于淋球菌和脑膜炎球菌的感染。舒巴坦既可与头孢菌素类联合使用，也可与青霉素类合用，是一个使用较为广泛的酶抑制剂。

（3）他唑巴坦　是舒巴坦衍生物，自身只有弱的抗菌活性，但抑酶谱广，能抑制 G$^-$ 菌产生的各种质粒介导的 β- 内酰胺酶，对染色体介导的 Ⅰ 型酶也有效。

（4）复合制剂　目前临床应用的 β- 内酰胺酶抑制剂复方制剂有阿莫西林 / 克拉维酸、替卡西林 / 克拉维酸、氨苄西林 / 舒巴坦、头孢哌酮 / 舒巴坦和哌拉西林 / 他唑巴坦。

（二）氨基糖苷类

氨基糖苷类（aminoglycosides）作用机制为：①依靠离子吸附在菌体表面，造成膜的损伤；②与细菌核糖体 30S 小亚基发生不可逆结合，抑制 mRNA 的转录和蛋白质的合成，产生无意义的蛋白质。种类有来自链霉菌的链霉素、卡那霉素、妥布霉素、新霉素等，来自小单孢菌的庆大霉素等天然氨基糖苷类，还有阿米卡星、奈替米星等半合成氨基糖苷类。该类抗生素可起到杀菌作用，属静止期杀菌药。氨基糖苷类抗生素对铜绿假单胞菌、肺炎克雷伯菌、大肠埃希氏菌等常见 G⁻ 杆菌的抗生素后效应较长，可用于治疗需氧 G⁻ 杆菌所致的严重感染。但由于有比较严重的耳毒性和肾毒性，应用受到一些限制。

（三）喹诺酮类

喹诺酮类（quinolones）作用机制为：①通过外膜孔蛋白和磷脂渗透进入细菌细胞；②作用于 DNA 解旋酶，干扰细菌 DNA 复制、修复和重组。按发明先后及其抗菌性能的不同，分为三代。

1. 第一代喹诺酮类　有萘啶酸和吡咯酸等，只对大肠埃希氏菌、志贺菌属、克雷伯菌属、少部分变形杆菌属有抗菌作用，因疗效不佳现已少用。

2. 第二代喹诺酮类　抗菌谱进一步扩大，对 G⁻ 和 G⁺ 细菌均有作用，抗菌活性强度依次为环丙沙星、氧氟沙星、罗美沙星、氟罗沙星、培氟沙星、诺氟沙星。本代药物的分子中均有氟原子，因此称为氟喹诺酮。

3. 第三代喹诺酮类　有加替沙星、司帕沙星、妥舒沙星、左氧氟沙星、莫西沙星等。相对于第二代喹诺酮类，其对 G⁺ 菌、厌氧菌（包括脆弱拟杆菌）、肺炎支原体、肺炎衣原体、军团菌以及结核分枝杆菌的抗菌作用增强。

（四）大环内酯类

大环内酯类（macrolides）作用特点和作用机制为：①可逆结合细菌核糖体 50S 大亚基的 23S 单位，抑制细菌蛋白质合成和肽链延伸；②新一代大环内酯类具有免疫调节功能，能增强单核吞噬细胞吞噬功能。常用药物有红霉素、螺旋霉素、阿奇霉素、克拉霉素、罗红霉素等。大环内酯类抗生素抗菌谱广，对大多数 G⁺ 菌、部分 G⁻ 菌及一些非典型致病微生物（支原体、衣原体等）均有效。红霉素对军团菌有良好的抗菌作用，阿奇霉素、克拉霉素尚可用于流感嗜血杆菌、卡他莫拉菌所致的社区获得性呼吸道感染。

（五）糖肽类

糖肽类（glycopeptides）的作用机制是与细菌细胞壁肽聚糖合成的前体 D- 丙氨酰 -D- 丙氨酸末端结合，阻断肽聚糖合成，从而阻止细胞壁合成。常用的有万古霉素、去甲万古霉素和替考拉宁。抗菌谱主要包含 G⁺ 菌（G⁺ 球菌、杆菌和 G⁺ 厌氧菌），对 G⁻ 菌无效。仅用于严重 G⁺ 菌和耐药菌株（如耐甲氧西林药葡萄球菌）感染，临床疗效确切，但肾毒性明显。

（六）磺胺类

磺胺类（sulfanilamides）的作用机制是竞争性地与二氢叶酸合成酶结合，阻止氨基苯甲酸与二氢叶酸合成酶结合，使细菌体内核酸合成的重要物质辅酶 F 钝化而导致细菌生长受到抑制。

1. 全身感染用磺胺　本类药物口服后均可吸收，根据血药浓度持续时间不同可分为短效磺胺、中效磺胺和长效磺胺三类。目前临床上应用的主要是中效磺胺，常用磺胺甲噁唑和磺胺嘧啶两种。

2. 肠道磺胺　本类磺胺口服后吸收甚少，主要在肠道中起作用，有柳氮磺吡啶、磺胺二甲氧嘧啶等。

3. 外用磺胺　主要用于局部，有磺胺醋酰钠、磺胺米隆等。

（七）四环素类

四环素类（tetracyclines）的作用机制是主要与细菌的 30S 核糖体亚单位结合，阻止肽链延伸，抑制蛋白质合成。临床上常作为衣原体、立克次体感染的首选药物。四环素类分为短效、中效和长效三类：短效四环素有土霉素、四环素；中效四环素有地美环素、美他环素；长效四环素有多西环素、米诺环素。四环素为广谱抗菌药物，包括对 G^+ 菌和 G^- 菌，如部分葡萄球菌、链球菌、肺炎链球菌、大肠埃希菌等有一定的抗菌作用，对立克次体、支原体、螺旋体、阿米巴等敏感。

（八）氯霉素类

氯霉素类（chloramphenicol）抗菌药物主要包括氯霉素、甲砜霉素等。其作用机制为作用于细菌 70S 核糖体的 50S 亚基，使肽链延长受阻而抑制蛋白质合成。该类抗菌药物脂溶性强，易进入脑脊液和脑组织。由于人和哺乳动物线粒体也含有 70S 核糖体，因而氯霉素可抑制宿主线粒体蛋白合成，引起与剂量相关的骨髓抑制和灰婴综合征。

（九）林可酰胺类

林可酰胺类（lincosamides）包括盐酸林可霉素和克林霉素。其作用机制是与细菌 50S 核糖体亚基结合，抑制蛋白质合成，并可干扰肽酰基的转移，阻止肽链的延长。主要作用于 G^+ 球菌和白喉棒状杆菌、破伤风梭菌等 G^+ 杆菌。各种厌氧菌，特别是对红霉素耐药的脆弱类杆菌对该药敏感。克林霉素是治疗肺部厌氧菌感染、衣原体性传播性疾病的首选药物。

（十）其他抗菌药物

1. 硝基呋喃类（nitrofurantoin）　代表药物有呋喃妥因和呋喃唑酮。其作用机制是干扰细菌体内氧化还原酶系统，阻断细菌代谢，对 G^+ 球菌和部分 G^- 杆菌具有较强抑菌和杀菌作用。但由于本类药品口服吸收后在体内很快被代谢灭活，不适用于治疗全身感染而仅用于肠道、尿路感染和外用消毒。

2. 硝基咪唑类（nitromidazoles）　作用机制是硝基环被厌氧菌还原而阻断细菌 DNA 合成，阻止 DNA 的转录、复制，导致细菌死亡。临床常使用的有甲硝唑和替硝唑。硝基咪唑类药物对 G^+ 和 G^- 厌氧菌，包括脆弱类杆菌有较好的抗菌作用，对需氧菌无效。

3. 链阳霉素类（streptogramin）　代表药物是奎奴普丁 / 达福普汀（quinupristin-dalfopristin），用于由多重耐药 G^+ 菌引起的严重感染，尤其是医院内获得性感染。本类药物的特点是对 MRSA 感染的有效率可达 90% 以上。链阳霉素类除了对 G^+ 菌具有抗菌活性外，对部分 G^- 菌和厌氧菌也有抗菌活性。

4. 唑烷酮类（oxazolidinones）　代表药物是利奈唑胺，是细菌蛋白质合成抑制剂，主要用于治疗由需氧 G^+ 菌引起的感染。

5. 利福霉素类（rifamycins）　目前在临床应用的有利福平、利福喷汀及利福布汀。具有广谱抗菌作用，对结核分枝杆菌、麻风分枝杆菌、链球菌属等 G^+ 细菌作用很强，对某些 G^- 菌也有效。

考点：抗菌药物的种类及其作用机制

二、抗菌药物选择原则

临床微生物实验室分离出病原体后，必须选择合适的抗菌药物和合适的方法进行药敏试验，抗菌药物的选择应遵循合理、科学的原则。

1. 根据抗菌药物的抗菌谱　每种抗菌药物都有一定的抗菌谱，药物的类型不同，其抗菌范围也不同。同类别不同品种的药物，其作用也各有特点，如药敏试验中的青霉素主要用于 G^+ 菌，妥布霉素主要用于 G⁻菌。

2. 根据细菌的种属　抗菌药物对不同种属细菌的作用效果不同，因此应有针对性地选择抗菌药物进行敏感性试验。目前我国主要遵循 CLSI 推荐的抗菌药物选择方法，将测试药物根据细菌种属不同分为 5 组。

（1）A 组　为常规药敏试验的首选药物，必须常规报告。

（2）B 组　包含一些可用于首选的药物，但可以选择性报告。例如，当细菌对 A 组同类药物耐药或过敏时，可以有选择地报告 B 组中的一些结果。其他可报告的情况包括：特定的标本来源（如三代头孢菌素对脑脊液中的肠道杆菌或甲氧苄啶 / 磺胺甲噁唑对从泌尿道分离的菌株），多重细菌感染，多部位感染，对 A 组某种药物过敏、不耐受或无效，或以感染控制为目的。

（3）C 组　为替代性或补充性药物，当对 A 组、B 组药物呈现多重耐药时选用。

（4）U 组　为仅用于治疗尿路感染的抗菌药物。

（5）O 组　抗菌药物对该组细菌有临床适应证，但一般不允许常规试验并报告的药物。

3. 根据某些特殊的耐药机制　一般情况下，报告的药物必须是做过药敏试验的，但如果一种药物的药敏结果可以推测另外一种或一类药物的结果则另当别论，如葡萄球菌对苯唑西林耐药，提示其对所有 β- 内酰胺类抗菌药物均耐药。

4. 根据抗菌药物的药代动力学特点　不同的药物在体内吸收、分布、代谢、排泄的过程各不相同，即使作用完全相同的药物，其体内过程也往往有所差别，选择药物时应考虑这些因素，如尿液标本可测试呋喃妥因和某几种喹诺酮类，脑脊液标本可测试美罗培南、氯霉素等，而不测试氨基糖苷类、四环素等。

5. 根据流行病学资料　不同地区、不同时间病原菌的分布和耐药情况各不相同，应根据本地区病原菌的耐药谱，咨询感染科医生、医院药事委员会及感染控制委员会的医生，以选择最适合于试验和报告的抗菌药物。

6. 所选药物具有代表性　实验室不需要也不可能对每种抗菌药物均进行测试。原则上在各类抗菌药物中选择一种代表性药物做测试，可反映一类药物的耐药特性，如大环内酯类选红霉素，喹诺酮类选环丙沙星或氧氟沙星，头孢菌素类选一代、二代、三代头孢菌素的代表药物，选择药物时还需考虑价格因素。

考点：抗菌药物的选择

第 2 节　体内抗菌试验

体内抗菌试验主要有体内抗菌药物的活性测定和浓度测定。

一、体内抗菌药物的活性测定

体内抗菌药物活性测定是在对患者开始抗菌药物治疗后，通过检测血及其他体液中抗菌药物的浓度，评价及估计抗菌治疗的效果，用药代动力学原理和计算方法拟定最佳的适用于不同患者的个体化给药方案，包括药物剂量、用药时间和给药途径，以提高疗效并减少不良反应。目前应用最多的方法是血清抑菌力（又称血清抑菌滴度）和杀菌力测定，又称 Schleicher 试验。该法是测定治疗过程中患者血液或脑脊液等体液中单一或联合的抗菌药物的抗菌活性，用以考核评估临床现用抗菌药物的疗效。其中，血清抑菌试验是为了协助临床医生掌握败血症患者用药剂量、途径、类别和时间，通过直接测定血清抑菌程度来判断患者体内药物的抑菌效果。患者血清能抑制细菌生长（无肉眼可见生长）的最大稀释度，即代表患者血清的抑菌力，称为血清抑菌滴度；患者血清能够使检测菌最初的菌量减少99.9% 的最大稀释度，即代表患者血清的杀菌力，称为血清杀菌滴度。其测定方法如下：

1. 患者给药后，在药物达到峰浓度和谷浓度的时间点，采取血液 2 ～ 3ml，分离血清备用。

2. 用水解酪蛋白（MH）肉汤 1ml 倍比稀释患者血清。然后每管分别加入 0.1ml 从自身感染部位中分离的病原菌菌悬液，其最终接种浓度为 5×10^5CFU/ml。

3. 35℃ ±1℃培养 18 ～ 24h 后按稀释法观察结果。然后从肉眼未见生长的每管中分别取 0.1ml 培养物均匀涂布转种血平板，35℃ ±1℃培养 18 ～ 24h 后对每个平板进行菌落计数并计算其平均数。肉眼未见生长的血清最高稀释度管，即代表血清的抑菌力。菌落计数≤ 0.1% 最初接种菌量的血清最高稀释度管，即代表血清的杀菌力。其他测定杀菌活性效率以及评价联合用药效应的试验如时间杀菌分析，是临床评价抗菌药物使用效果的有用试验，但有很多因素会干扰结果的稳定。

二、体内抗菌药物的浓度测定

体内抗菌药物浓度测定是按常规剂量使用抗生素后，测定患者血清中准确的药物浓度，目的是了解体液中抗菌药物是否达到有效治疗浓度，并帮助临床医生调整抗菌药物的种类、给药方式和药物剂量，以便将抗生素控制在有效治疗浓度范围，避免达到中毒浓度。

任何种类的抗菌药物，其疗效都与感染部位组织中的药物浓度直接相关，为保证感染组织中的有效浓度，血药浓度应达到该药对致病菌最低抑菌浓度（minimal inhibitory concentration，MIC）值的 2 倍以上。由于不同个体之间对药物的吸收、分布及代谢的不同，以及处于疾病状态时机体代谢的变化，抗菌药物在体内的蓄积及各部位的分布与正常情况下出现很大的差别。只有测定用药后患者体内血清、尿液、脑脊液等部位的药物浓度，才能了解体内抗生素使用后的确切分布情况。某些抗菌药物治疗浓度和中毒浓度接近，如氨基糖苷类，血药浓度过高则可引起毒性反应。因此，血液以及体内其他体液和组织内抗菌药物浓度的测定对保证治疗和防止抗菌药物的毒副作用具有十分重要的临床意义。

血药峰浓度一般是静脉滴注给药后 30min、肌内注射给药后 1h、口服给药后 1 ～ 3h，而血药谷浓度为紧接在下次给药前。可根据药物动力学和药物代谢过程，确定采血时间点。根据测得的 MIC 和体内药物浓度可计算出体液或局部组织内的抗菌药物浓度与 MIC 的比值，称为抑菌商数（inhibitory quotient，IQ）。可据此帮助临床医生调整抗菌药物的种类、给药方式和药物剂量。以下情况需要进行体液内抗生素浓度的测定：

1. 治疗浓度和中毒浓度十分接近的药物，如氨基糖苷类抗生素。特别是在长期大量使用时，这些药物可在体内蓄积导致中毒。

2. 某些严重感染的患者，必须加大用药剂量才能奏效，如果使用有毒副作用的药物，则必须严密监控。

3. 心、肝、肾功能不全的患者，即使按常规剂量用药也会中毒，应做血药检测。

4. 某些新种类抗生素进行临床试用时，尚无可靠的动力学数据，需要测定不同时间血液中的药物浓度，以测定血液中药物高峰时间与有效浓度持续时间。测定的方法有荧光偏振免疫测定（FPIA），数分钟即可获得准确的结果；高效液相层析（HPLC），是特异性高、分离能力强、可测定药物代谢产物的可靠方法；均相酶免疫测定法（EMIT）和放射免疫测定法（RIA）具有适用范围广、标本可集中检测等优点。

第 3 节　体外抗菌试验

各种病原菌对抗菌药物的敏感性不同，同种细菌的不同菌株对同一药物的敏感性有差异，检测细菌对抗菌药物的敏感性，筛选最有疗效的药物，用于临床控制细菌性传染病的流行至关重要。此外，通过药敏试验可为新抗菌药物的筛选提供依据。药敏试验的方法很多，普遍使用的有纸片琼脂扩散法（Kirby-Bauer dice diffusion，K-B 法）、最低抑菌浓度（MIC）试验和最低杀菌浓度（minimum bactericidal concentration，MBC）试验。体外抗菌试验常用的方法有 K-B 法、稀释法、联合药敏试验和浓度梯度法、自动化微生物鉴定与药敏分析系统等。

试验原理：常用的体外测定药物抑菌能力的方法有两大类，即琼脂渗透法与浓度系列稀释法。琼脂渗透法是利用药物能够渗透至琼脂培养基的性能，将待检菌混入琼脂培养基后倾注成平板，或将待检菌均匀涂于琼脂平板的表面，然后用不同的方法（根据加药的操作方法不同分别有滤纸片法、打洞法、管碟法及挖沟法等）将药物（药物纸片）置于已含待检菌的琼脂平板上，经适宜温度培养后观察药物的抑菌能力。浓度系列稀释法是把药物稀释成不同的系列浓度，混入培养基内，加入一定量的待检菌，经适宜温度培养后观察结果，求得药物的 MIC。

一、K-B 法

K-B 法是 WHO 推荐的定性药敏试验的基本方法。该法优点是操作简便、选药灵活、价格低廉，适用于快速生长的需氧菌及兼性厌氧菌。缺点是其操作时影响因素较多，需要注意控制。它是目前在临床上广泛应用且最成熟的方法之一。

（一）试验原理

将含有一定量的抗菌药物纸片，平贴在已经接种被测细菌的琼脂培养基上，圆形纸片中的抗菌药物吸收琼脂中的水分溶解后不断地向纸片周围扩散，形成递减的浓度梯度。在纸片周围抑菌浓度范围内待检菌的生长被抑制，从而产生透明的抑菌环。抑菌环外待检菌可繁殖生长。抑菌环的大小反映待检菌对测定抗菌药物的敏感程度，并与该药对待检菌的 MIC 呈负相关，即抑菌环越大，MIC 越小。

（二）实验材料

1. 菌种　金黄色葡萄球菌或待检菌临床分离株培养液，调节菌液浓度至 0.5 麦氏单位，菌液浓度为 $1.5 \times 10^8 \text{CFU/ml}$。

2. 培养基　MH 培养基是对生长较快的需氧和兼性厌氧菌进行药敏试验的标准培养基，pH 7.2 ～ 7.4，琼脂厚度为 4mm。对营养要求较高的细菌进行药敏试验时，应在 MH 培养基中加入相应的营养添加剂。

3. 抗菌药物试纸　专用药敏纸片，用加样或浸泡的方法使每片的药量达到一定的规定量，冷冻干燥后密封，-20℃保存备用。

4. 其他用物　无菌细菌涂布棒（或接种环、棉拭子）、无菌眼科镊、酒精灯、透明刻度尺。

（三）操作方法

1. MH 培养基细菌涂布　在无菌区内（超净工作台）用无菌棉拭子将细菌涂布（或接种环、接种棒），将被检菌液（0.5 麦氏比浊标准的菌液浓度，制备好的菌液应在 15min 内接种完毕）均匀涂布整个 MH 培养基表面。置室温 3 ～ 5min。

2. 贴药物试纸　用无菌眼科镊子分别夹取含有不同抗生素的药物纸片，一次性完成贴在 MH 培养基表面，再用镊子轻按几下固定好药物纸片。注意每取一次药物纸片，镊子均要在酒精灯上烧灼灭菌并冷却再取下一纸片。为了能准确地观察结果，要求药敏片有规律地分布：每张药物纸片的间距不小于 24mm，纸片的中心距培养基的边缘不小于 15mm，各纸片间距离相等，90mm 直径的 MH 培养基适宜贴 4 ～ 6 张药物纸片。

3. 培养与结果观察　将接种好的 MH 培养基放入 35℃ ±1℃培养箱内培养 18 ～ 24h 后，观察抑菌圈的有无及其大小。注意苛养菌应孵育于含 CO_2 的环境中，葡萄球菌和肠球菌必须孵育 24h，以检测对苯唑西林和万古霉素的耐药性。

（四）结果判断与报告

用精确度为 1mm 的游标卡尺或厘米尺从 MH 培养基背面测量抑菌圈直径（抑菌圈的边缘以肉眼

见不到细菌生长的区域）。如果培养基中加有血液，可打开培养皿盖，从正面测量抑菌圈。抑菌圈的边缘以肉眼见不到细菌生长为限。针对抑菌圈直径测量值查表以敏感、中度敏感或中介度、耐药报告。某些细菌可蔓延生长至某种抗生素的抑菌圈内，如磺胺药抑菌圈内可能有微量的细菌生长，可忽略不计，应以外圈为准。

1. 敏感（sensitivity，S）　表示被检菌可被常规剂量的待测药物在体内达到的浓度所抑制或杀灭。

2. 中度敏感（medium sensitivity，MS）　表示被检菌可被待测药物大剂量给药所达到的浓度所抑制或在药物生理性浓集的部位被抑制。只有少数药物如氨苄西林测肠球菌时才报告。

3. 中介度（intermediate，I）　是为防止因技术因素失控导致结果误差而设置的"缓冲域"，一般情况下不报告。

4. 耐药（resistant，R）　表示被检菌不能被常规剂量待测药物所达到的浓度所抑制。

（五）影响因素

1. 操作因素　菌液涂布应厚薄均匀；接种细菌后，培养基应在室温下放置片刻，待菌液被培养基吸收后再贴纸片；孵育温度、孵育时间应严格遵循要求；培养基堆放不超过 2 块，以使其受热均匀；测量抑菌圈应注意测量工具的精度及测量方法。

2. 培养基与菌量　如培养基 pH 改变，碱性可扩大氨基糖苷类药物的抑菌圈，酸性可扩大四环素族药物的抑菌圈；琼脂过厚、过硬会影响药物渗透，造成抑菌圈缩小；菌液的浓度、接种量加大可使抑菌圈减小，反之可使抑菌圈扩大。

3. 抗菌药物纸片　纸片含药量是影响抑菌圈大小的重要因素，而纸片含药量又与纸片的重量、吸水性、直径、保存方式等有关。批量制备的抗菌药物纸片，每张纸片所含的药物浓度必须相同；纸片保存条件应以低温干燥为佳，如保存不当可使药物效力降低，致使抑菌圈缩小。

此外，还要注意质控菌株本身的药敏特性是否合格、有无变异等。

（六）质量控制

质量控制是采用与常规试验相同的操作方法，测定质控菌株（标准菌株）的抑菌圈。常用的国际公认质控菌株有金黄色葡萄球菌 ATCC25923、大肠埃希菌 ATCC25922、铜绿假单胞菌 ATCC27853、粪肠球菌 ATCC29212 等。质控菌株的抑菌圈应在允许范围内，这个范围为 95% 的可信区间，即实验室日间质控得出的连续 20 个试验结果中，仅允许有 1 个结果超出这个范围。如果经常有质控结果超出这个范围，说明试验方法不稳定。每日质控菌株的抑菌圈直径的均值应接近允许范围的中间值，否则说明操作中有不规范之处，应查找原因并及时纠正。原则上应每天进行质量控制，但在试验条件恒定的情况下，可每周做 2 次以保证质量检测。如果发现失控，立即改为每日监测。

考点：纸片扩散法

二、稀　释　法

稀释法是定量的抑菌试验方法，分为试管稀释法、琼脂稀释法、微量稀释法及自动化稀释法等。除琼脂稀释法因其操作比较烦琐而不便于在一般临床实验室开展，其余的方法根据所在不同的实验室的设备水平而选择使用。

（一）试管稀释法

试管稀释法又可分为常量稀释法和微量稀释法。常量稀释法肉汤含量每管 ≥ 1.0ml（通常为2ml），微量稀释法每孔含 0.1ml。微量稀释法是近年来临床微生物实验室应用较多的药敏试验法。其优点是可直接定量地检测抗菌药物在体外对病原菌的抑制或杀伤浓度，利于临床医生根据 MIC、相应药物的药代动力学等拟定合理的用药治疗方案，是目前厌氧菌等的最佳测定方法。商品化的微量稀释板上含有多种经对倍稀释的冻干抗菌药物,优点是一块板可同时测定多种抗菌药物对细菌的抑菌情况,操作方便、结果可信;缺点是所含抗菌药物不一定完全适合不同临床实验室的具体需要。

试验原理是以水解酪蛋白(MH)液体培养基将抗菌药物作不同浓度的稀释,然后接种待检细菌,定量测定抗菌药物抑制或杀死该菌的 MIC 或 MBC。

稀释法按对倍稀释操作,其结果判定以管中无肉眼可见细菌生长的药物最高稀释浓度为该菌对此药物的敏感度,即 MIC。再以 0.01ml 或 0.1ml 容量接种环从该管中移种一环于血平板作次代培养,测定存活菌数,以能杀死 99.9% 细菌的最低浓度为 MBC。

(二)琼脂稀释法

将不同剂量的抗菌药物分别加于 50 ~ 55℃的定量琼脂培养基中,混匀后倾注无菌培养皿,制成含递减浓度的抗菌药物琼脂培养基。然后接种待测细菌,经培养后观察菌落的生长情况,以能抑制细菌生长的最低药物浓度为该菌的 MIC。其优点是比肉汤稀释法重复性好,每个平板可同时测定多株细菌,可观察被检菌落生长良好与否,能发现污染的菌落,可引用机械化手段提高检测效率。

考点:稀释法

三、联合药敏试验

临床上在对病原菌尚不确定的急重症感染的经验治疗(如急性心内膜炎、败血症等)、治疗多种细菌所引起的混合感染、某些多重耐药菌株感染和为减少或推迟治疗过程中细菌耐药性的产生或减轻某些抗菌药物的不良反应而减少用量等情况时,需要联合使用两种及以上的抗菌药物以增强疗效。联合药敏试验是检测两种及以上抗菌药物之间的药效相关性,其结果可以出现协同、相加、无关或拮抗作用。其特点是可预测任何两种药物联合使用后的治疗效果,从而指导临床医生选择最佳的用药治疗方案,对提高药物疗效、减少用药量、降低药物的毒性作用、防止或延缓耐药菌株的产生等方面有重要意义。目前临床实验室常用的联合药敏试验方法有棋盘稀释法和单药纸片搭桥法,前者为定量方法,而后者可用于定性初筛。

考点:联合药敏试验

四、E 试 验

E 试验(Epsilometer test,E-test)是一种结合稀释法和扩散法的原理对细菌药敏试验直接测定 MIC 的技术。操作时用长 50mm、宽 5mm 的无孔试剂载体试条,其一面内含有干化、稳定及浓度由高至低呈指数梯度分布的某种抗菌药物,另一面有读数和判别的刻度(μg/ml),梯度范围可覆盖 20 个对倍稀释浓度。试验时被检菌的接种操作同 K-B 法,然后将 E 试条(刻度面朝上,药物最高浓度处靠培养基边缘)放在涂布有被测细菌的琼脂培养基上,抗菌药物从试条向周围扩散,经 35℃ ±1℃培养 18 ~ 24h,围绕试条可见椭圆形抑菌圈,圈的边缘与试条横切交点的刻度即为该抗菌药物对被检菌的特定浓度即抑制浓度(inhibition concentration,IC)(图 6-1)。

结果判定:培养后围绕试条可形成一个椭圆形的抑菌圈,在抑菌椭圆环与 E 试验试条的交界处读取 MIC 值。当细菌沿整个试条生长即无抑菌环可见时,MIC 应报告为大于读数刻度的最高值。当抑菌椭圆环伸至试条下方时,即环的边缘与试条无交点时,MIC 应报告为小于读数刻度的最低值。

IC 与 MIC 呈高度相关。当无抑菌圈时 IC ≥最大浓度;当抑菌圈延伸至试条下方,与试条无交点时,IC ≤最小浓度。

此外,还有分枝杆菌及真菌的药物敏感试验,以及如 β- 内酰胺酶检测、超广谱 β- 内酰胺酶检测、耐甲氧西林葡萄球菌检测、克林霉素诱导

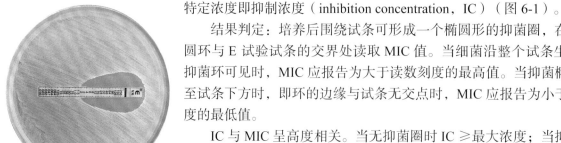

图 6-1　试验 MIC 测定

耐药试验（又称 D 抑菌圈试验）、耐万古霉素肠球菌检测、耐高水平氨基糖苷类肠球菌检测、碳青霉烯类耐药肠杆菌科检测等特殊耐药性检测和耐药基因型检测（如 DNA 扩增技术、基因芯片技术）。

考点：E 试验法

五、全自动药敏检测系统

全自动药敏检测系统目前在各级医院广泛应用，其主要原理为利用比浊法或荧光法测定各种浓度的抗菌药物溶液中待测菌悬液的生长情况，得出最低抑菌浓度值（MIC）以判断细菌耐药性。与传统的药敏试验相比，全自动药敏检测系统的灵敏性高、速度快，并且能够对药敏试验的结果进行自动分析，减少人工判读的误差。

第 4 节　分枝杆菌药敏试验

一、抗分枝杆菌药物

分枝杆菌属包括结核分枝杆菌复合群、非结核分枝杆菌及麻风分枝杆菌。抗结核分枝杆菌药物对后两者均具有不同程度的抗菌作用，故在此介绍抗结核分枝杆菌药物。常用于抗结核分枝杆菌的 5 种一线药物为链霉素、异烟肼、利福平、乙胺丁醇和吡嗪酰胺，7 种二线药物为乙硫异烟胺、卷曲霉素、环丙沙星、氧氟沙星、卡那霉素、环丝氨酸、利福布汀。

考点：抗分枝杆菌药物

二、结核分枝杆菌体外药敏试验

由于分枝杆菌生长缓慢，在其生长之前药物已经扩散至培养基中，不能体现药物的抑菌作用，故常规的纸片扩散法不适用于结核分枝杆菌。结核分枝杆菌体外药敏试验的常见方法有以下 5 种：仪器法、比例法、绝对浓度法、耐药率法和 E 试验法。

1. 仪器法　是目前在结核病诊断领域广泛使用的快速培养系统的方法，通过灵敏的检测技术直接测定分枝杆菌生长所引起的 CO_2 浓度变化，从而间接判断管内分枝杆菌生长情况。目前常用的仪器检测系统有 BACTEC 460TB、BACTEC MGIT 960、MB/BacT Alert 3D、ESP 结核分枝杆菌检测系统，能检测结核分枝杆菌对所有一线和二线药物的敏感性。

2. 比例法　是 WHO 全球结核耐药检测方案的推荐方法。对于每一种受试药物，比较在含药和无药琼脂上细菌的生长比例。

3. 绝对浓度法　选用中性改良罗 - 琴（Löwenstein-Jensen，L-J）培养基，将定量的细菌接种于一个无药对照培养基和梯度药物浓度的培养基中，能够抑制所有或几乎所有细菌生长的最低药物浓度即为此药物的 MIC。

4. 耐药率法　将受试菌和标准实验室菌株进行耐药率的比较。在含有连续对倍稀释药物浓度的培养基上分别接种定量的受试菌和标准菌，耐药率以受试菌的 MIC 与标准菌的 MIC 比率表示。

5. E 试验法　是一种定量检测的方法，操作简便，结果准确、快速，且可用于联合药敏试验，易于标准化操作和质量控制，缺点是成本较昂贵。

考点：结核分枝杆菌体外药敏试验

三、快速生长的分枝杆菌体外药敏试验

对于所有临床上重要的快速生长的分枝杆菌，如偶发分枝杆菌、龟分枝杆菌和脓肿分枝杆菌都应该做体外药敏试验，方法有肉汤稀释法和琼脂纸片洗脱法。肉汤稀释法与需氧和兼性厌氧菌的肉汤稀释法类似，为 CLSI 推荐的方法。若经过 6 个月正规的临床治疗后患者仍然分枝杆菌培养阳性或者疗

效不佳，则应该重复做体外药敏试验。

考点：快速生长的分枝杆菌体外药敏试验

第5节　厌氧菌药敏试验

厌氧菌采用常规细菌培养方法不能检出，且采用经验性治疗往往有较好的疗效，使得临床实验室一般不进行厌氧菌药敏试验。但 CLSI M11-A7 文件指出进行厌氧菌体外药敏试验的目的在于：①协助重症厌氧菌感染患者的治疗；②定期监测特定区域的厌氧菌耐药谱变化，以指导经验性选择抗菌药物；③确定新药的厌氧菌敏感谱。

一、厌氧培养基

琼脂稀释法采用强化的布氏琼脂培养基，在布氏琼脂的基础上添加了 5μg/ml 的氯化血红素、1μg/ml 的维生素 K_1 及 5%（V/V）溶解脱纤维绵羊血，密封于 2～8℃保存，不超过 7d。若为含有亚胺培南、克拉维酸的 β- 内酰胺 /β- 内酰胺酶抑制剂复合药物，或任何不稳定药物的平板，均应试验当日配制。

考点：厌氧培养基

二、厌氧菌药敏试验常用方法

抗厌氧菌药物的选择不多，根据微生物学和药理学因素以及临床适应证和疗效，CLSI 制定了推荐常规报告的抗厌氧菌药物表。厌氧菌体外药敏试验的常用方法有琼脂稀释法、肉汤稀释法、E 试验和 β- 内酰胺酶检测试验，其基本原理和方法与需氧菌相同，但是在培养基、操作环境和培养条件方面有所区别。2017 版 CLSI 推荐的方法有琼脂稀释法和微量肉汤稀释法，其中琼脂稀释法是适用于所有厌氧菌的参考方法。采用厌氧箱或厌氧罐培养，培养时气体环境为 80% N_2、10% H_2 和 10% CO_2，35～37℃培养 48h。

CLSI 推荐的厌氧菌药敏试验质控菌株有脆弱拟杆菌 ATCC25285、多形类杆菌 ATCC29741、迟缓优杆菌 ATCC43055 和艰难梭菌 ATCC700057。

考点：抗菌药物、方法、质控菌株

第6节　细菌耐药性机制及检测

一、细菌耐药性与耐药机制

细菌耐药性检查可通过纸片扩散法、肉汤稀释法和 E 试验测出细菌的抑菌圈直径、MIC，再根据美国临床实验室标准化委员会的标准判断细菌对抗菌药物的耐药性。

细菌的耐药机制主要有以下四种。

（一）产生药物灭活酶

细菌可产生一种或多种能引起药物灭活的酶，包括水解酶、钝化酶和修饰酶。

1. 水解酶　细菌产生水解酶引起药物灭活是一种重要的耐药机制，主要指 β- 内酰胺酶，包括广谱酶、超广谱 β- 内酰胺酶（ESBL）、金属酶、头孢菌素酶（AmpC 酶）等。在临床上以 G⁻ 杆菌产生的 ESBL 最受重视。目前，碳青霉烯酶引起了国际的广泛关注。鲍曼不动杆菌携带的碳青霉烯酶通常为 OXA 系列。铜绿假单胞菌可携带金属碳青霉烯酶，如 IMP、VIM 等。肠杆菌科细菌携带的碳青霉烯酶常见的有 KPC、IMP、VIM、NDM-1 等。

2. 钝化酶　氨基糖苷类钝化酶是细菌对氨基糖苷类产生耐药的最重要原因，也属一种灭活酶，此外还有氯霉素乙酰转移酶、红霉素酯化酶等。

3. 修饰酶　氨基糖苷类药物修饰酶催化氨基糖苷类药物氨基或羟基的共价修饰，使得氨基糖苷类药物与核糖体的结合减少，促进药物摄取能量依赖时相（EDP）- Ⅱ 也被阻断，因而导致耐药。

（二）抗菌药物作用靶位改变

抗菌药物作用靶位包括青霉素结合蛋白位点、DNA 解旋酶、DNA 拓扑异构酶Ⅳ等。β- 内酰胺类抗菌药物必须与细菌菌体膜蛋白 -PBP 结合，才能发挥杀菌作用。如果某种抗菌药物作用的 PBP 发生改变，影响其结合的亲和力，就会造成耐药。喹诺酮类药物作用于靶位 DNA 解旋酶、DNA 拓扑异构酶Ⅳ，如果细菌 DNA 解旋酶、DNA 拓扑异构酶Ⅳ结构发生改变，与喹诺酮类药物不能有效结合，就会造成细菌耐药。

（三）抗菌药物渗透障碍

细菌细胞膜是一种高选择性的渗透性屏障，控制着细胞内外物质交换，细胞膜的脂质双层结构可使亲脂性药物通过。脂双层中镶嵌的通道蛋白，是一种非特异性的、跨细胞膜的水溶性扩散通道，可使一些 β- 内酰胺类抗菌药物通过通道蛋白进入细菌体内。细胞膜通道蛋白丢失和细菌生物被膜形成，都可使细菌细胞膜的通透性下降而导致耐药。

（四）药物的主动转运系统亢进

细菌对抗菌药物的主动转运（又称外排泵系统）是造成细菌耐药的又一机制。

在上述四种耐药机制中，第一、第二种耐药机制具有专一性，第三、第四种耐药机制不具有专一性。

考点：细菌耐药性的产生机制

二、耐药表型检测

（一）β- 内酰胺酶试验

细菌产生的 β- 内酰胺酶能水解青霉素及头孢菌素类抗生素的基本结构 β- 内酰胺环，使抗生素灭活造成细菌耐药。β- 内酰胺酶试验主要方法有头孢硝噻吩纸片法和碘 – 淀粉测定法，临床常用头孢硝噻吩纸片法。对于 G⁺ 球菌，直接用无菌牙签挑取 16 ～ 20h 的菌落或其细菌悬液涂抹头孢硝噻吩纸片；对于 G⁻ 杆菌，提取细菌裂解液涂抹头孢硝噻吩纸片，8 ～ 10min 后观察结果，纸片由黄色变为红色为阳性，表示产生 β- 内酰胺酶。每次试验应设已知的产酶阳性菌和阴性菌作对照。

β- 内酰胺酶试验阳性预示待测菌株如流感嗜血杆菌、卡他莫拉菌、淋病奈瑟菌和葡萄球菌等对青霉素，如氨苄西林、阿莫西林等耐药。

（二）超广谱 β- 内酰胺酶检测

超广谱 β- 内酰胺酶（ESBL）是一种能水解青霉素、头孢菌素及单环类的新型 β- 内酰胺酶，其临床常用的检测方法有表型初筛及确证试验。

1. 初筛试验　初筛试验操作方法同 K-B 法。使用 1 种以上药物，其抑菌圈直径满足以下条件：①对于肺炎克雷伯菌、产酸克雷伯菌、大肠埃希菌，若头孢泊肟≤ 17mm、头孢他啶≤ 22mm、氨曲南≤ 27mm、头孢噻肟≤ 27mm 的菌株，初筛为产 ESBL 菌株。②对于奇异变形杆菌，若头孢泊肟≤ 22mm、头孢他啶≤ 22mm、头孢噻肟≤ 27mm，初筛为产 ESBL 菌株。

2. 确证试验　操作方法同 K-B 法，同时使用头孢他啶（30μg）、头孢他啶 / 克拉维酸（30μg/10μg）及头孢噻肟（30μg）、头孢噻肟 / 克拉维酸（30μg/10μg）两组 4 种纸片，其结果为两组中任何一组药物加克拉维酸与不加克拉维酸的抑菌圈相比，增大值≥ 5mm 时判断为产 ESBL 菌株。

ESBL 主要由克雷伯菌、大肠埃希菌等 G⁻ 菌产生。产 ESBL 克雷伯菌和大肠埃希菌不论其体外药物敏感试验结果如何，青霉素、头孢菌素和氨曲南治疗均无效。

（三）耐甲氧西林葡萄球菌检测

耐甲氧西林葡萄球菌（methecillin-resistant *Staphylococcus*，MRS）包括：①对 1μg 苯唑西林纸片的抑菌圈直径 ≤ 10mm（或 MIC ≥ 4μg/ml），或对 30μg 头孢西丁纸片抑菌圈直径 ≤ 19mm 的金黄色葡萄球菌；②对 1μg 苯唑西林纸片的抑菌圈直径 ≤ 17mm（或 MIC ≥ 0.5μg/ml），或对 30μg 头孢西丁纸片抑菌圈直径 ≤ 24mm 的凝固酶阴性葡萄球菌。

绝大多数的 MRS 为多重耐药，一旦检出，预示细菌的耐药范围除全部的 β- 内酰胺类抗生素外，还包括氨基糖苷类、大环内酯类等抗生素。

（四）D 抑菌圈试验（克林霉素诱导耐药试验）

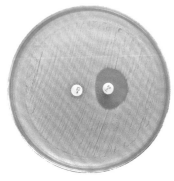

图 6-2   D 试验阳性结果

在葡萄球菌和链球菌的检测中，用克林霉素和红霉素纸片临近放置的纸片扩散法来检测克林霉素是否存在可诱导耐药的一种试验。纸片扩散法是在接种纯培养的加 5%（*V/V*）绵羊血的 MH 培养基或 TSA（胰蛋白胨大豆琼脂）上，将克林霉素纸片（2μg/ 片）和红霉素纸片（15μg/ 片）贴在相邻位置，检测葡萄球菌时纸片边缘两者间距 15 ～ 26mm（检测链球菌时间距为 12mm）。在含 CO_2 环境中，经 35℃ +1℃孵育 20 ～ 24h 后，在红霉素纸片相邻侧的克林霉素抑菌圈出现"截平"（称为 D 抑菌圈）则提示为克林霉素诱导性耐药，应报告细菌对其耐药，在报告中应注明"通过诱导克林霉素耐药试验，推测此菌株对克林霉素耐药，克林霉素对某些患者可能仍有效"；若无"截平"现象，则应根据克林霉素检测的实际结果进行报告（如对克林霉素敏感或中介）（图 6-2）。

（五）耐万古霉素和耐高水平氨基糖苷类肠球菌检测

1. 耐万古霉素肠球菌检测   对 30μg 万古霉素纸片抑菌圈直径 ≤ 14mm，或 MIC ≥ 32μg/ml，应视为耐万古霉素肠球菌（VRE）。对万古霉素多重耐药菌目前尚无有效治疗方法。对青霉素敏感的 VRE 可用青霉素与庆大霉素联合治疗；若对青霉素耐药但不是高水平耐氨基糖苷类 VRE，则可用替考拉宁 + 庆大霉素治疗。

2. 耐高水平氨基糖苷类肠球菌检测   肠球菌若对庆大霉素耐药，则对除链霉素以外的其他氨基糖苷类均耐药，所以常规耐药性检测试验主要是庆大霉素和链霉素的药敏试验。肠球菌对 120μg 庆大霉素纸片抑菌圈直径 ≤ 6mm 或 MIC ≥ 500μg/ml 时，及对 300μg 链霉素纸片抑菌圈直径 ≤ 6mm 或 MIC ≥ 1000μg/ml（肉汤）或 MIC > 2000μg/ml（琼脂）时，则视为耐高水平氨基糖苷类肠球菌（HLAR）。

考点：耐药表型检测

三、耐药基因型检测

（一）DNA 扩增技术

基本过程是通过 PCR 引物扩增目标 DNA，凝胶电泳成像，和标准菌株或 marker 比较，判断耐药基因的型别，递交专业生物公司测序，将测序结果登录 BLAST 检索，与已公布的耐药基因型别比较；然后将其耐药基因转移至受体菌，通过扩增能否产生相同片段，观察其耐药表型；也可采用多重 PCR，测定多个耐药基因。还可采用限制性片段长度多态性分析（PCR-RFLP）、单链构象多态性分析

（PCR-SSCP）等方法，测定已知和未知的耐药基因，了解核苷酸序列的突变和空间构象。

（二）基因芯片技术

基因芯片可用于病原微生物耐药基因的表达谱检测、突变分析、多态性的测定。病原体耐药基因的检测有两种方式：表达谱芯片检测药物诱导的基因表达的改变来分析其耐药性；寡核苷酸芯片检测基因组序列的亚型或突变位点从而分析其耐药性。

考点：耐药基因型检测

课堂思政 陈薇——院士、战士与人民英雄

1966 年出生于浙江省兰溪市的陈薇是我国少有的一位女将军，2019 年被评为中国工程院院士，她与病毒战斗了 30 多年，救人无数，是抗击非典的杰出科学家、"埃博拉的终结者"。2003 年春天，她冒着生命危险与"非典"病毒零距离接触，进行"非典"病毒体外细胞实验，构建新的实验动物模型，她在国内外首先证实她们所研制的"重组人干扰素 ω"能有效抑制 SARS 病毒的复制；2014 年非洲大规模暴发埃博拉疫情后，陈薇牵头研发了世界首个 2014 基因型"埃博拉疫苗"；2020 年春节前夕，武汉爆发新冠疫情农历大年初二陈薇带领专家组进驻武汉，应用自主研发的检测试剂盒，配合核酸全自动提取技术，大大缩短了核酸检测时间，提升了新冠感染的确认速度，为救治生命赢得了时间。她说，"最艰难的成功，不是超越别人，而是超越自己"。从抗击非典，到援非抗埃，再到武汉抗疫，在生物安全领域这个没有硝烟的战场上，人民英雄陈薇院士一直在努力超越自己。

目标检测

选择题（选择一个最佳答案）

1. CLSI 将试验用药分为 A、B、C、U 和 O 共 5 组，其中为首选药的是（ ）
   A. A 组　　　B. B 组　　　C. C 组
   D. U 组　　　E. O 组

2. WHO 推荐的定性药敏试验是（ ）
   A. 血清抑菌力测定　　　B. 血清杀菌力测定
   C. E 试验　　　D. 联合药敏试验
   E. K-B 法

3. 表示被检菌可被常规剂量的待测药物在体内达到的浓度所抑制或杀灭的是（ ）
   A. MS　　　B. S　　　C. I
   D. R　　　E. MIC

4. 表示被检菌不能被常规剂量待测药物所达到的浓度所抑制的是（ ）
   A. MS　　　B. S　　　C. I
   D. R　　　E. MIC

5. 为防止因技术因素失控导致结果误差而设置的"缓冲域"，一般情况下不报告的是（ ）
   A. MS　　　B. S　　　C. I
   D. R　　　E. MIC

6. 表示被检菌可被待测药物大剂量给药所达到的浓度所抑制或在药物生理性浓集的部位被抑制的是（ ）
   A. MS　　　B. S　　　C. I
   D. R　　　E. MIC

7. 在琼脂和肉汤稀释药敏试验中抑制微生物可见生长的某种抗微生物药物的最低浓度称为（ ）
   A. MS　　　B. S　　　C. I
   D. R　　　E. MIC

8. 下列哪种不是联合药敏试验的结果（ ）
   A. 协同作用　　　B. 相加作用　　　C. 相反作用
   D. 无关作用　　　E. 拮抗作用

9. E 试验是一种结合稀释法和扩散法的原理对细菌药敏试验直接测定（ ）
   A. MS　　　B. S　　　C. I
   D. R　　　E. MIC

10. D 抑菌圈试验是（ ）
    A. β- 内酰胺酶检测
    B. 克林霉素诱导耐药试验
    C. 耐万古霉素肠球菌检测
    D. 耐甲氧西林葡萄球菌检测
    E. 耐药基因型检测

（郭旭光）

第7章

细菌基本性状

 学习目标

1. 掌握细菌大小、形态、排列，细胞壁的组成结构及医学意义，细菌特殊结构的种类、作用及医学意义，细菌生长繁殖的条件、方式与规律。

2. 熟悉 L 型细菌的主要生物学特征，细菌的物理性状，常见细菌变异现象。

3. 了解细菌细胞质的结构与功能，核质的结构与功能，细菌的代谢，细菌遗传变异的机制及作用。

4. 具备正确辨认和描述光学显微镜下细菌形态、排列特殊结构及染色性的能力。

5. 培养学生坚定理想信念，挑战极限和科学创新精神。

案例 7-1

患者，女，45 岁，因发热 3d 入院。查体：T 39℃，R 22 次 / 分，P 108 次 / 分，皮肤有出血点。实验室检查：白细胞 $13×10^9$/L，中性粒细胞 0.85，初步诊断为败血症，采集血标本进行血培养，血培养 10h 后需氧瓶报告阳性，取阳性培养物涂片进行革兰氏染色镜检见紫色、球状细菌，报告 G$^+$ 球菌生长。

问题：1. 细菌除球形外，还有哪些形状？

2. 分析该菌经革兰氏染色呈紫色的原因。

第 1 节　细菌的形态与结构

细菌（bacterium）是一类单细胞的原核细胞型微生物。在适宜的条件下，细菌的形态结构保持相对恒定，研究细菌的形态与结构对细菌形态学检验以及分析细菌致病性、耐药性和免疫性具有重要的理论意义。

一、细菌的大小与形态

（一）细菌大小

细菌个体微小，通常以微米（micrometer，μm）作为其大小测量单位（1μm=1/1000mm），故观察细菌一般需用光学显微镜放大千倍后才能看见。不同种类细菌大小不一，同种细菌也可因菌龄和环境因素的影响而出现差异。球菌的直径一般为 1.0μm 左右，中等大小的杆菌为（2.0 ～ 3.0）μm×（0.5 ～ 1.0）μm。

（二）细菌形态

细菌有球形、杆形和螺形三种基本形态，由此可将细菌分为球菌、杆菌和螺形菌三种（图 7-1）。

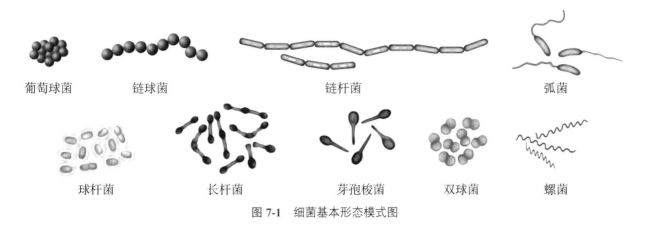

葡萄球菌　　　链球菌　　　　　　链杆菌　　　　　　　弧菌

球杆菌　　　　长杆菌　　　　芽孢梭菌　　　双球菌　　　螺菌

图 7-1　细菌基本形态模式图

1. 球菌（coccus）　菌体一般呈球形，某些球菌可呈肾形、矛头形或半球形。按其分裂平面和菌体之间排列方式的不同，可分为：①双球菌：在一个平面上分裂后两个菌体成对排列，如脑膜炎奈瑟菌。②链球菌：在一个平面上分裂后多个菌体相连呈链状排列，如 A 群链球菌。③葡萄球菌：在多个不规则的平面上分裂，分裂后菌体堆积在一起呈葡萄串状，如金黄色葡萄球菌。④四联球菌和八叠球菌：在 2 个或 3 个互相垂直的平面上分裂，分裂后 4 个菌体排列成正方形者称四联球菌，8 个菌体重叠在一起者称八叠球菌。

2. 杆菌（bacillus）　一般为直杆状。各种杆菌的长短、粗细差别很大，若菌体粗短，近似于椭圆形，称为球杆菌；有的末端膨大如棒状，称为棒状杆菌，如白喉棒状杆菌。按排列方式不同有单个散在排列的单杆菌、成双排列的双杆菌、链状排列的链杆菌，以及分枝状排列的分枝杆菌等。

3. 螺形菌（spirillum）　根据菌体弯曲的数目不同可分为：①弧菌：菌体只有一个弯曲，呈弧形或逗点状，如霍乱弧菌。②螺菌：菌体有数个弯曲，如幽门螺杆菌。

在适宜的生长条件下，培养 8 ～ 18h 的细菌形态最典型。菌龄和各种理化因素可影响细菌形态，如幼龄和衰老的细菌或环境中含有不利于细菌生长的物质（如抗生素、抗体、高盐等）时，细菌可出现梨形、丝状等不规则形态，也可表现为多形性。故观察细菌的形态与大小特征时，应注意因机体或环境因素所致的变化。有时可利用人为诱导细菌基本形态改变而鉴别细菌，如鼠疫耶尔森菌经 3% ～ 5% 氯化钠培养基 24h 培养后可发生多形性变化，从而鉴别该菌。

考点：细菌的大小、形态与排列

二、细菌的结构

细菌的结构包括基本结构和特殊结构两部分（图 7-2），其中基本结构是指各种细菌共同具有的结构，由外向内依次为细胞壁、细胞膜、细胞质和核质等。

考点：细菌的结构

（一）细胞壁

细胞壁是位于细菌细胞最外层、坚韧而富有弹性的膜结构，光学显微镜下一般不可见，但通过细胞壁分离经特殊染色后可看见，也可用电子显微镜直接观察。

1. 主要功能　①维持细菌固有形态和抵抗低渗作用。细胞壁可承受胞内高渗透压，而保护细菌在低渗透压环境中不易破裂。②物质交换作用。细

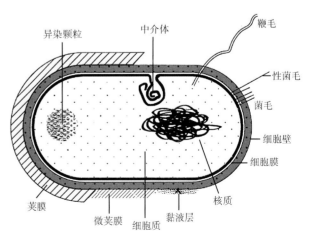

图 7-2　细菌细胞结构模式图

胞壁上有许多微孔，可允许水及直径小于 1nm 的可溶性小分子自由通过，阻留大分子物质，与细胞膜共同完成细胞内外的物质交换。③屏障作用。防止药物渗入。④免疫作用。胞壁上含有多种抗原决定簇，决定着细菌的抗原性，可诱发机体的免疫应答，与细菌鉴定、分型有关。⑤致病作用。G^- 菌细胞壁上的脂多糖是具有致病作用的内毒素，G^+ 菌细胞壁上的膜磷壁酸具有黏附性，介导细菌与宿主细胞黏附，某些细菌表面的一些蛋白质（如 A 群链球菌的 M 蛋白）具有抗吞噬作用。⑥与细菌耐药性、静电性有关。

2. 化学组成与结构 用革兰氏染色法可将细菌分为两大类，即 G^+ 菌和 G^- 菌。两类细菌在细胞壁的化学组成和结构上存在一定差异（图 7-3）。

（1）G^+ 菌细胞壁 由肽聚糖和穿插于其中的磷壁酸组成（图 7-4A）。①肽聚糖：又称为黏肽，是 G^+ 菌细胞壁的主要结构成分，也是原核生物细胞所特有的壁成分，由聚糖骨架、四肽侧链和五肽交联桥三部分组成。聚糖骨架由 *N*-乙酰葡糖胺和 *N*-乙酰胞壁酸经 β-1，4 糖苷键交替排列连接而成；四肽侧链由 *L*-丙氨酸、*D*-谷氨酸、*L*-赖氨酸、*D*-丙氨酸依次构成；五肽交联桥由 5 个甘氨酸组成。四肽侧链连接在聚糖骨架的胞壁酸分子上，相邻聚糖骨架上的四肽侧链通过五肽交联桥连接，构成三维立体结构的肽聚糖分子（图 7-3A）。②磷壁酸：是 G^+ 菌细胞壁的特有成分，依据结合部位的不同，分壁磷壁酸与膜磷壁酸两种，前者与肽聚糖的 *N*-乙酰胞壁酸相连，后者与细胞膜的磷脂相连，二者均伸到肽聚糖的表面，构成 G^+ 菌重要的表面抗原。某些细菌的膜磷壁酸具有黏附作用，与致病性有关。

考点：肽聚糖结构、革兰氏阳性菌细胞壁

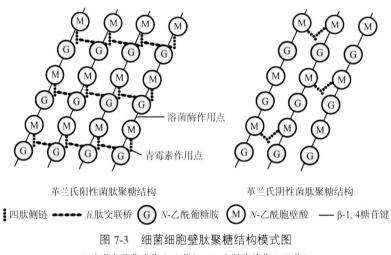

革兰氏阳性菌肽聚糖结构　　　　革兰氏阴性菌肽聚糖结构

⫶四肽侧链　●●●五肽交联桥　Ⓖ *N*-乙酰葡糖胺　Ⓜ *N*-乙酰胞壁酸　—— β-1，4 糖苷键

图 7-3　细菌细胞壁肽聚糖结构模式图

A. 金黄色葡萄球菌（G^+ 菌）；B. 大肠埃希菌（G^- 菌）

（2）G^- 菌细胞壁 由肽聚糖和外膜组成（图 7-4B）。①外膜：是 G^- 菌细胞壁的主要结构成分。位于肽聚糖的外侧，由内而外分脂蛋白层、脂质双层、脂多糖层。其中，脂多糖（LPS）是 G^- 菌的内毒素，由内向外分三部分：脂质 A 为内毒素的毒性成分，无种属特异性，因此不同细菌的内毒素引起的毒性作用相似；核心多糖位于脂质 A 的外层，具有属特异性；特异多糖，具有种的特异性，是 G^- 菌的菌体抗原。②肽聚糖：由聚糖骨架、四肽侧链两部分组成。其中，四肽侧链的第三位氨基酸被二氨基庚二酸（DAP）所代替，DAP 与相邻四肽侧链末端的 *D*-丙氨酸直接连接，导致五肽交联桥缺失，形成二维平面网状结构（图 7-3B）。

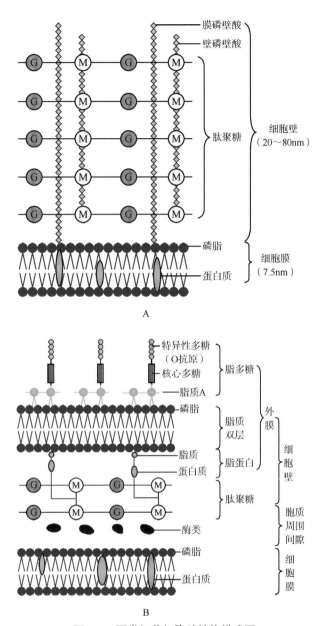

图 7-4　两类细菌细胞壁结构模式图

A. 革兰氏阳性菌（G⁺菌）细胞壁；B. 革兰氏阴性菌（G⁻菌）细胞壁

考点：革兰氏阴性菌细胞壁

G⁺菌和 G⁻菌细胞壁结构的差异见表 7-1，由此导致这两类细菌在染色性、免疫原性、致病性及对药物的敏感性方面有较大的区别。如 G⁺菌对溶菌酶、青霉素和头孢菌素敏感，但 G⁻菌却表现为不敏感。这是因为青霉素和头孢菌素通过抑制五肽交联桥与四肽侧链末端的 D- 丙氨酸之间的连接而阻止肽聚糖形成发挥杀菌作用，溶菌酶是通过作用于聚糖骨架的 β-1, 4 糖苷键使其断裂而发挥杀菌作用。G⁻菌细胞壁肽聚糖由于缺乏五肽交联桥，故其对青霉素和头孢菌素不敏感。另外，由于其外膜的保护作用，溶菌酶不能作用于聚糖骨架，导致其对溶菌酶也不敏感。

表 7-1　革兰氏阳性菌（G⁺菌）与革兰氏阴性菌（G⁻菌）细胞壁结构比较

细胞壁结构	G⁺菌	G⁻菌
厚度	厚，20 ～ 80nm	薄，10 ～ 15nm
强度	强，较坚韧	弱，较疏松

续表

细胞壁结构	G⁺菌	G⁻菌
肽聚糖组成	聚糖骨架、四肽侧链、五肽交联桥	聚糖骨架、四肽侧链
肽聚糖层数	多，可达50层	少，1～3层
肽聚糖含量	多，占细胞壁干重的50%～80%	少，占细胞壁干重的5%～20%
磷壁酸	有	无
外膜	无	有

3. L型细菌

（1）概念　L型细菌即细胞壁缺陷型细菌。在人工诱导（如少量青霉素、头孢菌素、溶菌酶存在或培养时缺乏DAP）或自然情况（如紫外线）下，均能形成L型细菌。L型细菌可保留亲代的遗传特性，但在形态、染色性、培养特性及生化反应等生物学性状上有明显的变化，尤其对β-内酰胺类或其他作用于细胞壁的抗生素具有抵抗力。几乎所有细菌均可发生这种变异。发生于G⁺菌，细胞壁完全缺失，称原生质体，因其菌体内渗透压高，在普通培养基中很易胀裂，只能在高渗透环境中生长。G⁻菌因细胞壁中含肽聚糖少，且有外膜保护，内部渗透压比G⁺菌低，故L型多呈圆球体，称原生质球，可在高渗透或非高渗透环境中生长。

（2）主要生物学特性　①多形性。L型细菌因缺失细胞壁，故呈高度多形性，可见球状、杆状和丝状，着色不均，大多数呈革兰氏阴性，细胞壁染色可见缺壁浓染的菌体。②普通培养不生长，需高渗培养。L型细菌在普通培养环境中不能耐受菌体内部的高渗透压而易破裂死亡，但在含10%～20%人或马血清的高渗低琼脂培养基中能缓慢生长，形成中间较厚、四周较薄的荷包蛋样细小菌落，也可呈颗粒状或丝状菌落。③可返祖。去除诱因，有些L型可返祖变为原菌，但有些L型则不能回复。④可致病。L型细菌仍有致病能力，感染呈慢性迁延、反复发作，临床上常见尿路感染、骨髓炎、心内膜炎等。临床上在使用具有破坏细胞壁的抗菌药物治疗中可发生L型细菌变异。因此，当临床上遇有明显症状而标本常规细菌培养为阴性者，应考虑L型细菌感染的可能性。

考点：细胞壁缺陷型细菌（L型细菌）概念及生物学特性

（二）细胞膜

细胞膜又称胞质膜，位于细胞壁内侧，紧密包绕着细胞质，是一层柔软而富有弹性的半渗透性双层脂质生物膜结构，在脂质双层中镶嵌有多种蛋白质，这些蛋白质多为酶类和载体蛋白，使膜具有不同的功能。此外，细胞膜还含有少量的多糖类。

1. 主要功能　①物质转运。通过被动扩散或主动摄取方式，选择性通透物质，以控制细胞内外物质的转运与交换。②参与细菌的呼吸。细菌细胞膜类似线粒体作用，参与细菌能量的产生、储存和利用。③生物合成的重要场所。其膜上的合成酶与细胞壁、荚膜和鞭毛的合成有关。④分泌细菌胞外酶。

2. 中介体　又称拟线粒体，是细胞膜内陷折叠而成的囊状结构，多见于G⁺菌。中介体具有产生能量、参与细菌的分裂、物质合成的功能，还与芽孢的形成有关。

考点：细胞膜的结构与功能、中介体

（三）细胞质

细胞质又称细胞浆，是被细胞膜包裹的无色透明胶状物质。主要成分是水、蛋白质、核酸（主要为RNA）和脂类。细胞质内含有许多酶类，是细菌胞内代谢的重要场所。细胞质中含有多种重要结构。

1. 核糖体　由蛋白质和RNA组成，是细菌合成蛋白质的场所。细菌核糖体的沉降系数为70S（由50S和30S亚基组成），而人的核糖体沉降系数为80S，故链霉素、红霉素可与细菌核糖体30S和50S亚基结合而干扰细菌蛋白质合成导致死亡，但对人体核糖体无作用。

2. 胞质颗粒　又称内含体。多为细菌储存的各种营养物质颗粒，包括多糖、脂类和磷酸盐形成的糖原、淀粉等。胞质颗粒可随细菌的种类、所处的环境及生长期的不同而异。如白喉棒状杆菌胞质中含有一种胞质颗粒，其主要成分是核糖核酸和多偏磷酸盐，嗜碱性强，着色较深，经特殊染色后可染成与菌体不同的颜色，称异染颗粒，对鉴别白喉棒状杆菌有一定意义。

3. 质粒　是染色体外的遗传物质，为闭合环状的双链 DNA 分子，携带某些遗传信息，控制细菌的某些特殊遗传性状，如 F 质粒控制性菌毛的产生、R 质粒控制细菌某些耐药性等。质粒能独立进行复制并随分裂繁殖而转移到子代细胞，也可通过转导或接合方式传递给另一细菌。质粒不是细菌生长繁殖所必需的结构，失去后，细菌仍可存活。质粒还常作为基因运载体用于遗传工程。

考点：细胞质的结构与功能、内含体、核糖体、质粒

（四）核质

细菌属于原核细胞，核结构不完整，缺核膜和核仁，仅有染色体，故又称拟核。细菌染色体由一环状双股 DNA 组成。核质 DNA 是细菌存活所必需的遗传物质，控制着细菌的生命性状的遗传变异。

考点：核质的结构与组成、功能

三、细菌的特殊结构

细菌的特殊结构是部分细菌具有的结构，主要有鞭毛、菌毛、荚膜和芽孢（图 7-2）。

（一）鞭毛

鞭毛是从细胞膜延伸到细胞壁外的细长弯曲的蛋白丝状物。具有鞭毛的细菌常见的有弧菌、螺菌、某些杆菌和少数球菌。

1. 观察　由于鞭毛直径为 12 ～ 18nm，故需用电子显微镜才可见。但鞭毛染色法具有着色和增粗鞭毛的作用，经鞭毛染色后，能在光学显微镜下看到。还可通过暗视野显微镜观察细菌运动，或在半固体培养基上观察细菌生长现象，间接判断细菌是否有鞭毛存在。

2. 类型　根据鞭毛的数目、位置的不同，可将鞭毛菌分为几种（图 7-5）。

（1）单毛菌　在菌体一端只有一根鞭毛，如霍乱弧菌。

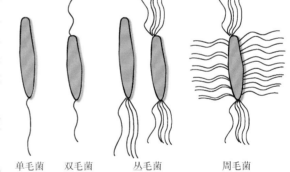

单毛菌　双毛菌　丛毛菌　周毛菌

图 7-5　细菌鞭毛类型模式图

（2）双毛菌　在菌体的两端各有一根鞭毛，如胎儿弯曲菌。

（3）丛毛菌　在菌体一端或两端有数根成丛的鞭毛，如铜绿假单胞菌。

（4）周毛菌　菌体周身遍布鞭毛，如伤寒沙门菌等。

3. 作用和意义　①是细菌的运动器官；②与细菌致病性相关，有些细菌需要通过运动到达易感组织细胞，此时鞭毛具有侵袭作用；③用于细菌鉴定和分类，可根据鞭毛的有无、类型和鞭毛蛋白质免疫原性（H 抗原）的不同进行细菌鉴定和血清学分型。

考点：鞭毛

（二）菌毛

菌毛是指菌体表面比鞭毛更细、短而直的蛋白丝状物。菌毛主要出现在 G⁻ 菌中，必须用电子显微镜才能看见。根据功能的不同，菌毛分为普通菌毛和性菌毛两类。

1. 普通菌毛　遍布菌体表面，形态短而直，约数百根。如大肠埃希菌、淋病奈瑟菌等均具这类菌毛。

普通菌毛可由染色体或质粒控制产生，是细菌的黏附结构，能与宿主细胞表面的特异性受体结合而介导细菌定居于易感组织（如黏膜表面），与致病性有关。若细菌失去菌毛，可导致其致病力降低或丧失。

2. 性菌毛 由质粒编码产生，又称 F 菌毛，比普通菌毛长而粗，仅有 $1 \sim 4$ 根，中空呈管状，是两菌之间传递遗传物质（质粒）的通道。表面有性菌毛的细菌（如大肠埃希菌）通常称雄性菌（F⁺），无性菌毛者称雌性菌（F⁻）。细菌的耐药质粒及某些细菌的毒力因子均可通过这种方式转移。

考点：菌毛

（三）荚膜

荚膜是某些细菌分泌并包绕在细胞壁外的一层黏液性物质。

1. 观察 荚膜不易着色，经革兰氏染色法、墨汁负染色法染色，若厚度在 0.2μm 以上者，普通光学显微镜下可见菌体外有一层肥厚的透明圈（图 7-6）；用荚膜特殊染色法染色，则可将荚膜染成与菌体不同的颜色。若厚度小于 0.2μm，则称为微荚膜或黏液层，仅可用电镜或免疫学方法证实其存在。

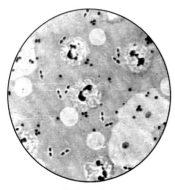

图 7-6　细菌的荚膜（100×10）

2. 组成 荚膜的形成受遗传和环境因素的影响。通常在机体内和营养丰富的培养基中易形成荚膜。荚膜的化学成分一般为多糖，如肺炎链球菌的荚膜；少数为多肽，如炭疽杆菌的荚膜。

3. 作用和意义 ①抗吞噬和抗杀菌物质的作用。荚膜能保护细菌抵抗吞噬细胞的吞噬消化作用以及免受体内抗菌药物、溶菌酶、补体、噬菌体等的杀伤作用。②与致病有关。荚膜本身无毒性，上述荚膜的保护作用，增加了细菌对机体的侵袭力。细菌若失去荚膜，其致病力也随之减弱或消失。③抗干燥的作用。荚膜有贮留水分的作用。④具有免疫原性。荚膜可刺激机体产生相应抗体。细菌荚膜与相应抗体结合就会失去其抗吞噬的能力，故可用荚膜抗原制备有效的疫苗来预防疾病。细菌荚膜抗原与相应抗体结合后可引起荚膜逐渐增大，称荚膜肿胀反应。⑤鉴别细菌和分型。可根据细菌有无荚膜鉴别细菌，也可利用免疫学技术检测特异性荚膜抗原鉴别细菌，还可利用荚膜肿胀试验来鉴别。依据荚膜抗原的不同可对同种细菌进行血清学分型，如对肺炎链球菌可根据其荚膜多糖抗原性的不同将其分为 91 个血清型。

考点：荚膜

（四）芽孢

芽孢是某些细菌（主要为 G⁺ 杆菌）在一定条件下，细胞质浓缩脱水而形成的一个折光性强、具有多层膜状结构、通透性很低的圆形或卵圆形的小体。

1. 观察 芽孢用革兰氏染色法不易着色，在普通光学显微镜下只能看到胞内发亮的小体，必须用芽孢染色法才能着色。芽孢因菌种的不同，其在菌体中的位置、形状、大小各异（图 7-7）。

2. 成因 芽孢的形成受遗传和环境因素影响，当培养环境因素不利于细菌生长时容易形成芽孢，如碳源、氮源和某些生长因子等营养物质缺乏；有些细菌芽孢的形成与环境中氧的存在有关，

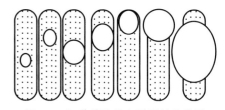

图 7-7　细菌芽孢的各种形状和位置

如炭疽杆菌需在有氧条件下形成，破伤风梭菌则在无氧条件下形成。芽孢形成后，其菌体细胞则失去繁殖能力，并逐渐自溶、崩溃，芽孢脱出游离于环境中。

3. 特性 ①保留原菌活性。芽孢具有菌体的酶和核质等成分，故能保存细菌的全部生命活性。②细菌的休眠体。芽孢是细菌为适应不良环境而形成的休眠体，其代谢缓慢，对营养物质需求降低，不能分裂繁殖。③可转变成繁殖体。当遇到适宜环境时，芽孢又可发芽成为一个能进行生长繁殖的繁殖体。一个细菌只能形成一个芽孢，一个芽孢发芽也只能生成一个繁殖体，故芽孢的形成不是细菌

的繁殖方式。④耐高温。芽孢含水量少，蛋白质不易受热变性，并含有大量的吡啶二羧酸（DPA），提高了芽孢的耐热性和稳定性，如枯草杆菌的芽孢能在 100℃ 的沸水中存活 1h，肉毒梭菌的芽孢在 120℃ 30min、炭疽杆菌的芽孢在 5% 苯酚中经 5h 才被杀死。当芽孢发芽时，DPA 从胞内渗出，耐热性随之丧失。

4. 作用和意义 ①增强细菌抵抗力。芽孢具有坚硬的多层厚而致密的胞膜，通透性低，可阻止化学药物的渗入。对干燥、高温和消毒剂等理化因素有强大的耐受力，因此，杀灭芽孢最有效的方法是高压蒸汽灭菌法。②判断灭菌效果的指标。由于芽孢能耐高温，在适宜条件下又可转变为繁殖体，故常将杀死芽孢作为消毒灭菌是否彻底的指标。③可成为某些外源性感染潜在的病原。由于芽孢可在自然界存活多年，用一般处理方法又不易将其杀死，一旦污染各种用具、手术器械、敷料、培养基等，可在适宜条件下转为繁殖体而致病。④鉴别细菌。可根据芽孢的形态特点鉴别细菌。

考点：芽孢形成与特性、功能

细菌的特殊结构在细菌检验、致病、防控等方面有特殊意义，可运用于实际工作中。其特殊结构的比较见表 7-2。

表 7-2　细菌特殊结构的比较

结构名称	检查方法	作用	意义
鞭毛	直接法——电镜、鞭毛染色（光镜）	运动器官	鉴定细菌
	间接法——暗视野镜检、压滴法、半固体培养		与致病有关
荚膜	革兰氏染色法、荚膜染色、墨汁负染色等	抗吞噬	鉴定细菌
		抗干燥	与致病有关
		抗药物的杀伤作用	制备免疫疫苗
芽孢	革兰氏染色法、芽孢染色法	增强细菌对外界的抵抗力	判断灭菌效果的指标
		潜在病原，引起远期感染	鉴定细菌
			与致病有关
菌毛	电镜	普通菌毛——黏附作用	与致病有关
		性菌毛——传递遗传物质	遗传性状的转移表达

第 2 节　细菌的生理

一、细菌的化学组成与物理性状

（一）细菌的化学组成

细菌的化学组成与其他生物细胞相似，主要包括水、无机盐、蛋白质、糖类、脂类、核酸等。水是细菌细胞重要的组成成分，占细胞总重量的 70% ～ 90%。细菌的核酸有核糖核酸（RNA）和脱氧核糖核酸（DNA）两种。RNA 主要存在于细胞质中，约占细菌干重的 10%；DNA 则主要存在于染色体和质粒中，占菌体干重的 3% 左右。核酸与细菌的遗传、变异、蛋白质的合成有密切关系。此外，细菌体内还含有一些细菌特有的化学物质，如肽聚糖、磷壁酸、D 型氨基酸、二氨基庚二酸、吡啶二羧酸等。

考点：细菌的化学组成

（二）细菌的物理性状

1. 带电现象　细菌细胞内的蛋白质是由兼性离子氨基酸组成的，氨基酸具有两性游离的性质，可在溶液中电离成带正电荷的氨基（NH_3^+）和带负电荷的羧基（COO^-），从而使细菌带上一定性质的电荷。细菌所带电荷与所处溶液的 pH 有关：当溶液的 pH 与细菌等电点相同时，细菌不带电荷；溶液 pH 高于细菌等电点时，细菌带负电荷；溶液 pH 低于细菌等电点时，细菌带正电荷。G^+ 菌的等电点约为 pH

$2\sim3$，G^-菌的等电点约为 pH $4\sim5$，所以在弱碱性或接近中性的环境中细菌均带负电荷。细菌的带电现象与细菌的染色反应、凝集反应、抑菌和杀菌作用等有密切关系。如细菌在中性、碱性环境中带负电荷，因而易与带正电荷的碱性染料结合而着色。

2.光学性质 细菌细胞为半透明体，当光线照射菌体时，一部分光被吸收，一部分光被折射，所以细菌悬液呈现混浊状态，且细菌数量越多，浊度越大。借此原理，可使用比浊方法或分光光度计来估计悬液中细菌的数量。

3.渗透压 由于细胞内含有高浓度的有机物和无机盐，因而细菌具有较高的渗透压。G^-菌的渗透压为 $5\sim6$ 个大气压，G^+菌的渗透压高达 $20\sim25$ 个大气压。细菌一般生活在渗透压较低的环境中，由于有坚韧细胞壁的保护，细菌才能承受巨大的压力，不致崩裂。但细菌若处在纯水中，仍可因吸水而胀裂；若处在渗透压更高的环境中，则菌体内水分逸出，胞质浓缩，造成胞浆分离，使细菌不能生长繁殖。

4.半透性 细菌细胞膜及细胞壁可允许水及部分小分子物质通过，这种半透性有利于细菌吸收营养和排除代谢产物。

5.表面积 细菌体积小，但其单位体积的表面积大，如葡萄球菌直径为 $1\mu m$，每 cm^3 体积的表面积可达 $60\,000cm^2$，而直径为 1cm 的生物体，每 cm^3 体积的表面积仅 $6cm^2$：前者的表面积是后者的 1 万倍。巨大的表面积有利于细菌与外界物质交换，因此细菌代谢旺盛，繁殖迅速。

考点：细菌的物理性状

二、细菌的生长繁殖

（一）细菌生长繁殖的条件

细菌只有在适宜的条件下才能良好生长，不同种类细菌，其生长繁殖所需的环境条件不尽相同，但基本条件包括以下几个方面。

1.充足的营养物质 营养成分是细菌进行新陈代谢、生长繁殖的物质基础，主要包括水、碳源、氮源、无机盐和生长因子等。体外人工培养细菌时，人工制备的培养基应包含细菌所需的全部营养物质。

（1）水 是细菌细胞的主要组成成分，又是良好的溶剂，可使营养物质溶解，利于细菌吸收。此外，水是细菌细胞调节温度、进行新陈代谢的重要媒介。

（2）碳源 是细菌合成蛋白质、核酸、糖、脂类、酶类等菌体成分的原料，同时也为细菌新陈代谢提供能量。细菌主要从糖类、有机酸等获得碳源。

（3）氮源 主要为细菌提供合成菌体成分的原料，一般不提供能量。细菌多以蛋白质、氨基酸等有机氮化合物作为氮源，有的可利用无机氮化合物，如铵盐、硝酸盐等。

（4）无机盐 细菌需要多种无机盐以提供其生长繁殖所需的各种元素，如磷、硫、钾、钠、钙、镁、铁，以及微量元素钴、锌、锰、铜等。无机盐除构成菌体成分以外，其作用还包括：①参与能量的储存和转运；②作为酶的辅基和酶激活剂，维持酶活性；③调节菌体内外渗透压；④某些元素与细菌的致病作用有关，如白喉棒状杆菌在含铁0.14mg/L的培养基中产毒量最高，而当铁的浓度达到0.6mg/L时，则完全不产毒。

（5）生长因子 是某些细菌生长繁殖必需的，但自身不能合成的物质，如B族维生素、氨基酸、嘌呤、嘧啶等。有些细菌还需要特殊的生长因子，如流感嗜血杆菌需要 X 因子（高铁血红素）、V 因子（辅酶Ⅰ或辅酶Ⅱ）。人工培养这类细菌时，需在培养基中加入血液、血清、酵母浸出液等，为细菌提供生长因子。

不同种类的细菌对营养物质的要求不同，由此可将细菌分为两类：①非苛养菌：指营养要求不高，在普通培养基中即可生长繁殖的细菌，如葡萄球菌、大肠埃希菌等。②苛养菌：指营养要求苛刻，在普通培养基中不生长或难以生长的一类细菌，如流感嗜血杆菌、百日咳鲍特菌等。苛养菌需在含有生长因子或其他特殊营养成分的培养基中才能生长。

2. 适宜的酸碱度　大多数病原菌的最适酸碱度为 pH 7.2 ～ 7.6，在此 pH 时细菌的酶活性强，新陈代谢旺盛。但个别细菌需要在碱性或酸性环境中生长，如霍乱弧菌在 pH 8.4 ～ 9.2、结核分枝杆菌在 pH 6.4 ～ 6.8 的环境中生长最好。许多细菌在代谢过程中会分解糖产酸，使培养基的 pH 下降，影响细菌继续生长。若在培养基中加入缓冲剂，可以起到稳定 pH 的作用。

3. 合适的温度　细菌生长的最适温度因种类不同而异，病原菌在长期进化过程中适应了人体环境，其最适生长温度多为 35 ～ 37℃。但个别细菌如小肠结肠炎耶尔森菌的最适生长温度为 20 ～ 28℃，空肠弯曲菌的最适生长温度为 36 ～ 43℃。

4. 必要的气体环境　细菌生长繁殖需要的气体主要是 O_2 和 CO_2。一般细菌在代谢过程中产生的 CO_2 及空气中的 CO_2 足够满足其需要，不必额外补充。少数细菌如脑膜炎奈瑟菌、淋病奈瑟菌等，在初次分离培养时所需 CO_2 浓度较高（5% ～ 10%），需人为供给。

不同种类的细菌对 O_2 的需求不一，由此可将细菌分为四类：①专性需氧菌。此类细菌具有完善的呼吸酶系统，需要分子氧作为最终受氢体，以完成呼吸作用，因此必须在有氧环境中才能生长，如铜绿假单胞菌、结核分枝杆菌等。②专性厌氧菌。此类细菌缺乏完善的呼吸酶系统，不能利用分子氧，且游离氧对其有毒性作用，只能在无氧环境中进行无氧发酵，如破伤风梭菌、脆弱类杆菌等。③兼性厌氧菌。此类细菌既能进行有氧氧化又能进行无氧发酵，因而在有氧和无氧环境中均能生长。但在不同环境中生成不同的呼吸产物，如大肠埃希菌在有氧环境中通过有氧呼吸产生大量 CO_2 及少量有机酸，而在无氧环境中则通过发酵生成大量乳酸、甲酸、乙酸及少量 CO_2。大多数病原菌属于兼性厌氧菌。④微需氧菌。此类细菌宜在 5% 左右的低氧环境中生长，氧浓度 > 10% 对其有抑制作用，如幽门螺杆菌、空肠弯曲菌等。

考点：细菌生长繁殖的条件

（二）细菌生长繁殖的规律

1. 细菌的繁殖方式和速度　细菌一般以无性二分裂方式进行繁殖。在适宜条件下，大多数细菌 20 ～ 30min 可分裂一次，即繁殖一代，但个别细菌繁殖速度较慢，如结核分枝杆菌需 18 ～ 20h 才可繁殖一代。

2. 细菌的生长曲线　将一定数量的细菌接种在定量的液体培养基中培养，间隔一定时间取样检测活菌数目。以培养时间为横坐标，活菌数的对数为纵坐标所绘制的一条曲线，称为细菌的生长曲线（图7-8）。生长曲线反映细菌群体生长及规律，分为 4 个时期。

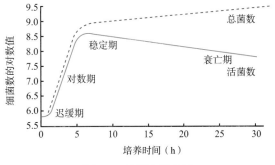

图 7-8　细菌生长曲线

（1）迟缓期　是细菌进入新环境后的适应阶段。此期细菌几乎不繁殖，但代谢活跃，体积明显增大，合成各种酶、辅酶及代谢产物，为其后的繁殖做准备。迟缓期的长短与细菌种类、培养基性质有关，一般为 1 ～ 4h。

（2）对数期　此期细菌生长繁殖迅速，菌数以几何级数增长，在生长曲线图上活菌数的对数呈直线上升至顶峰。对数期细菌的生物学特性较典型，对外界因素的作用也较敏感，因此观察研究细菌大小、形态、染色性、生理活性等常选择此期细菌。对数期一般在细菌培养后 8 ～ 18h。

（3）稳定期　繁殖产生的大量细菌导致培养基中营养物质被消耗、毒性代谢产物积聚、pH 下降，因此对数期后，细菌的繁殖速度逐渐减慢，死亡数逐渐增多，细菌繁殖数和死亡数大致平衡，生长曲线趋于平稳。稳定期的细菌形态、生理特性常有变异，如 G^+ 菌可能被染成 G^- 菌，但细菌代谢产物如外毒素、抗生素、色素等在此期产生和积累，细菌芽孢也多在此期形成。

（4）衰亡期　此期由于营养物质的消耗和毒性产物的积聚，环境条件不断恶化，细菌繁殖速度越来越慢，死亡速度越来越快，活菌数越来越少，死菌数超过活菌数。此期的细菌形态显著改变，出现多形态的衰退型甚至菌体自溶，生理代谢活动也趋于停滞。

细菌生长曲线只有在体外人工培养的条件下才能观察到，在自然界或人和动物体内繁殖时，受环境因素和机体免疫因素等多方面影响，不可能出现在培养基中的那种典型的生长曲线。

考点：细菌生长繁殖的规律

三、细菌的新陈代谢

细菌的新陈代谢是指细菌的物质代谢及其相伴随的能量代谢，物质代谢包括分解代谢和合成代谢。分解代谢是将复杂的营养物质降解为简单的化合物的过程，同时伴有能量释放；合成代谢是将简单的小分子合成复杂的菌体成分和酶的过程，这一过程需要消耗能量。在细菌的物质代谢过程中可产生多种代谢产物，其中一些产物在细菌鉴别和医学上具有重要意义。

（一）细菌的能量代谢

细菌在代谢过程中所需要的能量主要是通过物质的生物氧化反应获得。生物氧化的方式有加氧、脱氢和失电子三种，细菌主要以脱氢或失电子的方式进行生物氧化，在氧化过程中产生的能量以高能磷酸键（ATP）形式加以储藏。

病原菌进行能量代谢的基质（生物氧化的底物）多为有机物，以糖类最常见。根据生物氧化过程中最终受氢体的差异，细菌的生物氧化可分为需氧呼吸、厌氧呼吸及发酵。

1. 需氧呼吸　以分子氧作为最终受氢体的生物氧化过程称为需氧呼吸。在此过程中，底物被彻底氧化，产生的能量多。如1分子葡萄糖通过需氧呼吸被彻底氧化成 CO_2 和 H_2O，并生成38分子ATP。

2. 厌氧呼吸　以无机物（除 O_2 外）作为最终受氢体的生物氧化过程称为厌氧呼吸。仅有少数细菌以此方式产生能量。

3. 发酵　以有机物作为最终受氢体的生物氧化过程称为发酵。发酵作用不能将底物彻底氧化，故产生的能量较少。1分子葡萄糖发酵仅产生2分子ATP。

需氧呼吸必须在有氧条件下进行，厌氧呼吸、发酵必须在无氧条件下进行。

（二）细菌的分解代谢

不同种类的细菌具有不同的酶系统，因而对营养基质的分解能力和形成的代谢产物也不同，借此可以鉴别细菌。这种通过检测细菌对各种基质的代谢作用及其代谢产物，用于鉴别细菌的反应，称为细菌的生化试验。

1. 糖的分解　糖是细菌代谢的主要供能物质，也是合成有机物质的碳源。多糖类物质须先经细菌分泌的胞外酶分解为单糖（葡萄糖），再被吸收利用。各种细菌将多糖分解为单糖，进而转化为丙酮酸的分解过程基本相同，而对丙酮酸的进一步分解，不同的细菌会产生不同的终末产物。需氧菌将丙酮酸经三羧酸循环彻底分解成 CO_2 和 H_2O，在此过程中产生各种中间代谢产物。厌氧菌则发酵丙酮酸，产生各种酸类（如甲酸、乙酸、丙酸、丁酸、乳酸等）、醛类（如乙醛）、醇类（如乙醇、乙酰甲基甲醇、丁醇等）、酮类（如丙酮）。常用的检测糖分解代谢产物的试验有糖发酵试验、甲基红试验和VP试验等。

2. 蛋白质和氨基酸的分解　蛋白质分子量较大，通常先由细菌分泌胞外酶将其分解为短肽或氨基酸，然后再吸收入细胞。进入细菌细胞的氨基酸在胞内酶的作用下，以脱氨、脱羧的方式进一步被分解为各种产物。常用的检测蛋白质和氨基酸分解产物的试验有吲哚（靛基质）试验、硫化氢试验、苯丙氨酸脱氨酶试验等。

3. 细菌对其他物质的分解　细菌除能分解糖和蛋白质外，还可分解利用一些有机物和无机物，如变形杆菌可分解尿素、产气肠杆菌可分解枸橼酸钠。

（三）细菌的合成代谢

细菌利用分解代谢形成的产物和能量不断合成菌体自身成分，如细胞壁、多糖、蛋白质、脂肪酸、核酸等，同时也通过合成代谢产生一些产物，以保护自身或表现自身的特性，其中在医学上具有重要意义的代谢产物主要有：

1. 热原质　是许多革兰氏阴性菌合成的一种注入人或动物体内能引起发热反应的物质，热原质即是其细胞壁中的脂多糖。

热原质耐高温，经高压蒸汽灭菌（121℃、20min）亦不被破坏，经250℃高温干烤才能被破坏。因此，在制备生物制品和注射制剂过程中要严格遵守无菌技术，防止产生热原质的细菌污染。制剂中的热原质可用蒸馏法、吸附剂和特制石棉滤板过滤去除。

2. 毒素与侵袭性酶类　细菌产生的毒素包括内毒素和外毒素。内毒素主要由 G⁻ 菌产生，不同细菌内毒素的毒性大致相同。外毒素主要由 G⁺ 菌产生，毒性强而且有高度的选择性。

侵袭性酶是细菌产生的具有侵袭作用的胞外酶。侵袭性酶可帮助细菌对易感组织的入侵和扩散，如链球菌产生的透明质酸酶可分解组织中的透明质酸，促进细菌扩散。

3. 色素　是部分细菌在一定条件下产生的有色产物，不同细菌产生的色素不尽相同，可用于细菌的鉴别。细菌产生的色素有两类：一类为水溶性色素，可弥散至培养基或周围组织，如铜绿假单胞菌产生的青脓素，可使培养基或感染部位的脓汁呈绿色；另一类为脂溶性色素，不溶于水，只存在于菌体中，可使菌落和菌苔显色，而培养基不显色，如金黄色葡萄球菌产生的金黄色色素，使其菌落呈金黄色。

4. 细菌素　是某些细菌菌株产生的一类仅对近缘关系的细菌才有抑菌作用的蛋白质。细菌素抗菌范围窄，且有种和型的特异性，故可用于细菌分型，在流行病学调查中有意义。常见细菌素有大肠埃希菌产生的大肠菌素、铜绿假单胞菌产生的铜绿假单胞菌素等。

5. 抗生素　是由某些微生物在代谢过程中产生的、能抑制或杀灭其他微生物和肿瘤细胞的生物活性物质。抗生素主要由放线菌和真菌产生，细菌产生的抗生素较少，只有多黏菌素、杆菌肽等少数几种。

6. 维生素　有些细菌能合成某些维生素，除供菌体本身所需外，也能分泌至菌体外。如人体肠道内的大肠埃希菌能合成维生素 B 和维生素 K，人体也可吸收利用。

考点：细菌的新陈代谢

第3节　细菌的遗传与变异

一、细菌的变异现象

细菌的变异可表现在形态、结构、耐药性等多个方面。

（一）形态结构变异

1. 形态变异　细菌在适宜的环境中形态相对稳定、典型。在不同生长时期或当环境改变时，其形态、大小常发生改变。如鼠疫耶尔森菌的典型形态为两端钝圆的椭圆形杆菌，但在含有 30 ～ 60g/L NaCl 的培养基中可呈现球形、棒状、丝状、哑铃状等多形态性。又如受一些理化因素（如青霉素、免疫血清、补体和溶菌酶等）影响，细菌细胞壁中肽聚糖可被破坏或合成被抑制，进而变异成细胞壁缺失或缺陷的细菌（L 型细菌），其形态呈高度多形性。

2. 结构变异　细菌的一些特殊结构，如荚膜、鞭毛和芽孢等也可发生变异。

（1）荚膜变异　有荚膜的细菌在普通培养基上多次传代后可逐渐失去荚膜，若将其接种于易感动物体内或在含有血清的培养基中则又可重新产生荚膜。如肺炎链球菌经多次人工培养传代，其荚膜消失且毒力减弱，通过小鼠腹腔传代后可重新产生荚膜，恢复毒力。

（2）鞭毛变异　如普通变形杆菌在含 1g/L 苯酚的培养基中培养可失去鞭毛；如果再移种于不含苯酚的半固体培养基上，鞭毛又可恢复。细菌的鞭毛从有到无的变异称为 H-O 变异。

（3）芽孢变异　某些可形成芽孢的细菌，在体外培养时可失去形成芽孢的能力。例如，将有芽孢的炭疽杆菌在 42℃培养 10～20d 后，细菌可失去产生芽孢的能力。

（二）菌落变异

细菌的菌落主要有光滑型（S 型）与粗糙型（R 型）两种类型。在一定培养条件下，细菌的菌落性状可由 S 型变异成为 R 型，或由 R 型变异成为 S 型。如刚分离的肺炎链球菌菌落表面光滑、湿润、边缘整齐（即 S 型），在培养基上多次传代后，菌落表面粗糙、干燥而有皱纹、边缘不整齐（即 R 型）。光滑型与粗糙型之间的变异，称为 S-R 变异。S-R 变异时，细菌的毒力、生化反应性、抗原性等往往发生改变。一般由光滑型变为粗糙型较为容易，由粗糙型变为光滑型比较困难。但有少数细菌如炭疽杆菌、结核分枝杆菌，其典型的有毒力的菌落是粗糙型，而变异的无毒力的菌落却为光滑型。

（三）毒力变异

毒力变异包括毒力减弱及毒力增强两种。目前广泛用于预防结核病的卡介苗（bacillus Calmette-Guérin，BCG），就是将强毒的牛型结核杆菌培养在含有胆汁、甘油和马铃薯的培养基中，连续传代 230 代而获得的弱毒变异菌株制备而成，它接种人体后对人不致病，却可使人获得特异性免疫力。又如，无毒的白喉棒状杆菌被 β- 棒状杆菌噬菌体感染发生溶原化后，成为可产生白喉外毒素的致病株而导致感染。

（四）抗原变异

细菌的抗原变异较为常见，尤其在志贺菌属和沙门菌属中更为普遍。沙门菌属的鞭毛抗原较易发生相的变化，即在Ⅰ相和Ⅱ相之间相互转变。菌体抗原也可发生变化，如福氏志贺菌菌体抗原有 13 种，其中Ⅰa 型菌株的型抗原消失变为 Y 变种，Ⅱ型菌株的型抗原消失变为 X 变种。

（五）耐药性变异

细菌对某种抗菌药物从敏感变为不敏感的变异现象，称为耐药性变异。细菌耐药性获得的主要机制如下：

1. 产生药物灭活酶。耐药性细菌可产生多种水解酶、钝化酶、修饰酶等，改变抗生素结构或破坏抗生素，使抗生素失活，如氨基糖苷类钝化酶、β- 内酰胺酶。

2. 抗生素作用靶位的改变，如水解酶能抑制抗菌药物作用于细胞壁的靶位，影响其结合的亲和力，从而使细菌对该抗生素耐药。

3. 细胞膜的通透性下降，致使抗菌药物渗透障碍。

4. 细菌主动外排系统的过度表达，使菌体内的药物浓度不足以发挥作用或改变药物的代谢途径。

耐药性变异是当今医学的重要问题。细菌耐药变异具有多重性，一种细菌可通过多种机制对不同的抗生素产生耐药性；对同一种抗生素，同一细菌也可通过不同的机制而导致耐药；对同一类抗生素，不同的细菌产生耐药的机制可以相同，也可不同。在治疗中，合理用药对防止细菌发生耐药性变异有重要作用。

（六）酶活性变异

酶是细菌新陈代谢的重要因素，细菌发生酶活性变异，对其生长繁殖、生化反应等均会产生影响。

如某些细菌由于紫外线照射或化学诱变剂等因素的作用，基因型发生改变，丧失了代谢途中的某种酶，从而导致其合成生长所必需的某些氨基酸和维生素的能力缺失，必须加入某些营养物才能生长。这种变异的细菌称为营养缺陷型，异常变异可传给后代。又如大肠埃希菌只有当培养基中有乳糖存在时才产生 β-半乳糖苷酶以分解乳糖，当培养基中无乳糖时，这种诱导酶则不产生。这种变异与遗传物质无关，不能传给后代。

考点：细菌的变异

二、细菌变异的机制

细菌的变异按其发生机制有遗传性变异和非遗传性变异两种。非遗传性变异又称表型变异，是指环境因素改变导致细菌的性状变化，这种变异无遗传物质的改变，变异的性状不能遗传给后代，具有可逆性。遗传性变异又称基因型变异，是指遗传物质的改变导致细菌的性状改变，变异性状能相对稳定地遗传给子代，且不可逆。在此主要介绍细菌遗传性变异发生的机制。

（一）与细菌变异有关的遗传物质

1. 核质 DNA　是构成细菌核质染色体的主要成分，结构上为一环状闭合的双链 DNA 分子。核质 DNA 为细菌的主要遗传物质，携带了决定细菌绝大部分性状的基因。

2. 核质外 DNA

（1）质粒（plasmid）　存在于胞质中，比染色体小，为环状闭合的双链 DNA 分子。质粒的主要特征有：①具有自主复制的能力。一个质粒是一个复制子，在细菌细胞内可不依赖染色体复制出不同的拷贝数。有的质粒拷贝数只有 1～2 个，其复制往往与染色体的复制同步，称紧密型质粒；有的质粒拷贝数较多，可随时复制，与染色体的复制不相关，称松弛型质粒。②决定细菌的某些遗传性状。质粒携带的遗传信息能赋予宿主菌某些生物学性状，如致育性、致病性、耐药性、某些生化特性等，这些性状均不是细菌的生命活动性状。③可丢失、转移。质粒可自行丢失或经人工诱导处理消除，随着质粒的消失，质粒所赋予细菌的性状亦随之失去，但细菌仍然可存活；质粒还可通过接合等方式在细菌间转移，从而使受体菌获得相应的生物学性状。

与医学相关的常见的细菌质粒：①致育质粒（F 质粒）：编码细菌性菌毛。带有 F 质粒的细菌为雄性菌，有性菌毛；无 F 质粒的细菌为雌性菌，无性菌毛。②耐药质粒（R 质粒）：具有一个耐药基因或有多个耐药基因，编码细菌对抗菌药物的耐药性。可通过细菌间的接合或通过噬菌体进行传递。③毒力质粒或 Vi 质粒：编码与细菌致病性有关的毒力因子，如大肠埃希菌的产肠毒素菌株因为含有编码肠毒素的质粒而可引起旅行者腹泻。④ Col 质粒：编码大肠埃希菌产生细菌素。⑤代谢质粒：编码产生与代谢相关的多种酶类。

（2）转座因子（transposon，Tn）　是一段具有自行转位特性的独立 DNA 序列，可在细菌染色体、质粒或噬菌体之间自行移动。伴随转座因子移动的过程，可出现插入突变或基因转移与重组。根据转座因子的基因大小和所携带基因的性质等，将其分为以下几种：

1）插入序列：是一段较短的 DNA 序列，为最简单的转座因子，长度 750～1600bp，仅携带自身转座所需酶的基因，不含任何与插入功能无关的基因区域。插入序列存在于多种细菌的染色体或质粒中，能介导高频重组菌株的形成。

2）转座子：是一段长度一般超过 2kb 的 DNA 序列，除携带与转座有关的基因外，还带有其他特殊功能的基因，如耐药性基因、糖发酵基因、肠毒素基因等，但不含自身复制所需的遗传信息。转座子的行为除了它们本来就位于染色体上并能在同一染色体的不同位置移动外，还有点像温和噬菌体，但它没有噬菌体那样的生命循环，也不像质粒那样自主复制和独立存在于染色体外。

考点：细菌的遗传物质

（二）细菌的遗传性变异机制

细菌的遗传性变异是由遗传物质即基因改变引起的，细菌基因的改变主要包括基因突变、基因转移与重组。

1. 基因突变 细菌的基因突变分为点突变（或小突变）和染色体畸变（或大突变）两种。点突变是指由个别碱基的置换、插入或缺失而引起的一个或几个基因的改变，涉及的变化范围较小。染色体畸变是染色体结构上的改变，如染色体上大段核苷酸序列的缺失、重复、易位或倒位等，引起较大范围内遗传物质结构的改变。

正常情况下细菌的遗传物质自然发生突变（即自发突变）的频率极低，为 $10^{-9} \sim 10^{-6}$，若通过人工方法如施加高温、X 射线、紫外线等物理因素或金属离子、化学试剂、抗生素和药物等化学因素的诱导（即诱发突变），则细菌突变的概率比自发突变要高 $10 \sim 1000$ 倍。

2. 基因转移与重组 外源性遗传物质由供体菌转入受体菌细胞内的过程称为基因转移或基因交换。供体菌的基因进入受体菌细胞，并在其中自行复制与表达，或与受体菌 DNA 整合在一起的过程，称为基因重组。基因转移与重组可使受体菌获得供体菌的某些特征。外源性遗传物质包括供体菌的染色体 DNA 片段、可转移的质粒 DNA 片段及噬菌体基因等。细菌基因转移与重组的方式常见以下 5 种。

（1）转化 受体菌直接摄取环境中供体菌游离的 DNA 片段，并将其整合至自身基因组中，从而获得供体菌部分遗传性状，这种方式称为转化。

（2）接合 通过性菌毛相互沟通，将遗传物质从供体菌直接转移给受体菌，这种方式称为接合。许多质粒 DNA 都可通过接合的方式进行转移，如 F 质粒和 R 质粒等。

（3）转导 以噬菌体为载体，将供体菌的遗传物质转移到受体菌，经重组而使受体菌获得供体菌的某些遗传性状，这种方式称为转导。

（4）溶原性转换 温和噬菌体感染细菌使其成为溶原性细菌时，噬菌体的遗传物质与宿主菌 DNA 发生重组，从而使宿主菌基因型改变并获得新的性状，这种方式称为溶原性转换。例如，β 棒状杆菌噬菌体感染白喉棒状杆菌时，通过溶原性转换使得白喉棒状杆菌产生白喉外毒素的能力。一旦失去这种 β 棒状杆菌噬菌体，白喉棒状杆菌产毒素能力也随之消失，其致病力也将减弱。

（5）原生质体融合 将两个不同的细菌用溶菌酶或青霉素处理分别去除细胞壁形成原生质体，然后在高渗条件下借助融合剂（如聚乙二醇）使两者融合，融合后的细胞通过基因交换与重组而产生新的遗传性状。融合后的双倍体细胞可以短期生存，在此期间染色体之间可发生基因交换与重组，获得多种不同表型的重组融合体。融合体经培养可返祖为有细胞壁的细菌，从中再按遗传标志选出所需要的重组菌。

三、细菌遗传与变异的应用

（一）在传染病诊断方面的应用

细菌在形态、菌落、生化反应、毒力、抗原性等方面都可能发生变异而使细菌的生物学性状不典型，给临床细菌学检验诊断带来了困难。细菌检验人员要作出正确的诊断，不但要熟悉细菌的典型特性，还要了解细菌各种性状的变异规律，以免造成误诊和漏诊。

（二）在传染病预防方面的应用

利用细菌毒力变异的原理，可人工诱变细菌从而获得保留免疫原性的弱毒或无毒菌株，制成减毒活疫苗，将此类疫苗接种于人体后可提高机体特异性免疫力，达到预防传染病的目的。如卡介苗、炭疽疫苗等均已取得良好的免疫效果。

（三）在传染病治疗方面的应用

由于抗菌药物的广泛使用，耐药变异菌株逐年增多，而且许多细菌常对多种药物具有耐药性。为了提高药物的疗效，在治疗前应做药物敏感试验，根据试验结果选择敏感药物进行治疗。对于需要长期用药的慢性患者，应考虑联合用药，以降低细菌耐药性变异率。此外，加强细菌耐药性监测，注意耐药谱的变化和耐药机制的研究，将有利于指导正确地选择抗菌药物和防止耐药菌株的扩散。

（四）在基因工程中的应用

基因工程也称遗传工程，是根据细菌基因可通过转移、重组等方式而获得新性状的原理，从供体细胞基因组中剪切下带有目的基因的 DNA 片段，将其结合到质粒、噬菌体或其他载体上形成重组 DNA 分子，然后将此重组的 DNA 分子转移至受体菌内使其表达性状。基因工程技术在分子水平上通过人工方法进行遗传物质重组，是改变生物性状、创造生物新品系的重要的生物技术，在控制疾病、制造生物制剂和改造生物品系等方面有着重要意义。如目前利用基因工程方法制备的胰岛素、干扰素、生长激素、乙肝疫苗等生物制品已广泛应用于临床，为疾病治疗与预防开辟了新的途径。

课堂思政　中国疫苗之父——汤飞凡

耶鲁博士毕业，哈佛高材生，本该是领着高薪的天之骄子，因为一句"我的祖国需要我"汤非凡放弃一切，毅然回国。虽然早前国外已经有了依靠牛痘防治水痘的有效方法，但我国却一直没有掌握研制牛痘疫苗的方法。在汤飞凡的带领下，我国用自己独特的方法制造出了中国第一批优秀的牛痘疫苗，并很快在全国得到了推广，短短的十余年时间就让天花在国内消失。汤飞凡用一颗赤诚之心，让全世界对中国的医学水平刮目相看。

目标检测

选择题（选择一个最佳答案）

1. G^+ 菌细胞壁特有的组成成分是（　　）
   A. 肽聚糖　　　　　　　B. 磷壁酸
   C. 外膜　　　　　　　　D. 脂多糖
   E. 纤维素

2. 下列结构中属于细菌运动器官的是（　　）
   A. 芽孢　　　　　　　　B. 鞭毛
   C. 荚膜　　　　　　　　D. 菌毛
   E. 异染颗粒

3. 下列哪一个化学物质既是细菌细胞壁的组成成分又是内毒素（　　）
   A. 肽聚糖　　　　　　　B. 磷壁酸
   C. 脂多糖　　　　　　　D. 外膜蛋白
   E. DAP

4. 大多数细菌生长适宜的 pH 是（　　）
   A. 5.5 ~ 6.0　　　　　　B. 6.5 ~ 6.8
   C. 7.2 ~ 7.6　　　　　　D. 8.4 ~ 9.2
   E. 9.0 ~ 10.0

5. 下列对细菌物理性状表述错误的是（　　）

A. 在中性环境中细菌均带负电荷
B. 细菌细胞膜为半通透性
C. 细菌细胞为半透明体
D. 细菌细胞壁有半透性
E. 细菌带电现象与抑菌和杀菌作用有关

6. 与细菌致病性无关的代谢产物是（　　）
   A. 内毒素　　　　　　　B. 外毒素
   C. 色素　　　　　　　　D. 热原质
   E. 血浆凝固酶

7. 可以鉴别细菌的代谢产物是（　　）
   A. 内毒素　　　　　　　B. 外毒素
   C. 色素　　　　　　　　D. 热原质
   E. 血浆凝固酶

8. 具有治疗作用的细菌合成代谢产物是（　　）
   A. 内毒素　　　　　　　B. 抗生素
   C. 色素　　　　　　　　D. 热原质
   E. 血浆凝固酶

9. 细菌蛋白质合成的场所是（　　）
   A. 核糖体　　　　　　　B. 质粒

C. 胞质颗粒　　　　　　　D. 易染颗粒

E. 亚基

10. H-O 变异属于（　　　）

A. 形态结构变异　　　　　B. 菌落变异

C. 耐药性变异　　　　　　D. 毒力变异

E. 抗原变异

11. S-R 变异属于（　　　）

A. 形态结构变异　　　　　B. 菌落变异

C. 耐药性变异　　　　　　D. 毒力变异

E. 抗原变异

12. L 型细菌的形成属于（　　　）

A. 形态结构变异　　　　　B. 菌落变异

C. 耐药性变异　　　　　　D. 毒力变异

E. 抗原变异

13. 卡介苗是什么变异菌株？（　　　）

A. 形态变异　　　　　　　B. 结构变异

C. 毒力变异　　　　　　　D. 耐药性变异

E. 菌落变异

14. 下列结构中具有抗吞噬作用的是（　　　）

A. 芽孢　　　　　　　　　B. 鞭毛

C. 荚膜　　　　　　　　　D. 菌毛

E. 异染颗粒

15. 下列结构中具有黏附作用的是（　　　）

A. 芽孢　　　　　　　　　B. 鞭毛

C. 荚膜　　　　　　　　　D. 菌毛

E. 质粒

（吴正吉）

1. 掌握临床常见病原性球菌的检验方法、鉴定依据。

2. 熟悉临床常见病原性球菌的检验要点。

3. 了解常见病原性球菌的临床意义。

4. 能正确采集和处理常见病原性细菌标本，正确选择试验项目对常见病原性细菌进行检验，并能正确判读结果和完成检验报告。

5. 培养学生实事求是、严谨的工作态度，具备高度的生物安全意识、服务意识和质量意识；树立良好的团队协作精神。

对人类有致病性的球菌称为病原性球菌（pathogenic coccus），由于其主要引起化脓性炎症，故又称为化脓性球菌（pyogenic coccus）。根据革兰氏染色特性的不同，分为 G⁺ 球菌和 G⁻ 球菌两大类。引起临床感染的球菌中主要包括 G⁺ 的葡萄球菌、链球菌、肠球菌和 G⁻ 的奈瑟菌。本章主要介绍其中的葡萄球菌属、链球菌属、肠球菌属和奈瑟菌属等。

第 1 节　葡萄球菌属

 案例 8-1

患者，女，73 岁，有高血压和糖尿病病史，半年前不慎摔倒后，膝盖疼痛症状一直未见好转，且逐渐肿大，影响走路，故于当地医院就诊，行超声下膝关节积液穿刺，抽出淡血性液体，涂片见 G⁺ 球菌。

问题：1. 根据上述案例，请写出合理的检验程序。

2. 案例中涂片见 G⁺ 球菌，应如何识别为污染菌还是致病菌？

3. 如何根据生化反应的结果判断为何种致病菌。

葡萄球菌（Staphylococcus）广泛存在于自然界，大多数不致病，并构成人体的正常菌群。葡萄球菌属目前发现有 45 种，21 个亚种，是临床最常见的化脓性球菌，80% 以上的化脓性疾病都是由葡萄球菌引起的。据统计，医院内医务人员携带致病性葡萄球菌高达 70%，且多为耐药性菌株，成为重要的医院感染传染源。其中，金黄色葡萄球菌是葡萄球菌属主要代表菌种，能产生血浆凝固酶，为重要的致病性葡萄球菌。

一、临床意义

（一）致病物质

金黄色葡萄球菌在本属细菌中致病性最强，可产生多种致病物质，主要包括葡萄球菌溶素、杀白细胞素、肠毒素、表皮剥脱毒素及毒性休克综合征毒素 -1 等毒素和凝固酶、耐热 DNA 酶等酶类物质。而凝固酶阴性葡萄球菌的致病机制则与其产生黏质有关。

（二）所致疾病

凝固酶阳性的葡萄球菌主要引起下列两类疾病：

1. 化脓性感染 葡萄球菌可通过多种途径进入机体，引起皮肤软组织感染、内脏器官感染和败血症等局部或全身性化脓性炎症。

2. 毒素性疾病 可引起食物中毒、毒性休克综合征和烫伤样皮肤综合征等。

凝固酶阴性葡萄球菌因其不产生凝固酶等毒性物质，以往作为临床标本中的污染菌，不考虑其致病性。但近年来发现当机体免疫功能低下或细菌寄居部位改变时，可引起多种感染，并易出现多种耐药现象。如表皮葡萄球菌可引起人工瓣膜感染性心内膜炎、静脉导管感染、腹膜透析性腹膜炎、人工关节感染和女性尿路感染等。

考点：葡萄球菌属临床意义

二、微生物学检验

（一）检验程序（图 8-1）

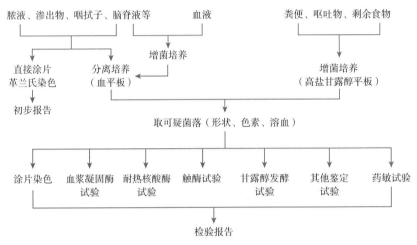

图 8-1 葡萄球菌属检验程序

（二）检验要点

1. 标本的采集 根据患者采集指征，包括手术部位感染、皮肤和软组织感染、发热等，可采集脓液、渗出物、伤口分泌物、血液、粪便、痰液及脑脊液等。食物中毒采集粪便、呕吐物或剩余的食物标本。

2. 涂片染色镜检 取标本脓液、渗出物、伤口分泌物或血液、脑脊液增菌液直接涂片，革兰氏染色镜检。粪便、呕吐物或剩余的食物标本一般而言直接镜检的价值不大。发现 G⁺ 呈葡萄串状排列的菌体可做一级报告，但只是初步诊断，不能区别是否为致病菌。

葡萄球菌为 G⁺ 球菌，在固体培养基上可呈经典的葡萄串状排列（图 8-2）；在脓液或液体培养基中，可见有单个、两个、四联体及短链状排列。无鞭毛，无芽孢，除少数菌株外一般不形成荚膜。幼龄菌易染色，但当细菌受青霉素等抗生素作用后，或衰老、死亡及被中性粒细胞吞噬后可呈 G⁻。

3. 分离培养 血液标本需要先增菌再分离培养；脓液、咽拭子、尿道分泌物等标本可直接在血平板、巧克力平板分离培养。含杂菌较多的标本如粪便、呕吐物或剩余的食物标本接种在高盐甘露醇平板或卵黄高盐平板。置于 35℃ ±1℃，培养 24 ～ 48h 后观察培养基上的菌落特征。

（1）培养特性 葡萄球菌属为需氧或兼性厌氧菌，营养要求不高，最适 pH 为 7.4，最适温度为

35℃±1℃，在多种培养基上生长良好。在液体培养基中呈均匀浑浊生长。在普通琼脂平板上形成直径 2～3mm，圆形、隆起、湿润、边缘整齐、表面光滑、有光泽、不透明的菌落，不同型菌株能产生不同的脂溶性色素，使菌落呈不同的颜色。金黄色葡萄球菌在高盐甘露醇平板上呈淡橙黄色菌落。致病性葡萄球菌可产生溶血素，在血平板上形成明显的 β 溶血环（图 8-3），非致病性的葡萄球菌则无溶血现象。

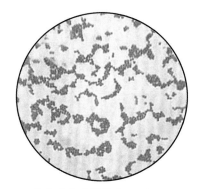
图 8-2　葡萄球菌（纯培养，G⁺，100×10）

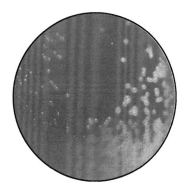
图 8-3　金黄色葡萄球菌血平板 24h 培养物

（2）分类　葡萄球菌属与人类疾病有关的主要有金黄色葡萄球菌、表皮葡萄球菌、头状葡萄球菌等。临床上常以是否产生血浆凝固酶，将葡萄球菌分为凝固酶阳性葡萄球菌（如金黄色葡萄球菌）和凝固酶阴性葡萄球菌（coagulase negative *Staphylococcus*，CNS）两大类。

（3）抵抗力　葡萄球菌属对理化因素抵抗力强，是抵抗力最强的无芽孢细菌，故对标本运送和储存并无特殊要求。在干燥的脓汁、痰液中可存活 2～3 个月；加热 60℃ 1h 或 80℃ 30min 才能被杀死；2% 苯酚 15min 或 1% 升汞 10min 死亡；同其他 G⁺ 菌一样，对碱性染料敏感。

注意：由于葡萄球菌分布广泛，将从临床标本中分离出的金黄色葡萄球菌定为致病菌时应慎重。表皮葡萄球菌分离自导管相关性血流感染时，可判为致病菌。

考点：葡萄球菌属分类

4. 检验鉴定

（1）生化鉴定

1）生化特征：葡萄球菌属触酶阳性，氧化酶阴性。金黄色葡萄球菌能分解葡萄糖、麦芽糖、蔗糖，产酸不产气，不分解棉子糖和水杨苷，七叶苷试验阴性，可于 10% NaCl 条件下生长。分解甘露醇，产生溶血素、凝固酶在鉴定致病性方面有一定意义。触酶阳性，则可作为与链球菌相区别的依据之一。

2）鉴别方法：根据血平板上菌落生长特点和生化反应的不同，可分为金黄色葡萄球菌、表皮葡萄球菌和腐生葡萄球菌三种。根据是否产生凝固酶，分为凝固酶阳性葡萄球菌和凝固酶阴性葡萄球菌。此外，噬菌体分型、质粒分型、遗传学分型、血清学分型和抗生素分型也可用于葡萄球菌分类中。

（2）种属鉴别

与微球菌的区别：葡萄球菌属葡萄糖 O/F 试验为发酵型，镜下以葡萄串状排列为主，菌体较小，对杆菌肽、呋喃唑酮耐药；而微球菌属为氧化型或产碱型，镜下以四联排列为主，且菌体较大，对杆菌肽、呋喃唑酮敏感。

与链球菌属的区别：葡萄球菌属葡萄糖 O/F 试验为发酵型，触酶阳性；链球菌属葡萄糖 O/F 试验为氧化型，触酶阴性。

凝固酶阳性葡萄球菌鉴定：见表 8-1。

菌名	凝固酶	触酶	溶血	碱性磷酸酶	甘露醇	耐热核酸酶	脲酶	精氨酸	VP	新生霉素耐药
金黄色葡萄球菌金黄色亚种	+	+	+	+	+	+	v	+	+	-
金黄色葡萄球菌厌氧亚种	+	-	+	+	ND	+	ND	ND	-	-
施氏葡萄球菌聚集亚种	+	+	+	+	d	+	+	+	+	-
中间葡萄球菌	+	+	v	+	d	+	+	v	-	-
海豚葡萄球菌	+	+	v	+	-	+	+	+	-	-

表 8-1　常见凝固酶阳性葡萄球菌的主要鉴别要点

注：+，90% 以上菌株阳性；-，90% 以上菌株阴性；d，11%～89% 阳性；v，不定；ND，无资料。

（3）抗原分类鉴定　葡萄球菌抗原构造复杂，已发现有 30 多种，其化学组成有多糖抗原、蛋白质抗原和肽聚糖。其中，与致病性相关的是葡萄球菌 A 蛋白和荚膜多糖。葡萄球菌 A 蛋白（staphylococcal protein A，SPA）可与人和各种动物血清 IgG 分子的 Fc 段牢固结合，不干扰 Fab 部分与相应抗原的特异性结合，利用这一特性建立的协同凝集试验已广泛用于多种细菌抗原的检出。

5. 药敏试验　由于抗生素的滥用，耐药菌株不断增多，其中耐甲氧西林金黄色葡萄球菌（MRSA）已成为医院感染的常见致病菌。MRSA 表现为对多种广谱强效抗菌药物呈多重耐药性。如果检测出为 MRSA，所有 β- 内酰胺类、β- 内酰胺酶抑制剂的复方制剂类和碳青霉烯类药物对该类菌即使体外呈抗菌活性，体内也基本无效。则报告除头孢洛林外，MRSA 耐所有青霉素、头孢菌素、碳青霉烯类和 β- 内酰胺类或 β- 内酰胺酶抑制剂类抗生素，对氨基糖苷类和大环内酯类抗生素常协同耐药。临床实验室须进行"D"试验以检测克林霉素诱导耐药性，根据实验结果报告克林霉素的耐药性。治疗 MRSA 轻度感染可选用复方磺胺甲噁唑（SMZ/TMP）和喹诺酮类，严重全身感染可选用万古霉素或其他糖肽类药物。

（三）鉴定依据

1. 形态学特征　G^+，菌体球形，多呈堆排列，形似葡萄串状。

2. 培养特性　在普通琼脂平板上形成直径 2～3mm 的圆形凸起、边缘整齐、表面光滑湿润、不透明的菌落，不同种类的菌株可产生不同的脂溶性色素；在血平板上可形成透明溶血环（β 溶血）。

3. 生化试验结果　触酶阳性，能分解多种糖类如葡萄糖、麦芽糖和蔗糖，产酸不产气，致病菌株可分解甘露醇产酸，产生血浆凝固酶。

（四）检验报告

1. 初步报告　找到革兰氏 ×× 性 ×× 菌，呈 ×× 排列，疑似 ×× 菌。如"查见 G^+ 球菌，堆积状排列，疑为葡萄球菌"。

2. 确定报告　有 ×× 葡萄球菌生长 或 经 ×× 小时培养出 ×× 葡萄球菌。

考点：葡萄球菌属微生物学检验

第 2 节　链球菌属

案例 8-2

患者，女，23 岁，学生。4 年前出现发冷、发热，干活易累，走路快时出现心悸、气短。10d 前出现发热、腰痛。T 38.1℃，P 140 次 / 分，BP 110/70mmHg。急性病容、全身皮肤有多处瘀斑及出血点。两侧扁桃体肥大，两肺可闻及湿啰音，心尖区可闻及双期杂音，肝下缘位于右锁骨中线肋下 2.5cm 处，脾未触及，肾区叩压痛（＋），两下肢水肿。实验室检查：血白细胞（WBC）9.8×10^9/L，中性粒细胞 0.84，淋巴细胞 0.16。取血标本增菌培养液涂片革兰氏染色，镜检发现 G^+ 球菌，呈链状排列。

问题：1. 该患者可能感染了什么疾病？

　　　2. 如何对血标本进行该菌检验？

　　　3. 鉴定该菌的依据有哪些？

链球菌属（Streptococcus）是一大群常呈链状排列的 G^+ 球菌，是引起化脓性感染的另一大类主要的病原性球菌，广泛分布于自然界及人的鼻咽部、消化道、泌尿生殖道等，多数不致病，对人类致病的主要是 A 群链球菌和肺炎链球菌。A 群链球菌可引起人类的各种化脓性炎症、猩红热、产褥热、新生儿败血症，以及链球菌超敏反应性疾病如风湿热、肾小球肾炎等。肺炎链球菌可引起大叶性肺炎。

一、临床意义

（一）致病物质

A 群链球菌是致病性极强的一种链球菌，其传染源为患者和带菌者。A 群链球菌能产生多种毒素（链球菌溶血毒素、红疹毒素等）、M 蛋白、脂磷壁酸和一些侵袭性酶如透明质酸酶、链激酶、链球菌 DNA 酶（链道酶）等。A 群链球菌产生的溶血毒素有 O、S 两种，具有溶解红细胞、杀白细胞及毒害心脏作用。①溶血毒素 O（SLO）：SLO 对 O_2 敏感，免疫原性强，可刺激机体产生抗"O"抗体。检测抗"O"抗体可辅助诊断链球菌引起的超敏反应性疾病，如风湿热和链球菌感染后的肾小球肾炎。②溶血毒素 S（SLS）：SLS 对 O_2 稳定，无免疫原性。A 群链球菌在血平板上形成的 β 溶血现象是由 SLS 所引起的。

（二）所致疾病

通过直接接触、呼吸道、皮肤黏膜、伤口或污染食物由消化道感染，可引起下列疾病。

1. 化脓性感染　如急性咽炎、丹毒、脓疱病、医源性伤口感染和产后感染等。

2. 毒素性疾病　如猩红热。

3. 超敏反应性疾病　如风湿热和急性肾小球肾炎等。

B 群链球菌（无乳链球菌）主要寄居于妇女生殖道以及人体肠道等部位，可致新生儿感染。肿瘤和免疫功能低下者易受 B 群链球菌感染，主要有菌血症、肾盂肾炎、子宫内膜炎等。

肺炎链球菌是正常人群口腔、鼻咽部正常菌群，带有荚膜的菌株由于具备较强的侵袭力，因而当机体抵抗力下降时（如受寒、感冒和病毒感染后），可侵入机体引起大叶性肺炎、支气管炎，还可引起化脓性脑膜炎、中耳炎、鼻窦炎等疾病。

草绿色链球菌群是人体口腔、消化道、女性生殖道的正常菌群，可因刷牙、拔牙等原因造成局部损伤后侵入血流，是引起心瓣膜异常患者亚急性细菌性心内膜炎最常见的病原菌，还可引起龋齿。严重感染患者如中性粒细胞减少患者，草绿色链球菌可引起致命性休克，以及肺部感染继发菌血症，因此鉴定到群的水平，有助于临床抗感染治疗。

考点：链球菌属临床意义

二、微生物学检验

（一）检验程序（图 8-4）

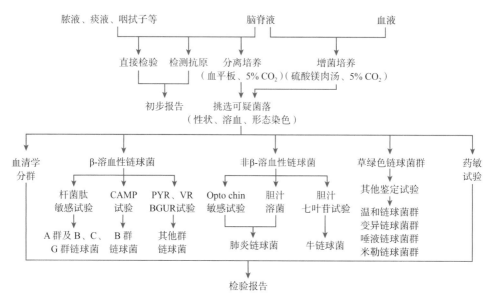

图 8-4　链球菌属检验程序

（二）检验要点

1. 标本的采集　可采集血液、脓液、咽拭子、痰液等标本，采集后在 2h 内运送到实验室，立即进行检查。链球菌所致的超敏反应性疾病应采集血清标本进行抗链球菌溶血毒素 O 抗体检测。

2. 涂片染色镜检　取脓液等含菌量多的标本直接涂片，革兰氏染色镜检见 G^+，圆形或卵圆形，成双或呈链状排列（图 8-5）。链的长短与细菌种类及生长环境有关，在液体培养基中易形成长链，固体培养基上常形成短链，致病性链球菌一般链较长。不形成芽孢，无鞭毛，不能运动。少数菌株在血清肉汤幼龄培养物中可形成微荚膜，但延长时间后即消失。肺炎链球菌呈矛尖状，宽端相对，尖端向外，成双排列（图 8-6），无芽孢、无动力，能形成荚膜。

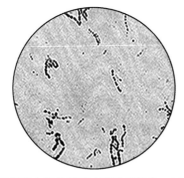

图 8-5　乙型溶血性链球菌（革兰氏染色，100×10）

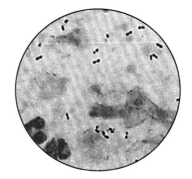

图 8-6　肺炎链球菌（革兰氏染色，100×10）

3. 分离培养

（1）培养特性　大多为需氧或兼性厌氧，最适生长温度 35℃±1℃，最适 pH 7.4～7.6。营养要求较高，在普通培养基上生长不良，必须加血液、血清、腹腔积液等。血平板上形成灰白色、半透明或不透明、表面光滑、直径 0.5～0.75mm、圆形凸起的细小菌落，不同菌种可出现 α、β 溶血现象或不溶血。肺炎链球菌形成细小、灰色扁平的菌落，周围形成草绿色溶血环（α 溶血环），培养 48h 后，因产生自溶酶，菌落中央凹陷呈"脐窝状"。血清肉汤中呈颗粒状或絮状生长现象，不溶血菌株则呈均匀浑浊状。

（2）分类　根据链球菌在血平板上的溶血现象不同，可分为 3 类：①甲型（α）溶血性链球菌：又称草绿色链球菌，菌落周围形成 1 ～ 2mm 宽的草绿色溶血环。此型链球菌多为条件致病菌，主要包括肺炎链球菌和草绿色链球菌群。②乙型（β）溶血性链球菌：又称溶血性链球菌，菌落周围形成 2 ～ 4mm 的透明溶血环。此型链球菌致病性强，常引起人类和动物多种疾病，包括 A、C、G 群，以及 B 群 β 溶血性链球菌（又称无乳链球菌）。③丙型（γ）溶血性链球菌：又称非溶血性链球菌，菌落周围不形成溶血环（图 8-7）。此型链球菌一般无致病性。非溶血性 D 群链球菌主要有牛链球菌。

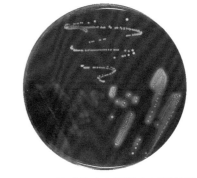

考点：链球菌属分类

（3）抵抗力　本菌属大多数细菌对干燥和消毒剂敏感，60℃ 30min 即可将其杀死。除肺炎链球菌外，本菌属细菌较少引起细菌耐药性，但对青霉素耐药甚至多种耐药的肺炎链球菌已出现并在全球播散，需引起临床高度重视。

图 8-7　链球菌在血平板上不同的溶血现象（左下、右下和正上方分别为 α、β 和 γ 溶血）

4. 检验鉴定

（1）生化鉴定

1）生化特征：触酶阴性，发酵葡萄糖产酸不产气，对其他糖类的分解因不同菌株而异。A 群链球菌对杆菌肽敏感，L- 吡咯烷酮 -β- 萘酚酰胺（PYR）试验阳性；B 群链球菌 CAMP 试验阳性；D 群链球菌可水解七叶苷；肺炎链球菌可分解菊糖，对 Optochin 敏感，胆盐溶菌试验阳性，荚膜肿胀试验阳性。

2）鉴别方法：观察菌落特征，并初步判断链球菌的溶血类型：①甲型溶血性链球菌：菌落似针尖状，周围有草绿色溶血环；肺炎链球菌菌落细小扁平或呈"脐窝状"。②乙型溶血性链球菌：菌落 0.5mm 左右，周围有透明溶血环。③丙型溶血性链球菌：菌落灰白色，不出现溶血环。还可通过检测链球菌特异性群抗原来进行分群，但目前临床上仍多用生化试验加以鉴定。

（2）种属鉴别

1）乙型溶血性链球菌的鉴定与鉴别：A、B、C、G 群链球菌一般以杆菌肽敏感试验、CAMP 试验、PYR 试验、VP 试验、β-D- 葡萄糖苷酶（BGUR）试验等进行鉴别，见表 8-2。

菌种	Lancefield 群抗原	PYR	VP	CAMP	BGUR
	表 8-2　常见乙型溶血性链球菌的鉴别要点				
化脓链球菌	A	+	−	−	NA
咽峡炎链球菌群	A	−	+	−	NA
无乳链球菌	B	−	NA	+	NA
停乳链球菌马样亚种	C	−	−	−	+
咽峡炎链球菌群	C	−	+	−	−
咽峡炎链球菌群	F	−	+	−	NA
停乳链球菌马样亚种	G	−	−	−	+
咽峡炎链球菌群	G	−	+	−	−
咽峡炎链球菌群	未分群	−	+	−	NA

注：NA，无资料；大菌落＞ 0.5mm；小菌落＜ 0.5mm。

PYR 试验：化脓性链球菌产生吡咯烷酮酰肽酶，可水解 L- 吡咯烷酮 -β- 萘酚酰胺（PYR）基质，产生 β- 萘酚酰胺，当加入 N，N- 二甲氧基肉桂醛试剂后，两者反应出现桃红色。方法：用接种环将待检菌涂擦在含 PYR 的纸片上，35℃孵育 5min，在纸片上滴加 PYR 试剂，观察纸片颜色的改变，纸片呈红色反应为阳性，不变色为阴性。

2）非乙型溶血链球菌的鉴定与鉴别：包括不溶血 D 群链球菌（牛链球菌）、草绿色链球菌群、肺炎链球菌等。其鉴定与鉴别特征见表 8-3。

表 8-3 肺炎链球菌与甲型链球菌的主要鉴别要点

菌种	形态	菌落	血清肉汤中	盐水中	胆汁溶菌	菊糖发酵	Optochin 敏感	小白鼠毒力
肺炎链球菌	矛头状、成双、有荚膜	稍大、湿润扁平、脐窝状	均匀混浊	均匀	+	+	+	+
甲型链球菌	圆形、成链、无荚膜	较小、稍干圆形、凸起	沉淀生长	自凝	-	-	-	-

（3）抗原分类鉴定　链球菌抗原构造比较复杂。主要类型有：①多糖抗原：或称 C 抗原，存在于细胞壁中，具有群特异性，是链球菌血清学分群的依据。②蛋白抗原：或称表面抗原，有 M 蛋白、F 蛋白、G 蛋白等，位于 C 抗原外层，具有型特异性。

根据抗原结构分类（即 Lancefield 分类）　按链球菌多糖抗原可将乙型溶血型链球菌分成 A、B、C、D 等 20 个血清群，对人类致病的链球菌株 90% 属 A 群，其次为 B 群。

（4）血清学诊断　抗链球菌溶血素"O"试验（antistreptolysin O test，ASO test），即测定患者血清中抗链球菌溶血素"O"抗体的效价，作为风湿性关节炎、急性肾小球肾炎等疾病的辅助诊断。效价大于 400 单位即有诊断意义。

5. 药敏试验

（1）甲型溶血性链球菌　包括肺炎链球菌和草绿色链球菌。依据临床情况的不同，治疗肺炎链球菌引起的感染可选用的药物有青霉素、超广谱头孢菌素、大环内酯类、氟喹诺酮和万古霉素。青霉素是治疗青霉素敏感的肺炎链球菌感染的优选药物。近年来，对青霉素耐药的肺炎链球菌和其他甲型溶血性链球菌分离株逐渐增多，因此不推荐青霉素作为经验性治疗这类感染的首选药物。随着氟喹诺酮在治疗肺炎链球菌感染中的使用量的增加，该菌对氟喹诺酮的耐药也逐步增加，应引起临床的密切关注。目前尚无万古霉素耐药肺炎链球菌的报道。

（2）乙型溶血性链球菌　治疗乙型溶血性链球菌感染首选药物是青霉素和氨苄西林。窄谱的头孢菌素、红霉素（新型红霉素如阿奇霉素、克拉霉素）或万古霉素是首选替代药物。

（三）鉴定依据

1. 形态学特征　标本直接涂片革兰氏染色镜检，见 G^+、呈链状排列的球菌。

2. 培养特性　血平板上形成灰白色、半透明或不透明、表面光滑、直径 0.5～0.75mm、圆形凸起的细小菌落，不同菌种可出现 α、β 溶血现象或不溶血。

3. 生化试验结果　触酶阴性，发酵葡萄糖产酸不产气，对其他糖类的分解因不同菌株而异。

（四）检验报告

1. 初步报告　找到革兰氏 ×× 性 ×× 菌，呈 ×× 排列，疑似 ×× 菌。如"查见 G^+ 球菌，链状排列，疑为链球菌"；"查见 G^+ 矛头状球菌，成双排列，疑为肺炎链球菌"。

2. 确定报告　有 ×× 链球菌生长 或经 ×× 小时培养出 ×× 链球菌。

考点：链球菌属微生物学检验

第 3 节　肠 球 菌 属

肠球菌属（*Enterococcus*）也是一群触酶试验阴性，单个、成双或短链状排列，G⁺ 球菌，分类上属链球菌科。广泛分布于自然界，是人类和动物肠道中的正常菌群，可作为条件致病菌，引起心内膜炎、胆囊炎、脑膜炎、尿路感染及伤口感染等多种疾病，也是医院感染的重要病原菌。

一、临 床 意 义

（一）所致疾病

肠球菌是重要的医院感染病原菌，所致感染以尿路感染为最多见，这与尿路器械操作、留置导尿、尿路生理结构异常有关；也可引起腹腔和盆腔的创伤感染；亦是引起老年患者、严重基础疾患病人、免疫功能低下患者发生菌血症、心内膜炎的常见病原菌。呼吸道或中枢神经系统的肠球菌感染偶尔可见，在临床诊断前应认真评估分离菌的临床意义。

（二）耐药菌株感染

近年来广泛使用抗生素已导致肠球菌出现对青霉素、庆大霉素等抗菌药物产生耐药性，使肠球菌所致重症感染的治疗成为临床棘手的问题之一。对于从重症感染患者血液、感染部位穿刺液和尿液等重要临床标本中分离出的肠球菌，除常规 K-B 法药敏试验外，还应考虑做 MIC 测定和联合药敏试验。

考点：肠球菌属临床意义

二、微生物学检验

（一）检验程序（图 8-8）

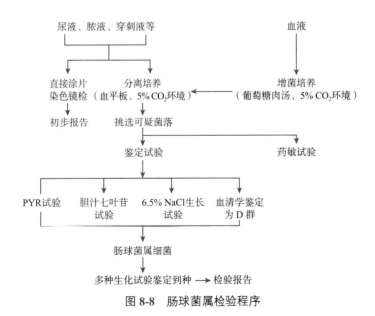

图 8-8　肠球菌属检验程序

（二）检验要点

1. 标本的采集　根据所致疾病的不同，可采取患者的血液、脓液、胆汁、尿液及脑脊液标本等。

2. 涂片染色镜检　取脓液等含菌量多的标本直接涂片，革兰氏染色镜检见 G⁺ 球菌，呈单个、成对或短链状排列，在液体培养基中链较长。无芽孢、无荚膜，大多数无鞭毛（个别菌种有稀疏鞭毛）。

3.分离培养

（1）培养特性　需氧或兼性厌氧；在 10～45℃均可生长，最适生长温度 35℃；最适 pH 7.4～7.6；在血平板上形成直径 0.5～1.0mm 大小的菌落，光滑、湿润、易乳化，依据种的不同，可出现 α、β 或 γ 溶血现象。某些菌株在选择性培养基如 MAC 平板上可生长。在液体培养基中呈均匀浑浊生长，较易形成长链。在含 6.5%NaCl 肉汤中能生长，在 40% 胆汁培养基中能分解七叶苷，借此特点可与链球菌鉴别。

（2）分类　肠球菌属归类链球菌科。原被归类于链球菌属，但种系分类法证实某些菌种（如粪肠球菌、屎肠球菌）不同于链球菌属细菌，故于 1984 年将其命名为肠球菌属。现有 5 群、21 个种，粪肠球菌为该属中的代表种。

考点：肠球菌属分类

4.检验鉴定

（1）生化鉴定

1）生化特征：触酶阴性，氧化酶阴性；能分解多种糖类产酸不产气，多数菌种能水解 PYR，胆汁七叶苷试验阳性。

2）鉴别方法：根据平板上的菌落特征，如叠氮胆汁七叶苷琼脂平板上，肠球菌分解七叶苷形成黑色菌落，取上述可疑菌落进行形态学和生化鉴定。

（2）种属鉴别　确定为肠球菌属后，用甘露醇、山梨醇和精氨酸水解试验分为五个群。肠球菌属内常见菌种的鉴别见表 8-4。

表 8-4　常见肠球菌的主要鉴别要点

试验	亚碲酸盐	阿拉伯糖	丙酮酸盐
粪肠球菌	+	-	+
屎肠球菌	-	+	-

（3）抗原分类鉴定　即血清学鉴定，与 Lancefield 血清 D 群抗血清发生凝集（利用 6.5% NaCl 耐受试验可鉴别肠球菌与 D 群链球菌，前者为阳性，后者为阴性）。

5.药敏试验　肠球菌的耐药性分为天然耐药和获得性耐药，对一般剂量或中剂量氨基糖苷类耐药和对万古霉素低度耐药常是先天性耐药。获得性耐药表现为对氨基糖苷类高水平耐药和对万古霉素、替考拉宁（肽可霉素）高度耐药。

其药敏试验药物选择原则为：A 组为青霉素或氨苄西林；B 组为万古霉素；C 组为四环素类和红霉素、氯霉素、利福平；D 组为环丙沙星、诺氟沙星等。

临床上联合使用青霉素、氨苄西林与氨基糖苷类抗生素成为治疗肠球菌首选方法。所有含 β- 内酰胺酶类肠球菌属菌种对头孢菌素、氨基糖苷类（除高水平筛选耐药外）、林可霉素、复方磺胺嘧啶天然耐药，即使体外试验显示敏感，但临床实际无效。

（三）鉴定依据

1.形态学特征　为 G⁺，卵圆形，呈单、双或短链排列。

2.培养特性　可形成灰白、不透明、表面光滑、0.5～1mm 大小的菌落，粪肠球菌的某些菌株可在兔血或马血平板上出现 β 溶血。

3.生化试验结果　触酶阴性；PYR 阳性、胆汁七叶苷试验阳性、6.5% NaCl 肉汤中可生长。

（四）检验报告

1.初步报告　找到革兰氏 ×× 性 ×× 菌，呈 ×× 排列，疑似 ×× 菌。

2.确定报告　有 ×× 菌生长 或 经 ×× 小时培养出 ×× 菌。

考点：肠球菌属微生物学检验

第4节 奈瑟菌属

案例 8-3

患儿，1岁，1周前晨起发热、喷射样呕吐3次。入院时查体患儿面色苍白、眼神发呆、双目凝视，不时用手打头、摇头头向后仰、哭声尖锐、前囟饱满、轻微咳嗽。皮肤未见瘀血点或瘀斑，体温39℃。血常规：白细胞计数 $1.4×10^9$/L，以中性多核细胞为主，有明显核左移现象，并有中毒颗粒出现。腰椎穿刺检查脑脊液报告：压力明显升高，外观混浊，呈米汤样。细胞数 1000/μl，以中性多核细胞为主。蛋白增高，潘氏试验阳性。糖和氯化物减少。取患儿脑脊液标本增菌培养液涂片做革兰氏染色，镜检发现革兰氏阴性球菌，成双排列。

问题：1. 该患者可能感染了什么疾病？

2. 如何对脑脊液标本进行该菌检验？

3. 鉴定该菌的依据有哪些？

奈瑟菌属（*Neisseria*）是一群革兰氏阴性球菌，单个或成双排列，触酶和氧化酶阳性。现有10个种，其中对人致病的只有脑膜炎奈瑟菌和淋病奈瑟菌，分别引起流行性脑脊髓膜炎（简称流脑）和性传播疾病——淋病。

一、脑膜炎奈瑟菌

脑膜炎奈瑟菌（*N. meningitidis*）又称脑膜炎球菌，是流脑的病原菌。

（一）临床意义

1. 致病物质 脑膜炎奈瑟菌的致病物质有荚膜、菌毛和内毒素，以内毒素为主。荚膜可抵抗宿主体内吞噬细胞的吞噬作用，增强细菌对机体的侵袭力；菌毛介导细菌黏附在宿主易感细胞表面，有利于细菌在宿主体内定居、繁殖；内毒素是脑膜炎奈瑟菌的主要致病物质，可导致皮肤出血性瘀斑、肾上腺出血、弥散性血管内凝血（DIC），甚至休克。

2. 所致疾病 脑膜炎奈瑟菌常寄居于人的鼻咽部、口腔黏膜上，通过呼吸道分泌物或空气微滴核经呼吸道传播，人群携带率为 5% ~ 10%，冬末春初为流脑流行高峰，带菌率可高达 20% ~ 90%。人类是脑膜炎奈瑟菌唯一的易感宿主。细菌由鼻咽部侵入机体，多数人感染后表现为带菌状态或隐性感染，少数人可发展为菌血症或败血症，甚至发展成化脓性脑脊髓膜炎。

考点：脑膜炎奈瑟菌的临床意义

（二）微生物学检验

1. 检验程序（图 8-9）

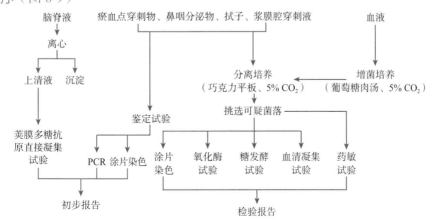

图 8-9 脑膜炎奈瑟菌检验程序

2. 检验要点

（1）标本的采集 取患者脑脊液、血液瘀斑渗出物，带菌者检查可用鼻咽拭子。脑膜炎奈瑟菌因对低温和干燥极敏感，故标本采取后应注意保暖、保湿和避免日光照射，并立即送检。接种的培养基宜预先加温，最好是床边接种。

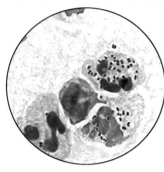

图 8-10 脑膜炎奈瑟菌（CSF 标本革兰氏染色，100×10）

（2）涂片染色镜检 取脑脊液等含菌量多的标本直接涂片，革兰氏染色镜检见 G⁻ 球菌，在患者脑脊液中，菌体多存在于中性粒细胞内，单个菌体呈肾形或咖啡豆形；常成双排列，凹面相对（图 8-10）；培养物涂片菌体可呈圆形或卵圆形，成双或不规则排列。无鞭毛、无芽孢，有菌毛，新分离菌株有荚膜。

（3）分离培养

1）培养特性：专性需氧，初次分离培养时，需提供 5%～10% 的 CO_2，以中和细菌所产生的氨的毒性。对温度要求很严，低于 30℃ 或超过 40℃ 则不生长，最适生长温度为 35℃。最适 pH 7.4～7.6。营养要求高，普通培养基上不生长，在含有血清、血液或卵黄等营养成分的培养基上方能生长。在血平板、巧克力平板上培养 24～72h 后，形成圆形、光滑、湿润、透明、微带灰蓝色菌落，在血平板上不溶血、易乳化。在卵黄双抗平板（EPV）上，菌落呈无色、较大、扁平、湿润奶油状。在血清肉汤中，呈轻度或中度混浊，有颗粒状或黏稠状沉淀生长，无菌膜。脑膜炎奈瑟菌可产生自溶酶，培养时间过长，菌体可发生自溶死亡。

2）分类：脑膜炎奈瑟菌的抗原主要有：①荚膜多糖抗原：具有群特异性，根据此抗原不同，可将脑膜炎奈瑟菌分为至少 13 个血清群，与人类疾病关系密切的主要是 A、B、C 群，我国流行的菌株以 A 群为主，偶见 B 群、C 群。②外膜蛋白：具有型特异性，可据此将脑膜炎奈瑟菌分为 20 个血清型。③脂多糖抗原：具有型特异性，可对脑膜炎奈瑟菌分型。

考点：脑膜炎奈瑟菌分类

3）抵抗力：对外界环境的抵抗力弱。对干燥、湿热、寒冷都很敏感，室温中仅存活 3h，60℃ 5min 即死亡。对各种消毒剂也很敏感，用 1% 苯酚、75% 乙醇、0.1% 苯扎溴铵能立刻杀死该菌。对青霉素、链霉素、金霉素均敏感，但容易产生耐药性。

（4）检验鉴定

1）生化鉴定：①生化特征：大多能分解葡萄糖和麦芽糖产酸不产气，不分解乳糖、蔗糖和果糖，氧化酶、触酶阳性，硝酸盐还原阴性。②鉴别方法：取可疑菌落涂片革兰氏染色镜检，若见革兰氏阴性双球菌，则做生化试验加以鉴定，脑膜炎奈瑟菌氧化酶、触酶阳性，分解葡萄糖和麦芽糖产酸不产气，不分解其他糖类。

2）种属鉴别：常见奈瑟菌与卡他莫拉菌的主要鉴别点见表 8-5。

表 8-5 常见奈瑟菌与卡他莫拉菌的主要鉴别点

| 菌种 | 生长试验 | | 分解产酸 | | | | | 硝酸盐还原试验 | 多糖合成 | DNA 酶 | 在巧克力平板上的菌落特点 |
	巧克力平板或血平板（22℃）	营养琼脂（35℃）	葡萄糖	麦芽糖	乳糖	蔗糖	果糖				
脑膜炎奈瑟菌	－	V	+	+	－	－	－	－	－	－	灰白色，半透明、光滑，1～2mm
淋病奈瑟菌	－	－	+	－	－	－	－	－	－	－	灰棕色，半透明、光滑，0.5～1mm
卡他莫拉菌	+	+	+	－	－	－	－	+	－	+	淡红色，不透明、光滑，干燥，1～3mm

3）抗原分类鉴定：用脑膜炎奈瑟菌群抗体血清，通过凝集试验检测细菌荚膜多糖抗原。抗原检测若呈阳性，结合涂片和培养结果，可快速作出诊断。

（5）药敏试验　治疗脑膜炎奈瑟菌脑膜炎，青霉素仍然是首选药物，产 β- 内酰胺酶菌株非常少见，PBP2 的改变是导致青霉素敏感性下降的主要机制，大多数报道的青霉素耐药菌株属于血清群 B 群或 C 群。广谱头孢菌素（头孢噻肟、头孢曲松、头孢克肟、头孢他啶）在脑脊液中浓度比感染菌株的 MIC 高百倍，被推荐用于治疗。利福平和环丙沙星被推荐用于密切接触者的预防性用药。

3. 鉴定依据

（1）形态学特征　涂片革兰氏染色后镜检，可见到中性粒细胞内、外有革兰氏阴性双球菌。

（2）培养特性　巧克力平板菌落为灰白色，半透明、光滑，1 ～ 2 mm。

（3）生化试验结果　大多能分解葡萄糖和麦芽糖产酸不产气，不分解乳糖、蔗糖和果糖，氧化酶、触酶阳性，硝酸盐还原阴性。

4. 检验报告

（1）初步报告　找到革兰氏 ×× 性 ×× 菌，呈 ×× 排列，疑似 ×× 菌，如"查见革兰氏阴性球菌，成双排列，疑为脑膜炎球菌"。

（2）确定报告　有 ×× 菌生长或经 ×× 小时培养出 ×× 菌。

考点：脑膜炎奈瑟菌微生物学检验

二、淋病奈瑟菌

淋病奈瑟菌（*N. gonorrhoeae*）又称淋球菌，是人类淋病的病原体，人类是唯一的天然宿主和传染源，主要引起人类泌尿系统黏膜的急、慢性化脓性感染。

（一）临床意义

1. 致病物质　淋病奈瑟菌致病物质主要有菌毛、外膜蛋白、内毒素、IgA1 蛋白酶等。

2. 所致疾病　主要通过性接触传染，污染的毛巾、衣裤、浴缸等也起一定的传播作用。感染后可引起：①单纯性淋病；②盆腔炎；③口咽部及肛门直肠淋病。此外，若母体患有淋菌性阴道炎或子宫颈炎，分娩时可通过产道感染新生儿致淋菌性眼结膜炎。病后免疫力弱且不持久，再感染和慢性患者较多见。

考点：淋病奈瑟菌临床意义

（二）微生物学检验

1. 检验程序（图 8-11）

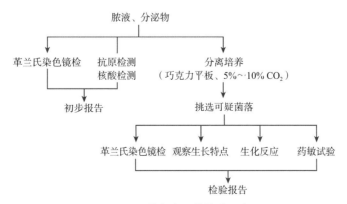

图 8-11　淋病奈瑟菌检验程序

2. 检验要点

（1）标本的采集　男性患者用无菌棉拭取尿道脓性分泌物，女性患者取宫颈分泌物，患结膜炎的新生儿取结膜分泌物。因本菌抵抗力极低且易自溶，故采集标本后应立即送至检验室，在冬季运送过程中应采取保温措施。

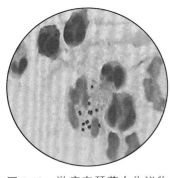

图 8-12　淋病奈瑟菌（分泌物标本革兰氏染色，100×10）

（2）涂片染色镜检　取分泌物等含菌量多的标本直接涂片，革兰氏染色镜检见 G$^-$ 球菌，呈肾形或咖啡豆形；成双排列，两球菌接触面扁平或稍凹（图 8-12）；无鞭毛，无芽孢，从患者体内新分离菌株大多有荚膜和菌毛。淋病奈瑟菌的形态与脑膜炎奈瑟菌极为相似。

（3）分离培养

1）培养特性：专性需氧，初次分离需提供 5% ～ 10% CO_2。最适生长温度 35℃，低于 30℃不能生长。营养要求高，需在含有血液、血清等培养基中才能生长。常用巧克力平板、血平板、卵黄双抗平板或专用平板（如含万古霉素、多黏菌素及制霉菌素的 TM 培养基，改良的 MTM 培养基，Martin-Lewis 培养基和 NYC 培养基等）。在巧克力平板上经 18 ～ 24h 培养后，形成圆形、细小、光滑、半透明菌落；在血平板上不溶血。

2）分类：主要有菌毛抗原、脂多糖抗原和外膜蛋白抗原。根据外膜蛋白抗原的不同，将淋病奈瑟菌分成 A、B、C 等 16 个血清型。

考点：淋病奈瑟菌分类

3）抵抗力：对外界抵抗力低，对干燥、寒冷、热及常用消毒剂均敏感。加热全 55℃ 5min、干燥状态下 1 ～ 2h 即死亡；1 ：4 000 硝酸银经 2min 即可杀死。对青霉素、磺胺药物、金霉素均敏感，但易产生耐药性。

（4）检验鉴定

1）生化鉴定：①生化特征：本菌只分解葡萄糖，产酸不产气，不分解麦芽糖（可借此与脑膜炎奈瑟菌相鉴别）及蔗糖。氧化酶及触酶均为阳性。②鉴别方法：分离培养与鉴定是目前 WHO 推荐的筛选淋病患者的唯一可靠的方法，取上述可疑菌落进行涂片镜检，并做生化反应鉴定。

2）种属鉴别：见表 8-5。

（5）药敏试验　淋病奈瑟菌对青霉素、四环素和氟喹诺酮类耐药较为普遍，目前已不再推荐青霉素、四环素和氟喹诺酮类用于治疗淋病奈瑟菌感染，除非体外药敏结果证实敏感。头孢曲松是目前治疗淋病的主要抗菌药物，也可推荐头孢噻肟、头孢克肟、头孢布烯、头孢唑兰、头孢地尼、头孢泊肟或大观霉素，但大观霉素对淋病奈瑟菌性咽炎疗效较差，不推荐使用。

3. 鉴定依据

（1）形态学特征　可查见中性粒细胞内、外有革兰氏阴性双球菌。

（2）培养特性　在巧克力平板上的菌落小而透明，似水滴状，无色素，易乳化。

（3）生化试验结果　氧化酶阳性、触酶阳性、30% H_2O_2 分解试验阳性、葡萄糖发酵阳性、不分解其他糖。

4. 检验报告

（1）初步报告　找到革兰氏 ×× 性 ×× 菌，呈 ×× 排列，疑似 ×× 菌，如"细胞内查见革兰氏阴性球菌，成双排列，疑为淋球菌"。

（2）确定报告　有 ×× 菌生长或经 ×× 小时培养出 ×× 菌。

考点：淋病奈瑟菌微生物学检验

目标检测

选择题（选择一个最佳答案）

1. 鉴别葡萄球菌与链球菌的首选试验是（　　）
   A. 血浆凝固酶试验　　　B. 耐热核酸酶试验
   C. 新生霉素敏感试验　　D. 触酶试验
   E. 葡萄糖分解试验

2. 在含有 10% ~ 15% NaCl 的培养基中仍能生长的细菌是（　　）
   A. 金黄色葡萄球菌　　　B. 链球菌
   C. 肺炎链球菌　　　　　D. 脑膜炎奈瑟菌
   E. 淋病奈瑟菌

3. 下列哪一项是致病性葡萄球菌与表皮葡萄球菌共有的特点？（　　）
   A. 有金黄色色素　　　　B. 人群带菌率高
   C. 能发酵甘露醇　　　　D. 产生血浆凝固酶
   E. 有 SPA

4. 可在普通培养基上生长的病原性球菌是（　　）
   A. 金黄色葡萄球菌　　　B. 乙型溶血性链球菌
   C. 肺炎链球菌　　　　　D. 脑膜炎奈瑟菌
   E. 淋病奈瑟菌

5. SPA 是下列哪种细菌所含的抗原（　　）
   A. 金黄色葡萄球菌　　　B. 乙型溶血性链球菌
   C. 肺炎链球菌　　　　　D. 伤寒沙门菌
   E. 结核分枝杆菌

6. 下列致病性葡萄球菌的鉴定依据中，哪一项最主要（　　）
   A. 革兰氏染色和溶血试验
   B. 菌落特点和革兰氏染色
   C. 革兰氏染色和耐盐试验
   D. 革兰氏染色和血浆凝固酶试验
   E. 革兰氏染色和甘露醇发酵试验

7. 血液增菌培养结果呈均匀混浊生长，并有胶胨状凝块者可能为（　　）
   A. 金黄色葡萄球菌　　　B. 伤寒沙门菌
   C. 肺炎链球菌　　　　　D. 粪产碱杆菌
   E. 化脓性链球菌

8. 哪个细菌初次分离培养时须提供 5% ~ 10% CO_2（　　）
   A. 金黄色葡萄球菌　　　B. 肺炎链球菌
   C. 脑膜炎奈瑟菌　　　　D. A 群链球菌
   E. 粪肠球菌

9. 可引起超敏反应性疾病的细菌是（　　）
   A. 金黄色葡萄球菌　　　B. 乙型溶血性链球菌
   C. 肺炎链球菌　　　　　D. 淋病奈瑟菌
   E. 粪肠球菌

10. 下列哪种细菌 Optochin 敏感试验阳性（　　）

    A. A 群链球菌　　　　　B. 甲型链球菌
    C. 丙型链球菌　　　　　D. 肺炎链球菌
    E. 脑膜炎奈瑟菌

11. 下述肺炎链球菌与甲型链球菌的鉴别方法中不正确的是（　　）
    A. 葡萄糖发酵试验　　　B. Optochin 敏感试验
    C. 胆汁溶菌试验　　　　D. 小白鼠毒力试验
    E. 血平板上的菌落特征

12. 杆菌肽敏感试验可用来鉴别（　　）
    A. A 群链球菌　　　　　B. B 群链球菌
    C. C 群链球菌　　　　　D. D 群链球菌
    E. E 群链球菌

13. 鉴别 A 群链球菌与其他链球菌的主要试验是（　　）
    A. 淀粉水解　　　　　　B. Optochin 敏感
    C. 七叶苷分解　　　　　D. 菊糖发酵
    E. 杆菌肽敏感

14. 鉴定肺炎链球菌的快速、敏感、特异性试验是（　　）
    A. 直接镜检　　　　　　B. 动物试验
    C. 胆汁溶解试验　　　　D. 荚膜肿胀试验
    E. Optochin 敏感试验

15. 对人致病的链球菌 90% 属于（　　）
    A. A 群　　　　　　　　B. B 群
    C. C 群　　　　　　　　D. D 群
    E. E 群

16. 关于链球菌溶血素 O 的说法何者为错（　　）
    A. 含—SH 的蛋白质
    B. 抗原性强
    C. 血平板上可形成透明溶血环
    D. 可刺激机体产生 "O" 抗体
    E. 测定此抗体有助于风湿病、肾小球肾炎等疾病诊断

17. 血浆凝固酶试验主要用于鉴定（　　）
    A. 肺炎链球菌　　　　　B. 乙型溶血性链球菌
    C. 金黄色葡萄球菌　　　D. 破伤风梭菌
    E. 甲型链球菌

18. 下列哪个细菌胆汁溶解试验阳性（　　）
    A. 白喉棒状杆菌　　　　B. 甲型链球菌
    C. 金黄色葡萄球菌　　　D. 肺炎链球菌
    E. 破伤风梭菌

19. 涂片染色为 G⁻、肾形、成双排列、凹面相对，可能是（　　）
    A. 肺炎链球菌　　　　　B. 变形杆菌
    C. 脑膜炎奈瑟菌　　　　D. 霍乱弧菌
    E. 百日咳杆菌

20. 以下对脑膜炎奈瑟菌的陈述中哪项不正确（　　）

A. G⁻ 双球菌

B. 抵抗力弱，常于 22℃环境中培养

C. 营养要求高

D. 需 5% ～ 10% CO_2

E. 首选磺胺药治疗

21. 下列何种细菌与协同凝集试验有关（　　　）

    A. 乙型链球菌　　　　　B. 金黄色葡萄球菌

    C. 肺炎链球菌　　　　　D. 淋病奈瑟菌

    E. 脑膜炎奈瑟菌

22. 金葡菌对青霉素不敏感是因为产生了（　　　）

    A. 形态变异　　　　　　B. 结构变异

    C. 毒力变异　　　　　　D. 耐药性变异

    E. 酶活性变异

23. 检查流脑带菌者时，其鼻咽拭子标本应接种在（　　　）

    A. 血平板　　　　　　　B. 巧克力平板

    C. EPV 平板　　　　　　D. 鲍 – 金二氏培养基

    E. 鸡蛋斜面

24. 分离培养淋病奈瑟氏菌的选择性培养基为（　　　）

    A. 血平板　　　　　　　B. 巧克力平板

    C. EPV 平板　　　　　　D. 鲍 - 金二氏培养基

    E. TM 培养基

25. 在血清肉汤中呈明显沉淀生长的细菌是（　　　）

    A. 乙型链球菌　　　　　B. 粪链球菌

    C. 肺炎链球菌　　　　　D. 金黄色葡萄球菌

E. 淋病奈瑟菌

26. 抗链球菌"O"试验效价在多少单位以上即有诊断参考价值（　　　）

    A. 80　　　　　　　　　B. 160

    C. 320　　　　　　　　　D. 400

    E. 500

27. 下列哪种细菌具有肥厚的荚膜（　　　）

    A. 金黄色葡萄球菌　　　B. 链球菌

    C. 肺炎链球菌　　　　　D. 霍乱弧菌

    E. 脑膜炎奈瑟菌

28. 下列不属于奈瑟菌属共同特点的是（　　　）

    A. G⁻ 菌　　　　　　　B. 球形

    C. 单个或成双排列　　　D. 触酶和氧化酶阳性

    E. 抵抗力强

29. 在血平板上可形成甲型溶血的细菌是（　　　）

    A. 脑膜炎奈瑟菌　　　　B. 金黄色葡萄球菌

    C. 肺炎链球菌　　　　　D. 铜绿假单胞菌

    E. 流感嗜血杆菌

30. 30% H_2O_2 试验是下列哪种细菌快速且有鉴别意义的试验（　　　）

    A. 金黄色葡萄球菌　　　B. 甲型链球菌

    C. 肺炎链球菌　　　　　D. 脑膜炎奈瑟菌

    E. 淋病奈瑟菌

（袁　星　梁绮雯）

1. 掌握临床常见肠道杆菌的检验方法、鉴定依据。
2. 熟悉临床常见肠道杆菌的主要生物学特性和临床意义。
3. 了解部分肠道杆菌的致病物质及致病机制。
4. 能正确采集和处理常见肠道杆菌标本，具备不同肠道杆菌相关检测的能力；能正确选择试验项目对常见肠道杆菌进行检验，并能正确判读结果和完成检验报告。
5. 培养学生严谨、求实的工作态度，具备生物安全意识和具备科学的逻辑思维。

第 1 节　概　　述

临床常见肠道杆菌是一大群形态和生物学性状相似的革兰氏阴性杆菌，广泛分布于自然界，常寄居于人与动物肠道，多数是肠道正常菌群的重要成员。命名遵从微生物的"双命名法"。它们多数为条件致病菌，少数为致病菌。目前与医学有关的肠道杆菌菌属有 33 个，临床常见的菌属为埃希菌属、沙门菌属、志贺菌属、克雷伯菌属、肠杆菌属、耶尔森菌属、沙雷菌属、变形杆菌属、邻单胞菌属、柠檬酸杆菌属、爱德华菌属、哈夫尼亚菌属、摩根菌属、泛菌属、普罗威登斯菌属等，它们的 DNA（G+C）mol% 含量为 39 ～ 59。

考点：肠道杆菌属分类与命名

一、临床意义

（一）致病物质

肠杆菌科的毒力因子主要包括菌毛、荚膜或微荚膜、外膜蛋白、内毒素及外毒素等。

（二）所致疾病

1. 肠道感染　埃希菌属部分种、沙门菌属、志贺菌属、耶尔森菌属部分种，可引起急慢性肠道感染、食物中毒等。

2. 肠道外感染　除志贺菌属较少引起肠道外感染，其他肠杆菌科细菌大多可引起肠道外多个部位感染，如呼吸道、泌尿系统、伤口等感染，也可引起全身的感染，如败血症。肠杆菌科细菌也是医院感染的常见病原菌。鼠疫耶尔森菌是鼠疫的病原菌。

（三）耐药性

由于临床抗菌药物的大量使用，肠杆菌科细菌的耐药性越来越严重，如埃希菌属和克雷伯菌属产超广谱 β- 内酰胺酶（ESBL）、耐碳青霉烯类肠杆菌（CRE）菌株比例不断增加，因此临床应根据药敏试验的结果合理使用抗菌药物。

考点：肠道杆菌属临床意义

二、微生物学检验

（一）检验程序

常规生化鉴定为实验室最常用的方法，某些引起腹泻的病原菌尚需用血清学分型作为最终鉴定。一般先根据葡萄糖氧化发酵试验、氧化酶试验、菌体形态和有无鞭毛等特征，将肠杆菌科与其他 G⁻ 杆菌区分开。随后再根据不同属种的生物学特性、血清学特征等，将肠杆菌科细菌鉴定到属、种、群、型、株等。临床常利用细菌自动鉴定和药敏仪或商品化生化反应试剂盒将肠杆菌科鉴定到种。肠道杆菌检验鉴定程序见图 9-1。

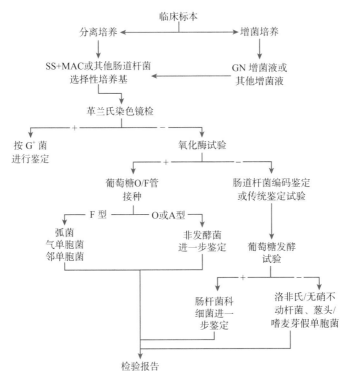

图 9-1 肠道杆菌检验程序

注：GN 增菌液，即革兰氏阴性菌增菌液；F 型，发酵型；O 或 A 型，氧化型或酸色反应型

（二）检验要点

1. 标本的采集 肠道外标本包括血液、中段尿、痰液、穿刺液、伤口分泌物等，采集后置于无菌容器中尽快送检。肠道标本常采集粪便，应采集新鲜粪便的脓血、黏液部分，及时送检，如不能及时送检，可将粪便置于运送培养基或甘油缓冲盐水中冷藏保存。

2. 涂片染色镜检 肠道杆菌均为 G⁻ 菌，呈杆状或球杆状。多数有周鞭毛，少数无鞭毛；不形成芽孢；电镜下致病性菌株常有菌毛。

3. 分离培养 需氧或兼性厌氧，营养要求不高，在普通琼脂平板和血平板上生长的菌落大多为灰白、湿润、光滑、凸起、边缘整齐的菌落，部分属种可在血平板上产生溶血反应。在肠道选择性培养基上，如 MAC 平板、EMB 平板、SS 平板上，肠杆菌科不同属种因乳糖分解或不分解，以及指示剂不同显示为不同颜色的菌落，一般致病菌不分解乳糖，正常菌群的细菌分解乳糖。

4. 生化鉴定 生化反应活跃，发酵葡萄糖产酸或产酸产气，氧化酶阴性，触酶阳性，还原硝酸盐为亚硝酸盐。临床常见肠道杆菌的主要生化特征见表 9-1。

表 9-1　肠道杆菌常见属种的主要生化鉴定特征

	K/A	GAS	H₂S	IND	MR	VP	CIT	MOT	URE	PAD	LYS	ORN	ARG	ONPG
埃希菌属														
大肠埃希菌	A（K）/A	+	-	+	+	-	-	+			+	+/-	-/+	+
沙门菌属														
多数沙门菌种	K/A	+	+	-	+	-	+	+			+	+	+/-	-
志贺菌属														
A、B、C 群	K/A	-	-	-/+	+	-	-	-			-	-		-
D 群	K/A	-	-	-	+	-	-	-			-	+	-	+
克雷伯菌属														
肺炎克雷伯菌	A/A	++	-	-	-	+	+	-	+		+	-		+
产酸克雷伯菌	A/A	++	-	+	-	+	+	-	+		+	-		+
肠杆菌属														
产气肠杆菌	A/A	++	-	-	-	+	+	+	-		+	+		+
阴沟肠杆菌	A/A	++	-	-	-	+	+	+	+/-		-	+	+	+
变形杆菌属														
奇异变形杆菌	K/A	+	+	-	+	+/-	+/-	+a	++	+	-	+		-
普通变形杆菌	K/A	+	+	+	+	-		+a	++	+	-	-		-
枸橼酸菌属														
弗劳地枸橼酸菌	A（K）/A	+	+	-	+	-	+	+	+/-		-	-/+	+/-	+
异型枸橼酸菌	K/A	+	-	+	+	-	+	+	+/-		-	+	+/-	+
沙雷菌属														
黏质沙雷菌	A（K）/A	+	-	-	-/+	+	+	+	-		+	+		+
多源菌属														
聚团多源菌	A/A	-/+	-	-/+	-/+	+/-	+/-	-/+	-/+		-	-	-	+
爱德华菌属														
迟钝爱德华菌	K/A	+	+	+	+	-	-	+	-		+	+		+

注：KIA，克氏双糖铁琼脂；GAS，产气；H₂S，硫化氢；IND，吲哚；MR，甲基红；CIT，枸橼酸盐；MOT，动力；URE，脲酶；PAD，苯丙氨酸脱氨酶；LYS，赖氨酸脱羧酶；ORN，鸟氨酸脱羧酶；ARG，精氨酸双水解酶；A，产酸或酸色反应；K，产碱或碱色反应；++，强阳性；+，90% 以上菌株阳性；-，90% 以上菌株阴性；+/-，50%～90% 菌株阳性；-/+，50%～90% 菌株阴性；a，迁徙现象。

5. 抗原构造　肠杆菌科抗原主要包括菌体（O）抗原、鞭毛（H）抗原、表面（K）抗原、菌毛抗原等，O 抗原和 H 抗原是肠杆菌科血清学分群及分型的主要依据。表面抗原可阻断 O 抗原与相应抗体的反应，加热或传代可去除表面抗原的阻断作用。

6. 变异性

（1）S-R 变异　初次分离的细菌，菌体抗原上都有特异性多糖链，菌落为光滑型。在人工培养基中反复传代时，细胞壁上特异性多糖链消失而核心多糖仍保留，菌落变为粗糙型。

（2）H-O 变异　有鞭毛的细菌，失去鞭毛，动力也随之消失，称 H-O 变异，有时见于新分离的菌株中。

7. 抵抗力　肠杆菌科细菌抵抗力不强，加热 60℃ 30min 可被杀死，对低温耐受，对干燥、化学消毒剂（含氯石灰、酚类、甲醛和戊二醛等）敏感。对胆盐耐受，并在一定程度上抵抗多种染料的抑菌作用，这些特性被应用于制备肠道选择性培养基。

考点：肠道杆菌属生物学特性（形态特征、培养特性、生化特征、变异性、抵抗力）

案例 9-1

　　患者，女，13 岁，外出就餐后出现严重腹泻。取食物标本实验室检测，标本中的细菌主要特点为 G⁻ 杆菌，发酵葡萄糖和乳糖，氧化酶阴性，IMViC 结果为 ++--。

问题：1. 如何对该微生物进行后续检验？
　　　2. 不同型别的大肠埃希菌致病有何区别？

第 2 节　埃希菌属

　　埃希菌属（*Escherichia*）包括大肠埃希菌、蟑螂埃希菌、弗格森埃希菌、赫尔曼埃希菌、伤口埃希菌等。本节以临床最常见的大肠埃希菌（*E. coli*）为代表种进行叙述。

一、临床意义

　　大肠埃希菌主要致病物质为 K 抗原、菌毛、内毒素、肠毒素。内毒素可引起宿主发热、休克、弥散性血管内凝血（DIC）等反应。肠毒素分为不耐热肠毒素（heat-labile enterotoxin，LT）和耐热肠毒素（heat-stable enterotoxin，ST），引起肠道细胞中 cAMP 水平升高，分泌大量肠液而导致腹泻。所致疾病主要有下列两种。

（一）肠道外感染

　　大肠埃希菌是临床分离的 G⁻ 杆菌中最常见的病原菌，也是医院感染常见的病原菌，可引起人体多个部位感染，以泌尿系统感染最常见，其次为胆囊炎、新生儿脑膜炎、菌血症、脓毒症等。

（二）肠道内感染

　　多为外源性感染，引起腹泻的大肠埃希菌血清型常见的有以下五种类型。

　　肠产毒性大肠埃希菌（enterotoxigenic *E. coli*，ETEC）是引起"旅游者腹泻"和婴幼儿腹泻的常见病因，导致恶心、腹痛、低热和类似轻型霍乱的急性水样腹泻。

　　肠致病性大肠埃希菌（enteropathogenic *E. coli*，EPEC）是婴儿腹泻的重要病原菌，可导致发热、呕吐、严重水泻，粪便中含有黏液但无血液。

　　肠侵袭性大肠埃希菌（enteroinvasive *E. coli*，EIEC）可引起类似志贺菌属所致肠炎的症状，如发热、腹痛、水泻、里急后重等症状，粪便常为脓血黏液便。

　　肠出血性大肠埃希菌（enterohemorrhagic *E. coli*，EHEC），临床常见血清型为 O157：H7，引起出血性结肠炎，腹痛、水泻、血便，多无发热，主要见于婴幼儿，可出现暴发或流行。O157：H7 感染者中 2%～7% 的患者可发展为溶血性尿毒综合征，主要表现为溶血性贫血、血小板减少性紫癜和急性肾功能不全，出现溶血性尿毒综合征的患者病死率为 3%～10%。

　　肠集聚性大肠埃希菌（enteroaggregative *E. coli*，EAEC）主要引起婴儿急性或慢性水样腹泻，严重者可伴脱水，偶有腹痛、发热和血便。

　　大肠埃希菌随粪便排出体外，污染周围环境、水源、食品等。样品中此菌越多，表示样品被粪便污染越严重，也表明可能存在肠道致病菌，故其是饮水、食品、饮料卫生细菌学检查的指标。我国规定的生活饮用水卫生标准是每 1ml 饮水中菌落总数不超过 100CFU；每 100ml 饮水中不得检出大肠埃希菌菌群。

　　目前尚无应用于人群免疫的疫苗，菌毛疫苗可用于防止家畜腹泻。

考点：大肠埃希菌临床意义

二、微生物学检验

（一）检验程序

埃希菌属检验程序见图 9-2。

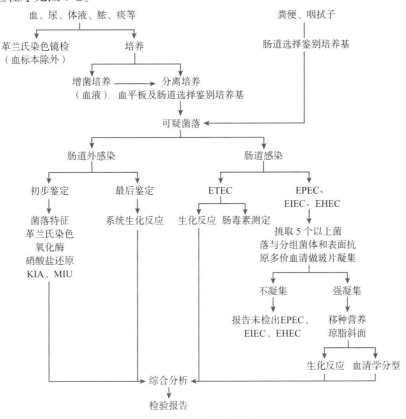

图 9-2 埃希菌属检验程序

注：O，O 抗原；K，K 抗原

（二）检验要点

1. 标本的采集 根据患者采集指征，包括手术部位感染、皮肤和软组织感染、发热等，可采集脓液、渗出物、伤口分泌物、血液、粪便、痰液及脑脊液等。食物中毒采集粪便、呕吐物或剩余的食物标本。

2. 涂片染色镜检 含菌量多的标本及纯培养物革兰氏染色见 G⁻，直短杆状，多数有鞭毛，能运动，电镜下见部分菌株有菌毛（图 9-3）。

3. 分离培养 兼性厌氧，营养要求不高，在肠道选择性培养基上能发酵乳糖产酸，培养基内指示剂不同可形成不同颜色的菌落。

（1）培养特性 肠道外感染大肠埃希菌发酵乳糖产酸，在 EMB 平板上为紫黑色有金属光泽的菌落，在 MAC 或 SS 平板上为红色或粉红色菌落（图 9-4）。在中国蓝培养基上显示蓝色菌落。

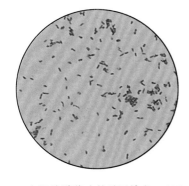

图 9-3 大肠埃希菌（革兰氏染色，100×10）

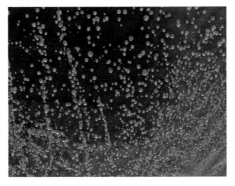

图 9-4 大肠埃希菌在 SS 平板上生长的菌落现象

（2）分类　大肠埃希菌的抗原主要包括菌体（O）抗原、鞭毛（H）抗原和表面（K）抗原等，血清型命名一般按 O：K：H 三种抗原的顺序排列，字母后分别加相应抗原的型别序号表示，如 O111：K58：H2、O157：H7 等。引起腹泻的大肠埃希菌主要包括肠产毒性大肠埃希菌、肠致病性大肠埃希菌、肠侵袭性大肠埃希菌、肠出血性大肠埃希菌 [又称 Vero 毒素大肠埃希菌（verotoxigenic *E. coli*，VTEC）]、肠凝聚性大肠埃希菌（又称肠黏附型大肠埃希菌）。

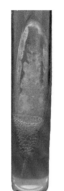

图 9-5　大肠埃希菌的 KIA 培养结果（AA+-）

（3）抵抗力　对理化因素抵抗力不强，不耐干燥，对一般化学消毒剂敏感。能耐受胆盐，此特性用于制备肠道选择培养基。

4. 检验鉴定

（1）生化鉴定

1）生化特征：大肠埃希菌的典型生化反应特征为氧化酶试验阴性，硝酸盐还原试验阳性；发酵乳糖、葡萄糖产酸产气，一般不产生 H_2S，在 KIA 上培养的结果常为 AA+-（图 9-5）；IMViC 结果为 ++--；动力阳性，脲酶阴性，在动力 - 吲哚 - 脲酶培养基（MIU）的结果常为 ++-。

2）鉴别要点：肠道内感染大肠埃希菌的基本生物学特性与肠道外大肠埃希菌的相似，但乳糖发酵试验有的为阴性，分别有特殊的血清型、毒力因子，鉴定大肠埃希菌到种后，还要进一步用血清学方法鉴定群、型。

（2）种属鉴定

1）ETEC 鉴定：生化反应加血清分型加肠毒素测定。生化反应符合大肠埃希菌，有特有的血清型。需测定 LT 和 ST，可用免疫学、分子生物学方法。

2）EPEC 鉴定：生化反应加血清分型。取乳糖阳性的菌落用 EPEC 分型血清进行 O：H 分型，也可用酶联免疫吸附试验（ELISA）方法。

3）EIEC 鉴定：生化反应加血清分型加毒力测定。常用 EIEC 分型血清进行 O：H 分型。EIEC 生化特性与志贺菌相似，如动力试验阴性，不发酵或迟缓发酵乳糖，赖氨酸脱羧酶试验阴性。常用乙酸钠、葡萄糖铵利用试验和黏质酸盐产酸试验区分 EIEC 和志贺菌，EIEC 三者均阳性，而志贺菌属均为阴性。

4）EHEC 鉴定：血清分型加生化反应，除不发酵或迟缓发酵山梨醇外，常见生化特性与其他大肠埃希菌相似。常用 EHEC 分型血清进行 O：H 分型，目前 O157：H7 血清型是临床实验室常规检测项目。

5）EAEC 鉴定：不能用血清学分型，常用凝集试验检测 EAEC 对细胞的黏附性。

5. 药敏试验　目前大肠埃希菌、肺炎克雷伯菌、肠杆菌属细菌是最常见的产生超广谱 β- 内酰胺酶的细菌，对头孢菌素类（头孢噻肟、头孢他啶、头孢哌酮、头孢曲松等）、氨曲南及青霉素类药物耐药，多重耐药菌耐药种类更多。应根据药敏试验合理用药，避免耐药性产生。

（三）鉴定依据

1. 形态特征　G^- 杆菌，有鞭毛，有菌毛。

2. 培养特性　肠道外感染大肠埃希菌发酵乳糖产酸，在 EMB 平板上为紫黑色有金属光泽的菌落，在 MAC 或 SS 平板上为红色或粉红色菌落。在中国蓝培养基上显示蓝色菌落。

3. 生化试验结果　大肠埃希菌的典型生化反应特征为氧化酶试验阴性，硝酸盐还原试验阳性；发酵乳糖、葡萄糖产酸产气，KIA 上培养的结果常为 AA+-；IMViC 结果为 ++--；MIU 结果为 ++-。

（四）检验报告

1. 初步报告　找到 G^- 杆菌，呈不规则排列。

2. 确定报告　有 ×× 埃希菌生长或经 ××h 培养出 ×× 埃希菌。

考点：大肠埃希菌微生物学检验

第 3 节 志贺菌属

案例 9-2

患者，女，3 岁，高热后出现抽搐。无明显的腹泻症状。血常规显示白细胞计数升高，大便常规检测有白细胞，SS 平板细菌培养发现不分解乳糖的无色菌落，生化反应符合痢疾杆菌的特征。

问题：1. 志贺菌属细菌感染后临床表现有哪些？

2. 如何对该微生物进行检验？

志贺菌属（*Shigellae*）是人类及灵长类动物细菌性痢疾最常见的病原菌，又被称为痢疾杆菌。

一、临床意义

志贺菌通过菌毛黏附于肠黏膜上皮细胞，并穿入上皮细胞内生长繁殖，引起炎症反应。志贺菌产生的内毒素作用于肠黏膜，使其通透性增高，促进对内毒素的吸收，导致发热、意识障碍、脓毒症休克（感染性休克）等中毒症状。内毒素破坏肠黏膜导致出现黏液脓血便，作用于肠壁自主神经系统使肠功能紊乱，出现腹痛、里急后重等症状。A 群志贺菌 I 型和 II 型能产生志贺毒素（shiga toxin，ST），又称 Vero 毒素（vero toxin，VT）。ST 的生物学活性：①肠毒素性，功能类似大肠埃希菌和霍乱弧菌肠毒素，导致疾病早期出现水样腹泻；②神经毒性，可作用于家兔或小鼠中枢神经系统，引起四肢麻痹、死亡；③细胞毒性，对人肝细胞、猴肾细胞和海拉细胞（HeLa 细胞）均有毒性。

细菌性痢疾是常见的肠道传染病，以夏秋季节多见。传染源是患者和带菌者，通过污染的食物、水源等经口感染，潜伏期一般 1 ～ 3d。人类对志贺菌普遍易感，少量志贺菌即可引起痢疾。痢疾志贺菌感染病情较重，宋内志贺菌引起的感染较轻，福氏志贺菌感染介于两者之间，但易转为慢性。国内福氏志贺菌比较常见，其次是宋内志贺菌。痢疾临床表现有下列几种。

（一）急性细菌性痢疾

急性细菌性痢疾包括急性普通型（典型）、急性轻型（非典型）和急性中毒型。典型菌痢临床症状为患者先出现腹痛、发热、水样便，然后转为黏液脓血便，伴里急后重。非典型菌痢临床症状不典型，易漏诊。中毒型菌痢多见于小儿患者，发病急，常在腹痛、腹泻出现前，呈现严重的全身中毒症状，病死率较高。

（二）慢性细菌性痢疾

病程在 2 个月以上的为慢性细菌性痢疾，特点为迁延不愈或反复发作。急性细菌性痢疾治疗不彻底、机体抵抗力低、营养不良或伴有其他慢性病时易转为慢性。

（三）带菌者

有恢复期带菌及健康带菌者。带菌者具有高度传染性，是主要传染源，故细菌性痢疾带菌者不能从事餐饮业或保育工作。

病后免疫力不牢固，主要依靠肠道黏膜表面 sIgA 的作用，病后 3d 左右出现，但维持时间短，不能防止再次感染。本属菌型多，各型间无交叉免疫。志贺菌一般不侵入血液，故血清型抗体（IgM、IgG）不能发挥作用。

考点：志贺菌属的临床意义

二、微生物学检验

（一）检验程序

志贺菌属检验程序见图 9-6。

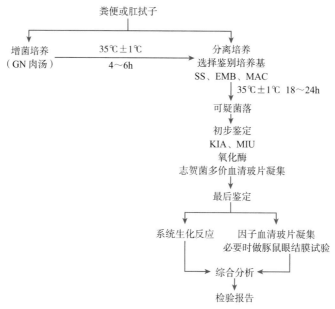

图 9-6 志贺菌属检验程序

（二）检验要点

1. 标本的采集 志贺菌属细菌极少进入血流，因此只取粪便或肛拭子标本做培养。本属细菌对理化因素的抵抗力较其他肠杆菌科细菌低，对酸较敏感。最好在使用抗菌药物前采集新鲜粪便中脓血、黏液部分，床边接种或立即送检，如不能及时送检，可将标本置于甘油缓冲盐水保存液或卡 - 布运送培养基内保存并尽快送检。

2. 涂片染色镜检 含菌量多的标本及纯培养物革兰氏染色见 G 杆菌，菌体短小，无芽孢，无荚膜，无鞭毛，电镜下见有菌毛。

3. 分离培养

（1）培养特性 将标本接种于 SS 平板或 MAC 平板或 EMB 平板，置 35℃ ±1℃培养 18 ～ 24h 如肠道选择性平板有不发酵乳糖的无色透明或半透明菌落生长，则需进一步鉴定。

（2）分类 志贺菌属有菌体抗原，无鞭毛抗原，部分菌株有 K 抗原。根据生化反应特征和 O 抗原可将志贺菌属分为 4 群，即痢疾志贺菌群（A 群）、福氏志贺菌群（B 群）、鲍氏志贺菌群（C 群）和宋内志贺菌群（D 群）。共 40 余个血清型（含亚型）。

（3）抵抗力 对理化因素比一般肠道杆菌弱，不耐酸。

4. 检验鉴定

（1）生化鉴定

1）生化特征：志贺菌属典型的生化反应为氧化酶阴性，硝酸盐还原阳性；在 KIA 斜面产碱、底层产酸，不产气，H$_2$S 为阴性；IMViC 结果为 -+--；MIU 结果为 --/+-；赖氨酸脱羧酶试验阴性。宋内志贺菌个别菌株迟缓发酵乳糖，福氏志贺菌 6 型发酵葡萄糖产酸产少量气体。

2）鉴别要点：志贺菌属与 EIEC 鉴别，志贺菌属与 EIEC 血清学上有交叉反应，生化特征也相近。志贺菌属分解葡萄糖产酸不产气，动力试验、赖氨酸脱羧酶试验、乙酸钠试验及黏液酸盐产酸试验均为阴性，可与 EIEC 鉴别。

志贺菌属与类志贺邻单胞菌鉴别，可用氧化酶、动力试验区别，志贺菌属为阴性，后者为阳性。

志贺菌属与伤寒沙门菌鉴别，可用动力、H_2S 和沙门菌因子血清试验鉴别，志贺菌属均为阴性，而伤寒沙门菌为阳性。

（2）种属鉴定　先用志贺菌属 4 种多价血清（A 群 1、2 型，B 群 1～6 型，C 群 1～6 型和 D 群）做玻片凝集试验。如凝集再进一步做血清定型鉴定。

如生化特征符合志贺菌属，而与 4 种多价血清不凝集的菌株，可能为 K 抗原阻断所致，可通过加热破坏 K 抗原，再进行凝集试验，如仍不凝集，则可能为 EIEC 菌株，需进一步鉴别。

因本菌具有传染性，从粪便、肛拭标本中分离鉴定出志贺菌，应及时报告临床并隔离患者。

考点：志贺菌属分类

5. 药敏试验　临床分离的志贺菌耐药性不断增高，对磺胺类抗生素、四环素、氨苄西林产生耐药，常分离出多重耐药菌，故临床应重视，对疑为细菌性痢疾患者及时采集粪便标本进行培养鉴定及药敏试验，根据药敏试验结果合理使用抗菌药物。

（三）鉴定依据

1. 形态特征　G⁻ 杆菌，无鞭毛，有菌毛。

2. 培养特性　将标本接种于 SS 平板或 MAC 平板或 EMB 平板，肠道选择性平板上呈现不发酵乳糖的无色透明或半透明菌落生长。

3. 生化试验结果　志贺菌属典型的生化反应：氧化酶阴性，硝酸盐还原阳性；在 KIA 斜面产碱、底层产酸，不产气，H_2S 为阴性；IMViC 结果为 -+--；MIU 结果为 --/+-；赖氨酸脱羧酶试验阴性。宋内志贺菌个别菌株迟缓发酵乳糖，福氏志贺菌 6 型发酵葡萄糖产酸产少量气体。

（四）检验报告

1. 初步报告　找到 G⁻ 杆菌，呈不规则排列。

2. 确定报告　有 ×× 志贺菌生长或经 ××h 培养出 ×× 志贺菌。

考点：志贺菌属微生物学检验

第 4 节　沙门菌属

案例 9-3

患者，男，20 岁，突起头痛、发热、畏寒，体温 38℃左右，并逐渐上升到 40℃左右。前胸部出现散在的玫瑰色皮症。血常规显示：白细胞 $3.7×10^9/L$，取患者血液做细菌培养，2d 后有 G⁻ 杆菌生长，进一步进行生化试验，发酵葡萄糖，氧化酶阴性，不发酵乳糖，H_2S 试验阳性。

问题：1. 该患者可能患哪种感染性疾病？

2. 如何对该病原体进行微生物学检验？

沙门菌属（*Salmonella*）细菌有多种血清型，其致病性有种系特异性，人类是伤寒沙门菌和甲、乙、丙型副伤寒沙门菌的天然宿主，有些沙门菌属细菌专对动物致病，有些对人和动物都致病。

沙门菌属分类复杂，按 Kauffman-White 分类标准，有 2200 多种血清型。沙门菌属分为 6 个亚属，临床分离的沙门菌株 99% 以上为亚属，包括伤寒沙门菌、猪霍乱沙门菌、副伤寒沙门菌、鸡沙门菌。

一、临床意义

沙门菌属的表面抗原（Vi）具有侵袭力，沙门菌穿过小肠上皮到达固有层，被吞噬细胞吞噬，Vi 抗原能保护细菌不被破坏，细菌可在细胞内继续生长繁殖，并被携带到机体其他部位。沙门菌死亡时释放的内毒素可引起机体发热、白细胞变化（有时为降低）、脓毒症休克等病理生理反应。某些沙门菌如鼠伤寒沙门菌能产生肠毒素。

沙门菌主要通过被污染的食品或水源经口感染,引起人和动物沙门菌病,主要表现为以下几种类型。

（一）急性胃肠炎或食物中毒

该病常见由沙门菌引起,如鼠伤寒沙门菌、猪霍乱沙门菌等可引起轻型或暴发型腹泻,伴低热、恶心、呕吐等症状。

（二）菌血症或败血症

该病由猪霍乱沙门菌或 C 组副伤寒沙门菌引起,多有高热、寒战等症状,常伴发胆囊炎、肾盂肾炎、骨髓炎等局部感染,血培养常为阳性。

（三）伤寒与副伤寒

该病由伤寒及副伤寒沙门菌引起。两类菌发病机制和临床症状基本相似,副伤寒的病情较轻,病程较短。细菌随污染的食物或饮水进入人体后,细菌在淋巴组织大量繁殖后,进入血流引起第一次菌血症,此时约为病程的第 1 周,患者在临床上表现发热、不适等症状。细菌随血流进入肝、脾、胆囊、肾脏、骨髓、肠壁与淋巴结中大量繁殖后,再次进入血流,此时为病程的第 2～3 周,患者常出现寒战、持续高热、肝脾大,可出现全身中毒症状、皮肤玫瑰疹、迟发型变态反应等症状。并发症包括肠穿孔、血栓性静脉炎和心内膜炎等。胆囊中的细菌随胆汁进入肠腔可经粪便排出,肾脏中的细菌随尿排出体外。本病潜伏期 7～20d,典型病程为 3～4 周,严重感染可危及生命。感染后能获得牢固免疫,极少发生再次感染。

伤寒患者治愈后部分患者可成为携带者,可持续由粪便排泄病原体达 1 年或更长时间,为重要传染源。

考点：沙门菌属临床意义

二、微生物学检验

（一）检验程序

沙门菌属检验程序见图 9-7。

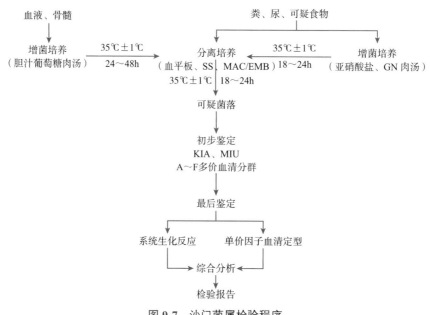

图 9-7 沙门菌属检验程序

（二）检验要点

1. 标本的采集　根据不同疾病、不同病程取不同标本，最好在使用抗菌药物前采集。疑为伤寒沙门菌感染可于第 1 周采集血液，第 2 周、第 3 周采集粪便，第 3 周采集中段尿，全病程可采集骨髓做培养。血清学诊断应在病程的不同时期分别采集 2～3 份标本。

2. 涂片染色镜检　含菌量多的标本及纯培养物革兰氏染色见 G⁻ 杆菌，多数有周鞭毛，能运动，无荚膜，无芽孢。

3. 分离培养

（1）培养特性　兼性厌氧菌，营养要求不高。因不发酵乳糖，在肠杆菌科选择性培养基上为透明或半透明的菌落，大多数菌株产生 H_2S，在 SS 平板上菌落中心常为黑色。血液标本可接种增菌肉汤进行增菌培养。中段尿标本定量接种于血平板及 MAC 平板上。粪便标本如量较少，可先用亚硒酸盐增菌肉汤增菌后再接种于平板，也可直接接种于肠道选择性平板如 MAC 平板、EMB 平板、SS 平板。如 MAC 或 EMB 平板上生长出无色透明或半透明的菌落，或 SS 平板上生长出无色透明或半透明中心呈黑色的菌落，则高度怀疑为沙门菌属，可进一步用生化反应和血清凝集试验鉴定到种或型。

（2）分类　沙门菌抗原主要包括菌体（O）抗原、鞭毛（H）抗原和表面（Vi）抗原，均具有分类鉴定意义。沙门菌属常见菌种抗原构造见表 9-2。

O 抗原至少有 58 种，是沙门菌分群的依据，耐受高热不被破坏。每个沙门菌的血清型可具有 1 种或数种 O 抗原，将具有共同抗原成分的血清型归纳为一个群，临床上常见的是 A～F 群。机体对 O 抗原产生的抗体以 IgM 为主，与相应抗血清反应可产生颗粒状凝集。

H 抗原是沙门菌分型的依据，为不耐热的蛋白抗原。H 抗原分 2 个相，第一相为特异相，用小写英文字母 a、b、c、d 等表示，z 以后用 z 加阿拉伯数字表示。第 2 相为沙门菌共有的非特异相，用 1、2、3、4 等数字表示。沙门菌具有两相 H 抗原的称为双相菌，具有一相 H 抗原的为单相菌。

表面抗原 Vi 常存在于伤寒沙门菌、丙型副伤寒沙门菌、部分都柏林沙门菌中，为不稳定抗原。Vi 抗原能阻断 O 抗原与相应抗体的凝集反应，加热可将其破坏，人工传代也可消失。

组	菌名	O 抗原	H 抗原 第 1 相	H 抗原 第 2 相
A	甲型副伤寒沙门菌	1、2、12	a	—
B	乙型副伤寒沙门菌	1、4、5、12	b	1, 2
	鼠伤寒沙门菌	1、4、5、12	i	1, 2
C	丙型副伤寒沙门菌	6、7、（Vi）	c	1, 5
	猪霍乱沙门菌	6、7	c	—
D	伤寒沙门菌	9、12、Vi	d	—
	肠炎沙门菌	1、9、12	g, m	—
E	鸭沙门菌	3、10	e, h	1, 6
F	阿伯丁沙门菌	11	i	1, 2

表 9-2　沙门菌属常见菌种抗原构造

（3）抵抗力　沙门菌对热抵抗力不强，但在水中可存活 2～3 周，粪便中可存活 1～2 个月，在冻土可越冬；对常用消毒剂较敏感。胆盐、煌绿及其他染料对沙门菌的抑制作用较其他肠道杆菌小，据此制备的肠道菌选择性培养基，有利于分离粪便中的沙门菌。

4. 检验鉴定

（1）生化鉴定

1）生化特征：沙门菌属典型生化反应为氧化酶试验阴性，硝酸盐还原试验阳性；在 KIA 中，斜面产碱、底层产酸、产气或不产气；H_2S 多为阳性；IMViC 结果为 -+-+/-；MIU 结果为 +--；赖氨酸脱羧酶试验阳性。

2）鉴别要点：如乳糖发酵、吲哚阳性、脲酶阳性菌株大多不属于沙门菌属。伤寒、鸡沙门菌可出现发酵葡萄糖不产气，甲型副伤寒沙门菌可出现 H_2S 阴性，甲型副伤寒沙门菌、猪霍乱沙门菌可出现赖氨酸脱羧酶试验阴性，猪霍乱沙门菌、伤寒沙门菌可出现枸橼酸盐阴性。

（2）种属鉴定　常用沙门菌 O 多价血清和 O、H、Vi 因子血清与疑为沙门菌属的细菌进行血清凝集试验。从临床标本中分离出的沙门菌 95% 以上属于 A～F 群，故先用 A～F 多价 O 血清进行玻片凝集，确定为 A～F 群后，用单价 O 因子血清鉴定到具体的群，再用 H 因子血清第一相（特异相）定型，最后用 H 因子血清第二相（非特异相）辅助定型。如果细菌的生化反应符合沙门菌，但与 A～F 多价 O 血清不产生凝集现象，则可能有表面抗原（Vi）存在，可通过加热或传代培养去除 Vi 抗原后再进行凝集试验。如去除 Vi 抗原后仍不凝集，则可能为 A～F 以外菌群。

（3）血清学鉴定　肥达试验（Widal test）是用已知伤寒沙门菌 O 抗原、H 抗原和副伤寒沙门菌 H 抗原，检测受检血清中有无相应抗体的半定量凝集试验，可辅助诊断伤寒和副伤寒。O 抗原刺激机体产生 IgM 抗体，出现较早，在血清中存在时间较短；H 抗原刺激抗体产生 IgG，出现较迟，持续时间较长。

凡血清最高稀释度出现明显凝集者为凝集效价。一般伤寒沙门菌 O 凝集效价 ≥ 80，H 效价 ≥ 160，副伤寒 A、B、C 的 H 效价 ≥ 80 才有临床意义。应在疾病早期及中后期分别采集两次血清，第二份血清比第一份的效价增高 4 倍以上有诊断意义。一般 O、H 凝集效价均升高，则伤寒、副伤寒可能性大；O 抗原水平不高而 H 抗原水平高可能为感染过、预防接种或回忆反应等；O 抗原水平高而 H 抗原水平不高则可能为感染早期或与伤寒沙门菌 O 抗原有交叉反应的其他沙门菌感染等，可于 1 周后复查，如 H 抗原水平升高则具有诊断意义。

5. 药敏试验　近年来，沙门菌属细菌已出现对多种抗菌药物的耐药现象，鼠伤寒沙门菌耐药性最为突出、多重耐药菌比例最高。临床分离的沙门菌常对氯霉素、链霉素、呋喃类抗生素、磺胺类抗生素、氨苄西林和四环素耐药，应根据培养鉴定和药敏试验结果合理使用抗菌药物。

（三）鉴定依据

1. 形态特征　G⁻ 杆菌，有鞭毛，有菌毛。

2. 培养特性　MAC 或 EMB 平板上生长出无色透明或半透明的菌落，SS 平板上生长出无色透明或半透明中心呈黑色的菌落，则高度怀疑为沙门菌属。

3. 生化试验结果　沙门菌属典型生化反应为氧化酶试验阴性，硝酸盐还原试验阳性；在 KIA 中，斜面产碱、底层产酸、产气或不产气；H_2S 多为阳性；IMViC 结果为 -+-+/-；MIU 结果为 +--；赖氨酸脱羧酶试验阳性。

（四）检验报告

1. 初步报告　找到 G⁻ 杆菌，呈不规则排列。

2. 确定报告　有 ×× 沙门菌生长或经 ××h 培养出 ×× 沙门菌。

考点：沙门菌属微生物学检验

第 5 节　其他常见肠道感染杆菌

一、克雷伯菌属

克雷伯菌属（*Klebsiella*）主要包括肺炎克雷伯菌、产酸克雷伯菌、解鸟氨酸克雷伯菌、植生克雷伯菌和土生克雷伯菌。临床感染中以肺炎克雷伯菌多见，肺炎克雷伯菌包括肺炎亚种、臭鼻亚种和鼻硬结亚种。

（一）临床意义

克雷伯菌属为条件致病菌，是医院感染中的常见细菌。肺炎克雷伯菌可引起典型的原发性肺炎，也可引起其他各部位感染。臭鼻亚种可引起臭鼻症。鼻硬结亚种可使人鼻咽、喉等呼吸道器官发生慢性肉芽肿病变和硬结形成，导致组织坏死。产酸克雷伯菌可引起人体各部位感染。

考点：克雷伯菌属分类及临床意义

（二）微生物学检验

1. 检验程序（图 9-8）

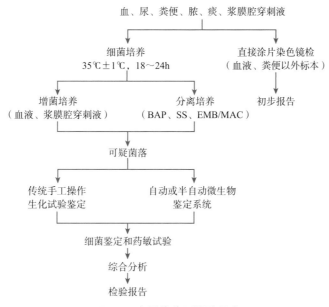

图 9-8 克雷伯菌属检验程序

2. 检验要点

（1）标本的采集 该菌在正常人口咽部有一定带菌率，临床感染类型多样，取相应病变部位标本时注意避免正常菌群的污染。

（2）涂片染色镜检 含菌量多的标本及纯培养物革兰氏染色见 G⁻ 杆菌，卵圆形或球杆状，常成双排列，菌体外有明显的荚膜。无鞭毛，无芽孢，有菌毛。

（3）分离培养

1）培养特性：为兼性厌氧，营养要求不高，血液或穿刺液标本常接种于肉汤增菌液，其他标本接种于血平板和 MAC 平板，35℃ ±1℃ 孵育 18 ～ 24h。在血平板上形成较大灰白色、不溶血、黏液状菌落，用接种环取菌落可拉起长丝（图 9-9）。在肠道选择性平板 MAC 或 SS 等平板上因发酵乳糖产酸，形成较大、红色、黏稠菌落（图 9-10）。

2）抵抗力：对理化因素抵抗力不强，对一般化学消毒剂敏感。能耐受胆盐，此特性用于肠道选择培养基培养。

（4）检验鉴定

1）生化鉴定：①生化特征：克雷伯菌属典型生化反应为氧化酶试验阴性，硝酸盐还原试验阳性；在 KIA 中，斜面产酸、底层产酸产气，H_2S 为阴性；吲哚大多为阴性，但产酸克雷伯菌和解鸟氨酸克雷伯菌阳性；IMViC 结果为 -/+-++；MIU 结果为 --/++；葡萄糖酸盐试验阳性，鸟氨酸脱羧酶试验阴性。②鉴别要点：氧化酶试验阴性，硝酸盐还原试验阳性；本菌无鞭毛，和志贺菌属细菌相似，在 KIA 斜面产酸、底层产酸产气，H_2S 为阴性；脲酶阳性，与变形杆菌相似，但 IMViC 结果为 -/+-++；MIU 结果

为 --/++。

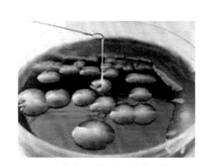

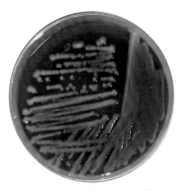

图 9-9 　肺炎克雷伯菌的菌落及拉丝现象　　　　图 9-10 　肺炎克雷伯菌菌落

2）种属鉴定：肺炎克雷伯菌吲哚试验大多为阴性，但产酸克雷伯菌和解鸟氨酸克雷伯菌阳性。

（5）药敏试验 　肺炎克雷伯菌产超广谱 β- 内酰胺酶比例不断增高，产酶株对青霉素类，第一、二、三代头孢菌素及单环 β- 内酰胺类抗菌药物均产生耐药性，仅对头霉素类、碳青霉烯类及酶抑制剂敏感，应根据药敏试验结果合理使用抗菌药物。

3. 鉴定依据

（1）形态特征 　标本涂片革兰氏染色镜检为 G⁻ 短杆菌，菌体边缘有明显荚膜。

（2）培养特性 　在血平板上形成较大灰白色、不溶血、黏液状菌落，用接种环取菌落可拉起长丝。在肠道选择性平板 MAC 或 SS 等平板上因发酵乳糖产酸，形成较大、红色、黏稠菌落。

（3）生化试验结果 　氧化酶试验阴性，硝酸盐还原试验阳性；在 KIA 中，斜面产酸、底层产酸产气，H_2S 为阴性；吲哚试验大多为阴性，IMViC 结果为 -/+-++；MIU 结果为 --/++。

4. 检验报告

（1）初步报告 　找到 G⁻ 杆菌，呈不规则排列。

（2）确定报告 　有 ×× 克雷伯菌生长或经 ××h 培养出 ×× 克雷伯菌。

考点：克雷伯菌属微生物学检验

二、耶尔森菌属

耶尔森菌属（*Yersinia*）中，人类常见致病菌为鼠疫耶尔森菌、小肠结肠炎耶尔森菌和假结核耶尔森菌。

考点：耶尔森菌菌属分类

（一）鼠疫耶尔森菌

1. 临床意义 　鼠疫耶尔森菌是鼠疫的病原菌，俗称鼠疫杆菌。鼠疫严重危害人类健康，历史上曾发生过三次世界性大流行，造成大批患者死亡。鼠疫是一种主要在野生啮齿类动物间传播的烈性传染病，人通过与感染动物接触或鼠蚤叮咬而感染。

鼠疫耶尔森菌的侵袭力主要包括 FI 抗原（封套抗原）和 V/W 抗原等。鼠毒素主要对鼠类致病。

鼠疫耶尔森菌所致鼠疫，传染性强，病死率高，少数细菌即可使人致病。

临床常见类型包括腺鼠疫、败血型鼠疫和肺鼠疫。腺鼠疫以淋巴结炎为主要特点，主要表现为局部淋巴结的肿胀、坏死和脓肿，多为腹股沟和腋下淋巴结。肺鼠疫可由吸入含细菌的尘埃引起，也可以由腺鼠疫、败血型鼠疫继发而成，患者出现高热、咳嗽、痰中带血，多因呼吸困难或心力衰竭死亡，死亡的患者皮肤常呈紫黑色，故有"黑死病"之称。肺型鼠疫通过呼吸道在人与人之间传播，可引起人类鼠疫大流行。败血型鼠疫是由细菌侵入血流大量繁殖所致，患者可出现高热，皮肤黏膜出现小出血点，全身中毒症状和神经症状明显，心血管、淋巴系统和实质器官表现出特有的出血性炎症，病死率高。此外尚有较为少见的皮肤鼠疫、肠鼠疫、脑膜炎型鼠疫、眼鼠疫等。

鼠疫病痊愈者可获得持久性免疫力，很少再次感染。针对地方性感染区域的活动者及实验室研究人员可以选择减毒或灭活疫苗接种。发现疑为鼠疫耶尔森菌感染患者，应立即向当地疾病预防控制中心报告，并将标本送到疾病预防控制中心专业实验室进行进一步鉴定。对确诊鼠疫患者立即进行隔离治疗。对疫区及与患者接触人员立即采取有效的预防隔离和监测措施，防止疫情扩散。

2. 微生物学检验

（1）标本的采集　可取疑为鼠疫患者的淋巴结穿刺液、血液或痰等标本。尸检常取心、肝、肺和淋巴结等病变组织，对腐烂尸体可取骨髓或脑脊髓。小鼠标本采集前，应严格消毒小鼠体表，再进行采集。

鼠疫传染性极强，标本采集时要严格无菌操作，操作者注意生物安全防护，标本必须在符合生物安全要求的实验室进行检验。

（2）涂片染色镜检　含菌量多的标本及纯培养物革兰氏染色见 G⁻ 菌，呈球杆状，两极浓染。有荚膜，无鞭毛，无芽孢。

（3）分离培养

1）培养特性：为兼性厌氧，最适温度为 27～30℃，在普通营养平板可生长，但生长缓慢。在血平板上生长良好，48h 后形成柔软、黏稠、粗糙状菌落，在 MAC 平板上菌落较小、无色。在肉汤培养基中开始为混浊生长，24h 后为沉淀生长，48h 后形成菌膜，摇动后菌膜下陷呈钟乳石状。

2）抵抗力：鼠疫耶尔森菌对湿热敏感，湿热 70～80℃ 10min 或 100℃ 1min 死亡，干热 160℃ 1min 死亡，5% 甲酚皂或苯酚可在数分钟内杀死病菌。在自然环境的痰液中能存活约 3 个月。

（4）检验鉴定

1）生化鉴定：①生化特征：鼠疫耶尔森菌典型的生化反应为氧化酶阴性，硝酸盐还原试验阳性；在 KIA 中斜面产碱、底层产酸，不产气，H_2S 为阴性；IMViC 结果为 -+--；MIU 结果为 ---；赖氨酸脱羧酶、鸟氨酸脱羧酶、苯丙氨酸脱氨酶试验均为阴性，不液化明胶。②鉴别要点：标本涂片革兰氏染色镜检，可见 G⁻ 球杆菌，两极浓染，无芽孢。本菌在慢性病灶或陈旧培养物内可呈多形态，在动物体内可形成荚膜。动物实验有助于检测鼠疫耶尔森菌的毒力，常皮下注射，如菌株为产毒株则动物一般于 3～7d 后死亡，如 7d 后仍不死亡，应将其处死后取肝、脾等进一步培养鉴定。根据菌落特征、菌体形态、肉汤中生长特点、典型生化特征，结合临床和流行病学资料综合分析，可初步诊断。

2）种属鉴定：最后鉴定须经噬菌体裂解试验、动物实验及免疫学方法判定。

（5）药敏试验　对链霉素、阿米卡星、磺胺类药物敏感。

3. 鉴定依据

（1）形态特征　G⁻ 杆菌，呈球杆状，两极浓染。有荚膜，无鞭毛，无芽孢。

（2）培养特性　在血平板上生长良好，48h 后形成柔软、黏稠、粗糙状菌落，在 MAC 平板上菌落较小、无色。在肉汤培养基中开始为混浊生长，24h 后为沉淀生长，48h 后形成菌膜，摇动后菌膜下陷呈钟乳石状。

（3）生化试验结果　鼠疫耶尔森菌典型的生化反应为氧化酶试验阴性，硝酸盐还原试验阳性；在 KIA 中，斜面产碱、底层产酸，不产气，H_2S 为阴性；IMViC 结果为 -+--；MIU 结果为 ---；赖氨酸脱羧酶、鸟氨酸脱羧酶、苯丙氨酸脱氨酶试验均为阴性，不液化明胶。

4. 检验报告

（1）初步报告　找到 G⁻ 球杆菌，两极浓染，呈不规则排列。

（2）确定报告　有 ×× 耶尔森菌生长或经 ××h 培养出 ×× 耶尔森菌。

考点：鼠疫耶尔森菌临床意义、微生物学检验、鉴定依据

（二）小肠结肠炎耶尔森菌

小肠结肠炎耶尔森菌是引起人类腹泻的常见病原菌，可寄居在鼠、家畜和兔等多种动物体内，人可通过污染的食物和饮水或因接触感染病原菌的动物而感染。

1. 临床意义　部分菌株能产生耐热性肠毒素，与大肠埃希菌肠毒素相同。某些菌株的菌体（O）抗原与人体组织有共同抗原，刺激机体产生自身抗体，引起自身免疫性疾病。

该菌为人兽共患病原菌，常通过污染的食物或饮水感染人类引起肠道疾病，临床表现以小肠炎、结肠炎多见，严重者可引起菌血症。患者可出现发热、腹痛、黏液便或水样便，易与细菌性痢疾相混淆。腹痛常在回盲部，要与阑尾炎鉴别。该菌感染还可因交叉抗原引起结节性红斑、关节炎等自身免疫性疾病。

2. 微生物学检验

（1）标本的采集　常采集粪便及食物，也可采集血液、尿液等标本。

（2）涂片染色镜检　含菌量多的标本及纯培养物革兰氏染色见 G⁻ 菌，球杆状。无芽孢，无荚膜。22～25℃培养有周鞭毛，35℃时培养该菌无动力。

（3）分离培养

1）培养特性：为兼性厌氧，耐低温，4℃可生长，最适温度为 20～28℃。在普通琼脂平板上生长良好，某些型别的菌株在血平板上菌落周围可出现溶血环，在 MAC 平板或耶尔森菌选择性琼脂平板上，通常不发酵乳糖，菌落无色、半透明，但有乳糖阳性菌株存在。

2）抵抗力：对理化因素抵抗力不强，对一般化学消毒剂敏感。能耐受胆盐。

（4）检验鉴定

1）生化鉴定：①生化特征：氧化酶试验阴性，硝酸盐还原试验阳性；在 KIA 中斜面产碱或产酸、底层产酸，不产气，H_2S 试验阴性；枸橼酸盐试验阴性，脲酶试验阳性，吲哚试验阴性或阳性，鸟氨酸脱羧酶试验阳性；动力、VP 试验结果与孵育温度有关：22～25℃阳性，35～37℃阴性。②鉴别要点：革兰氏染色镜检可见 G⁻ 球杆菌；接种于血平板、MAC 平板或耶尔森菌专用选择性培养基（CIN），25℃培养。在 CIN 平板上的分离效果较好，培养 48h 后，菌落为粉红色，偶见有一圈胆盐沉淀。还可对标本进行冷增菌，如粪便标本或食物标本置于 1/15mol/L 磷酸盐缓冲液（PBS，pH7.4～7.8），4℃增菌培养，于 7d、14d、21d 取冷增菌培养物接种于上述平板。

2）种属鉴定：小肠结肠炎耶尔森菌小肠结肠炎亚种是引起人类小肠结肠炎的病原菌。根据 O 抗原可以将本菌分为 50 多种血清型，但仅几种血清型与致病有关。

（5）药敏试验　首选氟喹诺酮类药物，可用氧氟沙星或呋布西林、美洛西林、头孢噻肟和拉氧头孢等耐 β- 内酰胺酶抗生素。

3. 鉴定依据

（1）形态特征　革兰氏染色镜检可见 G⁻ 球杆菌。

（2）培养特性　4℃可生长，最适温度为 20～28℃。在普通琼脂平板上生长良好，某些型别的菌株在血平板上菌落周围可出现溶血环，在 MAC 平板或耶尔森菌选择性琼脂平板上菌落无色、半透明。

（3）生化试验结果　氧化酶试验阴性，硝酸盐还原试验阳性；在 KIA 中斜面产碱或产酸、底层产酸，不产气，H_2S 试验阴性；枸橼酸盐试验阴性，脲酶试验阳性，吲哚试验阴性或阳性，鸟氨酸脱羧酶试验阳性；动力试验、VP 试验结果 22～25℃阳性，35～37℃阴性。

4. 检验报告

（1）初步报告　找到 G⁻ 球杆菌，呈不规则排列。

（2）确定报告　有小肠结肠炎耶尔森菌生长或经 ××h 培养出小肠结肠炎耶尔森菌。

考点：小肠结肠炎耶尔森菌临床意义、微生物学检验、鉴定依据

三、变形杆菌属

变形杆菌属（*Proteus*）广泛存在于自然界和动物、人体肠道中，包括普通变形杆菌、奇异变形杆菌、产黏变形杆菌和潘氏变形杆菌等。

（一）临床意义

临床分离的变形杆菌属中以奇异变形杆菌和普通变形杆菌为主，可引起人体多个部位感染，常见于泌尿系感染，也可引起腹泻、食物中毒等。脲酶可分解尿素产氨，使尿液 pH 升高呈碱性环境，有利于细菌生长和泌尿系结石的形成。

考点：变形杆菌属临床意义

（二）微生物学检验

1. 标本的采集　主要采集中段尿、脑脊液、胸腔积液、腹水等离心沉淀物及脓液、分泌物。

2. 涂片染色镜检　含菌量多的标本及纯培养物革兰氏染色镜检见 G⁻ 杆菌，有明显的多形态性。鞭毛染色可见周身鞭毛。无芽孢，无荚膜。

3. 分离培养

（1）培养特性　血液和穿刺液标本先用肉汤增菌培养，其他标本接种于普通琼脂平板、BAP、MAC 平板或 SS 平板，35℃±1℃孵育 18 ~ 24h。普通琼脂平板和 BAP 上为迁徙生长的菌落（图 9-11），MAC 平板或 SS 平板为无色透明、不发酵乳糖的菌落，产生硫化氢的菌种在 SS 平板上菌落中心为黑色，与沙门菌相似。

（2）抵抗力　对理化因素抵抗力不强，不耐干燥，对一般化学消毒剂敏感。能耐受胆盐。

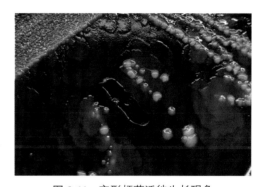

图 9-11　变形杆菌迁徙生长现象

4. 检验鉴定

（1）生化鉴定

1）生化特征：变形杆菌属典型生化反应为氧化酶试验阴性，硝酸盐还原试验阳性；在 KIA 中斜面产碱、底层产酸，产气，硫化氢试验为阳性；IMViC 结果为 -/++--；MIU 结果为 +-/++；苯丙氨酸脱氨酶试验阳性。

2）鉴别要点：变形杆菌属、普罗威登斯菌属和摩根菌属均为肠道正常菌群，是医院感染中常见条件致病菌，具有一些共同的生化反应特征，如不发酵乳糖、葡萄糖酸盐试验阴性、苯丙氨酸脱氨酶试验阳性，主要鉴别试验见表 9-3。

表 9-3　变形杆菌属、普罗威登斯菌属和摩根菌属的主要鉴别试验

	变形杆菌属	普罗威登斯菌属	摩根菌属
迁徙生长	+	-	-
硫化氢试验	+	-	-
明胶液化试验	+	-	-
酯酶试验	+	-	-
西蒙枸橼酸盐试验	V	+	-
鸟氨酸脱羧酶试验	V	-	+

注：+，≥90% 的菌株阳性；V，10% ~ 90% 的菌株阳性；-，≥90% 的菌株阴性。

考点：普罗威登斯菌属、摩根菌属微生物学检验

（2）种属鉴定　普通变形杆菌吲哚试验阳性、鸟氨酸脱羧酶试验阴性，而奇异变形杆菌相反。

（3）血清学鉴定　变形杆菌 X_{19}、X_2、X_k 等菌株的 O 抗原与立克次体有共同抗原成分，可发生交叉反应，用变形杆菌的 O 抗原代替立克次体的抗原，与疑为立克次体病患者的血清进行凝集试验，可辅助诊断立克次体病，即外斐试验（Weil-Felix test）。

5. 药敏试验　临床分离的变形杆菌属对磺胺类、四环素、氨苄西林和羧苄西林的耐药率均较高，对喹诺酮类，第二代、第三代头孢菌素类，氨基糖苷类敏感率较高，应根据变形杆菌药敏试验结果合理使用抗菌药物。

（三）鉴定依据

1. 形态特征　涂片革兰氏染色镜检为 G⁻ 杆菌，鞭毛染色可见周身鞭毛。
2. 培养特性　普通琼脂平板上为迁徙生长的菌落，MAC 平板或 SS 平板为无色透明、不发酵乳糖的菌落，产生硫化氢的菌种在 SS 平板上为菌落中心黑色，与沙门菌相似。
3. 生化试验结果　氧化酶试验阴性，硝酸盐还原试验阳性；在 KIA 中斜面产碱、底层产酸，产气，硫化氢试验阳性；IMViC 结果为 -/++--；MIU 结果为 +-/++；苯丙氨酸脱氨酶试验阳性。

（四）检验报告

1. 初步报告　找到 G⁻ 杆菌，多形态性，呈不规则排列。
2. 确定报告　有 ×× 变形杆菌生长或经 ××h 培养出 ×× 变形杆菌。

考点：变形杆菌属微生物学检验

四、肠杆菌属

肠杆菌属（*Enterobacter*）中临床上常见的有产气肠杆菌、阴沟肠杆菌和阪崎肠杆菌。

（一）临床意义

肠杆菌属在环境菌群中常见，是肠道正常菌群，是医院感染常见的病原菌。临床分离的肠杆菌属中最常见的为阴沟肠杆菌和产气肠杆菌，可引起人体多个部位感染，如泌尿系、呼吸道和伤口感染，亦可引起菌血症。阪崎肠杆菌常分布在土壤、水和日常食品中，能引起新生儿脑膜炎和败血症，病死率较高。

（二）微生物学检验

1. 标本的采集　血液和穿刺液标本先用肉汤增菌培养，其他标本接种于 BAP、MAC 平板。
2. 涂片染色镜检　含菌量多的标本及纯培养物革兰氏染色镜检见 G⁻ 杆菌，较粗短。有周身鞭毛，运动活泼，无芽孢。
3. 分离培养
（1）培养特性　兼性厌氧菌，营养要求不高。在 MAC 平板和 SS 平板上 35℃ ±1℃ 孵育 18 ～ 24h，因发酵乳糖，形成较大的红色菌落。
（2）抵抗力　对理化因素抵抗力不强，不耐干燥，对一般化学消毒剂敏感。能耐受胆盐。
4. 检验鉴定
（1）生化鉴定
1）生化特征：肠杆菌属典型的生化反应为氧化酶试验阴性，硝酸盐还原试验阳性；KIA 斜面产酸、底层产酸产气，H_2S 为阴性；IMViC 结果为 --++；MIU 结果为 +--/+，脲酶因不同菌种有差异。
2）鉴别要点：通过 IMViC 试验与大肠埃希菌鉴别，大肠埃希菌为 ++--，肠杆菌属多数为 --++。通过动力和鸟氨酸脱羧酶试验与肺炎克雷伯菌鉴别，肺炎克雷伯菌均为阴性，肠杆菌属多数为阳性。
（2）种属鉴定　产气肠杆菌赖氨酸试验阳性，阴沟肠杆菌赖氨酸试验阴性。
5. 药敏试验　临床分离的肠杆菌属细菌耐药性不断增高，常分离出产 AmpC 酶菌株，尤以阴沟肠杆菌多见。AmpC 酶属于 Bush Ⅰ 型 β- 内酰胺酶（亦称诱导酶或 C 类头孢菌素酶），导致阴沟肠杆菌对第一到三代头孢菌素、单环 β- 内酰胺类、头霉素类及含酶抑制剂的复合制剂耐药。针对产 AmpC 酶菌株，临床首选第四代头孢菌素（头孢吡肟）和碳青霉烯类抗菌药物。

（三）鉴定依据

1. 形态特征　标本涂片革兰氏染色镜检为 G⁻ 粗短杆菌。

2. 培养特性　在 MAC 平板、SS 平板上因发酵乳糖，形成较大的红色菌落。

3. 生化试验结果　氧化酶试验阴性，硝酸盐还原试验阳性；KIA 斜面产酸、底层产酸产气，H_2S 为阴性；IMViC 结果为 --++；MIU 结果为 +--/+。

（四）检验报告

1. 初步报告　找到 G⁻ 粗短杆菌，呈不规则排列。

2. 确定报告　有 ×× 菌生长或经 ××h 培养出 ×× 菌。

考点：肠杆菌属细菌微生物学检验

五、沙雷菌属

沙雷菌属目前包括黏质沙雷菌（*S. marcescens*）、气味沙雷菌（*S.oderifera*）等多个菌种，代表菌种为黏质沙雷菌。

（一）临床意义

本菌曾一度被认为是无害的环境污染菌，但由于该菌具有侵袭性并对许多常用抗菌药物有耐药性，现已成为一种重要的条件致病菌，其中黏质沙雷菌是引起肠道外感染的主要病原菌，与许多医院感染的暴发流行有关，可致肺炎、菌血症、输液感染和外科手术部位感染及泌尿系统感染等。近来报道气味沙雷菌与医院内血流感染有关，黏质沙雷菌可致社区获得由隐形眼镜诱发的红眼病。多种其他沙雷菌可从人类标本中分离得到，多为过路菌或引起机会感染。

考点：沙雷菌属分类及临床意义

（二）微生物学检验

1. 标本的采集　取病变部位相应的标本进行检测。

2. 涂片染色镜检　含菌量多的标本及纯培养物革兰氏染色镜检见 G⁻ 小杆菌，有周身鞭毛，能运动，气味沙雷菌有微荚膜，其余菌种无荚膜、无芽孢。黏质沙雷菌是细菌中最小者，可用于检查除菌滤器的除菌效果。

3. 分离培养

（1）培养特性　兼性厌氧，营养要求不高，在营养琼脂上能够生长，形成不透明，白色或有色（红色、粉红色）的菌落。色素的产生在室温中更为明显。所产生的两种不同色素：灵菌红素和吡羧酸。灵菌红素是非水溶性色素，不扩散，而吡羧酸是一种水溶性、能扩散的粉红色色素。标本接种于血平板和（或）MAC 平板等肠道选择鉴别培养基，37℃孵育，菌落与肠杆菌属相似，在 EMB 平板及 MAC 平板上呈稍大而黏稠的菌落；在 EMB 平板上有时有金属光泽；在 MAC 平板上为粉红色或红色的菌落；SS 平板上如果生长，为白色或乳白色、不透明黏稠状的菌落；木糖赖氨酸去氧胆酸盐琼脂平板（XLD 平板）上呈不透明黄色的菌落。

（2）抵抗力　对理化因素抵抗力不强，对一般化学消毒剂敏感。

4. 检验鉴定

（1）生化鉴定

1）生化特征：本菌属的特征是 3 种水解酶即脂酶、明胶酶和 DNA 酶均阳性，有些菌种产生灵菌素。沙雷菌的基本生化反应特征：双糖铁中产碱／产酸或产酸／产酸，枸橼酸盐阳性，脲酶阳性／弱阳性，吲哚阴性，动力阳性，鸟氨酸阳性，丙二酸盐利用阴性。

2）鉴别要点：产生 DNA 酶及脂溶性红色色素（灵菌红素）是其独特之处。

（2）种属鉴定　深红沙雷菌鸟氨酸为阴性、丙二酸盐利用为阳性、鸟氨酸为阴性、丙二酸盐利用为阳性。能产生马铃薯霉烂味的是气味沙雷菌。

5.药敏试验　对氨苄西林，阿莫西林／克拉维酸，氨苄西林／舒巴坦，第一、第二代头孢菌素及头霉菌素具有天然耐药性。

（三）鉴定依据

1.形态特征　G⁻ 小杆菌，有周身鞭毛，能运动。

2.培养特性　在 EMB 平板及 MAC 平板上稍大而黏稠的菌落；在 EMB 平板上有时有金属光泽；在 MAC 平板上粉红色或红色的菌落；SS 平板上如果生长，为白色或乳白色、不透明黏稠状的菌落；XLD 平板上呈不透明黄色的菌落。

3.生化试验结果　三糖铁中产碱／产酸或产酸／产酸，枸橼酸盐阳性，脲酶阳性／弱阳性，吲哚阴性，动力阳性，鸟氨酸阳性（深红沙雷菌为阴性），丙二酸盐利用阴性（深红沙雷菌为阳性）。

（四）检验报告

1.初步报告　找到 G⁻ 小杆菌，呈不规则排列。

2.确定报告　有 ×× 菌生长或经 ××h 培养出 ×× 菌。

考点：沙雷菌属微生物学检验

六、其他菌属

（一）哈夫尼亚菌属

哈夫尼亚菌属分为蜂房哈夫尼亚菌及蜂房哈夫尼亚菌生物 I 群。常常存在于人和动物（鸟类）的粪便中，属于条件致病菌，在临床很少引起疾病，偶尔与胃肠道感染有关，但往往是混合感染。蜂房哈夫尼亚菌有周鞭毛，无芽孢，无荚膜。兼性厌氧，营养要求不高。哈夫尼亚菌属 KIA：KA--，MIU：+--；甲基红试验 35℃时 +，25℃时 -，VP 试验 35℃时 -，25℃时 +，赖氨酸、鸟氨酸、精氨酸试验：++-。蜂房哈夫尼亚菌和蜂房哈夫尼亚菌 I 群可通过发酵麦芽糖、木糖试验鉴别，前者均为 +，后者均为 -。

（二）泛菌属

泛菌属（*Pantoea*）是 1989 年从肠杆菌属中分出建立的一个新菌属，代表菌种为成团泛菌（*Pantoea agglomerans*）。G⁻ 呈直杆状，以周生鞭毛运动，无芽孢、无荚膜。培养特点基本与肠杆菌属相似，大多数菌株产生黄色素。

发酵葡萄糖产酸，根据分解葡萄糖产气与否可分为两个生物型，不产气型大多产黄色色素。乳糖发酵不一定，生化反应不规则。

可分离自植物表面、种子、土壤和水，也可从动物和人的伤口、血和尿中分离到。其是人类的条件致病菌。微生物检验时与邻近菌属的鉴别以赖氨酸脱羧酶、精氨酸脱羧酶、鸟氨酸脱羧酶试验均阴性为特点。

（三）柠檬酸杆菌属

柠檬酸杆菌属曾称为枸橼酸杆菌属，常见的菌种有弗劳地柠檬酸杆菌、差异柠檬酸杆菌、丙二酸盐阴性柠檬酸杆菌等。柠檬酸杆菌属广泛分布于自然界、人和动物肠道，为条件致病菌，能引起败血症、脑膜炎、脑脓肿等肠道外感染。

G⁻杆菌，有周鞭毛，无芽孢，无荚膜。兼性厌氧，营养要求不高，在 MAC、EMB、SS 等平板上呈乳糖发酵红色菌落。弗劳地柠檬酸杆菌可产生 H_2S，在 SS 琼脂平板上形成有黑心的菌落。弗劳地柠檬酸杆菌属的生化特性：KIA 结果为 AA++；MIU 结果为 +--/+；IMViC 结果为 -+-+；赖氨酸脱羧酶、鸟氨酸脱羧酶、精氨酸脱羧酶试验为 --/++/-。种间鉴别见表 9-4。

表 9-4 柠檬酸杆菌属种间鉴别

生化反应	弗劳地柠檬酸杆菌	异型柠檬酸杆菌	丙二酸盐阴性柠檬酸杆菌
吲哚	d	+	+
H_2S	+	-	-
KCN 中生长	+	-	+
丙二酸盐利用	-	+	-
侧金盏花醇发酵	-	+	-
棉子糖发酵	d	-	-
蜜二糖发酵	d	-	-

注：+：90% 以上阳性；d：26% ～ 75% 阳性；-：90% 以上阴性。

考点：柠檬酸杆菌属、泛菌属、哈夫尼菌属微生物学检验

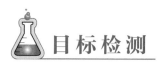

目标检测

选择题（选择一个最佳答案）

1. 肠道致病菌与非致病菌的初步鉴别试验常选用（ ）
   A. 吲哚试验　　　　　　B. 尿素分解试验
   C. 乳糖发酵试验　　　　D. H_2S 试验
   E. 胆汁溶解试验

2. 伤寒发病第 1 周内，阳性率最高的检查方法是（ ）
   A. 尿液培养分离伤寒杆菌
   B. 血液培养分离伤寒杆菌
   C. 粪便培养分离伤寒杆菌
   D. 血清做肥达试验
   E. 胆汁做肥达试验

3. 可迟缓发酵乳糖的志贺菌是（ ）
   A. 福氏志贺菌　　　　　B. 宋内志贺菌
   C. 鲍氏志贺菌　　　　　D. 痢疾志贺菌
   E. B 群志贺菌 Y 变种

4. 初步将志贺菌从肠道杆菌中鉴别出来的生化反应方法是（ ）
   A. 培养基中加亚碲酸钾
   B. 菊糖发酵试验
   C. 尿素分解试验
   D. 胆汁溶解试验
   E. 半固体双糖含铁培养基接种试验

5. 伤寒沙门菌在 KIA 上的表现是（ ）
   A. 斜面和底层均为黄色
   B. 斜面红色，底层黄色

C. 斜面底层均为红色
   D. 斜面红色，底层黄色伴随黑色
   E. 斜面黄色，底层黑色

6. 常出现迁徙生长现象的细菌为（ ）
   A. 大肠埃希菌　　　　　B. 普通变形杆菌
   C. 伤寒沙门菌　　　　　D. 宋内志贺菌
   E. 肺炎克雷伯菌

7. 肠热症全程均可用于分离培养的标本是（ ）
   A. 血液　　　　　　　　B. 尿液
   C. 粪便　　　　　　　　D. 骨髓
   E. 十二指肠引流液

8. 以下临床标本细菌检验通常需要先增菌的是（ ）
   A. 脑脊液　　　　　　　B. 尿
   C. 粪便　　　　　　　　D. 痰
   E. 鼻咽拭子

9. 肥达试验诊断伤寒有价值的抗体效价，通常是（ ）
   A. O 凝集价≥1∶40，II 凝集价≥1∶40
   B. O 凝集价≥1∶80，H 凝集价≥1∶160
   C. O 凝集价≥1∶40，H 凝集价≥1∶160
   D. O 凝集价≥1∶160，H 凝集价≥1∶80
   E. O 凝集价≥1∶80，H 凝集价≥1∶80

10. 引起出血性肠炎和溶血性尿毒综合征的细菌是（ ）
   A. ETEC　　　　　　　　B. EHEC
   C. ETEC　　　　　　　　D. EAEC
   E. EIEC

（孙运芳）

第10章

非发酵革兰氏阴性杆菌检验

 学习目标

1. 掌握临床常见非发酵革兰氏阴性杆菌的检验方法、鉴定依据。

2. 熟悉临床常见非发酵革兰氏阴性杆菌的主要生物学特性。

3. 了解常见非发酵革兰氏阴性杆菌的临床意义。

4. 能正确采集和处理常见非发酵革兰氏阴性杆菌标本及进行相关检测；能正确选择试验项目对常见非发酵革兰氏阴性杆菌进行检验，并能正确判读结果和完成检验报告。

5. 培养学生实事求是、严谨的工作态度，具有高度的生物安全意识、服务意识和质量意识；树立良好的团队协作精神。

非发酵革兰氏阴性杆菌是指一群不发酵或仅以氧化形式利用葡萄糖的革兰氏阴性无芽孢需氧或兼性厌氧杆菌，包括13个属，主要包括假单胞菌属、不动杆菌属、伯克尔德菌属、窄食单胞菌属、产碱杆菌属、黄杆菌属、莫拉菌属等，大多数为条件致病菌，存在于自然环境，多为正常菌群的一部分，很多对抗生素有天然的抗药性。近几年，从临床标本中分离的非发酵革兰氏阴性杆菌的比例逐年上升，目前已经约占分离的阴性菌的40%。以铜绿假单胞菌、鲍曼不动杆菌引起的临床感染最常见，尤其在医院感染中。

非发酵革兰氏阴性杆菌有如下基本特征。

1. 不发酵糖　葡萄糖O/F试验为O或不分解。

2. 氧化酶试验　除不动杆菌、嗜麦芽窄食单胞菌及个别假单胞菌外，氧化酶试验均为阳性。

3. 动力与鞭毛　因非发酵革兰氏阴性杆菌大多为专性需氧菌，半固体上观察动力不明显，故采用压滴法或悬滴法来观察细菌是否有动力，或采用鞭毛染色来鉴别。

4. 假单胞菌属、不动杆菌属、产碱杆菌属等在MAC平板上生长；莫拉菌属和艾肯菌属等在MAC平板上不生长。

表 10-1　非发酵革兰氏阴性杆菌常见各菌属间的鉴别

菌属	O/F	氧化酶	触酶	硝酸盐还原	鞭毛
假单胞菌属	O/-	+/-	+	+/-	极生
不动杆菌属	O/-	-	+	-	无
无色杆菌属	O	+	+	+	周生
土壤杆菌属	O	+	+	+	周生
产碱杆菌属	-	+	+	+/-	周生
黄杆菌属	(F)	+	+	-	无/极生
莫拉菌属	-	+	+	+/-	无
金氏杆菌属	(F)	+	-	-/+	无
艾肯菌属	-	+	-	+	无

注：O，氧化型；F，发酵型；-，产碱型；+，90%以上阳性；-，90%以上阴性；+/-，70%以上阳性；-/+，70%以上阴性。

第 1 节　假单胞菌属

案例 10-1

　　患者，女，75 岁，不慎被开水烫伤腿部，伤口迁延不愈，2 周后该患者出现高热，体温达 39℃，外周血白细胞 $21×10^9$/L。烧伤创面有绿色脓液，取脓液标本涂片，革兰氏染色镜检，查见 G⁻ 杆菌。

问题：1. 根据上述案例，请写出合理的检验程序。

　　　2. 如何根据生化反应的结果判断为何种致病菌。

　　　3. 该患者为何感染此种细菌？

　　假单胞菌属为 G⁻ 杆菌，菌体呈杆状或略弯，有以下共性。

1. 无芽孢、有荚膜、有端鞭毛或丛鞭毛。

2. 专性需氧。

3. 生长温度范围广，最适生长温度为 30 ~ 37℃。

4. 产生各种水溶性色素：绿脓素、脓玉红素、荧光素、脓褐素。

5. 对理化因素耐受性较强，对多种抗生素耐药。

　　假单胞菌属有 200 多个菌种，分布广泛，与临床相关的代表种为 31 种，人类非发酵革兰氏阴性杆菌感染中，假单胞菌超过 70%，其中主要为铜绿假单胞菌。

　　铜绿假单胞菌，又称绿脓杆菌，因其能产生绿色水溶性色素，感染创口时形成绿色脓液而得名。本菌分布广泛，是人体的正常菌群，可分布于皮肤、呼吸道、消化道、泌尿生殖道等。

考点：假单胞菌属的共性

一、临床意义

（一）致病物质

主要致病物质有结构成分、酶类、毒素。

1. 结构成分　荚膜有抗吞噬、黏附作用。

2. 酶类　神经氨酸酶分解上皮细胞，利于细菌侵入；弹性蛋白酶分解弹性蛋白，引起肺部损伤；磷脂酶 C 分解脂质和卵磷脂，损伤组织细胞。

（二）所致疾病

本菌是条件致病菌，当机体抵抗力降低时，常引起继发感染，如大面积烧伤的创面感染、创伤后感染、中耳炎、角膜炎、泌尿系统感染、下呼吸道感染等，甚至败血症，是医院感染的主要病原体之一。

考点：假单胞菌属临床意义

二、微生物学检验

（一）检验程序

铜绿假单胞菌检验程序见图 10-1。

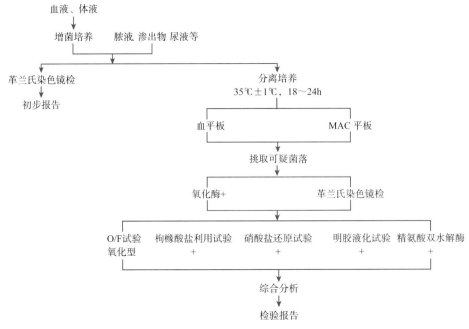

图 10-1　铜绿假单胞菌检验程序

（二）检验要点

1. 标本的采集　根据患者采集指征，包括手术部位感染、皮肤和软组织感染、发热等，可采集脓液、渗出物、伤口分泌物、尿液、血液、痰液、粪便及脑脊液等。

2. 涂片染色镜检　标本脓液、渗出物、伤口分泌物、尿液或血液、脑脊液增菌液直接涂片，革兰氏染色镜检。发现 G⁻ 杆菌，球杆形或长丝状，散在排列的细菌可做一级报告，但不能区别是否致病菌。

铜绿假单胞菌为 G⁻ 杆菌，球杆形或长丝状，有单个、两个及短链状排列，无芽孢、有荚膜、1～3 根鞭毛，新分离株有菌毛（图 10-2）。

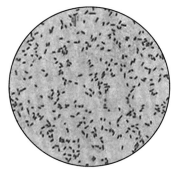

图 10-2　铜绿假单胞菌（纯培养革兰氏染色，100×10）

3. 分离培养　血液标本需要先增菌再分离培养；脓液、渗出物、尿液等标本可直接在 BAP、MAC 平板分离培养。专性需氧，生长温度范围 20～42℃，在 4℃不生长而在 42℃可以生长的特点是其鉴别点之一。

（1）培养特性　普通琼脂平板上形成伸展扁平、大小不一、边缘不整齐、光滑湿润、融合状菌落。在 BAP 上形成扁平、湿润、β 溶血的灰绿色或蓝绿色菌落，铜绿假单孢菌 BAP 24h 培养物见图 10-3。MAC 平板上，微小、无光泽、半透明菌落，培养 48h 后菌落中心常呈棕绿色。有特殊生姜气味。

铜绿假单胞菌产生的主要色素有绿脓素和荧光素：绿脓素为蓝绿色，可溶于水和氯仿，无荧光性；荧光素为绿色荧光素，溶于水，而不溶于氯仿。

（2）抵抗力　铜绿假单胞菌对理化因素抵抗力强，故对标本运送和储存并无特殊要求。在潮湿环境中可长期存活；对热敏感，56℃ 30min 可被杀死；1% 苯酚、5min 死亡；对多种抗生素不敏感。

4. 检验鉴定

（1）生化鉴定

1）生化特征：O/F 试验氧化型，铜绿假单胞菌氧化酶、精氨酸双水解酶、乙酰胺酶均为阳性；分解葡萄糖、木糖，

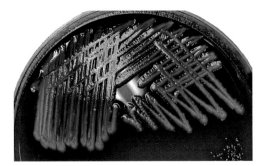

图 10-3　铜绿假单胞菌 BAP 24h 培养物

产酸不产气；明胶液化试验、枸橼酸盐利用试验、硝酸盐还原试验和脲酶均为阳性。

2）鉴别要点：常见假单胞菌属的鉴别见表 10-2。

表 10-2　常见假单胞菌属的主要鉴别要点				
菌名	42℃生长	4℃生长	鞭毛	明胶液化
铜绿假单胞菌	+	-	端单鞭毛	+
荧光假单胞菌	-	+	端多鞭毛	+
恶臭假单胞菌	-	-	端多鞭毛	-

注：+，90% 以上阳性；-，90% 以上阴性。

（2）抗原分类　铜绿假单胞菌有菌体（O）抗原和鞭毛（H）抗原。O 抗原有外膜蛋白和脂多糖（LPS）两种成分。其中，外膜蛋白具有属特异性，免疫性强，为保护性抗原；脂多糖具有型特异性，可用于细菌分型。H 抗原也具有特异性。根据抗原成分，可将铜绿假单胞菌分为 20 个血清型。

5. 药敏试验　由于广谱抗生素、激素及免疫抑制剂的广泛使用，铜绿假单胞菌对多种抗生素耐药在临床已是不争的事实，对 CLSI 推荐的一线用药，如庆大霉素、妥布霉素、头孢他啶、哌拉西林 / 他唑巴坦等也产生不同程度的耐药性，碳青霉烯类耐药的铜绿假单胞菌也日益增多。治疗铜绿假单胞菌的临床感染，以氨基糖苷类、碳青霉烯类、复合青霉素类、第三或第四代头孢菌素、三或四代喹诺酮类等药物为好，但单一抗生素的治疗效果不理想，很快就会出现耐药株，从而导致治疗失败，故现已主张联合用药。

（三）鉴定依据

1. 形态特征　G⁻ 杆菌，球杆形或长丝状，有单个、两个及短链状排列。

2. 培养特性　专性需氧，生长温度范围 25 ～ 42℃，在 4℃不生长而在 42℃可以生长的特点是其鉴别点之一。普通营养琼脂上，伸展扁平、大小不一、边缘不整齐、光滑湿润、融合状菌落，有绿色的水溶性色素。在 BAP 上 β 溶血。MAC 平板上，微小、无光泽、半透明菌落，培养 48h 后菌落中心常呈棕绿色。有特殊生姜气味。

3. 生化试验结果　氧化酶阳性，精氨酸水解酶阳性，乙酰胺酶阳性；分解葡萄糖、木糖，产酸不产气；明胶液化试验阳性，枸橼酸盐利用试验阳性，硝酸盐还原试验阳性。

（四）检验报告

1. 初步报告　找到革兰氏 × 性 ×× 菌，呈 ×× 排列。
2. 确定报告　有 ×× 菌生长 或经 ××h 培养出 ×× 菌。

考点：假单胞菌属微生物学检验

第 2 节　其他假单胞菌

一、荧光假单胞菌

荧光假单胞菌，是化能异养型的 G⁻ 杆菌，有鞭毛，可在 4 ～ 37℃环境中生长，能分泌黄绿色荧光色素发出荧光，氧化酶阳性，触酶阳性，能利用葡萄糖和果糖，能液化明胶，能产生抗生素、水解酶等代谢产物。分布广、数量多、营养需要简单、繁殖快、竞争定殖力强，对于人类是一种罕见的条件致病菌，可从伤口、痰、胸腔积液、尿和血液中分离出来，可在血库冰箱储存的血液及血液制品中繁殖，而且自溶后释放内毒素，其内毒素的磷脂部分，可导致输血后不可逆的休克，作为嗜冷菌是牛奶中危害最大的微生物。

二、恶臭假单胞菌

恶臭假单胞菌，为 G⁻ 杆菌，有些菌株为卵圆形，单端丛毛菌，运动活泼，最适生长温度 25～30℃，42℃不生长，4℃生长不定，菌落与铜绿假单胞菌相似，但只产生荧光素（青脓素），不产生绿脓素，借此可与铜绿假单胞菌相区别，其陈旧培养物有腥臭味，是人类少见的条件致病菌，偶尔可从人类尿道感染、皮肤感染和骨髓炎标本中分离出，分泌物有腥臭味。

考点：常见的其他假单胞菌

第3节　其他非发酵革兰氏阴性杆菌

一、不动杆菌属

不动杆菌属为 G⁻ 杆菌，多为球杆状，常成双或单个存在，有时形成丝状和链状，黏液型菌株有荚膜，无芽孢，无鞭毛。专性需氧，最适生长温度为35℃，营养要求不高。在普通琼脂平板上生长良好；在 MAC 平板上生长良好，无色或粉红色菌落，部分菌株呈黏液状；在血平板上形成圆形、光滑、湿润、边缘整齐的灰白色菌落（溶血不动杆菌可产生 β 溶血）。氧化酶试验阴性，动力试验阴性，硝酸盐还原试验阴性，为不动杆菌属典型的三阴特征。

不动杆菌属广泛分布于外界环境中，主要在水体和土壤中，易在潮湿环境中生存，如浴盆、肥皂盒等处。不动杆菌属黏附力极强，易在各类医用材料上黏附，可成为储菌源。不动杆菌属可作为正常菌群存在于健康人的皮肤、消化道及泌尿生殖道等处，当机体抵抗力降低时引起机体感染，是条件致病菌。不动杆菌属最初归类为奈瑟菌科，现分类为莫拉菌科。根据其 DNA-DNA 杂交的同源性，不动杆菌属细菌可分为 25 个基因种，至少 19 种不动杆菌的生化反应和生长试验已公布。临床常见的有醋酸钙不动杆菌、鲍曼不动杆菌、洛菲不动杆菌、溶血不动杆菌、琼氏不动杆菌、约翰逊不动杆菌和抗辐射不动杆菌，引起临床感染的菌种主要是鲍曼不动杆菌，是引起医院感染的重要条件致病菌之一。

考点：不动杆菌属分类

（一）临床意义

不动杆菌属引起的临床感染以鲍曼不动杆菌为主，醋酸钙不动杆菌、洛菲不动杆菌也可引起感染，可引起呼吸道感染、败血症、脑膜炎、心内膜炎、伤口及皮肤感染、泌尿生殖道感染等，重症者可导致死亡。易感者为老年患者、早产儿和新生儿，手术创伤、严重烧伤、气管切开或插管、使用人工呼吸机、行静脉导管和腹膜透析者，广谱抗菌药物或免疫抑制剂应用者等。鲍曼不动杆菌已经成为医院感染的主要来源，尤其是重症监护室。

主要致病物质有荚膜、菌毛、酶类、脂质等。

考点：不动杆菌属临床意义

（二）微生物学检验

1.检验程序
鲍曼不动杆菌检验程序见图 10-4。

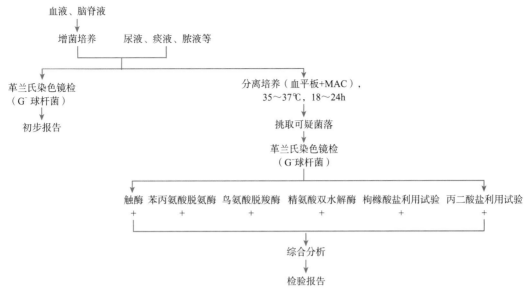

图 10-4　鲍曼不动杆菌检验程序

2. 检验要点

（1）标本的采集　根据患者采集指征，包括呼吸道、泌尿道、皮肤和软组织感染，发热等，可采集痰液、尿液、脓液、渗出物、伤口分泌物、血液及脑脊液等。

（2）涂片染色镜检　标本痰液、尿液、脓液、渗出物、伤口分泌物或血液、脑脊液增菌液直接涂片，革兰氏染色镜检，菌体呈 G⁻ 杆菌、球杆状、丝状或链状的细菌。

鲍曼不动杆菌为 G⁻ 杆菌，多为球杆状，革兰氏染色不易脱色，有时会染成 G⁺ 杆菌，无芽孢、无鞭毛，黏液型菌株有荚膜。

（3）分离培养　血液、脑脊液标本需要先增菌再分离培养痰液、尿液、脓液、渗出物、伤口分泌物等标本可直接在普通琼脂平板、血平板、MAC 平板分离培养。专性需氧，最适生长温度为 35 ～ 37℃。

1）培养特性：在血平板上形成灰白色、圆形、光滑、边缘整齐的菌落，大小 2 ～ 3mm。MAC 平板上形成粉红色菌落。

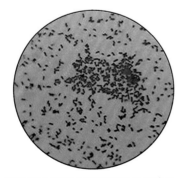

图 10-5　鲍曼不动杆菌（纯培养革兰氏染色，100×10）

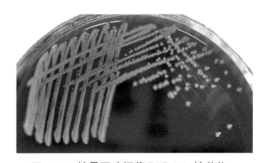

图 10-6　鲍曼不动杆菌 BAP 24h 培养物

2）抵抗力：鲍曼不动杆菌对理化因素的抵抗力较强，对湿热、紫外线、化学消毒剂有较强的抵抗力，耐低温，耐干燥。耐受肥皂，常规消毒剂只能抑制其生长，因此，鲍曼不动杆菌是医务人员手上、医疗器械、物体表面最常分离到的 G⁻ 杆菌。

（4）检验鉴定

1）生化鉴定：①生化特征：氧化酶试验阴性，触酶试验阳性，硝酸盐还原试验阴性，无动力，能够氧化分解葡萄糖和乳糖，能利用枸橼酸盐。②鉴别要点如表10-3。

表 10-3　不动杆菌属常见菌种的鉴别要点

	醋酸钙不动杆菌	鲍曼不动杆菌	溶血不动杆菌	琼氏不动杆菌	约翰逊不动杆菌	鲁菲不动杆菌
葡萄糖氧化	+	+	+/-	-	-	-
木糖氧化	-	+	+/-	-	-	-
乳糖氧化	+	+	-	+	+	+
精氨酸双水解酶	+	+	+	+	-/+	
鸟氨酸脱羧酶	+	+	-	-	-	-
苯丙氨酸脱氨酶	+	+	-	-	-	-
丙二酸盐利用	+	+	+	-	-/+	-
枸橼酸盐利用	+	+	+	+/-	+	-
明胶液化	-	-	+	-	-	-
37℃生长	+	+	+	+	-	+
41℃生长	-	+	+	-	-	-
42℃生长	-	+	-	-	-	-

注：+，90% 以上阳性；-，90% 以上阴性；+/-，70% 以上阳性；-/+，70% 以上阴性。

2）抗原分类：鲍曼不动杆菌有菌体抗原、荚膜抗原和 K 抗原。根据抗原成分，可将鲍曼不动杆菌分为 34 个血清型。

（5）药敏试验　鲍曼不动杆菌对氨苄西林、阿莫西林、阿莫西林 / 克拉维酸、氨曲南、厄他培南、氯霉素、磷霉素天然耐药。耐碳青霉烯类鲍曼不动杆菌（CRAB）、多重耐药鲍曼不动杆菌（MDR-AB）、泛耐药鲍曼不动杆菌（XDR-AB）等使鲍曼不动杆菌感染的治疗更加困难。通常情况下，对鲍曼不动杆菌有较强作用的药物主要有第三和第四代头孢菌素（主要是头孢他啶、头孢吡肟等）、碳青霉烯类抗生素、β- 内酰胺类抗生素复合制剂（头孢哌酮 / 舒巴坦、哌拉西林 / 他唑巴坦等）、氟喹诺酮类抗生素、氨基糖苷类抗生素、替加环素、多黏菌素等，但是由于近年来抗菌药物的滥用，鲍曼不动杆菌对以上药物的耐药率也在不断上升，氟喹诺酮类、氨基糖苷类等耐药率甚高，碳青霉烯类的耐药率也有上升。

3. 鉴定依据

（1）形态特征　G⁻ 杆菌，多为球杆状，革兰氏染色不易脱色，有时会染成 G⁺ 杆菌，无芽孢、无鞭毛，黏液型菌株有荚膜。

（2）培养特性　专性需氧，最适生长温度为 35 ～ 37℃。培养特征：在血平板上形成灰白色、圆形、光滑、边缘整齐的菌落，大小 2 ～ 3mm。MAC 平板上形成粉红色菌落。

（3）生化试验结果　氧化酶试验阴性，触酶试验阳性，硝酸盐还原试验阴性，无动力，能够氧化分解葡萄糖和乳糖，能利用枸橼酸盐。

4. 检验报告

（1）初步报告　找到革兰氏 × 性 × 菌，呈 × × 排列。

（2）确定报告　有鲍曼不动杆菌生长或经 × × h 培养出鲍曼不动杆菌。

考点：不动杆菌属微生物学检验

二、伯克霍尔德菌属

伯克霍尔德菌是一种广泛存在于水、土壤、植物和人体中的 G⁻ 杆菌。1949 年美国植物病理学家伯克霍尔德（Burkholder）首次发现它可以引起洋葱茎腐烂，称为洋葱假单胞菌，1992 年 Yabuuchi 等正式将该菌及其他 6 个属于 rRNA 群的假单胞菌归为一个新属，即伯克霍尔德菌属。该属已确认的有 25 个种，除洋葱伯克霍尔德菌外，其他菌在临床标本中并不常见。

（一）临床意义

伯克霍尔德菌属内大部分菌种分离自土壤、水和动植物中，只有少数几个种与人类感染相关，其中临床最多见洋葱伯克霍尔德菌、马勒伯克霍尔德菌、伪马勒伯克霍尔德菌等。马勒伯克霍尔德菌是鼻疽病的病原菌，伪马勒伯克霍尔德菌是假鼻疽病的病原菌，均主要引起牲畜疾病，主要流行于热带和亚热带地区。马勒伯克霍尔德菌、伪马勒伯克霍尔德菌易感染猫、狗和马等动物，人类可通过伤口、黏膜、呼吸道途径而获得感染，急性患者可有高热、衰竭等全身症状，病菌进入血流，可形成菌血症及内脏脓肿，患者最后常因脓毒血症而死亡。

洋葱伯克霍尔德菌存在于土壤及水中，在医院环境中常污染自来水、体温表、喷雾器、导尿管等，引起多种医院感染，包括败血症、心内膜炎、肺炎、伤口感染、脓肿等；洋葱伯克霍尔德菌也是引起囊性纤维化及慢性肉芽肿患者感染的最重要条件致病菌。

（二）微生物学检验

1. 标本的采集　根据患者采集指征，包括呼吸道、泌尿系、皮肤和软组织感染，发热等，可采集痰液、尿液、脓液、渗出物、伤口分泌物、血液等。

2. 涂片染色镜检　标本痰液、尿液、脓液、渗出物、伤口分泌物或血液增菌液直接涂片，革兰氏染色镜检，菌体呈 G^-，直或微弯曲杆菌，单个或成对排列。

伯克霍尔德菌属有一根或数根端鞭毛，有动力，无芽孢。马勒伯克霍尔德菌无鞭毛，无动力。

3. 分离培养　血液、脑脊液标本需要先增菌再分离培养，痰液、尿液、脓液、渗出物、伤口分泌物等标本可直接在普通琼脂平板、血平板、MAC 平板分离培养。专性需氧，大部分菌种的最适生长温度为 $30 \sim 37℃$，少数菌种能在 $42℃$ 生长。

培养特性：营养要求不高，在血平板上形成中等大小菌落，不透明、湿润、凸起。某些菌株可产生黄色、棕色、红色或紫色色素。某些菌种有特殊的皱褶或黏液样菌落形态、特别的色素、特异的气味及 β 溶血。

生化鉴定：生化特征为氧化酶试验阳性或阴性，触酶试验阳性，大部分菌种氧化葡萄糖，还原硝酸盐为亚硝酸盐，或产生氮气。

考点：洋葱伯克霍尔德菌的微生物学检验

三、窄食单胞菌属

窄食单胞菌属在临床上常见的是嗜麦芽窄食单胞菌，其广泛存在于水、土壤、动物体内，为条件致病菌，随着临床抗生素和免疫抑制的广泛和大剂量应用，其分离率在非发酵菌属中呈上升趋势，因该菌对多种抗生素耐药，给临床治疗带来很大困难。

（一）临床意义

嗜麦芽窄食单胞菌是重要的医源性感染菌，其分离率在非发酵菌中，仅次于铜绿假单胞菌和鲍曼氏不动杆菌，其中易感因素包括体弱、免疫功能低下、外伤、插管、手术、移植、使用呼吸机等。该菌主要是引起呼吸道感染，在其他疾病中亦可分离到该菌。

（二）微生物学检验

1. 标本的采集　主要为痰液标本，其他感染性疾病，根据患者采集指征，可采集尿液、脓液、渗出物、伤口分泌物、血液标本等。

2. 涂片染色镜检　嗜麦芽窄食单胞菌为 G^- 杆菌，有 $1 \sim 8$ 根极端鞭毛，有动力、无芽孢、无荚膜。

3. 分离培养　血液、脑脊液标本需要先增菌再分离培养，痰液、尿液、脓液、渗出物、伤口分泌物等标本可直接在血平板、MAC 平板分离培养。最适生长温度 $35 \sim 37℃$，$4℃$ 不生长，$42℃$ 近半数生长。

（1）培养特性　在血平板上形成圆形、光滑、湿润、浅黄色的菌落，产生刺激的氨味，48h 培养菌落增大呈黄色。在 MAC 平板上形成淡黄色菌落。

（2）生化鉴定　生化特征为氧化酶试验阴性，DNA 酶阳性，分解葡萄糖（缓慢氧化）、麦芽糖，不分解木糖和甘露醇，葡萄糖 O/F 为氧化型（缓慢），可水解七叶苷，动力、明胶液化、赖氨酸脱羧酶和硝酸盐还原试验均为阳性，精氨酸双水解酶、鸟氨酸脱羧酶、枸橼酸盐和脲酶试验均为阴性。

考点：嗜麦芽窄食单胞菌微生物学检验

四、产碱杆菌属

产碱杆菌属在《伯杰氏细菌学分类手册》中包括粪产碱杆菌和木糖氧化产碱杆菌 2 个菌种，木糖氧化产碱杆菌又分为 2 个亚种：木糖氧化产碱杆菌木糖氧化亚种和木糖氧化产碱杆菌脱硝亚种。有医学意义的产碱杆菌除上述三种菌外，尚有皮氏产碱杆菌，典型菌种是粪产碱杆菌。

（一）临床意义

有临床意义的主要有粪产碱杆菌（最多）、木糖氧化产碱杆菌木糖氧化亚种（多见）和木糖氧化产碱杆菌脱硝亚种（少见）。本属细菌通常是人和动物肠道的正常菌群，在皮肤和黏膜上也能分离到，水体和土壤等潮湿环境中均有本属细菌的存在。本属细菌在很多临床标本中也可以分离到，为条件致病菌，常引起医院感染，主要引起肺炎、菌血症、脑膜炎、尿路感染等。

考点：产碱杆菌属分类及临床意义

（二）微生物学检验

1. 标本的采集　根据患者感染部位及采集指征，可采集痰液、尿液、脑脊液、血液等。

2. 涂片染色镜检　G⁻ 短杆状、球杆状或球状菌，通常单个出现，有时成对或呈链状排列，无芽孢、有周鞭毛，多数菌株无荚膜。

3. 分离培养　血液、脑脊液等标本需要先增菌再分离培养，痰液、尿液等标本可直接在 BAP、MAC 平板分离培养。专性需氧，适宜生长温度为 20～37℃，部分菌株 42℃能生长，营养要求不高，普通培养基上生长良好但不产生色素，在 MAC 平板和 SS 平板上亦可生长。

培养特性：在血平板上可形成大小不等、灰白色、扁平、边缘稍薄的湿润菌落，粪产碱杆菌部分菌株有水果香味；在 MAC 平板和 SS 平板上形成无色透明菌落。

生化鉴定：氧化酶试验阳性，不分解任何糖类，葡萄糖 O/F 培养基中产碱，产碱杆菌属细菌除能利用枸橼酸盐和部分菌株能还原硝酸盐外，多数生化反应为阴性。在含有蛋白胨的肉汤培养基中产氨，使 pH 上升至 8.6，为本菌的鉴别特征。

考点：产碱杆菌属的微生物学检验

五、黄杆菌属

黄杆菌属是一群无动力、无芽孢、氧化酶阳性的 G⁻ 杆菌，以产生不溶性黄色素为特征，广泛存在于淡水、海水、土壤和植物中，分为 4 组和 4 个群，包括脑膜炎脓毒性黄杆菌、短黄杆菌、水生黄杆菌、嗜盐黄杆菌及吲哚黄杆菌等。

（一）临床意义

黄杆菌属是条件致病菌，广泛存在于自然界及医院内的水龙头、阴沟、制冰机、冰水、增湿器、呼吸机、浴盆、药瓶及多种导管中，对氯己定（洗必泰）等消毒剂有抵抗力，在 42℃时可被杀死，一般引起散发性感染，但也可引起医院内感染的流行。脑膜败血性黄杆菌主要引起新生儿及早产儿脑膜炎，病死率高。成人中可引起败血症、肺炎、心内膜炎、伤口感染等。

考点：黄杆菌属分类及临床意义

（二）微生物学检验

1. 标本的采集　根据患者感染部位及采集指征，可采集脑脊液、痰液、尿液、血液等。

2. 涂片染色镜检　G^- 直杆状，菌体细长，无鞭毛、无荚膜、无芽孢。

3. 分离培养　血液、脑脊液标本需要先增菌再分离培养，痰液、尿液等标本可直接在血平板、MAC 平板分离培养。严格专性需氧，培养温度应低于 30℃，否则可抑制生长。

培养特性：典型菌落为圆形，光滑，透明或半透明，稍凸起，可产生黄色素，颜色从淡黄到橙黄色不等。

生化鉴定：生化特征为氧化酶、触酶、磷酸酶试验阳性，可发酵葡萄糖、果糖、麦芽糖，不发酵木糖和蔗糖，鸟氨酸脱羧酶试验阳性，可产生 H_2S。

4. 药敏试验　黄杆菌属细菌多数能产生 β- 内酰胺酶，故对青霉素及第一代、第二代头孢菌素耐药；对四环素、多黏菌素也耐药。可选择头孢他啶、头孢吡肟、哌拉西林 / 他唑巴坦、亚胺培南、美罗培南、氟喹诺酮类、氨基糖苷类药物进行药敏试验。

考点：黄杆菌属的生物学特性和微生物学检验

六、莫拉菌属

莫拉菌属可从人类或温血动物体内检出，是导致中耳炎、鼻窦炎、支气管炎和肺炎的病原体。

（一）临床意义

临床上莫拉菌属的感染主要为卡他莫拉菌引起，其可引起儿童和老年人的上呼吸道感染，也可引起成人下呼吸道感染，是儿童上颌窦炎、中耳炎、肺炎，以及成人的慢性下呼吸道感染的第 3 位最常见致病菌，仅次于流感嗜血杆菌和肺炎链球菌，而且其发病率逐年增加，尤其多见于慢性阻塞性肺疾病患者。

考点：莫拉菌属分类及临床意义

（二）微生物学检验

1. 标本的采集　根据患者感染部位及采集指征，可采集痰液、肺泡灌洗液、鼻拭子、脓性分泌物等。

2. 涂片染色镜检　G^- 杆菌，具有多形性，无芽孢、无鞭毛。

3. 分离培养　本群营养要求较高，最适生长温度为 32 ～ 35℃。卡他莫拉菌在血平板、巧克力平板等培养基上生长良好，菌落呈"冰球"状，菌落光滑，直径 1 ～ 3mm，不透明，乳白色。

生化鉴定：氧化酶试验阳性，触酶试验阳性，无动力，不分解任何糖类，吲哚试验阴性。

考点：黄杆菌属的微生物学检验

课堂思政　大国医将孟英——医者仁心，济世救民

王士雄（字孟英）是清代有卓越贡献的温病学家，是继叶天士、薛生白、吴鞠通之后集大成者，其对温病学的理论和经验作出了创造性的发挥和比较全面系统的总结，使温病治疗在理法方药上自成体系，形成了比较系统而完整的温病学说。他毕生致力于中医临床和理论研究，对温病学说的发展作出了承前启后的贡献，尤其对霍乱的辨证和治疗有独到的见解，重视环境卫生，对预防疫病提出了不少有价值的观点。晚清时期，烈性传染病霍乱在国内横行，王孟英的妻子徐氏和二女儿，也被霍乱吞噬了生命。他化悲痛为力量，投入到扑灭霍乱的战斗中，他每天起早贪黑，以中医扶正祛邪的方法，在那次霍乱大流行期间，挽救了一个又一个宝贵的生命。

目标检测

选择题（选择一个最佳答案）

1. 能产生绿色色素和特殊生姜气味的细菌是（　　）
    A. 大肠埃希菌　　　　　　B. 普通变形杆菌
    C. 肺炎克雷伯菌　　　　　D. 柠檬酸杆菌
    E. 铜绿假单胞菌

2. 铜绿假单胞菌的特性是（　　）
    A. 专性需氧
    B. G⁻，具周鞭毛
    C. 生长可产生绿色色素
    D. 对青霉素等抗生素敏感
    E. 通常可引起创伤感染

3. 非发酵菌的分群依据为（　　）
    A. 氧化酶试验　　　　　　B. O/F 试验
    C. 动力　　　　　　　　　D. MAC 平板上生长情况
    E. 以上均是

4. 不动杆菌的特性中，错误的是（　　）
    A. 氧化酶阳性　　　　　　B. 触酶阳性
    C. 能利用枸橼酸盐　　　　D. 没有动力
    E. 分布广泛，常引起院内感染

5. 关于铜绿假单胞菌产生的色素，错误的是（　　）
    A. 脂溶性色素　　　　　　B. 水溶性色素
    C. 有绿脓素和荧光素　　　D. 绿脓素溶于水也溶于氯仿
    E. 荧光素溶于水但不溶于氯仿

6. 鲍曼不动杆菌的生化特性中，错误的是（　　）
    A. 氧化酶试验阴性　　　　B. 触酶试验阳性
    C. 硝酸盐还原试验阳性　　D. 分解葡萄糖和乳糖
    E. 利用枸橼酸盐

7. 不动杆菌属典型"三阴"特征是（　　）
    A. 触酶阴性，动力阴性，硝酸盐试验阴性
    B. 脲酶阴性，动力阴性，硝酸盐试验阴性
    C. 氧化酶阴性，动力阴性，枸橼酸盐利用试验阴性
    D. 氧化酶阴性，动力阴性，硝酸盐试验阴性
    E. 氧化酶阴性，触酶阴性，硝酸盐试验阴性

8. 以下菌属中，不能在 MAC 平板上生长的是（　　）
    A. 假单胞菌属　　　　　　B. 不动杆菌属
    C. 产碱杆菌属　　　　　　D. 无色杆菌属
    E. 莫拉菌属

9. 以下菌属中，没有动力的是（　　）
    A. 假单胞菌属　　　　　　B. 不动杆菌属
    C. 产碱杆菌属　　　　　　D. 无色杆菌属
    E. 土壤杆菌属

10. 以下菌属中，氧化酶阴性的是（　　）
    A. 假单胞菌属　　　　　　B. 不动杆菌属
    C. 产碱杆菌属　　　　　　D. 无色杆菌
    E. 莫拉菌属

（郑　丹）

学习目标

1. 掌握临床常见弧菌属及气单胞菌属细菌的检验方法、鉴定依据。
2. 熟悉临床常见弧菌属及气单胞菌属细菌的主要生物学特性。
3. 了解常见弧菌属及气单胞菌属细菌的临床意义。
4. 能正确采集和处理常见弧菌属及气单胞菌属细菌标本及进行相关检测的能力；能正确选择试验项目对常见弧菌属及气单胞菌属细菌进行检验，并能正确判读结果和完成检验报告。
5. 培养学生实事求是、严谨的工作态度，具有高度的生物安全意识、服务意识和质量意识；树立良好的团队协作精神。

第1节 弧 菌 属

一、概 述

弧菌科细菌是一群氧化酶阳性，具有极端鞭毛，动力试验阳性，发酵葡萄糖，菌体成直或微弯的革兰氏阴性杆菌。弧菌科包括四个菌属，即弧菌属、气单胞菌属、邻单胞菌属和发光杆菌属，前三属细菌，均可引起人类感染，发光杆菌属一般对人无致病性。

弧菌科四个菌属的鉴别见表 11-1。

表 11-1 弧菌科菌属鉴别表				
	极端鞭毛	甘露醇	脂酶	生长需要 NaCl	对 O/129 敏感
弧菌属	+	+	+	+	+
气单胞菌属	-	+	+	-	-
邻单胞菌属	-	-	-	-	+
发光杆菌属	-	-	+/-	+	+

注：+，90% 以上阳性；-，90% 以上阴性；+/-，70% 以上阳性。

弧菌属细菌种类多，分布广泛，尤其是水中最为常见。形状短小，因弯曲如弧而得名。分散排列，偶尔互相连接成 S 状或螺旋状。革兰氏染色阴性，菌体一端有单鞭毛，运动活泼，无芽孢、无荚膜。需氧或兼性厌氧，分解葡萄糖，产酸不产气，氧化酶试验阳性，赖氨酸脱羧酶试验阳性，精氨酸水解酶试验阴性，嗜碱、耐盐、不耐酸。

WHO 腹泻病控制中心根据细菌的抗原性、生化特性、DNA 同源性、致病性和耐盐性等将弧菌分为四类：O1 群霍乱弧菌、不典型 O1 群霍乱弧菌、非 O1 群霍乱弧菌、其他弧菌。最后一类包括副溶血性弧菌、溶藻弧菌、河弧菌、创伤弧菌、麦氏弧菌和拟态弧菌。本属菌共有 100 余种，大多数菌种为非致病菌，对人类致病的主要有霍乱弧菌和副溶血性弧菌，分别引起霍乱和食物中毒。

案例 11-1

尼日利亚疾控中心的报告显示，自 2021 年初至 7 月，共报告 19 305 例霍乱疑似病例，其中死亡病例 479 例，病死率为 2.5%。报告称，仅在 7 月 5 日至 11 日，霍乱就导致 31 人死亡。

问题：1.霍乱的病原体是什么？
　　　2.简述该病原体的微生物学检验流程。

二、霍乱弧菌

霍乱弧菌是人类霍乱的病原体，在自然情况下，人类是霍乱弧菌的唯一易感者。霍乱弧菌主要包括O1群霍乱弧菌和非O1群霍乱弧菌，O1群霍乱弧菌引起霍乱流行，而非O1群霍乱弧菌广泛分布于地面水中，可引起散发性胃肠炎，但未引起过霍乱流行。霍乱是一种古老且流行广泛的烈性传染病，曾在世界上引起多次大流行，患者主要表现为剧烈的呕吐、腹泻、失水，死亡率甚高。霍乱在《中华人民共和国传染病防治法》中为甲类传染病。

（一）临床意义

霍乱弧菌主要通过被其污染的水源或食物等经口传播。人群普遍易感。其致病物质主要是霍乱肠毒素。该毒素由A和B两个亚单位组成，A亚单位又分为A1和A2两个肽链，两者依靠二硫键连接。A亚单位为毒性单位，其中A1肽链具有酶活性，A2肽链与B亚单位结合参与受体介导的内吞作用中的转位作用。B亚单位为结合单位，能特异地识别肠上皮细胞上的受体。1个毒素分子由一个A亚单位和5个B亚单位组成多聚体，它作用于肠细胞膜表面上的受体（由神经节苷脂GM1组成），其B亚单位与受体结合，使毒素分子变构，A亚单位进入细胞，A1肽链活化，进而激活腺苷环化酶（AC），使三磷酸腺苷（ATP）转化为环磷酸腺苷（cAMP），细胞内cAMP浓度增高，导致肠黏膜细胞分泌功能亢进，使大量体液和电解质进入肠腔而引起剧烈吐泻，由于大量脱水和失盐，患者可发生代谢性酸中毒、血液循环衰竭，甚至休克或死亡。

其所致疾病是霍乱，为急性腹泻性传染病，属甲类传染病。临床特征为剧烈呕吐、腹泻、大量米泔水样排泄物，严重休克者可并发急性肾衰竭。该病流行迅速，发病率和死亡率高，危害性大。霍乱愈后可获得牢固的免疫力，再感染者少见。

考点：霍乱弧菌的分类和临床意义

（二）微生物学检验

1.检验程序（图11-1）

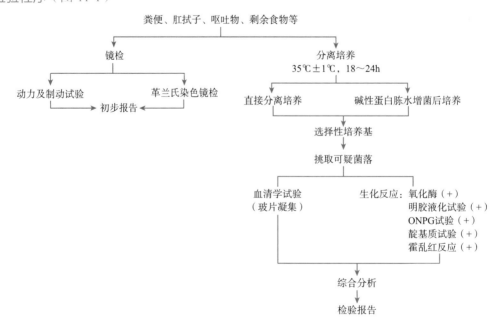

图11-1　霍乱弧菌检验程序

2. 检验要点

（1）标本的采集　标本以粪便为主，米泔水样便采集 1～3ml，成型便采取蚕豆大小，用药前采取最好，也可采取肛拭子。

采集的标本应及时接种适宜培养基，不能及时接种者要接种于保存或运送培养基内并尽快送检，常用的保存或运送培养基有碱性蛋白胨水，文 - 腊二氏保存液和卡 - 布运送培养基等。

（2）涂片染色镜检

1）直接镜检：①动力观察：取患者米泔水样粪便制成悬滴片，观察细菌动力，可见做流星或穿梭状运动的细菌。②制动试验：若在患者米泔水样便标本或 6h 胨水增菌液中发现运动活泼的弧菌，可再做一张涂片，加一滴不含防腐剂的霍乱多价诊断血清（效价 1：64），弧菌凝集，运动停止，则可鉴定。

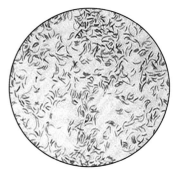

图 11-2　霍乱弧菌（纯培养革兰氏染色，100×10）

2）革兰氏染色镜检：取标本涂片 2 张，革兰氏染色后镜检观察有无 G⁻ 呈鱼群状排列的弧菌。

3）鉴定：根据霍乱弧菌在各种选择培养基上的特点，挑选可疑菌落进行鉴定。鉴定以血清学（玻片凝集）为主，结合形态学、生化反应作出判断。必要时做其他试验以便与其他类似细菌进行鉴别。

（3）分离培养

1）直接分离培养：急性期患者米泔水样粪便标本，除增菌外可同时将标本分离培养，常可获得阳性结果。分离用的培养基有强、弱 2 种选择培养基。弱选择培养基如碱性琼脂和碱性胆盐琼脂，抑制能力弱，粪便中某些杂菌仍可生长。强选择培养基常用的有庆大霉素琼脂、4 号琼脂和硫代硫酸盐 - 枸橼酸盐 - 胆碱 - 蔗糖琼脂（TCBS）等。现多采用碱性蛋白胨水增菌，再用强选择培养基进行分离。

2）增菌后分离培养：来自带菌者或恢复期患者的标本，因含菌量少必须先增菌后分离，可将标本接种于碱性蛋白胨水内，置 35℃ ±1℃ 增菌 6～8h 后分离培养，必要时可做二次增菌后再进行分离培养，即取第一次增菌液 0.1～0.2ml 转种 1 支新碱性蛋白胨水增菌管，培养 6～8h 后，再进行分离培养。

培养特性：需氧或兼性厌氧，在普通培养基上生长良好，耐碱不耐酸，可在无盐环境中生长。常选用 pH8.5 的碱性蛋白胨水增菌以抑制其他细菌生长，35℃ ±1℃ 培养

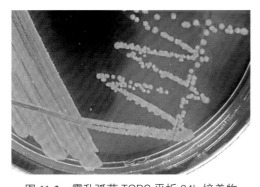

图 11-3　霍乱弧菌 TCBS 平板 24h 培养物

6～8h，在液体表面大量繁殖形成菌膜；在碱性琼脂平板上，35℃ ±1℃ 培养 18～24h 形成较大、圆形、扁平、无色透明或半透明、水滴状菌落；在 TCBS 平板上形成较大黄色菌落；在含亚碲酸钾琼脂平板上，还原亚碲酸钾，使菌落中心呈灰褐色，或庆大霉素琼脂上的菌落中心呈灰褐色。

3）抵抗力：霍乱弧菌对热、干燥、日光、化学消毒剂和酸均很敏感，耐低温、耐碱。湿热 55℃ 15min，100℃ 1～2min，水中加 0.5mg/L 氯 15min 均可杀灭霍乱弧菌。0.1% 高锰酸钾浸泡蔬菜、水果可达到消毒目的。在正常胃酸中仅生存 4min。

（4）检验鉴定

1）生化鉴定：霍乱弧菌能分解甘露醇、葡萄糖、蔗糖、麦芽糖，产酸不产气；迟缓发酵乳糖，不分解阿拉伯糖。氧化酶、明胶酶试验和 ONPG 试验均为阳性，能产生靛基质，霍乱红反应（即亚硝基靛基质）试验阳性。

2）抗原分类：霍乱弧菌具有耐热的特异性 O 抗原和不耐热的非特异性 H 抗原。O 抗原特异性高，具有群特异性和型特异性，是分群和分型的基础。再根据是否与 O1 群抗血清凝集，分为 O1 群霍乱弧

菌和非 O1 群霍乱弧菌。O1 群霍乱弧菌的菌体抗原由 A、B、C 三个抗原组成，根据菌体抗原不同进一步分为三个血清型：O 抗原成分为 AC 的稻叶型、AB 的小川型、ABC 的彦岛型。H 抗原为弧菌属共有，特异性低。非 O1 群霍乱弧菌包括 O2～O138 血清群，这些血清群均不与 O1 群抗血清凝集，因此又统称为不凝集弧菌。1992 年新发现的 O139 群霍乱弧菌可引起霍乱流行，但不能与 O1 群抗血清凝集，亦不能与 O2～O138 群抗血清凝集。另外，还有不典型 O1 群霍乱弧菌，该群弧菌能与 O1 群抗血清凝集，但不产生致病毒素，故不能致病。O1 群霍乱弧菌包括两个生物型，即古典生物型和 E1Tor 生物型，两个生物型的鉴别如表 11-2。

表 11-2　古典生物型和 E1Tor 生物型霍乱弧菌的主要鉴别要点

菌名	溶解羊红细胞	与鸡红细胞凝集	VP 试验	多黏菌素 B 试验	噬菌体 IV 组裂解	噬菌体 V 组裂解
古典生物型	−	−	−	+	+	−
E1Tor 生物型	d	+	+	−	−	+

注：+，90% 以上阳性；−，90% 以上阴性；d 表示结果不定。

（5）药敏试验　对链霉素、氯霉素、多西环素、复方 SMZ-TMP 等药物敏感。

考点：霍乱弧菌的生物学特性（形态特征、培养特性、分类、抵抗力、生化特征）

（三）鉴定依据

鉴定以血清学（玻片凝集）为主，结合形态学、生化反应作出判断。

1. 形态特征　G⁻，呈鱼群状排列的弧菌。

2. 动力及制动试验　①动力观察：取患者米泔水样粪便制成悬滴片，观察细菌动力，可见做流星或穿梭状运动的细菌；②制动试验：若在患者米泔水样便标本或 6h 蛋白胨水增菌液中发现运动活泼的弧菌，可再做一张涂片，加一滴不含防腐剂的霍乱多价诊断血清（效价 1：64），弧菌凝集，运动停止，则制动试验为阳性。

3. 培养特性　需氧或兼性厌氧，可在无盐环境生长，常用碱性蛋白胨水（APW）增菌。在碱性琼脂平板上为较大、圆形、扁平、无色透明或半透明、水滴状菌落；在 TCBS 上为较大黄色菌落；亚碲酸钾琼脂平板上菌落中心呈灰褐色；在庆大霉素琼脂上菌落中心呈灰褐色。

（四）检验报告

1. 初步报告　找到 G⁻ 弧菌，呈鱼群状排列。

2. 确定报告　找到霍乱弧菌生长或经 ××h 培养有霍乱弧菌生长。

考点：霍乱弧菌的微生物学检验

案例 11-2

2020 年 6 月，广东省卫生健康委员会报告一起突发公共卫生事件，为广州市黄埔区报告的一起副溶血性弧菌食物中毒的事件，发病 48 例，无死亡病例。

问题：1. 副溶血性弧菌感染的临床表现有哪些？
　　　2. 简述副溶血性弧菌的微生物学检验流程。

二、副溶血性弧菌

副溶血性弧菌是一种嗜盐性细菌。副溶血性弧菌食物中毒，是进食含有该菌的食物所致，其主要来自海产品，如墨鱼、海鱼、海虾、海蟹、海蜇，以及含盐分较高的腌制食品，如咸菜、腌肉等。该菌是我国沿海地区最常见的引起食物中毒的病原菌。

（一）临床意义

副溶血性弧菌存活能力强，在抹布和砧板上能生存 1 个月以上，海水中可存活 47d。临床上以急性起病、腹痛、呕吐、腹泻及水样便为主要症状。本病多在夏秋季发生，沿海地区多见，常造成集体发病。由于海鲜空运，内地城市病例也渐增多。致病因子有黏附因子（主要为菌毛）、毒素（耐热性溶血素、TDH 类毒素等），常由食用被污染的海产品或盐腌制品引起感染，其也可引起浅表创伤感染、败血症等。

考点：副溶血性弧菌的临床意义

（二）微生物学检验

1. 检验程序（图 11-4）

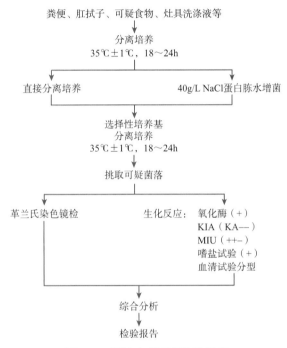

粪便、肛拭子、可疑食物、灶具洗涤液等

分离培养
35℃±1℃，18～24h

直接分离培养　　　　　　40g/L NaCl蛋白胨水增菌

选择性培养基
分离培养
35℃±1℃，18～24h

挑取可疑菌落

革兰氏染色镜检　　　生化反应：氧化酶（+）
　　　　　　　　　　　　　　　KIA（KA——）
　　　　　　　　　　　　　　　MIU（++-）
　　　　　　　　　　　　　　　嗜盐试验（+）
　　　　　　　　　　　　　　　血清试验分型

综合分析

检验报告

图 11-4　副溶血性弧菌检验程序

2. 检验要点

（1）标本的采集　标本有粪便、肛拭子、可疑食物、炊具洗涤液等。

（2）涂片染色镜检　直或微弯的 G⁻ 杆菌，随培养基不同，菌体形态差异较大，有卵圆形、棒状、球杆状、梨状、弧形等多种形态，两极浓染。无芽孢、无荚膜，菌体一端有单鞭毛，运动活泼。

（3）分离培养

1）增菌培养：取标本 0.5 ～ 1.0ml 接种于 40g/L NaCl 蛋白胨水，35℃ ±1℃增菌培养，数小时后出现明显浑浊，则怀疑本菌存在，即可分离培养。

2）分离培养：将标本或增菌培养物接种于副溶血性弧菌选择培养基、TCBS 平板或 3.5%NaCl 琼脂培养基，35℃ ±1℃培养 18 ～ 24h。副溶血性弧菌在副溶血性弧菌选择培养基上形成湿润、浑浊无黏性的绿色

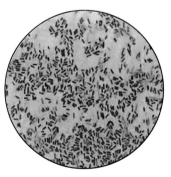

图 11-5　副溶血性弧菌（纯培养革兰氏染色，100×10）

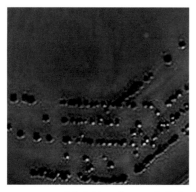

图 11-6 副溶血性弧菌 24h 培养物

菌落；在 TCBS 平板上形成 1～2mm、不透明、绿色或蓝绿色菌落。

培养特性：需氧，营养要求不高，在普通培养基中加入适量 NaCl 即能生长，NaCl 最适浓度为 35g/L，在无盐培养基中不生长，生长所需 pH7.0～9.5，最适 pH7.7。在液体培养基表面形成菌膜，在 35g/L NaCl 琼脂平板上蔓延生长，群落边缘不整齐、凸起、光滑、湿润不透明；在 SS 平板上不生长或长出 1～2mm、扁平、无色、半透明的黏液型菌落。在羊血培养基上形成 2～3mm、圆形、凸起、湿润、灰白色菌落，某些菌株可形成 β 溶血或 α 溶血。

3）抵抗力：副溶血性弧菌不耐热、不耐冷、不耐酸，对常用消毒剂抵抗力弱。

（4）检验鉴定

1）生化鉴定：所有用于副溶血性弧菌的生化反应培养基需加入 30～35g/L NaCl，本菌在 70g/L NaCl 培养基中生长，在无盐或 100g/L NaCl 培养基中不生长。其能分解葡萄糖、麦芽糖、甘露醇、淀粉，产酸不产气；不分解乳糖、蔗糖，但分解阿拉伯糖。靛基质、甲基红试验阳性，VP、H_2S、脲酶试验阴性。致病菌株能使人或兔红细胞发生溶血，但不能使马红细胞溶血，称为神奈川试验阳性。氧化酶试验阳性，在 KIA 培养基上斜面不产酸、底层产酸、不产气、不产 H_2S，在 MIU 上有动力、靛基质阳性、脲酶阴性，嗜盐试验阳性，并进行血清学试验分型。

2）抗原分类：本菌有 O 抗原、H 抗原及 K 抗原，以 O 抗原定群，以 O 抗原和 K 抗原组合定型。

（5）药敏试验 对氯霉素、喹诺酮类抗生素等药物敏感。

（三）鉴定依据

根据形态特征，结合氧化酶试验阳性，在 KIA 培养基上斜面不产酸、底层产酸、不产气、不产 H_2S，在 MIU 上有动力、靛基质阳性、脲酶阴性，嗜盐试验阳性，神奈川试验阳性等，并进行血清学试验分型。

1.形态特征 直或微弯的 G⁻ 杆菌，多形性，两极浓染。

2.培养特性 需氧，营养要求不高，NaCl 最适浓度为 35g/L，在无盐培养基中不生长，生长所需 pH 7.0～9.5，最适 pH7.7。在液体培养基表面形成菌膜，在 35g/L NaCl 琼脂平板上蔓延生长，菌落边缘不整齐、凸起、光滑、湿润不透明；在 SS 平板上不生长或长出 1～2mm、扁平、无色、半透明的菌落的黏液型菌落。在羊血培养基上形成 2～3mm、圆形、凸起、湿润、灰白色菌落，某些菌株可形成 β 溶血或 α 溶血。

（四）检验报告

1.初步报告 找到直或微弯的 G⁻ 杆菌，呈多形态，两极浓染，呈不规则排列。

2.确定报告 找到副溶血性弧菌生长或经 ××h 培养有副溶血性弧菌生长。

考点：副溶血性弧菌微生物学检验

三、其 他 弧 菌

其他弧菌还包括拟态弧菌、创伤弧菌、溶藻弧菌、河弧菌、弗尼斯弧菌、霍利斯弧菌等。其中，拟态弧菌通常引起胃肠炎，但不引起暴发流行；创伤弧菌引起的感染病程进展非常快且致命，在致命性弧菌中，该菌引起的疾病最为严重；溶藻弧菌是弧菌属中耐盐性最强的致病菌。从标本中分离到的病原弧菌都应认为具有临床意义。其他弧菌的生化特征见表 11-3。

特征	拟态弧菌	创伤弧菌	溶藻弧菌	河弧菌	弗尼斯弧菌	霍利斯弧菌
表 11-3 其他弧菌的主要生化特征						
氧化酶	+	+	+	+	+	+
VP	-	-	+	-	-	-
精氨酸双水解酶	-	-	-	+	+	-
鸟氨酸脱羧酶	+	d	+	-	-	-
赖氨酸脱羧酶	+	+	+	-	-	-
阿拉伯糖	-	-	-	+	+	+
乳糖	d	(+)	-	-	-	-
甘露醇	+	d	+	+	+	-
蔗糖	-	+	+	+	+	+
O/129 敏感						
10μg	+	+	-	-	+	-
150μg	+	+	+	+	+	+
NaCl 生长试验（%）						
0	+	-	-	-	-	-
3	+	+	+	+	+	+
6	+/-	+/-	+	+/-	+/-	+/-
8	-	-	+	-	-	-
10	-	-	+/-	-	-	-

注：+，90% 以上阳性；–，90% 以上阴性；+/-，70% 以上阳性；（+），可为阳性；d 表示结果不定。

考点：其他弧菌

第 2 节　气单胞菌属与邻单胞菌属

一、气单胞菌属

（一）临床意义

　　气单胞菌属属于气单胞菌科，广泛分布于自然界，可从水源、土壤及人的粪便中分离。本属细菌的致病物质为溶血毒素和细胞毒素，主要引起人类肠道内和肠道外感染，肠道内感染主要引起腹泻，肠道外感染主要引起皮肤及软组织感染，机体免疫力低下时，还可引起眼部、脑膜、肺部、骨髓、胸膜、腹膜、关节、胆囊等部位感染。

　　气单胞菌属主要包括嗜水气单胞菌、豚鼠气单胞菌、温和气单胞菌、杀鲑气单胞菌、中间气单胞菌、威隆气单胞菌、嗜泉气单胞菌、舒伯特气单胞菌、简达气单胞菌、易损气单胞菌等 10 种。除杀鲑气单胞菌、中间气单胞菌、嗜泉气单胞菌外，其余 7 种均有临床意义。

考点：气单胞菌属分类及临床意义

（二）微生物学检验

1. 检验程序（图 11-7）

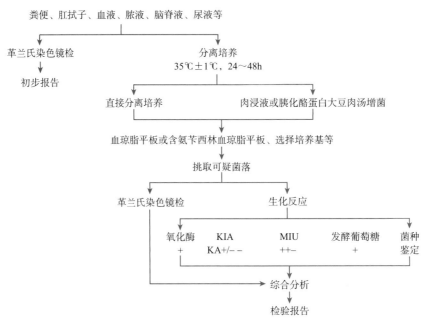

图 11-7 气单胞菌属检验程序

2. 检验要点

（1）标本的采集　根据感染病灶，标本有粪便、肛拭子、血液、脓液、脑脊液、尿液等。

（2）涂片染色镜检　G⁻短杆菌，两端钝圆，无芽孢，有窄荚膜，单极鞭毛，运动活泼（除杀鲑气单胞菌外）。

（3）分离培养

1）增菌培养：肉浸液或胰化酪蛋白大豆肉汤增菌。

2）培养特性：需氧或兼性厌氧，营养要求不高，在 0～45℃均可生长，最适温度 30℃。将脓液、分泌物等标本或血液、脑脊液增菌培养物接种于血平板或含氨苄西林血平板，粪便、肛拭子等标本接种肠道选择培养基。一部分标本可接种于 PBS，置 4℃冷增菌后，于第 1d、3d、5d、7d、17d 转种于分离平板上。标本接种后，经 35℃±1℃培养 24～48h，观察菌落特征。

在普通平板上形成 1～3mm、微白色半透明菌落；在血平板上形成 2mm 左右、灰白、光滑、湿润、凸起的菌落，多有 β 溶血环，3～5d 后菌落呈暗绿色。在肠道选择培养基上形成乳糖不发酵菌落；在 TCBS 上生长不良；液体培养基中呈均匀浑浊状。

（4）检验鉴定

1）生化鉴定：生化特征为发酵葡萄糖产酸，氧化酶和触酶试验阳性，在 65g/L NaCl 中不生长。在 KIA 培养基上为 K/A、产气 +/-、H₂S-，在 MIU 培养基上结果为 ++-。

2）鉴别要点：本菌氧化酶试验阳性可与肠杆菌科细菌鉴别，发酵葡萄糖可与非发酵菌鉴别；本菌对 O/129 耐药、TCBS 平板上不生长、无盐培养基上可生长，可与弧菌属和邻单胞菌属鉴别。

（5）药敏试验　对庆大霉素、妥布霉素、复方磺胺甲噁唑、诺氟沙星等药物敏感。

3. 鉴定依据

（1）形态特征　G⁻短杆菌，悬滴标本观察动力，运动活泼。

（2）培养特性　需氧或兼性厌氧，营养要求不高，在 0～45℃均可生长，最适温度 30℃。在普通平板上形成 1～3mm、微白色半透明菌落；在血平板上形成 2mm 左右、灰白、光滑、湿润、凸起的菌落，

多有 β 溶血环，3～5d 后菌落呈暗绿色。在肠道选择培养基上形成乳糖不发酵菌落；在 TCBS 上生长不良；液体培养基中呈均匀浑浊状。

（3）生化特征 KIA 结果为 K/A、产气 +/-、H$_2$S-；MIU 结果为 ++-；氧化酶 +；注意与类似菌的鉴别。7 种有临床意义的气单胞菌鉴别如表 11-4。

	表 11-4 气单胞菌属的主要生化特征						
试验	嗜水气单胞菌	豚鼠气单胞菌	温和气单胞菌	维隆气单胞菌	舒伯特气单胞菌	简达气单胞菌	易损气单胞菌
动力	+	+	+	+	+	+	+
靛基质	+	+	+	+	−	+	+
VP	+	−	+	+	−	+	−
七叶苷	+	+	−	+	−	−	−
葡萄糖产气	+	−	+	+	+	+	+
乳糖	−	+	−	−	−	−	−
蔗糖	+	+	+	+	−	−	−
阿拉伯糖	+	+	−	−	−	−	−
甘露醇	+	+	+	+	−	+	+
肌醇	−	−	−	−	−	−	−
精氨酸	+	+	+	−	+	+	+
鸟氨酸	−	−	−	+	−	−	−
β 溶血（羊红细胞）	+	−	+	+	V	+	V
头孢噻吩	R	R	S	S	S	R	R
氨苄西林	R	R	R	R	R	R	S

注：+，90% 以上阳性；−，90% 以上阴性；S 为敏感；R 为耐药；V 为不定。

4. 检验报告

（1）初步报告 找到 G$^-$ 短杆菌，两端钝圆，呈不规则排列。

（2）确定报告 找到 ×× 气单胞菌生长或经 ××h 培养有 ×× 气单胞菌生长。

考点：气单胞菌属微生物学检验

二、邻单胞菌属

邻单胞菌属只有一个菌种：类志贺邻单胞菌（*P.shigelloides*）。

（一）临床意义

类志贺邻单胞菌可出现于鱼和其他水生动物和各种哺乳动物体内。与腹泻有关，也是人的条件致病菌。

（二）微生物学检验

1. 标本的采集 粪便、伤口分泌液、胆汁等。

2. 涂片染色镜检 含菌量多的标本及纯培养物革兰氏染色镜检见 G$^-$ 杆菌，可成双或短链状排列，有动力。

3. 分离培养

（1）培养特性 兼性厌氧，最适生长温度 37℃。MAC 平板上呈不发酵乳糖或迟缓发酵乳糖的菌落。

（2）抵抗力　对理化因素抵抗力不强，对一般化学消毒剂敏感，能耐受胆盐。

4. 检验鉴定

（1）生化特征　对葡萄糖和其他糖类能产酸但不产气。氧化酶和触酶阳性，还原硝酸盐，吲哚试验阳性，VP 试验阴性。赖氨酸、鸟氨酸脱羧酶和精氨酸双水解酶试验皆阳性。大多数菌株对弧菌抑制剂 2,4- 二氨基 -6,7- 异丙基喋啶（O/129）敏感。

（2）鉴别要点　与肠杆菌科的宋内志贺菌和痢疾志贺菌有共同抗原，但志贺菌属氧化酶阴性、动力阴性可以鉴别。

5. 药敏试验　对氨基糖苷类、喹诺酮类药物敏感。

（三）鉴定依据

1. 形态学特征　G⁻ 杆菌，有动力。

2. 培养特性　血平板生长良好，MAC 培养基上呈不发酵乳糖或迟缓发酵乳糖的菌落。

3. 生化试验结果　对葡萄糖和其他糖类能产酸但不产气。氧化酶和触酶均为阳性，还原硝酸盐，吲哚试验阳性，赖氨酸、鸟氨酸脱羧酶和精氨酸双水解酶试验阳性。大多数菌株对 O/129 敏感。

（四）检验报告

1. 初步报告　找到革兰氏 × 性 ×× 菌，呈 ×× 排列。

2. 确定报告　有 ×× 菌生长或经 ××h 培养出 ×× 菌。

考点：类志贺邻单胞菌微生物学检测

🔗 **链 接**　《中华人民共和国传染病防治法》

为了预防、控制和消除传染病的发生与流行，保障人体健康和公共卫生，全国人民代表大会常务委员会制定《中华人民共和国传染病防治法》。本法由第七届全国人民代表大会常务委员会第六次会议于 1989 年 2 月 21 日通过，自 1989 年 9 月 1 日起施行，2004 年 8 月 28 日第十届全国人民代表大会常务委员会第十一次会议修订，2013 年 6 月 29 日第十二届全国人民代表大会常务委员会第三次会议修正。2020 年 10 月 2 日，国家卫健委发布《〈中华人民共和国传染病防治法〉（修订草案征求意见稿）》，明确提出甲乙丙三类传染病的特征。乙类传染病新增人感染 H7N9 禽流感和新型冠状病毒肺炎（现改为新型冠状病毒感染）两种。此次草案提出，任何单位和个人发现传染病患者或者疑似传染病患者时，应当及时向附近的疾病预防控制机构或者医疗机构报告，可按照国家有关规定予以奖励；对经确认排除传染病疫情的，不予追究相关单位和个人责任。因此，在临床微生物学检验工作中，发现法定传染病应依法及时上报。

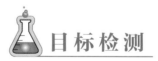 目标检测

选择题（选择一个最佳答案）

1. 关于霍乱，错误的是（　　）
　A. 传染源是霍乱弧菌污染的水源或食物等
　B. 传播途径是经口传播　　C. 人群普遍易感
　D. 致病物质为肠毒素　　E. 是法定乙类传染病

2. 关于霍乱弧菌的培养特性，错误的是（　　）
　A. 需氧或兼性厌氧
　B. 碱性蛋白胨水增菌

　C. 耐碱不耐酸
　D. 可在无盐环境生长
　E. 内毒素致病

3. 关于霍乱弧菌的镜检，正确的是（　　）
　A. G⁻
　B. 鱼群状排列
　C. 悬滴片可见做流星或穿梭状运动
　D. 能被霍乱多价诊断血清（效价 1：64）凝集

E. 以上均是

4. 关于霍乱弧菌的生化反应，错误的是（　　）

A. 分解甘露醇、葡萄糖、蔗糖、麦芽糖

B. 迟缓发酵乳糖

C. 分解阿拉伯糖

D. 氧化酶、明胶酶试验和 ONPG 试验均为阳性

E. 霍乱红反应（即亚硝基靛基质）试验阳性

5. 关于副溶血性弧菌的形态，错误的是（　　）

A. G⁻ 杆菌　　　　　　　B. 多形态

C. 两极浓染　　　　　　　D. 无芽孢、有荚膜

E. 菌体一端有单鞭毛，运动活泼

6. 关于副溶血性弧菌的培养，错误的是（　　）

A. NaCl 最适浓度为 35g/L

B. 在无盐培养基中不生长

C. 70g/L NaCl 培养基中生长

D. 100g/L NaCl 培养基中生长

E. 生长所需 pH 7.0 ～ 9.5

7. 神奈川试验阳性是（　　）

A. 能使人或兔红细胞发生溶血，但不能使马红细胞溶血

B. 能使人或马红细胞发生溶血，但不能使兔红细胞溶血

C. 能使马或兔红细胞发生溶血，但不能使人红细胞溶血

D. 能使人红细胞发生溶血，但不能使马或兔红细胞溶血

E. 能使兔红细胞发生溶血，但不能使人或马红细胞溶血

8. 以下说法错误的是（　　）

A. 拟态弧菌通常引起胃肠炎

B. 拟态弧菌可引起暴发流行

C. 创伤弧菌引起的感染病程进展非常快且致命

D. 致命性弧菌中，创伤弧菌引起的疾病最为严重

E. 溶藻弧菌是弧菌属中耐盐性最强的致病菌

9. 关于气单胞菌的形态，错误的是（　　）

A. G⁻ 短杆菌　　　　　　B. 两端钝圆

C. 无芽孢　　　　　　　　D. 有窄荚膜

E. 所有菌种均有鞭毛

10. 关于气单胞菌的培养，错误的是（　　）

A. 需氧或兼性厌氧

B. 在 0 ～ 45℃均可生长

C. 不发酵乳糖

D. 可在 TCBS 上生长

E. 液体培养基中呈均匀浑浊状

（郑　丹）

第12章

弯曲菌属与螺杆菌属细菌检验

 学习目标

1. 掌握临床常见弯曲菌、幽门螺杆菌的检验方法、鉴定依据。
2. 熟悉临床常见弯曲菌、幽门螺杆菌的主要生物学特性。
3. 了解临床常见弯曲菌、幽门螺杆菌的临床意义及药物治疗。
4. 能正确采集和处理弯曲菌、幽门螺杆菌相关标本，具有一定检测的能力，能正确判读结果和完成检验报告。
5. 培养学生严谨、求实的工作态度，具备生物安全意识；具备科学的逻辑思维。

案例 12-1

患者，男，1岁，家住农村。因有畏寒、发热、食欲减退于9月份入院，从发病至入院7d。查体：T 39.5℃，WBC 12×10^9/L，青绿色黏液样便，涂片经染色可见S形 G^- 杆菌，粪便标本在25℃生长、42℃不生长，1% 甘氨酸生长。阿奇霉素治疗3d后体温降低，大便成型。

问题：1. 该患者初步怀疑哪种细菌感染？
　　　2. 该菌的生物学特性为？

第1节　弯曲菌属

弯曲菌属（*Campylobacter*）属于弯曲菌目弯曲菌科，是一类呈逗点状或S形的 G^- 杆菌。弯曲菌广泛分布于家禽、家畜体内，是禽类肠道的正常菌群，可引起一些动物流产和肠炎。弯曲菌属分类至少有30个种和亚种，对人致病的有空肠弯曲菌空肠亚种、空肠弯曲菌多伊尔亚种、大肠弯曲菌、胎儿弯曲菌胎儿亚种、胎儿弯曲菌性病亚种、简明弯曲菌、曲形弯曲菌、昭和弯曲菌、纤细弯曲菌、痰液弯曲菌痰液生物变种等，空肠弯曲菌和大肠弯曲菌为常见感染人的菌种。

一、临床意义

弯曲菌能引起肠外感染和慢性持续感染，包括菌血症、活动性关节炎、滑膜炎、泌尿系统感染、脑膜炎、心内膜炎、腹膜炎、多结节性红斑病、胰腺炎、流产和婴儿败血症。菌血症在老年人中的发生率最高，免疫力低下者可能发生持续腹泻性疾病和菌血症。弯曲菌感染通常为散发，发生于夏季或初秋，通常因摄入不适当运输或不适当烹调的食物而感染，主要是家禽类食物，感染发生率具有两个高峰年龄分布，最高的发生率出现在婴幼儿，第二个发生率高峰在20～40岁青壮年。暴发通常发生在春、秋季，并且与摄入被污染的奶和水相关。空肠弯曲菌是散发性肠炎最常见的病因之一，是常见的从腹泻患者分离的肠道病原菌，引起婴幼儿和成人腹泻。胎儿弯曲菌主要与菌血症和肠外感染有关，除引起深部组织感染性疾病外，还能引起脓毒性流产、脓毒性关节炎、脓肿、脑膜炎、心内膜炎细菌性动脉瘤、血栓性静脉炎、腹膜炎和输卵管炎等。

考点：弯曲菌属分类及临床意义

二、微生物学检验

（一）检验程序

空肠弯曲菌检验程序见图 12-1。

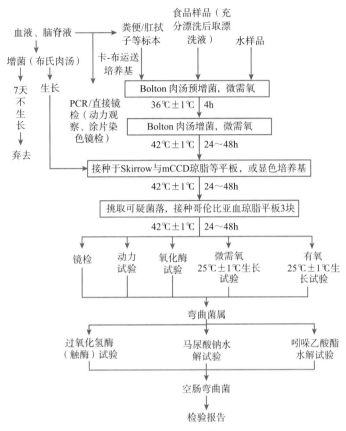

图 12-1 空肠弯曲菌检验程序

（二）检验要点

1. 标本的采集 最常见的标本是粪便（包括肛拭子）和血液。标本采集后应立即送检，若在 2h 内不能送检，粪便标本应接种于 Cary-Blair 运送培养基，置于 4℃保存。标本在 4℃可保存 3 周。

2. 涂片染色镜检 取含菌量多的标本或培养物直接涂片革兰氏染色镜检，为 G⁻ 杆菌，不易着色。菌体细长弯曲呈弧形、S 形、逗点状、螺旋形或海鸥展翅状（图 12-2），陈旧培养物可呈球形或长丝状。一端（多见于胎儿亚种）或两端（多见于空肠弯曲菌）具有单鞭毛，运动活泼，暗视野显微镜下呈"投标样"或"螺旋样"运动。无荚膜，不形成芽孢。

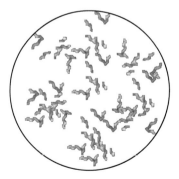

图 12-2 弯曲菌电镜图

3. 分离培养

（1）培养特性 微需氧性，多氧或无氧环境下均不生长，初次分离时在含有 5%O_2、10%CO_2、85%N_2 的气体环境生长最佳。最适生长温度随菌种而异，42℃对空肠弯曲菌、大肠弯曲菌的生长有利，相反，其他菌株在 37℃生长良好。

营养要求高，在普通培养基上不长，需加入血液、血清才能生长，选择培养基大多含有抗生素（主要为头孢哌酮），以抑制肠道正常菌群。常用选择培养基如含血的 Skirrow 培养基、改良 Campy-BAP

选择平板、头孢哌酮－万古霉素－两性霉素琼脂培养基（CVA）、活性炭-头孢哌酮-去氧胆酸盐（CCDA）、碳基质选择培养基（CSM）等进行分离培养。弯曲菌在培养基上可出现2种菌落，一种为灰白、湿润、扁平边缘不整齐蔓延生长的菌落；另一种为半透明、圆形、凸起、有光泽的小菌落，陈旧菌落可因产生色素而变红。

（2）分类　目前属内有29个菌种和13个亚种，常见的菌种主要有空肠弯曲菌、大肠弯曲菌、直肠弯曲菌、瑞士弯曲菌、昭和弯曲菌、胎儿弯曲菌胎儿亚种、简明弯曲菌、曲形弯曲菌等。

（3）抵抗力　不强，对热敏感，在室温下迅速死亡，易被干燥、光线、一般消毒剂杀灭。在潮湿环境、4℃下可存活数周。

4. 检验鉴定

（1）生化鉴定

1）生化特征：弯曲菌属细菌氧化酶、触酶阳性。生化反应不活跃，既不氧化，亦不发酵糖类。不液化明胶，甲基红、VP、吲哚和脲酶试验皆为阴性。

2）鉴定要点：弯曲菌属主要致病菌种的鉴别特征见表12-1。

（2）抗原分类　弯曲菌有耐热菌体（O）抗原、热不稳定抗原（HL）和鞭毛（H）抗原，根据O抗原不同，可将空肠弯曲菌和大肠弯曲菌分为65个血清型；根据HL系统，将空肠弯曲菌、大肠弯曲菌和海鸥弯曲菌至少分为l·60个血清型。因此，耐热菌体（O）抗原、热不稳定抗原（HL）是弯曲菌分型的依据。特异性抗体包被乳胶颗粒，可鉴定空肠弯曲菌和大肠弯曲菌。此外，还有PCR法检测临床标本中的弯曲菌核酸亦可确诊。

5. 药敏试验　绝大多数弯曲菌对头孢菌素和青霉素耐药，空肠弯曲菌和大肠弯曲菌能产生β-内酰胺酶，对阿莫西林、氨苄西林和替卡西林等β-内酰胺类抗生素耐药；对大环内酯类、喹诺酮类、氨基糖苷类、氯霉素、呋喃妥因和四环素等药物敏感。胎儿弯曲菌引起的全身感染可使用庆大霉素、亚胺培南、头孢曲松等第三代头孢菌素治疗。

（三）鉴定依据

1. 形态特征　G⁻杆菌，弯曲呈弧形、S形、逗点状、螺旋形或海鸥展翅状，具有单鞭毛，运动活泼。

2. 培养特性　营养要求高，使用含血的Skirrow培养基等进行培养，可有两种菌落特征。

3. 生化试验结果　氧化酶、触酶阳性等，25℃或42℃生长均有鉴别意义。

（四）检验报告

1. 初步报告　找到G⁻杆菌，弯曲呈××状。

2. 确定报告　找到××弯曲生长或经××h培养有××弯曲生长。

考点：弯曲菌属微生物学检验

案例 12-2

　　患者，女，4岁，因食欲不佳、有饱腹感、口臭来院就诊。经询问经常由外婆口咀嚼食物后喂食，外婆又有慢性胃炎的病史。取胃黏膜活检标本涂片用显微镜检查，镜下细菌呈弧形G⁻，鱼群样排列。

问题：1. 初步怀疑为哪种细菌感染及感染途径是什么？

　　　2. 还需要做哪些鉴定试验？

表 12-1　弯曲菌属主要致病菌种的鉴别特征

	触酶	还原硝酸盐	还原亚硝酸盐	生长需要氢气	脲酶	产生硫化氢	马尿酸水解	乙酸吲哚酚水解
胎儿弯曲菌胎儿亚种	+	+	-	-	-	-	-	-
胎儿弯曲菌性病亚种	+	+	-	-	-	-	-	-
空肠弯曲菌空肠亚种	+	+	-	-	-	-	+	+
大肠弯曲菌	+	+	-	-	-	-	-	+

	25℃生长	42℃生长	3.5%NaCl生长	1%甘氨酸生长	0.1%盐酸三甲胺生长	萘啶酸敏感（30μg）	头孢唑林敏感（30μg）
胎儿弯曲菌胎儿亚种	+	-	-	+	-	R	S
胎儿弯曲菌性病亚种	+	-	-	-	-	R	S
空肠弯曲菌空肠亚种	-	+	-	+	-	S	R
大肠弯曲菌	-	+	-	+	-	S	R

注：+，阳性；-，阴性；S，敏感；R，耐药。

第 2 节　螺杆菌属

螺杆菌属（*Helicobacter*）也是一类微需氧的革兰氏阴性螺形杆菌。最早根据其形态染色、培养条件、生长特征、生活环境等归于弯曲菌，但近年来根据其超微结构（螺旋与胞周纤维）、酶活性、脂肪酸序列、生长特性等的不同，尤其是该菌属 16SrRNA 与弯曲菌属存在的巨大区别，将其从弯曲菌属中划分出来而成立一个新的螺杆菌属。该菌属细菌至少有 34 种，大部分定居于哺乳动物的胃或肠道，其中能引起人类疾病的主要有幽门螺杆菌（*H.pylori*，Hp）、*H.fennelliae* 和 *H.cinaedi*。以下重点介绍幽门螺杆菌。

一、临床意义

幽门螺杆菌是目前所知唯一能够在人胃中生存的微生物种类，它与胃炎、消化性溃疡（包括胃溃疡和十二指肠溃疡）及胃部肿瘤等胃部疾病有关，是引起消化性溃疡的主要病因。幽门螺杆菌一般由胃窦入侵到胃黏膜，直接引起胃的糜烂溃疡。其可能的机制如下。

1. 定植因子　①鞭毛：提供动力。②脲酶：基本定植因子，氨在 Hp 周围形成"氨云"中和胃酸保护 Hp。③黏附因子与细胞特异性受体：Hp 黏附因子与胃上皮细胞表面特异性的多脂受体结合黏附于胃上皮。

2. 致病因子　①空泡毒素（VacA）蛋白和细胞毒素相关基因（CagA）蛋白：是 Hp 毒力的主要标志。②多种酶：脲酶、黏液酶、脂酶和磷脂酶。③脂多糖：具有内毒素的特性。④抗原模拟：交叉反应损伤胃黏膜细胞。

考点：螺杆菌属分类及临床意义

二、微生物学检验

（一）检验程序

幽门螺杆菌检验程序见图 12-3。

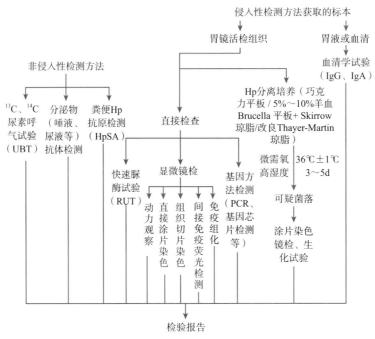

图 12-3 幽门螺杆菌检验程序

（二）检验要点

1. 标本的采集 采集多部位的胃、十二指肠黏膜标本，标本要新鲜，保持湿润，置 2ml 无菌等渗盐水或 Stuart 转运培养基中保存，在运送途中不超过 3h，在 4℃下最多保存 5h。流行病学调查和检测治疗效果时可取血清检查。组织标本可放入含 20% 甘油的半胱氨酸 Brucella 肉汤中 –70℃冷冻保存。

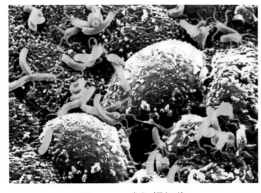

图 12-4 幽门螺杆菌

2. 涂片染色镜检 该菌为 G⁻，菌体细长，呈弧形、海鸥状、S 形和螺旋状，陈旧培养物可呈球形。运动活泼，菌体一端或两端可伸出 2 ～ 6 条带鞘的鞭毛，长为菌体的 1 ～ 1.5 倍。在胃黏膜层中常呈鱼群样排列。不染色标本检查呈"投镖样"运动。活检的组织还可在组织切片 W-S 银染色、吉姆萨（Giemsa）染色、HE 染色和荧光染色等后镜检，以及做免疫组化检查。幽门螺杆菌见图 12-4。

3. 分离培养

（1）培养特性 本菌为微需氧菌，在含 5%O_2、10%CO_2、85%N_2 的环境中稳定生长，在空气中和绝对无氧条件下均不能生长。从临床标本中分离的野生菌株在培养时均需要补充适当的 CO_2，同时培养环境中必须保持 95% 以上的相对湿度。幽门螺杆菌生长的最适 pH4.5 ～ 7.0，最适生长温度为 37℃，25℃不生长，42℃少数生长，此与弯曲菌属明显不同。本菌营养要求较高，普通培养基上不生长，须加入血液、血清、活性炭等物质，才能促进生长，常用的培养基有心脑浸出液琼脂、加 5% ～ 10% 马（羊）血的哥伦比亚血琼脂、布氏琼脂、改良 Skirrow 琼脂、Karmali 弯曲菌血琼脂等。在 Karmali 弯曲菌血平板上，Hp 生长缓慢，为细小的、针尖状、不溶血、半透明菌落，猫螺杆菌为扩散型、播散生长菌落。

（2）分类 目前属内有 31 个种，常见的菌种有毕氏螺杆菌、犬螺杆菌、加拿大螺杆菌、同性恋螺杆菌、芬纳尔螺杆菌、幼禽螺杆菌、幽门螺杆菌、猫螺杆菌等。

（3）抵抗力 抵抗力弱，对热、干燥、常用消毒剂敏感，对青霉素和氨基糖苷类等抗生素敏感。

4. 检验鉴定

（1）生化鉴定

1）生化特征：生化反应不活泼，显著的生化特性是脲酶试验强阳性，可作为鉴定的主要依据和快速诊断试验。不能利用糖类，氧化酶和触酶试验阳性。

2）属间鉴别：螺杆菌属细菌从标本的来源、培养基选用、培养环境条件、温度和孵育时间可与弯曲菌进行区别。与空肠弯曲菌和大肠弯曲菌不同，同性恋螺杆菌和芬纳尔螺杆菌不能在42℃生长，并且同性恋螺杆菌不能水解乙酸吲哚酚。犬螺杆菌触酶和脲酶试验阴性，可用硝酸盐还原和乙酸吲哚酚水解试验区别犬螺杆菌与脲酶阴性的弯曲菌。

3）属内鉴别：螺杆菌属细菌氧化酶试验阳性（犬螺杆菌阴性），触酶试验均阳性。包括幽门螺杆菌在内的大部分螺杆菌，脲酶试验阳性。

（2）其他检验方法　分为侵入性和非侵入性两类。常用的是快速脲酶试验及^{13}C或^{14}C呼气试验。

1）侵入性鉴定试验：快速脲酶试验、组织学检查（HE染色或特殊染色）、PCR检测等。

2）非侵入性鉴定试验：抗Hp抗体检测、^{13}C或^{14}C呼气试验、分泌物抗体检测等。

5. 药敏试验　该菌对多黏菌素、三甲氧苄啶（三甲氧苄氨嘧啶）、磺胺和萘啶酸天然耐药。常用四联治疗方案：次水杨酸铋＋四环素＋甲硝唑＋质子泵抑制剂（奥美拉唑）或阿莫西林＋甲硝唑＋克拉霉素＋质子泵抑制剂（奥美拉唑）。

（三）鉴定依据

1. 形态特征　G$^-$，菌体细长，呈弧形、海鸥状、S形和螺旋状。

2. 培养特性　培养难度大，生长缓慢，为细小的、针尖状、不溶血、半透明菌落。

3. 生化试验结果　氧化酶阳性、触酶阳性、脲酶试验强阳性。

4. 其他试验　尿素呼气试验阳性、PCR检测核酸序列、ELISA等检出患者血清或分泌物的Hp抗体，粪便检测出Hp抗原等。

（四）检验报告

1. 初步报告　找到G$^-$呈弧形/海鸥状/S形/螺旋状菌，疑为螺杆菌。

2. 确定报告　找到××螺杆菌生长或经××h培养有××螺杆菌生长。

考点：螺杆菌属微生物学检验

╟╟╟ 课堂思政　胃癌的重要致病因子——幽门螺杆菌的发现

在幽门螺杆菌被分离成功前，人们都认为没有细菌能在极酸的动物胃液中生存。直到1875年，德国的解剖学家发现了胃黏膜有螺旋状菌存在并试图分离培养但没成功。1979年澳大利亚珀斯皇家医院的研究人员罗宾·沃伦（Robin Warren）在病理标本中也看到该菌，对它产生浓厚的兴趣，邀请消化科医生巴里·马歇尔（Barry Marshall）合作，在1982年终于从患者胃黏膜活检组织中分离培养成功。1984年他们在《柳叶刀》发表了《胃炎和消化性溃疡患者胃部发现的不明弯曲杆菌》一文，同年，马歇尔亲自喝下细菌证实胃中有大量幽门螺杆菌存在，并导致胃炎，引发了胃十二指肠疾病防治策略的根本变革。马歇尔和沃伦获得了2005年度诺贝尔生理学或医学奖。

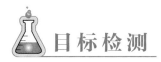

目标检测

选择题（选择一个最佳答案）

1. 空肠弯曲菌治疗的首选药物是（　　　）

A. 氨苄西林　　　　　　　　B. 红霉素

C. 四环素　　　　　　　　　D. 喹诺酮类

E. 万古霉素

2. 幽门螺杆菌重要的鉴别试验是（ 　）

A. 氧化酶试验   　　B. 触酶试验

C. 血浆凝固酶试验   D. 脲酶试验

E. 耐热核酸酶试验

3. 下列可以用于幽门螺杆菌培养的培养基是（ 　）

A. 哥伦比亚血平板   B. 营养琼脂平板

C. 沙保弱培养基   　D. MAC 平板

E. SS 平板

4. 幽门螺杆菌的治疗用药推荐（ 　）

A. 阿莫西林 + 甲硝唑 + 克拉霉素 + 奥美拉唑

B. 多西环素 + 利福平 + 奥美拉唑

C. 四环素 + 利福平 + 奥美拉唑

D. 头孢曲松 + 利福平 + 奥美拉唑

E. 阿莫西林 + 克拉霉素 + 奥美拉唑

5. 鉴定幽门螺杆菌的重要依据是（ 　）

A. 产生大量脲酶   　B. 定居于肾黏膜层中

C. 生化反应活泼   　D. G‾ 杆菌

E. 以上都不是

6. 下列不是幽门螺杆菌特性的是（ 　）

A. 细长弯曲呈"S"形或海鸥状

B. 革兰氏染色阴性，有鞭毛

C. 微需氧，营养要求高

D. 生化反应活泼

E. 脲酶丰富，是鉴定该菌的主要依据之一

7. 空肠弯曲菌的培养条件中氧的浓度一般为（ 　）

A. 5%   　　　　　B. 2%

C. 2% 以下   　　　D. 10% 以上

E. 不含氧

8. 幽门螺杆菌与空肠弯曲菌相比最突出的特点是（ 　）

A. 微需氧   　　　　B. 革兰氏染色阴性

C. 产生大量脲酶   　D. 营养要求高

E. 运动活泼

9. 下列有关幽门螺杆菌的叙述中错误的是（ 　）

A. 微需氧

B. G‾

C. 鞭毛与致病性有关

D. 是胃癌的重要危险因子

E. 初代分离只需在培养基中添加血液

10. 一消化性溃疡患者胃镜取胃黏膜活检标本接种于巧克力培养基，37℃微需氧培养 3d 长出菌落，涂片 G‾，氧化酶（+），该菌最可能是（ 　）

A. 空肠弯曲菌   　　B. 幽门螺杆菌

C. 副溶血性弧菌   　D. 大肠埃希菌

E. 金黄色葡萄球菌

（房功思）

第 13 章

其他苛氧革兰氏阴性杆菌检验

 学习目标

1. 掌握流感嗜血杆菌、百日咳鲍特菌、军团菌属、布鲁氏菌属的检验方法及鉴定依据。
2. 熟悉流感嗜血杆菌、百日咳鲍特菌、军团菌属、布鲁氏菌属的主要生物学特性。
3. 了解流感嗜血杆菌、百日咳鲍特菌、军团菌属、布鲁氏菌属的临床意义及药物治疗。
4. 能正确采集和处理流感嗜血杆菌、军团菌、布鲁氏菌相关标本，具有一定检测的能力，能正确判读结果和完成检验报告。
5. 培养学生严谨、求实的工作态度，具备科学的逻辑思维和生物安全意识。

案例 13-1

患者，女，10 岁，因发热、咽痛 3 天入院。查体：T38.3℃，R23 次 / 分，P105 次 / 分，BP100/75mmHg。血常规检查：WBC14×10^9/L，中性粒细胞 0.82。初步诊断为细菌性肺炎。医嘱痰细菌培养，痰液涂片革兰氏染色镜检初步报告为找到 G⁻ 杆菌，着色较浅，有显著多形性。

问题：1. 最可能的病原体是什么？

2. 如何鉴定该患者痰液中的微生物？写出鉴定依据。

其他苛氧革兰氏阴性杆菌有多种，在此主要介绍常见的几个菌属。

第 1 节　嗜血杆菌属

嗜血杆菌属（*Haemophilus*）归属巴斯德菌科，是一类 G⁻ 短小杆菌。1882 年，波兰细菌学家 Pfeiffer 首先从流行性感冒患者的鼻咽部分离到流感嗜血杆菌（*H.influenzae*），当时被误认为是流感的病原菌，故名流感嗜血杆菌。直至 1993 年 Smith 等人成功分离流感病毒，才证实了该菌不是流感的病原菌。但流感嗜血杆菌可在呼吸道定植者达 50%，在流感患者中能引起继发感染。

一、临床意义

对人有致病性的嗜血杆菌主要有 9 种：流感嗜血杆菌、副流感嗜血杆菌、溶血嗜血杆菌、副溶血嗜血杆菌、杜克雷嗜血杆菌、埃及嗜血杆菌、嗜沫嗜血杆菌、副嗜沫嗜血杆菌、惰性嗜血杆菌。致病性见表 13-1。

表 13-1　嗜血杆菌的致病性	
菌种	致病性
流感嗜血杆菌	原发性化脓性感染及继发性感染，包括脑膜炎、鼻咽炎、关节炎、心包炎、鼻窦炎及中耳炎等
副流感嗜血杆菌	口腔及阴道正常菌群，偶可引起心内膜炎、尿道炎
埃及嗜血杆菌	急性、亚急性结膜炎，儿童巴西紫癜热
杜克雷嗜血杆菌	软下疳
嗜沫嗜血杆菌	咽部正常菌群，牙菌斑中常见菌，偶致心内膜炎和脑脓肿
溶血嗜血杆菌	鼻咽部正常菌群

临床最常见的是流感嗜血杆菌,致病物质为荚膜、菌毛、内毒素。特异性荚膜多糖抗原能中和机体在感染过程中形成的抗体,并抵抗机体内的白细胞吞噬。菌毛有黏附人类口咽部细胞的作用。致病力强的流感嗜血杆菌产生 IgA 蛋白酶,能分解破坏分泌型 IgA。无荚膜菌株为上呼吸道正常菌群。

对本菌的预防可接种荚膜多糖菌苗,治疗时若 β- 内酰胺酶阴性,则首选氨苄西林、阿莫西林等。

考点:嗜血杆菌属分类及临床意义

二、微生物学检验

(一)检验程序

嗜血杆菌检验程序见图 13-1。

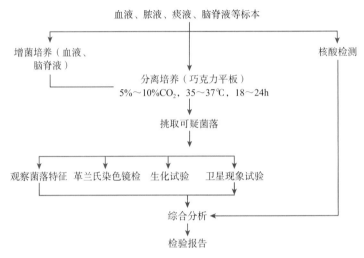

图 13-1　嗜血杆菌检验程序

(二)检验要点

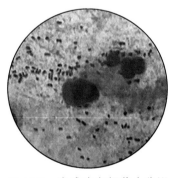

图 13-2　流感嗜血杆菌(分泌物标本革兰氏染色,100×10)

1. 标本的采集　根据感染部位不同采集不同标本,如鼻咽拭子、痰液、脓液、脑脊液及血液等避免干燥,及时送检。

2. 涂片染色镜检　流感嗜血杆菌为 G^- 短小杆菌,在恢复期病灶中或长期人工传代后可呈球杆状、长杆状、丝状等多态性(图 13-2)。无鞭毛,无芽孢,多数菌株有菌毛,黏液型菌株有荚膜且毒力强。

3. 分离培养

(1)培养特性　流感嗜血杆菌需氧或兼性厌氧,培养较困难,最适生长温度 35 ~ 37℃,pH7.6 ~ 7.8,初分离时需放置 5% ~ 10%CO_2 环境,营养要求高,培养时需 X 和 V 因子。X 因子存在于血红蛋白中,是血红素及其衍生物,可耐高温,120℃ 30min 不被破坏,是细菌合成过氧化物酶、细胞色素氧化酶等呼吸酶的辅基。V 因子存在于血液中,是脱氢酶,即辅酶Ⅰ或Ⅱ,在血液中处于抑制状态,经 80 ~ 90℃加热 5 ~ 15min 可破坏细胞膜上的抑制物使 V 因子释放,故常用巧克力平板培养流感嗜血杆菌。此外痰、咽分泌物等标本中含有快速生长的细菌,可掩盖本菌生长,应在巧克力培养基中加抗生素(杆菌肽 300μg/ml;万古霉素 50μg/ml)抑制杂菌,提高本菌的分离率。

流感嗜血杆菌在巧克力平板中培养 18 ~ 24h 后,可见 0.5 ~ 1.5mm 直径的菌落,灰白色、光滑、湿润、似露滴状,有荚膜的菌株呈轻度黏稠。当流感嗜血杆菌与金黄色葡萄球菌在血平板上共同培养时,由于后者可产生 V 因子,故距金黄色葡萄球菌菌落近的流感嗜血杆菌菌落较大,远则渐小,称为卫星现象(图 13-3)。

（2）分类　根据荚膜多糖抗原性的不同将有荚膜流感嗜血杆菌分为 a、b、c、d、e、f 六个型别，其中 b 型致病力最强，f 型次之。

（3）抵抗力　抵抗力不强，对热敏感，在室温下迅速死亡，易被干燥、光线、一般消毒剂杀灭。潮湿环境、4℃可存活数周。

4. 检验鉴定

（1）生化鉴定　生化特征为流感嗜血杆菌对糖发酵不稳定，可分解葡萄糖产酸，不分解蔗糖、乳糖和甘露醇。能还原硝酸盐为亚硝酸盐，有荚膜的菌株能分解色氨酸产生吲哚，大部分菌株能分解尿素，部分菌株产生鸟氨酸脱羧酶。根据流感嗜血杆菌产生吲哚、脲酶及鸟氨酸脱羧酶，将本菌分为 8 个生物型。

（2）鉴定要点　常见嗜血杆菌属菌种的鉴别见表 13-2。

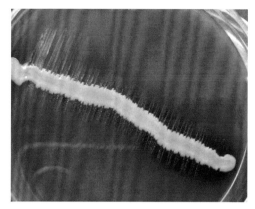

图 13-3　卫星现象

| 菌名 | 因子 | | β溶血 | 发酵 | | | | | 触酶 | CO₂ 促进生长 | ONPG | H₂S |
	X	V		葡萄糖	蔗糖	乳糖	甘露醇	木糖				
流感嗜血杆菌	+	+	−	+	−	−	−	+	+	−	−	−
埃及嗜血杆菌	+	+	−	+	−	−	−	−	+	−	−	−
溶血嗜血杆菌	+	+	+	+	−	−	−	+	+	−	−	+
杜克雷嗜血杆菌	+	−	−	−	−	−	−	−	+	−	−	−
副流感嗜血杆菌	−	+	−	+	+	−	+	−	v	−	v	+
嗜沫嗜血杆菌	w	−	−	+	+	+	+	−	−	+	+	+

注：v，不同结果；w，弱发酵反应；ONPG，O- 硝基酚 -β-D 半乳糖吡喃苷。

5. 药敏试验　参照 CLSI 标准，对流感嗜血杆菌和副流感嗜血杆菌，纸片扩散法药敏试验需使用含 X 因子和 V 因子的嗜血杆菌专用药敏培养基（haemophilus test medium，HTM）。杜克雷嗜血杆菌在菌悬液中有自凝集现象，建议使用 E-test 药敏试验。流感嗜血杆菌对氨苄西林有一定程度耐药，其耐药机制主要是产生 β- 内酰胺酶。

（三）鉴定依据

1. 形态特征　G⁻ 小杆菌，多形态性。
2. 培养特性　苛养菌，在巧克力平板上呈灰白色、光滑、湿润、似露滴状菌落，卫星现象阳性。
3. 生化试验结果　氧化酶阳性，生长需要 X+V 因子。

（四）检验报告

1. 初步报告　找到 G⁻ 小杆菌，呈多形态性。
2. 确定报告　找到 ×× 嗜血杆菌生长或经 ××h 培养有 ×× 嗜血杆菌生长。

　　　　考点：嗜血杆菌属生物学特性（形态特征、培养特性、分类、抵抗力、生化特征）

第 2 节　军团菌属

1976 年 7 月，在美国费城举办了一次全美退伍军人会议，会议期间暴发了一种不明原因的严重肺炎，参会者 149 人，34 人死亡。1977 年 1 月，McDade 等人用分离立克次体的方法，从死亡者肺组织中，分离出一种新的 G$^-$ 杆菌，称为军团菌，1978 年，美国疾病控制中心正式命名该菌为嗜肺军团菌（*L. pneumophila*）。军团菌在 1984 年被正式命名为军团菌属，共包括 50 多个菌种，其代表菌为嗜肺军团菌。军团菌在自然界普遍存在，特别易存在于各种天然水源及人工冷、热水管道系统中。

一、临床意义

军团菌致病物质为细胞产生的多种酶和毒素、菌毛、微荚膜。嗜肺军团菌存在于土壤和水中，在人工管道，如空调冷却水、淋浴头、呼吸机等产生的气溶胶颗粒中均有此菌。嗜肺军团菌通过呼吸道侵入机体，黏附于肺泡和细支气管，被吞噬细胞吞噬。但该菌产生的吞噬细胞活化抑制因子，能抑制吞噬体与溶酶体融合，故不仅不被杀死，反而在吞噬细胞内生长繁殖，导致细胞死亡。

军团菌病有肺炎型（重症型）、流感样型（轻症型）及肺外感染 3 种类型。肺炎型发病急，出现以肺部感染为主的多器官损害，高热、寒战、咳嗽、呕吐、胸痛，全身症状明显，伴消化道及神经系统症状及体征，患者往往死于呼吸衰竭，病死率为 10% ～ 20%。流感样型表现为发热、寒战、肌肉酸痛等症状，延续 3 ～ 5d 症状缓解，预后良好。肺外感染型，为继发性感染，出现脑、肾、肝等多脏器感染症状。

嗜肺军团菌是细胞内寄生菌，所以其免疫主要依靠细胞免疫。机体感染本菌后，能产生保护性抗体，促进中性粒细胞对胞外细菌的吞噬和杀菌作用。

大环内酯类、喹诺酮类对军团菌有效。临床用甲氧苄啶，也可用磺胺异噁唑与红霉素或利福平联合用药。青霉素、头孢类抗生素对本菌无效。

考点：军团菌属分类及临床意义

二、微生物学检验

（一）检验程序

军团菌检验程序见图 13-4。

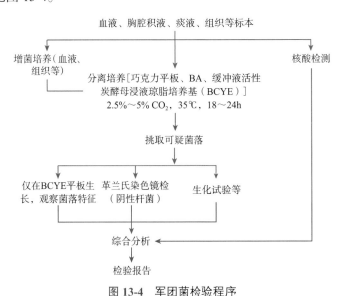

图 13-4 军团菌检验程序

（二）检验要点

1. 标本的采集 临床标本包括下呼吸道分泌物、胸腔积液、血液、肺活检组织等。正常菌群对军团菌有杀灭作用，取材后应及时分离培养，并使用加抗生素的选择培养基。病理组织标本，如尸体或活检及实验动物的肝、脾等标本，必须制成悬液，再进行涂片和分离培养。环境污染标本，水标本应先浓缩再接种，土壤标本加入无菌水中振荡 30min 取样，参照水标本处理。

2. 涂片染色镜检　军团菌属细菌为 G⁻ 杆菌，着色较浅，有显著多形性，有时呈线状（图 13-5）。无芽孢、无荚膜，有端鞭毛或侧鞭毛。

3. 分离培养

（1）培养特性　军团菌属细菌为专性需氧菌，多数菌株在含有 2.5%～5%CO_2 的环境中生长良好。最适生长温度为 35℃，最适 pH6.7～7.0。本菌营养要求较苛刻，在营养琼脂和血琼脂上不生长，须在含有 L- 半胱氨酸和铁离子的培养基中才能生长；在费 - 高（Feeley-Garman，F-G）培养基上，生长缓慢，培养 3～5d 可见针尖大小的菌落，直径 1～2mm，有光泽、湿润、半透明、有特殊臭味，颜色多变，在紫外线照射下可发黄色荧光，菌落周围呈现褐色；常用缓冲液活性炭酵母浸液琼脂培养基（BCYE）培养，培养 3～5d 可形成直径 1～2mm、灰白色、圆形凸起、湿润有光泽的菌落。

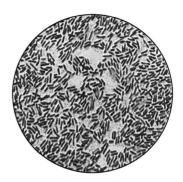

图 13-5　嗜肺军团菌（纯培养革兰氏染色，100×10）

（2）分类　军团菌隶属军团菌科，该科仅有一个属。该属不断有新种发现，现已命名的有 50 多种，从人体标本分离出 19 种，对人致病的主要是嗜肺军团菌。

（3）抵抗力　嗜肺军团菌的生存能力较强，在蒸馏水中可存活 100d 以上；在下水道污水中可存活 1 年。对热和化学消毒剂敏感，1% 甲酚处理数分钟可被杀死，但对氯的抵抗力比肠道杆菌强。

4. 检验鉴定

（1）生化鉴定

1）生化特征：军团菌属细菌触酶阳性，氧化酶阳性，可液化明胶，不分解糖类，脲酶阴性，不还原硝酸盐。大多数军团菌产生明胶酶和 β- 乳酸酶，嗜肺军团菌可分解马尿酸盐。

2）鉴别要点：常见军团菌主要特征见表 13-3。

表 13-3　常见军团菌主要特征

试验名称	嗜肺军团菌	米克戴德军团菌	长滩军团菌	瓦兹俄斯军团菌	佐丹军团菌	博杰曼军团菌	杜莫夫军团菌	高曼军团菌	安绥军团菌
氧化酶试验	+	+	+	-	+	+/-	-	-	-
触酶试验	+	+	+	+	+	+	+	+	+
明胶酶试验	+	+	+	+	+	+	+	+	+
血琼脂生长试验	-	-	-	-	-	-	-	-	-
BYCE 生长试验	+	+	+	+	+	+	+	+	+
马尿酸水解试验	+	-	-	-	-	-	-	-	-
β 内酰胺酶试验	+	-	+/-	+	-	+/-	+	+	+
自发荧光试验	-	-	-	-	-	+	+	+	+

（2）抗原构造与分型　军团菌属细菌具有 O 抗原和 H 抗原，H 抗原无特异性，O 抗原有特异性。根据 O 抗原特异性可将嗜肺军团菌分成 15 个血清型，我国分离较多的嗜肺军菌为 1 型和 6 型。

（3）其他检验方法　除培养法外，还有多种检测方法以便临床诊断。

1）核酸检查：DNA 探针及 PCR 扩增 rRNA 的方法均可用于军团菌的快速诊断。原位杂交技术可利用特异性核酸作为探针对组织细胞进行杂交，以确定有无军团菌感染。

2）抗体检查：检查患者血清中抗军团菌 IgM 及 IgG 抗体可做特异性诊断。IgM 抗体为近期感染；IgG 抗体可在体内持续数月，供流行病学调查用。

5. 药敏试验　目前军团菌体外药敏试验尚无统一标准，且体外试验结果与临床治疗效果往往不一致，因此对军团菌一般不做常规药敏试验。临床治疗常用抗菌药物有大环内酯类、利福平、氟喹诺酮类等药物，目前尚未发现对这些药物耐药的菌株。

（三）鉴定依据

1. 形态学特征　G^- 杆菌，着色较浅，有显著多形性。

2. 培养特性　BCYE 培养基中为灰白色、圆形凸起、湿润有光泽的菌落。

3. 生化试验结果　触酶阳性，氧化酶阳性，液化明胶阳性，不分解糖类，脲酶阴性，不还原硝酸盐。

（四）检验报告

1. 初步报告　找到 G^- 杆菌，着色较浅，有显著多形性。

2. 确定报告　找到 ×× 军团菌生长或经 ××h 培养有 ×× 军团菌生长。

考点：军团菌属微生物学检验

第3节　布鲁氏菌属

布鲁氏菌属（*Brucella*）细菌是一类人兽共患感染性疾病的病原菌，由英国医生 David Bruce 分离出来而得名。该属细菌是一类 G^- 短小杆菌，属内包括 9 个菌种：羊布鲁氏菌（马耳他布鲁氏菌）、牛布鲁氏菌（流产布鲁氏菌）、猪布鲁氏菌、犬布鲁氏菌等。我国流行的主要是羊布鲁氏菌、牛布鲁氏菌、猪布鲁氏菌，尤以羊布鲁氏菌最为常见。

一、临床意义

内毒素是布鲁氏菌的主要致病物质，可引起发热反应。荚膜、透明质酸酶和过氧化氢酶的侵袭力强，使细菌可通过完整的皮肤和黏膜进入宿主体内，并在体内有很强的繁殖和扩散能力。

布鲁氏菌是人兽共患病的病原菌，可通过人体的皮肤、呼吸道、消化道进入人体引起感染。发病年龄以青壮年为主，兽医、皮毛加工业工人、屠宰场工人发病率较高，发病季节以夏、秋季节较多。传染源为病兽，常见的为羊、牛、猪，而在人与人之间直接传播的机会极少。病原菌存在于病兽的组织、尿、乳汁、产后阴道分泌物、胎儿及羊水内，引起动物的死胎及流产，饮用未消毒的病兽乳品可感染。

布鲁氏菌侵入人体后，首先侵犯局部淋巴结，并在淋巴结内生长繁殖，形成感染灶，当细菌繁殖到一定数量时，便侵入血流并释放出内毒素，出现菌血症，患者表现为畏寒、发热等症状。以后本菌随血液侵入脾、肝、骨髓等细胞内寄生，血流中细菌逐步消失，体温也逐渐消退。细菌在细胞内繁殖至一定程度时，再次进入血流又出现菌血症，体温再次上升，如此反复，使患者的热型呈波浪式，故称波浪热。人布鲁氏菌病的临床特点为多样化，复发率高，易转为慢性。临床表现除有发热、多汗、乏力、关节和肌肉疼痛外，亦可引起肝、脾及淋巴结肿大，睾丸炎，附睾炎，乳腺炎和卵巢炎等。布鲁氏菌感染后，其各生物种、型、株间毒力差别较大。羊布鲁氏菌、牛布鲁氏菌、猪布鲁氏菌对人有较强的致病作用，尤以羊布鲁氏菌毒力最强。

考点：布鲁氏菌属分类及临床意义

二、微生物学检验

（一）检验程序

布鲁氏菌属细菌检验程序见图 13-6。

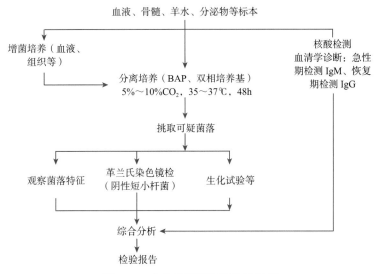

图 13-6 布鲁氏菌属细菌检验程序

（二）检验要点

1. 标本的采集 血液是发热期常用的标本，骨髓、乳汁、尿液在急性、亚急性及慢性期可采用。病畜的子宫分泌物、羊水及肝、脾、肺、淋巴结穿刺物等均可作为分离培养的标本。

2. 涂片染色镜检 本属细菌为 G⁻ 短小球杆菌，镜下呈细沙状，两端钝圆，偶见两极浓染（图 13-7）。无鞭毛、无芽孢、无荚膜，光滑型有微荚膜，常单个存在，很少成对或者短链。羊布鲁氏菌较小，近似球状，猪布鲁氏菌和牛布鲁氏菌较长，次代培养呈杆状，羊布鲁氏菌仍呈球状。

3. 分离培养

（1）培养特性 本属细菌为严格需氧菌。营养要求高，在普通培养基上生长缓慢，若加入血清和肝浸液可促进生长。初次分离培养时，需在 5% ～ 10% 的 CO_2 环境中才能生长，培养基中宜含维生素 B_1、烟酸、生物素等物质，最适生长温度为 35 ～ 37℃，最适 pH6.7，生长缓慢，初代分离更为迟缓，培养 48h 可长出微小、透明、无色的光滑型（S）菌落，经人工传代培养后可转变成粗糙型（R）菌落。强毒株比弱毒株生长慢。

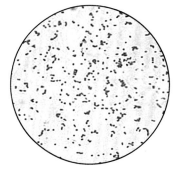

图 13-7 布鲁氏菌属（纯培养革兰氏染色，100×10）

（2）分类 9 个菌种，包括羊布鲁氏菌（马耳他布鲁氏菌）、牛布鲁氏菌（流产布鲁氏菌）、猪布鲁氏菌、犬布鲁氏菌、绵羊布鲁氏菌、木鼠布鲁氏菌等。

（3）抵抗力 抵抗力较强，在土壤、毛皮、病畜的脏器和分泌物、肉和乳制品中可生存数周至数月，但在湿热 60℃ 20min，日光直接照射下 20min 可死亡；对常用消毒剂和广谱抗生素均较敏感。牛奶中的布鲁氏菌属可用巴氏消毒法灭菌。

4. 检验鉴定

（1）生化鉴定

1）生化特征：分解葡萄糖产酸，不分解阿拉伯糖，多数布鲁氏菌属细菌触酶、氧化酶阳性，能还原硝酸盐，脲酶强阳性，能产生 H_2S。不分解甘露醇，不形成靛基质，不利用枸橼酸盐，甲基红和 VP 试验阴性。

2）鉴别要点：布鲁氏菌属主要菌种鉴别要点见表 13-4。

表 13-4　布鲁氏菌属主要菌种鉴别要点

菌名	酶触	氧化酶	葡萄糖	半乳糖	阿拉伯糖	精氨酸脱羧酶	硝酸盐还原	脲酶	H_2S	硫堇耐受	复红耐受
羊布鲁氏菌	+	+	+	-	-	-	+	+	-	+	+
牛布鲁氏菌	+	+	+	+	+	-	+	+	+	-	+
猪布鲁氏菌	+	+	+	+	+	+	+	+	(-)	+	-
木鼠布鲁氏菌	+	-	+	+	+	-	+	+	+	-	-
绵羊布鲁氏菌	+	-	-	-	-	-	-	-	-	+	(-)
犬布鲁氏菌	+	+	+	-	-	-	+	+	-	+	+

注：+，阳性；-，阴性；（-），大部分菌株阴性。

（2）抗原构造与分型　布鲁氏菌属抗原结构复杂。目前临床上用于诊断的主要有 A 和 M 两种抗原成分，两种抗原在各种布鲁氏菌中含量不同：羊布鲁氏菌含 M 抗原多，而含 A 抗原少（A：M 约为 1：20），牛布鲁氏菌含 A 抗原多，含 M 抗原少（A：M 约为 20：1），猪布鲁氏菌介于两者之间（A：M 约为 2：1）。利用 A 和 M 因子血清进行凝集试验，可对三种布鲁氏菌进行鉴别。此外，布鲁氏菌还含有 Vi 抗原和 Y、L、C 等抗原。已证明布鲁氏菌抗原与伤寒沙门菌、副伤寒沙门菌、霍乱弧菌、土拉弗朗西斯菌、耶尔森菌、铜绿假单胞菌、大肠埃希菌 O157 等有共同抗原成分，可出现交叉反应。

（3）其他检验方法　除培养法外，还有多种检测方法以便临床诊断。

1）血清学试验：感染后 2 周，血中开始出现抗体。因为是不完全抗体，需要用抗人球蛋白检查，且在病程进展中不断升高。发病 3 周后出现 IgG 抗体，此时可用补体结合试验检查布鲁氏菌 IgG 抗体，其特异性较高；也可用荧光免疫技术及 ELISA 检查抗体。

2）荧光抗体染色法：将拭子或组织标本用特异性荧光抗体染色，荧光显微镜检查。此方法敏感性高，特异性低。

3）PCR 检测布鲁氏菌 DNA 是较敏感的方法之一。

5. 药敏试验　布鲁氏菌营养条件苛刻，培养时间长，药敏试验一般不作为临床常规检测。由于布鲁氏菌寄生于宿主细胞内，治疗宜选用细胞内浓度高的药物。一般采用多西环素联合庆大霉素或链霉素进行治疗。

（三）鉴定依据

1. 形态学特征　G⁻小球杆菌，镜下呈细沙状，两端钝圆。

2. 培养特性　血平板初生长缓慢，培养 48h 可长出微小、透明、无色菌落。

3. 生化试验结果　触酶、氧化酶均阳性，脲酶强阳性。

（四）检验报告

1. 初步报告　找到 G⁻短小球杆菌，镜下呈细沙状，两端钝圆。

2. 确定报告　找到 ×× 布鲁氏菌生长或经 ××d 培养有 ×× 布鲁氏菌生长。

考点：布鲁氏菌属微生物学检验

第 4 节　鲍特菌属

鲍特菌属（*Bordetella*）包括百日咳鲍特菌、副百日咳鲍特菌、支气管鲍特菌、鸟鲍特菌、欣氏鲍特菌、霍氏鲍特菌。百日咳鲍特菌是百日咳的病原菌，副百日咳鲍特菌可引起急性呼吸道感染，其他鲍特菌偶可对人类致病。

百日咳鲍特菌（*B.pertusis*）俗称百日咳杆菌，人类是其唯一宿主。1900 年，由 Bordet 和 Gengou 首次从百日咳患儿痰中分离。

一、临床意义

百日咳鲍特菌的致病物质主要有三种毒素：①百日咳毒素：是百日咳鲍特菌的主要毒力因子，与阵发性咳嗽、支气管痉挛有关。②丝状血细胞凝集素：能促进病原菌黏附在纤毛上皮细胞上。③腺嘌呤环酶毒素：可使吞噬细胞活性受抑制，导致呼吸道的免疫力降低。

百日咳鲍特菌主要通过飞沫经呼吸道传播，引起百日咳。传染源主要是早期患者和带菌者。百日咳是儿童常见的传染病，传染性强，临床主要引起痉挛性阵咳。整个病程分为四期：①潜伏期，约 2 周；②卡他期，仅表现轻度咳嗽，此期排菌最多，喷沫传染性最强；③痉咳期，出现阵发性剧烈咳嗽，支气管痉挛呈现特殊的"鸡鸣样"吼声，并可伴呕吐，此期可出现合并症，如肺炎、中耳炎、中枢神经系统症状等；④恢复期，阵咳减轻，完全恢复需经数周到数月。

百日咳后可获持久免疫力，主要为体液免疫。预防主要用百日咳鲍特菌死疫苗（常用百白破三联疫苗）进行人工自动免疫。

考点：鲍特菌属分类及临床意义

二、微生物学检验

（一）检验程序

百日咳鲍特菌检验程序见图 13-8。

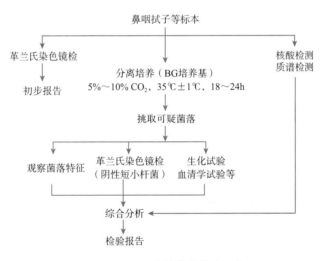

图 13-8　百日咳鲍特菌检验程序

（二）检验要点

1. 标本的采集　在发病的早期采集标本可提高阳性率。标本采集方法：①咳碟法：将鲍金培养基平板打开，对准患者的口部，嘱患者连续咳嗽数次，直接收集患者咳出的飞沫进行培养；②鼻咽拭子法：固定患者头部，将拭子通过鼻孔进入鼻咽部采集标本。

2. 涂片染色镜检　百日咳鲍特菌为 G⁻ 短小杆菌，多单个分散存在，培养条件不适可出现丝状形态。用苯酚甲苯胺蓝染色，两端浓染。无鞭毛，不形成芽孢，光滑型菌株有荚膜和菌毛。其他鲍特菌菌种中某些菌种有鞭毛，有动力。

3. 分离培养

（1）培养特性　百日咳鲍特菌为专性需氧菌。最适生长温度 35 ～ 37℃，pH6.8 ～ 7.0，对营养要求较高，初次分离需用含甘油、马铃薯、血液的鲍金（Bordet-Gengou，B-G）培养基培养，35℃ ±1℃孵育 2 ～ 3d 后形成细小、凸起、光滑、半透明、灰白色的有珍珠光泽的菌落，周围有狭窄不透明的溶血环。本菌经多次人工传代培养后，对营养要求降低，毒力也随着消退。在液体培养基内呈均匀混浊生长，管底有少量黏性沉淀。

（2）分类　鲍特菌属隶属于产碱杆菌科，该属至少有 22 个种，其中百日咳鲍特菌、副百日咳鲍特菌、支气管败血鲍特菌与人类关系密切，前两者的唯一宿主是人，后者可存在多种动物体内，偶尔与人类感染有关。本菌属细菌 DNA G+C mol% 含量为 66% ～ 70%。

（3）抵抗力　百日咳鲍特菌抵抗力较弱，但在低温（0 ～ 10℃）能生存，对紫外线敏感，56℃ 30min 或日光照射 1h 可致死。治疗首选红霉素，对青霉素耐药。

4. 检验鉴定

（1）生化鉴定

1）生化特征：百日咳鲍特菌生化反应极不活泼，不发酵任何糖类，不产生靛基质，不生成硫化氢，不利用枸橼酸盐，不还原硝酸盐，不分解尿素。氧化酶试验阳性，多数菌株触酶阳性。

2）鉴别要点：鲍特菌属菌种鉴定特征见表 13-5。

表 13-5　鲍特菌属菌种鉴定特征

菌名	触酶	氧化酶	硝酸盐还原	脲酶	动力	血琼脂生长	MAC 生长
百日咳鲍特菌	+	+	-	-	-	+	-
副百日咳鲍特菌	+	-	-	+	-	+	v
支气管败血鲍特菌	+	+	+	+	+	+	+

注：+，阳性；-，阴性；v，不定。

（2）抗原构造与分型　新分离的百日咳鲍特菌有荚膜，毒力强，菌落光滑，称为Ⅰ相菌，具有耐热的菌体抗原（O 抗原）和不耐热的表面抗原（K 抗原）。O 抗原为鲍特菌属的共同抗原；K 抗原为该菌的表面成分，又称凝集原，包括凝集因子 1 ～ 6，它们有不同组合的血清型。凝集因子 1 为Ⅰ相菌共同抗原，是种的特异性抗原。鉴于百日咳鲍特菌血清型的特异性，WHO 推荐在菌苗中应含有 1、2、3 因子血清型的菌株。

（3）其他检验方法　除培养法外，还有多种检测方法以便临床诊断。

1）抗原检测：①直接荧光抗体检测：将标本涂片，以荧光标记特异性抗体处理涂片后，用荧光显微镜检查菌体，找到外周呈绿色荧光，中心暗的球杆菌为阳性。②ELISA 快速诊断法：ELISA 法可检查患者血清中相应鲍特菌属抗体。

2）核酸检查：用 PCR 扩增试验，有高度特异性和敏感性。

3）抗体检查：用 ELISA 检查患者血清中所含该菌的丝状血细胞凝集素和百日咳毒素的抗体（IgM 和 IgA）。

5. 药敏试验　鲍特菌营养要求高、生长缓慢、目前体内外抗生素敏感试验尚无统一标准。百日咳鲍特菌对红霉素敏感，其为临床首选治疗药物，磺胺增效剂作为次选。

（三）鉴定依据

1. 形态特征　G⁻ 短小杆菌，多单个分散存在。

2. 培养特性　B-G 培养基培养 3 ～ 5d 后形成细小、凸起、光滑、半透明、灰白色的有珍珠光泽的菌落，周围有狭窄不透明的溶血环。

3. 生化试验结果 不发酵任何糖类，靛基质、硫化氢、枸橼酸盐、硝酸盐还原、尿素试验阴性。氧化酶试验阳性，多数菌株触酶阳性。

（四）检验报告

1. 初步报告 找到 G⁻ 短小杆菌，呈分散排列。

2. 确定报告 找到 ×× 鲍特菌生长或经 ××h 培养有 ×× 鲍特菌生长。

考点：鲍特菌属微生物学检验

课堂思政 布鲁氏菌病感染事件——时刻拧紧生物安全这根弦

2019 年，中牧兰州生物药厂在兽用布鲁氏菌疫苗生产过程中因使用过期消毒剂，致使生产发酵罐废气排放灭菌不彻底，形成含菌气溶胶，扩散后被人体吸入或由黏膜接触导致人体产生抗体阳性。至 2020 年 11 月 30 日，当地累计检测 79 357 人次，经复核确认，抗体阳性人员 10 528 人。此次感染事件，是相关单位生物安全意识不强、人为操作错误、实验室管理不严格等原因引发的。因此增强生物安全意识、保障医疗安全，成为重中之重。《中华人民共和国生物安全法》自 2021 年 4 月 15 日起施行。该法维护国家安全，防范和应对生物安全风险，保障人民生命健康，保护生物资源和生态环境，促进生物技术健康发展，推动构建人类命运共同体，实现人与自然和谐共生。

目标检测

选择题（选择一个最佳答案）

1. 在兔血平板上，金黄色葡萄球菌可促进流感嗜血杆菌的生长，是因为金黄色葡萄球菌能够合成（ ）
   A. X 因子　　　　　　　B. V 因子
   C. X 因子及 V 因子　　D. 血浆凝固酶
   E. 触酶

2. 在巧克力色血平板上不生长的细菌是（ ）
   A. 流感嗜血杆菌　　　B. 嗜肺军团菌
   C. 布鲁氏菌　　　　　D. 幽门螺杆菌
   E. 百日咳鲍特菌

3. 嗜肺军团菌的分离培养可选用的培养基是（ ）
   A. MH 琼脂　　　　　B. TYP 血琼脂
   C. Skirrow 琼脂　　　D. F-G 培养基
   E. 巧克力平板

4. 波浪热的病原体是（ ）
   A. 幽门螺杆菌　　　　B. 流感嗜血杆菌
   C. 布鲁氏菌　　　　　D. 嗜肺军团菌
   E. 百日咳鲍特菌

5. 初次分离培养百日咳鲍特菌常规应用的培养基是（ ）
   A. Campy-BAP 培养基　　B. 鲍金培养基
   C. MH 琼脂　　　　　　　D. F-G 培养基
   E. TYP 血琼脂

6. 软性下疳的病原菌是（ ）
   A. 杜克雷嗜血杆菌　　　B. 副流感嗜血杆菌

   C. 埃及嗜血杆菌　　　D. 嗜沫嗜血杆菌
   E. 副嗜沫嗜血杆菌

7. 在含有甘油、马铃薯血琼脂培养基上培养 2～3d，能够形成细小、光滑、凸起、银灰色、不透明似汞滴状菌落的细菌是（ ）
   A. 布鲁氏菌　　　　　B. 流感嗜血杆菌
   C. 百日咳鲍特菌　　　D. 嗜肺军团菌
   E. 幽门螺杆菌

8. 能引起流行性暴发性肺炎的病原菌是（ ）
   A. 肺炎链球菌　　　　B. 流感嗜血杆菌
   C. 嗜肺军团菌　　　　D. 结核分枝杆菌
   E. 肺炎克雷伯菌

9. 军团菌病的传播是经（ ）
   A. 食物　　　　　　　B. 空气
   C. 血液　　　　　　　D. 皮肤接触
   E. 动物媒介

10. 分离流感嗜血杆菌常用的培养基是（ ）
   A. 血平板　　　　　　B. 巧克力平板
   C. SS 平板　　　　　　D. TCBS 平板
   E. MAC 平板

11. 慢性波浪热患者分离布鲁氏菌阳性率最高的标本是（ ）
   A. 血液　　　　　　　B. 尿液
   C. 粪便　　　　　　　D. 痰液

E. 骨髓

12. 分离培养军团菌可以采用（　　　）

A. 血平板

B. 罗氏培养基

C. 活性炭酵母浸液琼脂

D. 碱性平板

E. 沙保弱培养基

13. 下列关于军团菌的叙述中，何种说法不正确（　　　）

A. 杆菌　　　　　　B. 革兰氏染色阴性

C. 有荚膜　　　　　D. 需氧菌

E. 有鞭毛

14. "卫星现象"可用于鉴别（　　　）

A. 流感嗜血杆菌　　B. 金黄色葡萄球菌

C. 布鲁氏菌　　　　D. 百日咳鲍特菌

E. 嗜肺军团菌

15. 流感嗜血杆菌通常分为几个血清型（　　　）

A. 4　　　　　　　B. 5

C. 6　　　　　　　D. 7

E. 8

16. 下列最适宜用于军团菌培养的培养基是（　　　）

A. BCYE 琼脂培养基

B. 庆大霉素培养基

C. 巧克力培养基

D. 吕氏鸡蛋血清培养基

E. 亚碲酸盐血琼脂

17. 军团菌感染后，不宜采集哪种标本进行微生物学检查（　　　）

A. 痰　　　　　　　B. 肺泡盥洗液

C. 粪便　　　　　　D. 活检肺组织

E. 血液

18. 军团菌生长对营养和培养环境的要求严格，其中哪种物质是军团菌生长所需要的（　　　）

A. 丝氨酸和铁

B. 蛋氨酸和半胱氨酸

C. 苏氨酸和铁

D. 苯丙氨酸和半胱氨酸

E. 半胱氨酸和铁

19. 下列微生物中，哪一种不易在人体口腔及咽部分离培养出（　　　）

A. 肺炎链球菌　　　B. 金黄色葡萄球菌

C. 草绿色链球菌　　D. 军团菌

E. 表皮葡萄球菌

20. 军团菌病的多次暴发，大多数与下列何种因素有关（　　　）

A. 环境污染

B. 空调系统的冷却塔水污染

C. 临床呼吸机的使用

D. 淋浴器污染

E. 自来水管道污染

（房功思）

学习目标

1. 掌握白喉棒状杆菌、产单核细胞李斯特菌及红斑丹毒丝菌微生物学检验。

2. 熟悉炭疽杆菌及阴道加特纳菌的微生物学检验、白喉棒状杆菌的临床意义。

3. 了解其他常见革兰氏阳性需氧或兼性厌氧杆菌的临床意义及蜡样芽孢杆菌微生物学检查。

4. 能正确采集和处理标本、能正确选择试验项目对常见革兰氏阳性杆菌进行检验，并能正确判读结果和完成检验报告。

5. 培养学生实事求是、严谨的工作态度，具有高度的生物安全意识、服务意识和质量意识；树立良好的团队协作精神。

案例 14-1

患儿，女，5 岁，发热 5 日，咽痛。免疫接种史不祥。查体：咽后壁、腭弓和腭垂等处发现灰白色膜状物。涂片可见 G^+ 棒状杆菌，并有明显异染颗粒。

问题：1. 该患儿初步诊断可能患什么疾病？

2. 最可能的病原体是什么？

3. 如何鉴定该微生物？写出鉴定依据。

第 1 节　革兰氏阳性无芽孢杆菌

一、白喉棒状杆菌

白喉棒状杆菌（*Corynebacterium diphtheriae*）俗称白喉杆菌，是引起人类白喉的病原菌。白喉是一种急性呼吸道传染病，该菌侵犯口咽、鼻咽等部位，局部形成灰白色假膜，故名白喉。

（一）临床意义

1. 致病性　白喉患者、恢复期带菌者和健康带菌者为传染源，细菌经飞沫传播，经呼吸道侵入机体，引起白喉，儿童易感。白喉棒状杆菌的主要致病物质为白喉外毒素。当 β- 棒状杆菌噬菌体侵袭无毒白喉棒状杆菌时，其编码外毒素的 *tox* 基因与宿主染色体整合，无毒白喉棒状杆菌则变成为产毒的白喉棒状杆菌，而产生白喉外毒素。白喉棒状杆菌在咽喉部黏膜生长繁殖并释放白喉外毒素，使咽喉部黏膜细胞坏死，血管通透性增加，粒细胞和纤维素渗出，形成灰白色膜状物，称假膜。假膜脱落可引起呼吸道阻塞，使患者窒息死亡。白喉棒状杆菌一般不入血，外毒素可入血，最易侵犯心肌及外周神经，常有心肌炎和软腭麻痹及肝、肾、肾上腺组织严重病变。

2. 免疫性　免疫力持久，以体液免疫为主。目前国内外均采用百白破三联疫苗（百日咳菌苗、白喉类毒素、破伤风类毒素）进行人工主动免疫。对密切接触患者的儿童，应立即注射白喉抗毒素紧急预防。

考点：白喉棒状杆菌临床意义

（二）微生物学检验

1. 检验程序（图 14-1）

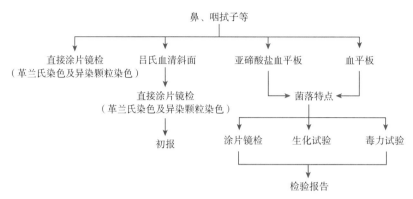

图 14-1　白喉棒状杆菌检验程序

2. 检验要点

（1）标本采集　用无菌长棉拭子，从疑为假膜的边缘采集分泌物，未见假膜的疑似患者或带菌者可采集鼻咽部或扁桃体黏膜上的分泌物。通常取双份标本，应在用抗菌药物前采集标本。若标本不能及时送检，应将标本浸入无菌生理盐水或 15% 甘油盐水中保存。

（2）涂片染色镜检　将标本直接制成两张涂片，分别进行革兰氏染色及异染颗粒染色，镜检如出现 G⁺ 棒状杆菌，形态典型，具有明显异染颗粒，即可作出"涂片镜检可见 G⁺ 棒状杆菌，有异染颗粒，疑似白喉棒状杆菌"的初步报告。

白喉棒状杆菌 G⁺，菌体细长，直或略显弯曲，菌体一端或两端膨大呈棒状。细菌排列不规则，常呈栅栏状或 V、Y、L 等字形状排列（图 14-2）。无鞭毛、无荚膜、无芽孢。用亚甲蓝、奈瑟（Neisser）染色（菌体黄褐色，菌体紫黑色）或 Albert（菌体蓝绿色，颗粒呈紫黑色）等染色，可见菌体一端、两端或中央着色较深，与菌体颜色不同的浓染颗粒，称异染颗粒（图 14-3）。异染颗粒的主要成分是多偏磷酸盐和核糖核酸，是该菌储存的营养物质。异染颗粒是白喉棒状杆菌的鉴别特征。但细菌衰老时异染颗粒被消耗而不明显。

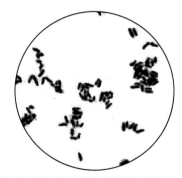

图 14-2　白喉棒状杆菌（纯培养革兰氏染色，100×10）

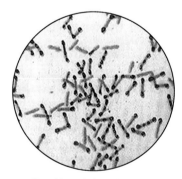

图 14-3　异染颗粒（纯培养奈瑟染色，100×10）

（3）分离培养　将标本接种于血平板、亚碲酸钾血平板及吕氏血清斜面。35℃ ±1℃培养后观察菌落特征，挑取可疑菌落涂片，做革兰氏染色和异染颗粒染色镜检。

1）培养特征：白喉棒状杆菌为需氧或兼性厌氧菌，最适温度为 35 ～ 37℃，最适 pH 7.2 ～ 7.8，营养要求高。在吕氏血清斜面或凝固鸡蛋培养基上生长迅速，6h 即可生长，10 ～ 12h 长出细小、灰白色、有光泽的圆形菌落，涂片染色后菌体形态典型，异染颗粒明显。血琼脂培养基可见现灰白色、不透明的 S 形菌落，直径 1 ～ 2mm，有狭窄的 β 溶血环。在含有 0.03% ～ 0.04% 亚碲酸钾血琼脂上，白喉棒状杆菌能使亚碲酸钾还原为元素碲，形成黑色或灰黑色菌落（图 14-4）。此培养基可作为鉴别和选择之用，根据溶血能力和菌落特征可将白喉棒状杆菌分为重型、中间型和轻型三型，见表 14-1。在肉汤液体培养基中，除重型白喉棒状杆菌形成菌膜和沉淀外，其他型均匀浑浊生长。

2）抵抗力：白喉棒状杆菌对湿热的抵抗力不强，煮沸 1min 或 60℃ 10min 可被杀死。5% 苯酚 1min、3% 甲酚皂 10min 均可被杀灭。但对干燥、寒冷和日光抵抗力较强。

（4）检验鉴定

1）生化鉴定：触酶和硝酸盐还原试验阳性，氧化酶阴性，不分解尿素，不产生吲哚，发酵葡萄糖和麦芽糖，产酸不产气。

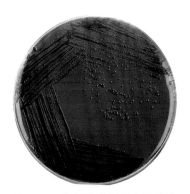

图 14-4　白喉棒状杆菌在亚碲酸钾血琼脂上形成的菌落

特性	重型	中间型	轻型
亚碲酸钾血平板上菌落形态	灰黑，表面有条纹，边缘不整齐，无光泽	灰色，表面光滑或微细颗粒状	黑色，表面光滑，有光泽，边缘整齐。菌落较小
菌落周围溶血环	不溶血	不溶血	有狭窄溶血环
液体培养	有菌膜及有粗大颗粒沉淀，液体澄清	微细颗粒状，浑浊，沉淀少或无	均匀浑浊，有沉淀
淀粉及糖原发酵	+	-	-
血清型	≥ 13 型	可能有 4 型	≥ 40 型
动物致病性	对豚鼠有毒力	对豚鼠有毒力	对豚鼠有毒力，但从带菌者分离的菌株常无毒力

表 14-1　白喉棒状杆菌重型、中间型和轻型的鉴别

2）毒力试验：检出白喉棒状杆菌后，还需做毒力试验诊断是否为产毒的致病菌株。常用琼脂平板毒力试验（Elek 平板）、SPA 协同凝集试验、对流电泳等体外法或用实验动物（豚鼠或家兔）做体内毒力测定。

（5）药敏试验　棒状杆菌属菌株对糖肽类抗生素万古霉素、替考拉宁、β- 内酰胺类抗生素、氨基糖苷类、大环内酯类、喹诺酮类及四环素类敏感。

（三）鉴定依据

1. 形态学特征　G⁺ 棒状杆菌，排列不规则，有异染颗粒。

2. 培养特性　吕氏血清斜面上为灰白色小菌落，亚碲酸盐血平板为黑色或灰黑色菌落。

3. 生化试验结果　触酶阳性，无动力。

4. 其他试验　Elek 平板毒力试验阳性。

（四）检验报告

1. 初步报告　找到 G⁺ 棒状杆菌，排列不规则，有异染颗粒。

2. 确定报告　找到 ×× 棒状杆菌生长或经 ××h 培养有 ×× 棒状杆菌生长。

考点：白喉棒状杆菌微生物学检验

二、产单核细胞李斯特菌

产单核细胞李斯特菌（*Listeria monocytogenes*）属于李斯特菌属。仅有产单核细胞李斯特菌对人和动物均致病。

（一）临床意义

传染源主要是健康带菌者，传播途径是粪 - 口传播，也可通过胎盘或产道感染新生儿，常伴随 EB

病毒引起传染性单核细胞增多症，也可引起脑膜炎、菌血症等。近年来在发达国家常因奶制品污染引起食物中毒。与病畜接触可致眼和皮肤的局部感染。致病物质主要是溶血素和菌体表面成分。机体主要通过细胞免疫清除该菌。

考点：产单核细胞李斯特菌临床意义

（二）微生物学检验

1. 检验程序（图14-5）

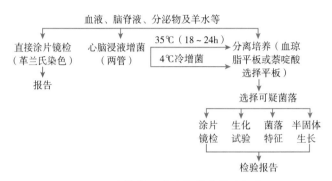

图14-5　产单核细胞李斯特菌检验程序

2. 检验要点

（1）标本采集　根据感染部位不同可取血液、脑脊液、分泌物、脓液、咽喉拭子、咽喉和外耳道分泌物、粪、尿、新生儿脐带残端、羊水等标本。

（2）涂片染色镜检　脑脊液等液体标本离心后取沉淀涂片，其他标本可直接涂片，革兰氏染色后镜检，在细胞内外可见有 G$^+$ 球杆菌。本菌为直或稍弯 G$^+$ 小杆菌，常呈 V 字形排列，偶可见双球状；在 20～25℃形成周鞭毛，37℃鞭毛很少或无；无芽孢，一般不形成荚膜。陈旧培养物可转为 G$^-$，呈两极着色，易误认为双球菌。

（3）分离培养　脑脊液标本取其沉淀物，接种于血平板，5%～10%CO$_2$ 条件下35℃培养18～24h，观察结果。血液标本，经增菌培养后，再接种血平板，于5%～10%CO$_2$ 环境中或应用血培养仪进行培养。采集咽拭子、组织和粪便等标本。可将其接种于肉汤培养基中，置4℃冰箱中进行冷增菌，然后转种于血平板培养后观察结果。

本菌为兼性厌氧菌，营养要求不高，但在含有血液、血清、腹水等培养基上生长更好。在3～45℃均能生长，最适生长温度为30～37℃；在血平板上形成较小、圆形、光滑而有狭窄 β 溶血环的菌落。在肉汤中均匀浑浊生长，表面有菌膜形成；接种于半固体培养基内置室温孵育可出现倒伞形生长。其能在4℃缓慢生长，故称"冷增菌"。

（4）检验鉴定

1）生化试验：触酶阳性，CAMP 试验阳性等。

2）与棒状杆菌属、红斑丹毒丝菌鉴别见表14-2；与本菌属其他菌种之间的鉴别见表14-3。

表 14-2　与棒状杆菌属细菌及红斑丹毒丝菌的鉴别								
菌名	触酶	动力	胆汁七叶苷	葡萄糖产酸	TSI 琼脂产 H$_2$S	溶血	硝酸盐还原	脲酶
产单核细胞李斯特菌	+	+（25℃）	+	+	−	β		
棒状杆菌属	+	−	v	v	−	v	v	v
红斑丹毒丝菌	−	−	−	+	+	无/α	−	−

注：+，90%以上的菌株阳性；−，90%以上的菌株阴性；v，11%～89%以上的菌株阳性。

表14-3　与本菌属其他菌种之间的鉴别

生化反应	CAMP 试验		甘露醇	木糖	鼠李唐	ONPG	硝酸盐还原
	金黄色葡萄球菌	马红球菌					
产单核细胞李斯特菌	+	-	-	-	+	+	-
伊氏李斯特菌	-	+	-	+	-	-	-
威氏李斯特菌	-	-	-	+	v	+	-
斯氏李斯特菌	+	-	-	-	-	+	-
格氏李斯特菌	-	-	+	-	-	NA	-
无害李斯特菌	-	-	-	-	v	+	-

注：+，90%以上的菌株阳性；-，90%以上的菌株阴性；v，11%～89%以上的菌株阳性；NA，无资料。

3）与其他细菌的鉴别：本菌可能因培养条件不同而呈链状，37℃培养时动力阴性，CAMP试验阳性，故常误判为无乳链球菌，可用触酶试验鉴别，链球菌触酶试验阴性，本菌阳性；具有耐盐、耐碱、耐胆汁的特点，易误为肠球菌，可用触酶试验加以鉴别。

（5）药敏试验　产单核细胞李斯特菌对多种抗生素敏感，以青霉素为首，常用药物有氨苄西林、青霉素、复方磺胺甲噁唑、美罗培南等。

（三）鉴定依据

1.形态学特征　G$^+$短杆菌，排列不规则。

2.培养特性　菌落较小，在血平板上有β溶血环，25℃有动力，37℃无动力或运动缓慢。

3.生化试验结果　触酶阳性、CAMP试验阳性、分解葡萄糖、分解水杨苷、水解七叶苷。

4.其他试验　在4℃生长。

（四）检验报告

1.初步报告　找到G$^+$短杆菌，排列不规则。

2.确定报告　找到××李斯特菌生长或经××h培养有××李斯特菌生长。

考点：产单核细胞李斯特菌微生物学检验

三、红斑丹毒丝菌

红斑丹毒丝菌（*E. rhusiopathiae*）隶属于丹毒丝菌属（*Erysipelothrix*），是丹毒丝菌属的代表菌种。

（一）临床意义

红斑丹毒丝菌引起红斑丹毒丝菌病，为一种急性传染病，主要发生在鱼类、家畜、家禽，人也可受染发病。人主要是接触带菌动物及其产品，经皮肤损伤感染，引起类丹毒。本病以局部感染为主，全身感染者少见。潜伏期为1～2d，体温升高可达39℃以上，感染局部皮肤发红、肿胀、疼痛或有痒感。继而可发展成淋巴管炎，1～2周后逐渐消退。若2周内未痊愈，则可转成局部关节炎，也可引起急性败血症或心内膜炎。近年在发达国家常因奶制品污染而引起食物中毒。

考点：红斑丹毒丝菌临床意义

（二）微生物学检验

1. 检验程序（图 14-6）

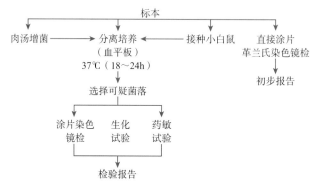

图 14-6 红斑丹毒丝菌检验程序

2. 检验要点

（1）标本采集　败血症或心内膜炎患者取血液，皮肤感染取病灶处的脓液或渗出液，死亡动物取心内血和内脏。

（2）涂片染色镜检　G^+ 杆菌，菌体细长，长短不一，单个存在，有时形成短链或 V 形排列。粗糙型菌落涂片可呈长丝状，且有分支及断裂，与放线菌的形态相近。该菌易被脱色而成 G^- 杆菌，其间夹杂 G^+ 颗粒，无抗酸性。无芽孢、无鞭毛、无荚膜。

（3）分离培养　将标本接种于含 1% 葡萄糖肉汤中，置厌氧或 5% ～ 10%CO_2 环境中 37℃，增菌培养 24 ～ 48h，然后划线接种于血平板上分离培养，观察菌落特征及涂片染色。

培养特征：厌氧或微需氧，初次分离要求厌氧环境，传代后在有氧环境中也能生长。最适温度为 30 ～ 35℃。在含有葡萄糖或血清的培养基内生长旺盛。在血平板上，35℃ ±1℃培养 18 ～ 24h，光滑型（S）菌落细小、圆形、凸起、有光泽、边缘整齐；粗糙型（R）菌落大，边缘不整，表面呈颗粒状。

（4）检验鉴定

1）生化试验：触酶、氧化酶、甲基红、VP、吲哚、脲酶试验均阴性。不水解七叶苷，发酵葡萄糖能力弱，不产气。红斑丹毒丝菌最显著的特点是三糖铁培养基上产 H_2S。

2）培养特性：红斑丹毒丝菌进行明胶穿刺培养，22℃孵育，出现"试管刷"状生长。

（5）药敏试验　本菌对青霉素类、头孢菌素类、糖肽类抗生素较敏感，药敏试验首选万古霉素、替考拉宁、氨苄西林、头孢噻吩及利福平等药物。

（三）鉴定依据

1. 形态学特征　G^+ 细长杆菌，长短不一。

2. 培养特性　在 BAP 上呈细小、光滑型菌落，或较大粗颗粒型菌落。

3. 生化试验结果　分解葡萄糖、乳糖及阿拉伯糖，精氨酸双水解试验阳性。

4. 其他试验　在 TSI 中产生 H_2S。

（四）检验报告

1. 初步报告　G^+ 杆菌，菌体细长，多形态。

2. 确定报告　找到红斑丹毒丝菌生长或经 ××h 培养有红斑丹毒丝菌生长。

考点：红斑丹毒丝菌生物学特性及微生物学检验

四、阴道加特纳菌

阴道加特纳菌（*G. vaginalis*，GV）是加特纳菌属（*Gardnerella*）中仅有的一个菌种。

（一）临床意义

阴道加特纳菌和厌氧菌在阴道内过度生长，造成阴道正常菌群微生态平衡失调，可引起细菌性阴道炎（bacterial vaginitis，BV）。BV 是阴道内乳酸杆菌被另一组厌氧菌和阴道加特纳菌为主的细菌取代，同时伴有阴道分泌物性质改变的一种综合征。其病理表现以无炎症病变和白细胞浸润为特点。阴道内乳酸杆菌数量明显下降，同时伴有阴道加特纳菌、类杆菌、消化球菌及支原体等大量增殖。该病为混合感染，并非阴道加特纳菌阳性者均发生 BV。因为 20% ～ 40% 的正常妇女阴道也可检出此菌，BV 的诊断一般不需做 GV 的细菌分离培养。BV 诊断标准：①阴道分泌物增多，呈稀薄、均质、灰白色，有恶臭味；②分泌物 pH > 4.7；③分泌物胺试验阳性；④镜检有线索细胞。BV 可导致妇科多种炎症，如子宫全切术后感染、绒毛膜炎、羊水感染、早产、产后子宫内膜炎等。此菌亦可引起新生儿败血症和软组织感染。

考点：阴道加特纳菌临床意义

（二）微生物学检验

1. 检验程序（图 14-7）

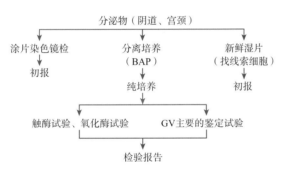

图 14-7　阴道加特纳菌检验程序

2. 检验要点

（1）标本采集　根据感染部位的不同采取不同标本，可取阴道分泌物、羊水等。

（2）涂片染色镜检

1）直接湿片镜检：取阴道分泌物加一滴或数滴生理盐水混合涂片，在显微镜高倍镜下观察，BV 患者可见大量阴道上皮细胞，少量脓细胞及无数成簇的小杆菌群集或吸附于上皮细胞表面，致使细胞边缘晦暗，呈锯齿形，即为线索细胞。

2）染色镜检：用棉拭子取阴道分泌物涂片染色后，在油镜下观察，若只有 G⁺ 大杆菌（乳酸杆菌形态）或仅含少量短杆菌则为非 BV 患者，若有革兰氏染色不定小杆菌（阴道加特纳菌形态），也有其他 G⁻ 杆菌（类杆菌），弧菌或 G⁺ 菌，而乳酸杆菌形态缺乏或仅 1 ～ 5 个每视野的混合细菌群，可提示为 BV 患者。

阴道加特纳菌呈多形性，大多数两端呈钝圆形，无鞭毛、芽孢和荚膜。革兰氏染色因菌株和菌龄不同而有差异，实验室保存菌株趋向 G⁻，而从新鲜的临床标本中分离的菌种趋向 G⁺。在高浓度血清中生长的菌株呈 G⁺。

（3）培养特性　兼性厌氧菌，最适 pH6.0 ～ 6.5，可在 25 ～ 42℃中生长，最适生长温度为 35 ～ 37℃，营养要求较高。在 5% 的人血平板上，置 5% ～ 10%CO_2，35℃环境中培养 48h，可形成 0.3 ～ 0.5mm 大小菌落，呈圆形、光滑、半透明，有狭窄的 β 溶血环。在羊血平板上不溶血。

（4）检验鉴定

1）生化反应：氧化酶、触酶、脲酶试验阴性。发酵葡萄糖、麦芽糖、蔗糖等产酸不产气，能水解马尿酸和淀粉。吲哚试验、硝酸盐还原试验和甘露醇分解试验均为阴性。

2）pH测定：若阴道分泌物pH > 4.7，也可提示细菌性阴道炎。

3）胺测定：10%KOH滴加在阴道分泌物中混匀，若有鱼腥臭味为胺试验阳性，可诊断为细菌性阴道炎。

（5）药敏试验　本菌对头孢菌素类、糖肽类、林可霉素类、内酰胺酶抑制剂等抗生素敏感，对氨曲南、阿米卡星和磺胺类抗生素耐药。

（三）鉴定依据

1. 形态学特征　革兰氏染色不定小杆菌，具有多形性，阴道分泌物直接染色镜检见线索细胞。

2. 培养特性　菌落针尖大小，人血平板溶血，羊血平板不溶血。

3. 生化试验结果　马尿酸钠试验阳性，氧化酶和触酶试验阴性。

4. 其他试验　pH测定阴道分泌物pH > 4.7，10%KOH滴加在阴道分泌物中混匀有鱼腥臭味则胺试验阳性。

（四）检验报告

1. 初步报告　G^+或G^-杆菌，多形态性。

2. 确定报告　找到阴道加特纳菌生长或经××h培养有阴道加特纳菌生长。

考点：阴道加特纳菌生物学特性及微生物学检验

案例 14-2

患者，男，47岁，制革刷工人。因手臂出现水疱、脓疱，中央部呈黑色，水肿而入院。水疱或脓疱内容物直接镜检见竹节状、有荚膜的G^+大杆菌。将标本种入普通琼脂培养基上培养，出现灰白色、大而扁平的R型菌落。

问题：1. 患者可能患什么疾病？该疾病的病原体可能是什么？

2. 该疾病传播途径是什么？

3. 要确认该病原体还应做哪些试验？

第2节　革兰氏阳性需氧芽孢杆菌属

芽孢杆菌属是一大群需氧或兼性厌氧，G^+有芽孢的大杆菌。其中炭疽杆菌、蜡样芽孢杆菌、蕈状芽孢杆菌、巨大芽孢杆菌和苏云金芽孢杆菌五种与医学密切相关。

一、炭疽杆菌

炭疽杆菌（*B.anthracis*）主要引起动物和人类炭疽病。炭疽病是一种人兽共患的急性传染病。

（一）临床意义

炭疽杆菌引起牛、羊、马等食草动物的炭疽病。人类可通过接触或摄食病畜及畜产品而感染。炭疽杆菌的致病物质主要有荚膜和炭疽毒素。根据传播途径不同，有皮肤炭疽、肠炭疽、肺炭疽3型。各型炭疽均可导致败血症，偶尔引起炭疽性脑膜炎，病死率极高。机体感染炭疽后可获得持久免疫力。预防炭疽病重点是加强牲畜管理，病畜应严格隔离或处死，必须焚毁或深埋于地面2m以下。对易感人群用炭疽减毒活疫苗进行特异性预防，可获得半年至一年的免疫力。

考点：炭疽杆菌分类及临床意义

（二）微生物学检验

1.检验程序（图14-8）

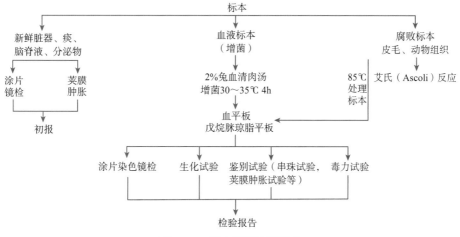

图 14-8　炭疽杆菌检验程序

2.检验要点

（1）标本采集　血液、痰液、脑脊液、呕吐物、动物尸体、肉类、皮毛及其他可疑污染物，水及土壤。采集标本必须遵循的原则：①尽可能在抗菌药物治疗开始前采集标本；②不得用解剖的方式获取标本，所需的标本均应以穿刺方式取得；③注意生物安全加强自我防护措施。

（2）直接镜检　标本直接涂片，可用革兰氏染色、芽孢染色和 M' Fadyean 染色法（观察炭疽荚膜碎屑）。新鲜标本，可见竹节状的 G⁺ 大杆菌，并有明显的荚膜，芽孢呈椭圆形，位于菌体中央比菌体略小，可做初步报告。

炭疽杆菌为致病菌中最大的 G⁺ 粗大杆菌，两端平截，无鞭毛，在新鲜标本中，呈单个或短链状排列，经人工培养后呈长链状排列，如竹节样（图14-9）。在氧气充足环境下易形成芽孢。在机体内或含血清的培养基中可形成荚膜。

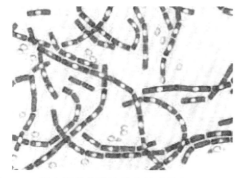

图 14-9　炭疽杆菌（纯培养革兰氏染色，100×10）

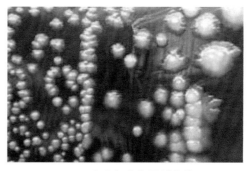

图 14-10　炭疽杆菌血平板菌落

（3）分离培养　一般采用血平板做常规分离培养，35℃ ±1℃培养 24h，观察菌落特点。污染严重的标本，最好用炭疽杆菌选择培养基（戊烷脒多黏菌素 B 培养基），培养时间可稍长些，且菌落较小。

1）培养特征：营养要求不高，需氧或兼性厌氧，最适生长温度为 30 ～ 35℃，pH7.0 ～ 7.4，普通琼脂平板上可形成灰白色、干燥、大而扁平、边缘不整齐的粗糙型菌落（图14-10），低倍镜下观察可见菌落边缘呈"卷发"状。在血平板上菌落不溶血或轻度溶血。在液体培养基中可见絮状沉淀物，上部液体澄清无菌膜。

2）抵抗力：炭疽杆菌繁殖体抵抗力不强，60℃ 30min 死亡，易被一般消毒剂杀灭。但芽孢的抵抗力极强，在动物皮毛和土壤中可生存数年至数十年，煮沸 10min 或干热 140℃经 3h，高压蒸汽灭菌 15min 才能被杀死。耐受一般消毒剂，在 5% 苯酚中需 2h 才能杀灭。

（4）检验鉴定

1）生化反应：能发酵葡萄糖、麦芽糖、海藻糖，产酸不产气，硝酸盐还原试验阳性，不产生靛基质和 H_2S，枸橼酸盐、脲酶阴性。

2）鉴别试验：①噬菌体裂解试验：炭疽杆菌噬菌体能裂解涂布在普通琼脂平板上的炭疽杆菌，培养后出现噬菌斑。②串珠试验：炭疽杆菌在含（0.05 ～ 0.5）U/ml 青霉素的琼脂培养基中培养后，由于细胞壁受损，可发生形态变异，形成大而均匀的圆球形，呈串珠链状生长，类炭疽杆菌无此现象。此试验具有较高的鉴别价值。③青霉素抑制试验：炭疽杆菌一般在含 5U/ml 青霉素的普通琼脂平板上能生长，在含（10 ～ 100）U/ml 青霉素的平板上生长受到抑制。④重碳酸盐毒力试验：有毒力的炭疽杆菌接种在含 0.5% 碳酸氢钠和 10% 马血的琼脂平板上，置 10%CO_2 环境中培养后可形成荚膜，菌落呈黏液型，而无毒力芽孢菌不形成荚膜，仍呈粗糙型菌落。⑤荚膜肿胀试验：可快速鉴定炭疽杆菌。⑥动物试验：将在血平板上所分离的炭疽杆菌接种肉汤后培养，取 0.1ml 皮下注射小白鼠，48 ～ 96h 后小白鼠因败血症死亡。取小白鼠心血或脾脏进行涂片染色镜检及分离培养可检出炭疽杆菌。

（5）药敏试验　首选青霉素、庆大霉素、环丙沙星、氧氟沙星、多西环素、红霉素、多西环素、克林霉素、万古霉素及磺胺嘧啶等。

（三）鉴定依据

1. 形态学特征　G^+ 粗大杆菌，竹节状排列，有芽孢。
2. 培养特性　在血平板上形成粗糙型菌落。
3. 生化试验结果　串珠试验阳性，青霉素抑制试验阳性，重碳酸盐毒力试验阳性。
4. 其他试验　无动力。

（四）检验报告

1. 初步报告　G^+ 粗大杆菌，竹节状排列。
2. 确定报告　找到 ×× 杆菌生长或经 ××h 培养有 ×× 杆菌生长。

考点：炭疽杆菌生物学特性及微生物学检验

二、蜡样芽孢杆菌

蜡样芽孢杆菌（*Bacillus cereus*）俗称蜡样杆菌，因在普通培养基上生长，菌落表面粗糙形似白蜡状而得名。

（一）临床意义

蜡样芽孢杆菌可引起败血症、心内膜炎、创伤和肺部感染及爆发性食物中毒，以夏秋季多见。该菌引起食物中毒必须达到一定的感染量，即食物中毒含菌量大于 10^5/g（ml）以上才能发病。食物中毒分两种类型：①呕吐型：由耐热的肠毒素引起，于进食 1 ～ 6h 发病，主要是恶心、呕吐，仅有少数是腹泻；②腹泻型：进食后发生胃肠炎症状，主要为腹痛、腹泻和里急后重，偶有呕吐和发热。

考点：蜡样芽孢杆菌临床意义

（二）微生物学检验

1. 标本采集　可采集患者食物、呕吐物、剩余食物、粪便等标本进行检验。除进行分离培养外，必须做活菌计数。因暴露于空气中的食品，在一定程度上都受细菌污染，故不能因分离出蜡样芽孢杆菌就认为其是引起食物中毒的病原菌。

2. 涂片染色镜检　将可疑食物、粪便或呕吐物用无菌盐水制成菌悬液直接涂片,染色镜检,观察形态特征。蜡样芽孢杆菌是 G^+ 大杆菌,菌体两端稍钝圆,单个或长链状排列,有鞭毛、无荚膜,芽孢椭圆形,位于菌体中央或近端。

3. 分离培养　将可疑食物或粪便用无菌盐水研磨制成乳悬液,接种在普通琼脂平板和血平板上。呕吐物可直接接种,35℃±1℃培养18～24h,观察菌落特点。

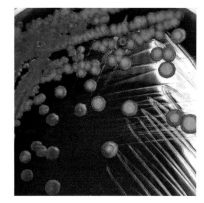

图14-11　蜡样芽孢杆菌菌落

蜡样芽孢杆菌需氧或兼性厌氧,营养要求不高,在普通琼脂平板上,生长的菌落呈乳白色,不透明,边缘不整齐,直径4～6mm,菌落常沿划线蔓延扩展成片如同白蜡(图14-11)。在血平板上,菌落呈浅灰色、毛玻璃样,伴草绿色溶血或透明溶血环。在卵黄培养基上,培养3h能看到因分解卵磷脂形成白色浑浊环,称为乳光反应。在液体培养基中均匀浑浊生长,有菌膜。

4. 检验鉴定

(1)生化鉴定　利用枸橼酸盐,产生淀粉酶,能发酵葡萄糖、麦芽糖、蔗糖、水杨苷和海藻糖。VP试验阳性、卵磷脂酶阳性、不产生吲哚及 H_2S。

(2)活菌计数　依据《食品卫生微生物学检验蜡样芽胞杆菌检验》,取剩余食物等待检标本25g,放入盛有225ml生理盐水的无菌均质杯内,振荡混匀,作为1∶10的标本匀液;取1∶10的标本匀液1ml加到装有9ml生理盐水的稀释管中,充分混匀制成1∶100的标本匀液,同理配置1∶1000的标本匀液。①涂布法:取各稀释液0.1ml分别接种于卵黄琼脂平板上,用L形玻璃棒涂布均匀,置35℃±1℃孵育12h,本菌在该平板上产生蜡样光泽,易于识别;②倾注平板法:同上法稀释,将各种稀释液0.1ml注入空的无菌平皿,将溶化冷至45～50℃的普通琼脂适量倾入并立即混匀,冷凝后置35℃±1℃孵育24～48h,每个稀释度作两个平皿。计数时选择菌落在30～300个的平板作为菌落总数测定的标准。将两平板所计的菌落平均数乘以稀释倍数,即为每毫升样品所含活菌数。一般认为蜡样芽孢杆菌> 10^5 个/g或> 10^5 个/ml时,即有发生食物中毒的可能。

5. 药敏试验　首选氯霉素、克林霉素、万古霉素、四环素、红霉素、庆大霉素、环丙沙星及亚胺培南等。

(三)鉴定依据

根据形态学特征、培养特性(菌落特征白蜡状)、生化反应等特点初步鉴别,再进一步用血清学试验或噬菌体分型鉴定。

(四)检验报告

1. 初步报告　G^+ 大杆菌,菌体两端稍钝圆,单个或长链状排列。

2. 确定报告　找到××芽孢杆菌生长或经××h培养有××芽孢杆菌生长。

考点:蜡样芽孢杆菌生物学特性及微生物学检验

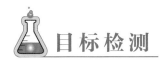
目标检测

选择题(选择一个最佳答案)

1. 白喉棒状杆菌易形成异染颗粒的培养基是(　　)

　　A. 血平板　　　　　　　B. 巧克力平板

　　C. 亚碲酸钾血平板　　　D. 吕氏血清斜面

　　E. 伊红亚甲蓝平板

2. 白喉棒状杆菌的形态特征是(　　)

　　A. 芽孢呈鼓槌状　　　　B. 有异染颗粒

　　C. 排列呈竹节状　　　　D. G^- 菌有鞭毛

E. G⁺菌有荚膜

3. 培养白喉棒状杆菌常用的培养基为（　　）

    A. 罗氏培养基　　　　　　B. 普通培养基

    C. 吕氏培养基　　　　　　D. 厌氧培养基

    E. 沙氏培养基

4. 白喉棒状杆菌的异染颗粒，通过哪种染色可观察到
（　　）

    A. 革兰氏染色　　　　　　B. 抗酸染色

    C. 阿尔伯特染色　　　　　D. 镀银染色

    E. 黑斯染色

5. 确定白喉棒状杆菌是否产毒素依据（　　）

    A. 菌体排列及异染颗粒

    B. 在亚碲酸钾平板上的菌落生长特点

    C. Elek 平板试验

    D. 锡克试验

    E. 生化反应

6. 下列关于产单核李斯特菌的说法不正确的是（　　）

    A. 主要经粪 - 口途径传播

    B. 为 G⁻ 短小杆菌

    C. 37℃动力缓慢

    D. 4℃能生长，称冷增菌

    E. 25℃动力明显

7. 下列细菌可进行冷增菌的是（　　）

    A. 淋病奈瑟菌　　　　　　B. 炭疽杆菌

    C. 产单核李斯特菌　　　　D. 红斑丹毒丝菌

    E. 流感嗜血杆菌

8. 在半固体培养基内可出现倒伞形生长的是（　　）

    A. 炭疽杆菌　　　　　　　B. 白喉棒状杆菌

    C. 肠球菌　　　　　　　　D. 白喉棒状杆菌

    E. 产单核细胞李斯特菌

9. 下述哪种组合是错误的（　　）

    A. 布鲁氏菌——肝浸液培养基

    B. 军团菌——培养时需提供 L- 半胱氨酸和铁

    C. 白喉棒状杆菌——沙保葡萄糖琼脂

    D. 百日咳杆菌——鲍金培养基

    E. 流感杆菌——巧克力平板

10. 下列细菌中属需氧芽孢杆菌的是（　　）

    A. 破伤风梭菌　　　　　　B. 肉毒梭菌

    C. 产气荚膜梭菌　　　　　D. 炭疽杆菌

    E. 白喉棒状杆菌

11. 主要引起食草动物传染病的细菌是（　　）

    A. 炭疽杆菌　　　　　　　B. 结核分枝杆菌

    C. 鼠疫耶尔森菌　　　　　D. 枯草杆菌

    E. 小肠结肠炎耶尔森菌

12. 炭疽杆菌区别于类炭疽杆菌的试验中，炭疽杆菌阴性
的一项是（　　）

    A. 荚膜　　　　　　　　　B. 动力

    C. 串珠试验　　　　　　　D. 噬菌体裂解试验

    E. 动物毒力试验

13. 结合临床症状可作炭疽病初步诊断的直接镜检结果是
（　　）

    A. 找到 G⁺ 芽孢大杆菌

    B. 找到有荚膜的竹节状 G⁺ 大杆菌

    C. 找到有芽孢链状 G⁺ 大杆菌

    D. 找到有荚膜的 G⁺ 大杆菌

    E. 找到 G⁺ 大杆菌

（郑文香）

第 15 章

分枝杆菌属、放线菌属、诺卡菌属细菌检验

 学习目标

1. 掌握分枝杆菌属、放线菌属及诺卡菌属细菌的检验鉴别要点。
2. 熟悉分枝杆菌属、放线菌属及诺卡菌属细菌的检验程序。
3. 了解分枝杆菌属、放线菌属及诺卡菌属细菌的临床意义。
4. 能正确判读分枝杆菌属、放线菌属及诺卡菌属细菌的试验结果和发出检验报告。
5. 培养学生高度的生物安全意识、服务意识和质量意识，树立良好的团队协作精神。

案例 15-1

患儿，男，6 岁，低热半个月余，消瘦，苍白，频咳，乏力，盗汗。发育欠佳，营养差。未接种过卡介苗。结核菌素试验 72h 观察硬结直径为 20mm。X 线提示：右肺上叶密度增高，左肺门淋巴结肿大。

问题：1. 最可能的诊断是什么病？该病的病原体是什么？有何特点？

2. 如果做病原学检查，最直接快速的诊断方法是什么？

3. 如何对该菌进行微生物学检验？

第 1 节 分枝杆菌属

分枝杆菌属（*Mycobacterium*）是一类细长、略弯曲、有时呈分枝状生长的专性需氧杆菌，本属多数细菌经加温或延长染色时间而着色后能抵抗盐酸乙醇的脱色，故又称为抗酸杆菌（acid-fast bacillus）。根据其致病特点或生物学特性可分为结核分枝杆菌、非结核分枝杆菌和麻风分枝杆菌三类。

一、结核分枝杆菌

结核分枝杆菌（*M. tuberculosis*，MTB）简称结核杆菌，是引起人和动物结核病的病原菌。目前，对人类致病的结核分枝杆菌包括人结核分枝杆菌（*M.tuberculosis*）、牛分枝杆菌（*M.bovis*）、非洲分枝杆菌（*M.africanum*）和坎纳分枝杆菌（*M.canettii*），其中人结核分枝杆菌感染率最高。

（一）临床意义

1.致病物质 结核分枝杆菌不产生内、外毒素，无侵袭性酶，其致病物质与菌体成分有关，主要有脂质、蛋白质及多糖。

（1）脂质 ①索状因子：存在于有毒力的结核分枝杆菌细胞壁中，能使细菌在液体培养基中生长时互相紧密粘连，形成盘旋的索状现象。此因子与结核分枝杆菌的毒力密切相关。②磷脂：能刺激单

核细胞增生，并使炎症灶中的巨噬细胞转变为类上皮细胞，还可抑制蛋白酶对病灶组织的分解，从而形成结核结节和干酪样坏死。③硫酸脑苷脂：存在于有毒株的细胞壁中，可抑制吞噬细胞中吞噬体与溶酶体的结合，使细菌在吞噬细胞中长期存活。其能与中性红结合，产生中性红反应，有助于鉴定结核分枝杆菌有无毒力。④蜡质 D：是一种肽糖脂与分枝菌酸的复合物，能激发机体产生迟发型超敏反应。

（2）蛋白质　菌体含有多种蛋白质，具有抗原性，其中结核菌素与蜡质 D 结合后使机体发生迟发型超敏反应，引起组织坏死和全身中毒症状，促进结核结节的形成。

（3）荚膜　主要是多糖成分，具有抗吞噬作用。

2. 所致疾病　结核分枝杆菌是结核病的病原体，可通过呼吸道、消化道及破损的皮肤等多途径感染机体，引起全身多种组织器官的结核病，以肺结核最多见。由于该菌的毒力、数量及机体的免疫状态不同，肺结核分为原发感染和原发后感染两种类型。

结核分枝杆菌初次侵入机体引起局部炎症，称为原发性感染。包括原发灶、结核性淋巴管炎、肺门淋巴结病变。原发感染常见于学龄儿童及未感染过结核杆菌的成人。原发后感染常见于肺尖部位。病原菌可以是外来的（外源性感染），也可是原来潜伏在病灶内的（内源性感染）。因机体已形成特异性细胞免疫，故感染的特点是病灶局限，一般不累及邻近的淋巴结，主要特征为慢性肉芽肿炎症，形成结核结节、纤维化和干酪样坏死。部分患者体内的结核分枝杆菌可经血液、淋巴液扩散至肺外，引起相应脏器结核，如脑、肾、骨等的结核。

3. 免疫性与超敏反应　结核分枝杆菌是胞内寄生菌，其免疫类型是以细胞免疫为主的传染性免疫或称带菌免疫，即指细菌或其成分进入机体后使机体对再次入侵的细菌有免疫力，当细菌或其成分从体内消失后，抗结核免疫也随之消失。机体对结核分枝杆菌的细胞免疫与迟发型超敏反应并存，原发感染因无免疫反应和超敏反应，细菌可迅速扩散至全身。再次感染者因有超敏反应发生，局部反应强烈，病灶很快愈合，故细菌感染不扩散。

4. 结核菌素试验　是应用结核菌素进行皮肤试验来测定机体对结核分枝杆菌是否产生细胞免疫及迟发型超敏反应的一种试验。

（1）试剂　目前使用的结核菌素试剂是纯蛋白质衍生物（purified protein derivative，PPD），有两种，即人结核分枝杆菌提取的 PPD-C 和卡介苗（BCG）制成的 BCG-PPD，每 0.1ml 含 5 个单位。

（2）方法及结果分析　方法是分别取两种 PPD 各 5 个单位注射于两前臂掌侧皮内，48～72h 后观察红肿硬结的直径。若 5～15mm 者为阳性，表明机体曾感染过结核分枝杆菌或接种过卡介苗，有特异性免疫力；若＞15mm 为强阳性，表明可能有活动性结核病，应进一步检查；若＜5mm 为阴性，表示未感染过结核分枝杆菌或未接种过卡介苗，但应考虑以下情况：①感染初期，超敏反应尚未产生；②老年人；③严重结核病患者；④患有其他严重疾病（如艾滋病或肿瘤）导致细胞免疫功能低下及免疫抑制剂使用者。

（3）主要应用　①选择卡介苗接种对象及测定接种后免疫效果，阴性者应接种卡介苗；②辅助诊断婴幼儿结核病；③在未接种卡介苗的人群中进行结核分枝杆菌感染的流行病学调查；④测定肿瘤患者的细胞免疫功能。

考点：结核分枝杆菌分类及临床意义

（二）微生物学检验

1. 检验程序（图 15-1）

2. 检验要点

（1）标本采集　根据感染部位的不同分别采集痰液、尿液、支气管灌洗液、粪便、脑脊液、胸腔积液、腹水、脓液、分泌物等不同标本。痰液应由患者深呼吸后自肺部深处咳出，最好采集清晨第一口痰，

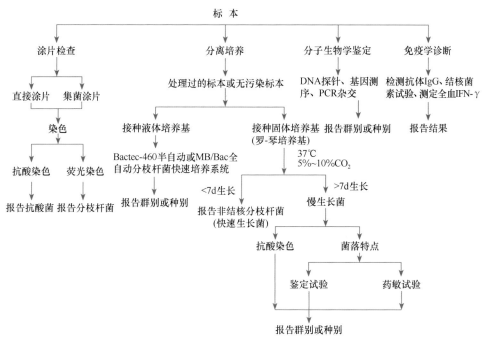

图 15-1　结核分枝杆菌检验程序

挑取带血或脓液部分，置于干燥清洁的容器内送检；尿液可收集清晨第一次全部尿液或 24h 尿沉淀 10～15ml，泌尿系结核诊断往往需取 3～5 份标本；脑脊液、胸腔积液、腹水等标本需无菌操作抽取置于无菌试管内送检，脑脊液标本取静置后表面的凝块做涂片或培养。脓液采集时应从溃疡处取脓汁。棉拭子标本应直接置于肉汤中培养。

（2）涂片染色镜检　标本直接涂片、厚涂片或集菌（漂浮集菌或沉淀集菌）3 种方法。姜 - 尼（Ziehl-Neelsen，Z-N）抗酸染色或金胺 "O" 荧光染色。可初步报告 "未找到 / 找到抗酸杆菌"，但仅凭形态染色不能确定是结核分枝杆菌，还需进一步分离鉴定。

结核分枝杆菌为细长、略带弯曲，有时呈分枝状的杆菌，菌体可聚集呈束状或堆积成团。无鞭毛和芽孢，近年来发现有微荚膜。G^+ 但不易着色。抗酸染色后呈红色（图 15-2）。

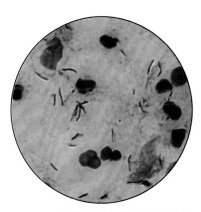

图 15-2　结核分枝杆菌（痰标本抗酸染色，100×10）

1）抗酸染色镜检：用油镜观察，仔细查遍整个涂片或观察至少 300 个视野，结核分枝杆菌抗酸染色后呈红色，其他非抗酸性细菌和细胞呈蓝色。

2）金胺 "O" 荧光染色镜检：用荧光显微镜高倍镜观察，结核分枝杆菌荧光染色后呈亮黄色，背景呈黑色。本方法敏感性高，常用于筛选，阳性者再用抗酸染色法核查。荧光染色镜检应在染色后 24h 内进行，否则应将染片放置于 4℃冰箱保存。具体报告方式见表 15-1。

	表 15-1　涂片镜检的报告方式	
报告方式	抗酸染色法（100×10）	金胺 "O" 荧光染色法（100×4）
－	未发现抗酸菌	发现抗酸菌
±	1～2/300 视野	1～2/50 视野
+	1～9/100 视野	2～18/50 视野
++	1～9/10 视野	4～36/10 视野
+++	1～9/ 视野	4～36/ 视野
++++	＞9/ 视野	＞36/ 视野

（3）分离培养　脑脊液、胸腔积液、腹水等无污染标本可直接接种或离心后取沉淀物接种。痰、支气管灌洗液、尿、粪便等污染标本接种前需经酸、碱或其他方法处理，以除去杂菌及液化标本，离心沉淀后培养。

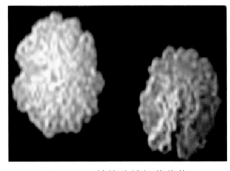

图15-3　结核分枝杆菌菌落

培养特征：专性需氧，5%～10%CO_2可促进其生长，最适生长温度为35～37℃，最适pH6.5～6.8。营养要求高，初次分离需用含血清、蛋黄、甘油、马铃薯、孔雀绿及某些无机盐类的特殊培养基才能生长良好，常用罗-琴（L-J）培养基培养。结核分枝杆菌生长缓慢，14～18h繁殖一代，一般需培养2～4周才出现肉眼可见的菌落，典型菌落为表面粗糙，不透明，边缘不规则，乳白色或淡黄色、外观干燥、呈颗粒状或菜花状（图15-3）。在液体培养基中该菌生长较为迅速，一般1～2周即可见菌膜生长，有毒株可呈索状生长。

1）固体培养基培养法：取处理后标本接种于L-J培养基，以蜡封口防止干燥，于37℃的5%～10%CO_2环境下培养8周，每周观察1次，连续培养8周无细菌生长才可判定为阴性。若该菌生长缓慢、菌落干燥、乳白色或淡黄色，呈颗粒状、菜花状，抗酸染色阳性，则多数为结核分枝杆菌。若菌体形态、染色、菌落不典型，需将接种物置于24～33℃环境中继续培养至12周再进一步做鉴定。培养结果报告方式见表15-2。

表15-2　培养结果报告方式	
报告方式	培养结果
+	斜面上20个以上菌落生长，＜斜面1/4
++	斜面1/4＜菌落生长面积＜斜面1/2
+++	斜面1/2＜菌落生长面积＜斜面3/4
++++	斜面上菌落密集生长成菌苔

2）液体培养法：将处理后的标本接种于含血清的培养液中，1～2周后可见管底有颗粒生长。取沉淀物涂片、染色镜检，进一步做其他鉴定试验。

3）抵抗力：耐干燥，在干燥痰内可存活6～8个月，在尘埃表面能保持传染性8～10d。在酸（3%HCl或6%H_2SO_4）或碱（4%NaOH）中耐受30min。对1：13 000孔雀绿和1：75 000甲紫有抵抗力。其对湿热敏感，加热62～63℃ 15min或煮沸即被杀死。对75%乙醇敏感，作用2min即会杀死细菌。对紫外线敏感，直接日光照射数小时可被杀死。

4）变异性：结核分枝杆菌可发生形态、菌落、毒力和耐药性等变异。理化因素作用细菌可呈球状、丝状、串珠状等多种形态。不良环境中，菌落可由粗糙型（R型）变为光滑型（S型）。卡介苗（BCG）即牛型结核分枝杆菌在含甘油、胆汁、马铃薯的培养基中经13年230次传代而获得的保留免疫原性的减毒活疫苗株，广泛用于预防接种。结核分枝杆菌对利福平、异烟肼、链霉素等药物较易产生耐药性，临床已分离出多重耐药菌株。

（4）检验鉴定

1）生化鉴定：不发酵糖类；耐热触酶试验、耐热磷酸酶试验均阴性，可与非结核分枝杆菌相鉴别。烟酸试验、硝酸盐还原试验、吡嗪酰胺试验均阳性，借此可与牛结核分枝杆菌鉴别。中性红试验可区别人结核分枝杆菌、牛分枝杆菌有毒株和无毒株，前者阳性，后者阴性。

2）其他鉴定技术：目前分子生物学技术和免疫学技术已应用于分枝杆菌的鉴定中。PCR技术、16SrRNA基因序列测定等均有助于鉴定结核分枝杆菌。

免疫学鉴定可检测患者血清或其他体液中特异性 IgG 抗体，可协助诊断结核病。

（5）药敏试验　首选利福平、异烟肼、吡嗪酰胺、乙胺丁醇，可选阿米卡星、卡那霉素、莫西沙星、链霉素、氧氟沙星等。长期使用和不规则用药易产生耐药性，所以应定期监测药物的敏感性。

（三）鉴定依据

痰液标本直接涂片抗酸染色或荧光染色镜检找到抗酸菌，初步鉴别。确诊需要根据分子生物学诊断、免疫学诊断和生化试验结果等特点再进一步鉴定。

（四）检验报告

1. 初步报告　"未找到 / 找到抗酸杆菌"。

2. 确定报告　找到 ×× 分枝杆菌生长或经 ××d 培养有 ×× 分枝杆菌生长。

考点：结核分枝杆菌微生物学检验

二、非结核分枝杆菌

非结核分枝杆菌（*non-tuberculosis mycobacteria*，NTM）是指结核分枝杆菌复合群和麻风分枝杆菌以外的分枝杆菌，曾被称为非典型分枝杆菌（*atypical mycobacteria*）。

（一）临床意义

非结核分枝杆菌，广泛存在于自然界、水、土壤和正常人及动物机体中，为条件致病菌，毒力较弱。其中部分能引起人和动物的疾病，当机体局部或全身免疫力降低时可侵犯全身脏器和组织，引起类似结核的病变。以肺最常见，其临床症状、X 线所见很难与肺结核病区别，而大多数非结核分枝杆菌对主要抗结核药耐药。

非结核分枝杆菌分为光产色分枝杆菌（Runyon Ⅰ 群）、暗产色分枝杆菌（Runyon Ⅱ 群）、不产色分枝杆菌（Runyon Ⅲ 群）、快速生长分枝杆菌（Runyon Ⅳ 群）4 群，有 14 ～ 17 个非典型菌种能使人致病，以第 Ⅲ 群鸟 - 胞内分枝杆菌、第 Ⅳ 群偶发分枝杆菌及龟分枝杆菌为多。近年发病增多。生物学性状和结核菌群相似。

（二）微生物学检验

1. 标本采集　采集方法与结核分枝杆菌相同。

2. 检验要点　涂片抗酸染色，抗酸染色阳性，着色均匀，束状或团状排列，菌体较结核分枝杆菌短而粗。与结核分枝杆菌主要区别见表 15-3。

表 15-3　结核分枝杆菌与非结核分枝杆菌的主要区别

特点	结核分枝杆菌	非结核分枝杆菌
菌落色泽	乳酪色	黄色或橘红色
菌落形态	粗糙 颗粒或结节状	光滑或粗糙
索状因子	+	±
中性红试验	+	±
耐热触酶试验	-	+
豚鼠致病性	+	-

考点：非结核分枝杆菌微生物学检验

三、麻风分枝杆菌

麻风分枝杆菌（*M. leprae*）俗称麻风杆菌，是引起麻风病的病原菌，1873 年由挪威学者 Hansen 从麻风患者皮肤结节中发现而命名。

（一）临床意义

麻风是一种潜伏期较长、发病慢、病程较长的传染病。早期主要损害皮肤、黏膜和神经末梢，晚期可侵犯深部组织和器官。人类是麻风分枝杆菌的唯一宿主，也是唯一传染源。细菌随患者的鼻分泌物及其他分泌物（如汗、泪、乳汁、精液和阴道分泌物）通过直接接触或者飞沫传播。潜伏期长，平均为 2～5 年，甚至可达数十年。

麻风病根据机体的免疫、病理变化和临床表现可将多数患者分为三种类型：瘤型、结核样型和界限类综合征。机体对麻风分枝杆菌的抵抗力较强，主要依靠细胞免疫。本病尚未发现特异性预防方法，应早发现、早隔离、早治疗。

考点：麻风分枝杆菌临床意义

（二）微生物学检验

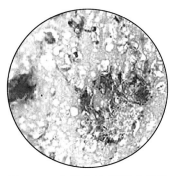

图 15-4　麻风分枝杆菌（组织液涂片抗酸染色 100×10）

1. 标本采集　可从患者的眼眶上、下颌、耳郭及鼻黏膜或皮肤破损处消毒后采集，刮取组织或组织液涂片。

2. 涂片染色镜检　麻风分枝杆菌的诊断主要依靠显微镜检查。取患者分泌物标本涂片抗酸染色检查，可见大量红色的麻风分枝杆菌存在于细胞内，其胞质呈泡沫状，称为麻风细胞（图 15-4）。麻风分枝杆菌呈杆状，抗酸阳性，常呈束状或团状排列。无鞭毛、无芽孢、无荚膜。

3. 分离培养　麻风分枝杆菌的体外人工培养至今尚未成功。犰狳对本菌高度易感，是研究的良好动物模型。

4. 药敏试验　必选砜类、利福平、氯法齐明及丙硫异烟胺。

考点：麻风分枝杆菌生物学特性及微生物学检验

第 2 节　放线属与诺卡菌属

一、放线菌属

放线菌属（*Actinomycetes*）是一类不含分枝菌酸，呈分枝状生长的 G⁺ 菌，微需氧或厌氧，致病性较弱，且引起的疾病常呈慢性经过。放线菌属有 35 种，正常寄居在人和动物口腔、上呼吸道、肠道和泌尿生殖道。其中衣氏放线菌（*A.israelii*）最常见且致病性较强。牛型放线菌（*A.bovis*）主要引起牛的放线菌病。

（一）临床意义

衣氏放线菌多存在于正常人口腔等与外界相通的腔道，属正常菌群。当机体抵抗力减弱或拔牙、口腔黏膜损伤时，可引起内源性感染，导致软组织的化脓性炎症。病灶中央常坏死形成脓肿，并在组织内生成多发性瘘管，排出硫黄样颗粒为其特征，称为放线菌病。根据感染途径和涉及的器官的不同，临床分为头颈部、胸部、腹部、盆腔和中枢神经系统放线菌病。放线菌还与龋齿和牙周炎有关。机体对放线菌的免疫以细胞免疫为主。预防放线菌病的关键是注意口腔卫生，及时治疗口腔疾病。

考点：放线菌属分类及临床意义

（二）微生物学检验

1. 检验要点

（1）标本采集　可采集患者瘘管的脓汁、病灶组织、痰液等。

（2）涂片染色镜检　取患者病灶组织或脓汁可找到肉眼可见的黄色小颗粒，称为硫黄颗粒，是放线菌在病灶组织中形成的菌落。压片镜检可见颗粒呈菊花状，中央为 G^+ 菌丝交织组成的丝状体，周围为粗大的 G^- 棒状菌鞘，呈放射状排列。病理组织切片用苏木精伊红染色后，中央部分为紫色，末端棒状体为红色。放线菌为 G^+，非抗酸性丝状菌，菌丝纤细无隔，有分枝，有时可断裂成链杆状或球状，一般无气生菌丝形成（图 15-5）。无荚膜、无鞭毛、无芽孢。

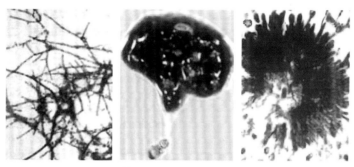

图 15-5　放线菌（抗酸染色，100×10）

（左：放线菌形态；中：硫黄颗粒；右："菊花状"放线菌菌丝）

（3）分离培养　将标本硫黄颗粒以无菌操作捣碎，接种于血平板或脑心浸液琼脂平板，置于 10% CO_2 厌氧环境中 37℃厌氧培养，同时接种于硫乙醇酸钠肉汤增菌培养。

本属细菌培养较困难，厌氧或微需氧，初次分离供给 $5\%CO_2$ 可促进生长。生长缓慢，在血平板或脑心浸液琼脂平板上，24h 后形成直径 0.03～0.06mm 的微菌落，显微镜下观察可见菌落由蛛网状菌丝构成，称为蛛网状菌落；继续培养 7～14d 后，可形成直径为 0.5～3mm，白色或灰白色、不溶血的菌落，呈白齿形或面包样，黏于琼脂上，不易挑起和乳化。

（4）检验鉴定　生化试验详见表 15-4。

表 15-4　衣氏放线菌与牛型放线菌的主要生化反应					
放线菌	触酶试验	硝酸盐还原试验	葡萄糖分解试验	木糖分解	淀粉水解
衣氏放线菌	-	+	+	+	-
牛型放线菌	-	-	+	-	+

（5）药敏试验　对氨苄西林、青霉素 G、多西环素、头孢曲松、甲氧苄啶/磺胺甲基异噁唑、红霉素、克林霉素等敏感。

2. 鉴定依据　G^+ 丝状菌，无抗酸性；硫黄颗粒；微小粗糙型菌落（蛛网状菌丝）；分解葡萄糖产酸不产气，触酶阴性。衣氏放线菌硝酸盐还原试验（+）、木糖（+）。

3. 检验报告

（1）初步报告　找到 G^+ 丝状菌。

（2）确定报告　找到 ×× 放线菌生长或经 ××d 培养有 ×× 放线菌生长。

> 考点：放线菌属细菌微生物学检验

二、诺卡菌属

诺卡菌属（*Nocardia*）广泛分布于土壤中。对人致病的主要有星形诺卡菌（*N. asteroides*）和巴西诺卡菌（*N. brasiliensis*）。

（一）临床意义

诺卡菌感染为外源性感染。星形诺卡菌主要通过呼吸道引起人的原发性、化脓性肺部感染，产生类似肺结核的症状，也可引起脑脓肿、腹膜炎等。在病变组织或脓汁可见黄、红、黑等色素颗粒。巴西诺卡菌可因外伤侵入皮下组织，引起慢性化脓性肉芽肿组织，表现为脓肿及多发性瘘管，好发于足、腿部，故又称为足分枝菌病。目前无特异性预防，及时清创脓肿和瘘管是有效的预防措施，可用磺胺类药物治疗。

考点：诺卡菌属分类及临床意义

（二）微生物学检验

1. 检验要点

（1）标本采集　采集病灶的脓汁、痰、脑脊液等作为标本，查找黄色或黑色颗粒，为诺卡菌菌落，直径往往小于 1mm。

（2）涂片染色镜检　将渗出液或病灶组织置于平皿内，仔细观察有无带色素小颗粒，并制成压片，染色镜检，颗粒呈菊花状，镜下可见 G^+ 分枝菌丝，菌丝末端不膨大，中央为 G^+，周围流苏样棒状体为 G^-。在脑脊液、痰液及脓液标本中多见纤细的分枝状菌丝。抗酸染色弱阳性（图 15-6）。随着培养时间的延长，菌体裂为球形或杆状。

（3）分离培养　标本接种于无抗菌药物的沙保弱培养基 2～3 支，分别置于 30℃、37℃、45℃下需氧培养。同时接种血平板 37℃ 培养。因星形诺卡菌在 45℃ 时可生长，故可初步鉴别。血液或其他无菌体液标本可接种于肉汤或心脑浸液增菌 37℃ 培养，若发现有菌生长再转种平板分离鉴定。

专性需氧菌。在普通琼脂平板或沙保弱培养基上，室温或 35℃ 缓慢生长。需 2～3d 可见菌落。液体培养基中表面生长成菌膜，底部澄清。在血平板培养 18～24h 可见针尖大小的菌落，不易观察，48h 菌落逐渐增大，有"咬琼脂"现象（图 15-7）。随着培养时间延长，菌落变得皱褶、堆叠如皮革样，有泥土气味，触之坚硬不易乳化。不同菌种产生色素不同。星形诺卡菌菌落黄色或深橙色，表面无白色菌丝形成。巴西诺卡菌表面有白色菌丝生长。

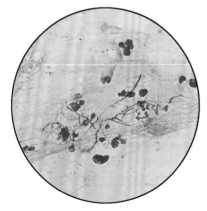

图 15-6　诺卡菌（渗出液抗酸染色，100×10）

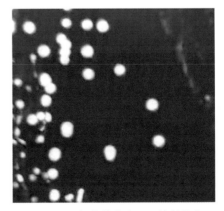

图 15-7　诺卡菌菌落（48h 培养物）

（4）检验鉴定　能分解葡萄糖，触酶阳性，多数菌种脲酶及硝酸盐还原试验阳性。

（5）药敏试验　首选复方磺胺甲噁唑、亚胺培南、利奈唑胺、阿米卡星、莫西沙星、阿莫西林 / 克拉维酸、头孢曲松、环丙沙星、米诺环素等。

2. 鉴定依据　根据形态、菌落特征，结合生化反应进行鉴定。本菌 G^+，菌体为丝状，弱抗酸性，生长缓慢，菌落较小，分解葡萄糖。巴西诺卡菌酪氨酸分解试验为阳性，而星形诺卡菌为阴性。

放线菌属与诺卡菌属的主要区别见表 15-5。

表 15-5　放线菌属与诺卡菌属的主要区别

区别要点	放线菌属	诺卡菌属
分布	人和动物口腔，上呼吸道，胃肠道及泌尿生殖道	土壤等自然环境中
代表菌种	衣氏放线菌、牛型放线菌	星形诺卡菌、巴西诺卡菌
形态染色	G^+ 丝状菌，非抗酸性，菌丝末端呈粗大棒状体	G^+，弱抗酸性，菌丝末端不膨大
培养特点	厌氧或微需氧，20～25℃不生长	专性需氧，20～25℃生长
生化反应	触酶阴性	触酶阳性
感染性	内源性感染	外源性感染
抗酸性	非抗酸性丝状菌	弱抗酸性

考点：诺卡菌属微生物学检验

课堂思政　好医生马玉华——21 年坚守"麻风村"用青春诠释"医者仁心"

2016 年 8 月荣登"中国好人榜"的马玉华是江苏省泰兴市疾病预防控制中心麻防科科长，她用 21 年的青春，坚守在常人谈之色变的"麻风村"，坚守麻风病防治第一线，悉心治疗麻风病患者，成为疾控战线一名"逆行者"。她常年奔走在泰兴城乡，宣传普及麻风病防治常识，用汗水和脚步消除人们对麻风病患者的偏见，吸引更多人关注并加入到帮助麻风病康复者的行列，让这个特殊群体得到更多的尊重。她用精湛的医术，治愈了一个个麻风病患者；用良好的医德，抚慰着患者们伤痛的心灵。

目标检测

选择题（选择一个最佳答案）

1. 下列属于抗酸菌的细菌有（　　）
   A. 痢疾志贺菌　　　　　B. 霍乱弧菌
   C. 结核分枝杆菌　　　　D. 放线菌
   E. 炭疽杆菌

2. 结核分枝杆菌具有的特殊结构是（　　）
   A. 芽孢　　　　　　　　B. 荚膜
   C. 异染颗粒　　　　　　D. 鞭毛
   E. 菌毛

3. 结核分枝杆菌为抗酸菌，培养时最适 pH 为（　　）
   A. 5 以下　　　　　　　B. 5.5
   C. 6.5　　　　　　　　 D. 7.2
   E. 8.4

4. 结核分枝杆菌经抗酸染色后呈红色是因为（　　）
   A. 所用的苯酚浓度过高，不易被脱色
   B. 结核分枝杆菌含脂质较多，盐酸乙醇不易使之脱色
   C. 脱色所用盐酸乙醇 pH 过低，不易使结核分枝杆菌

脱色
   D. 亚甲蓝不能用于染细菌
   E. 结核分枝杆菌细胞壁含糖多，不易被乙醇脱色

5. 高度怀疑为肺结核，其中痰标本结核分枝杆菌培养，应选用的培养基是（　　）
   A. 血平板　　　　　　　B. 巧克力平板
   C. 罗氏培养基　　　　　D. 沙保弱培养基
   E. 普通琼脂培养基

6. 疑为肺结核患者，痰标本涂片后选用哪种染色（　　）
   A. 革兰氏染色法　　　　B. 墨汁染色法
   C. 特殊染色法　　　　　D. 抗酸染色法
   E. 荧光染色法

7. 结核分枝杆菌所致疾病中最常见的是（　　）
   A. 淋巴结核　　　　　　B. 肺结核
   C. 肠结核　　　　　　　D. 结核性胸膜炎
   E. 结核性脑膜炎

8. 结核分枝杆菌的特征中错误的是（　　）

A. 专性需氧

B. 生长缓慢

C. 营养要求特殊

D. 有毒株菌落为光滑型

E. 有毒株菌落为粗糙型

9. 放线菌引起的化脓性感染其脓液特征是（　　　）

A. 黏稠呈金黄色　　　　B. 稀薄呈血水样

C. 稀薄呈蓝绿色　　　　D. 稀薄呈暗黑色

E. 可见到硫黄样颗粒

10. 诺卡菌属的致病特征错误的是（　　　）

A. 属于人体正常菌群

B. 对人致病的是星形诺卡菌和巴西诺卡菌

C. 常经呼吸道和伤口侵入机体而感染

D. 以化脓性感染及组织坏死为特征

E. 脓液或瘘管中可见硫黄样颗粒

（郑文香）

学习目标

1. 掌握厌氧菌的标本采集运送方法、检验程序及检验要点和厌氧芽孢梭菌的鉴定要点。

2. 熟悉厌氧菌的概念、分类和分布及临床意义，厌氧芽孢梭菌和脆弱类杆菌主要生物学特性。

3. 了解厌氧芽孢梭菌、无芽孢厌氧菌的临床意义。

4. 能正确选择试验项目对常见厌氧菌进行检验，并能正确判读结果和完成检验报告。

5. 培养学生实事求是、严谨的工作态度，具有高度的生物安全意识及树立良好的团队协作精神。

案例 16-1

患者，女，65 岁，是一位环卫工人。打扫卫生时被竹签扎伤了手指。因觉得伤口不大，所以只进行了简单处理。但 10d 后，她的伤口开始化脓，并出现四肢僵硬，脖子转不动，嘴巴张不开等症状，来院就诊。

问题：1. 根据病史和症状，该患者可能患何种疾病？

2. 引起该疾病的病原菌是什么？

第 1 节　概　　述

一、概念与种类

厌氧菌（anaerobic bacteria）是一群在有氧条件下不能生长或生长不良而在无氧条件下生长得更好的细菌。根据染色特性及能否形成芽孢，可将厌氧菌分为有芽孢的 G^+ 杆菌和无芽孢的 G^+ 及 G^- 杆菌和球菌。有芽孢的厌氧菌只有 1 个菌属，即梭状芽孢杆菌属。无芽孢的厌氧菌共有 40 多个菌属，300 多个菌种和亚种。

考点：厌氧菌的概念、种类与分类

二、临床意义

厌氧菌广泛分布于自然界和人体。梭状芽孢杆菌属细菌能以芽孢的形式在自然界中长期存活，通过创伤面、动物咬伤或食物进入人体，产生毒素，引起外源性感染。绝大多数无芽孢厌氧菌均存在于人和动物的体表及与外界相通的腔道内，如皮肤、口腔、上呼吸道、肠道、泌尿生殖道等处，与需氧或兼性厌氧菌共同组成人体的正常菌群，而且占有绝对优势。无芽孢厌氧菌在一定条件下，可引起内源性感染。造成厌氧菌感染的主要因素：①局部组织氧化还原电势（Eh）降低，如肿瘤压迫、组织水肿等使局部组织缺血缺氧；②皮肤黏膜屏障受损，如大面积烧伤；③机体免疫力下降，如使用免疫抑制剂、放疗化疗患者等；④菌群失调。

当感染组织局部大量产气；感染部位多发生在黏膜附近；深部外伤；分泌物恶臭或呈暗红色；长期服用氨基糖苷类抗生素治疗无效；临床常规培养阴性但镜检有菌等情况，都应怀疑有厌氧菌感染。

考点：厌氧菌临床意义

三、微生物学检验

（一）检验程序

临床标本厌氧菌检验程序见图 16-1。

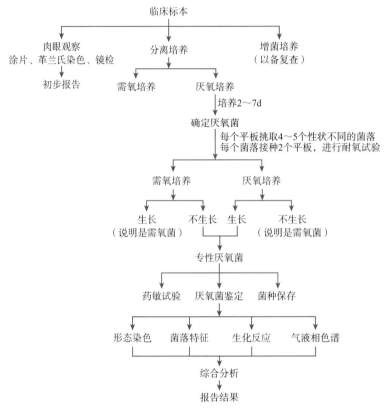

图 16-1　临床标本厌氧菌检验程序

（二）检验要点

1. 标本采集与送检　厌氧菌标本的采集与运送是否符合要求，是厌氧菌培养成功的关键。厌氧菌标本的采集应遵循不能被正常菌群污染，尽量避免接触空气的原则。最适合厌氧菌检测的标本包括血液、脑脊液、心包液、胸腔积液、关节滑液、脓性骨髓液、脑脓肿、肺穿刺液及上述部位手术无菌采集或活检标本等。咽拭子、鼻拭子、溃疡表面拭子、宫颈和阴道拭子，自然排出的尿液、痰液等标本均会不可避免有正常菌群污染，故不适合厌氧菌的检测。厌氧菌标本采集后应立即送检，运送方法有无氧小瓶运送法、厌氧袋运送法、针筒运送法、标本充盈运送法、组织块运送法等。标本运送至实验室后，应在 20 ～ 30min 内处理完毕，最迟不超过 2h。如不能及时接种，可将标本放置室温保存，因低温对有些厌氧菌有害。

考点：厌氧菌标本采集、运送

2. 涂片染色镜检　涂片前应先观察标本的性状，包括气味、是否为脓性、带血分泌物等。除血液标本外，各种厌氧菌标本在接种前均需要涂片进行革兰氏染色，镜下观察形态和染色性，了解细菌的数量，并结合标本性状和镜检结果选择合适的培养基，并及时作出初步报告。

3. 分离培养

（1）培养基　用于厌氧菌分离的培养基分为非选择性和选择性培养基。厌氧菌的初代培养比较困难，非选择性培养基营养丰富，适合初代分离培养厌氧菌。如厌氧血平板（强化血平板），几乎能培养出所有的厌氧菌。初代培养时还可根据标本中可能含有的厌氧菌种类，接种于适当的选择培养基，以提高检出率。选择性培养基，如卡那 – 万古霉素冻溶血琼脂（适用于分离类杆菌属、普雷沃菌属和卟啉单胞菌属）、卵黄琼脂平板（适用于分离产气荚膜梭菌）等。

（2）标本接种 每份标本至少接种 3 个血平板，分别置于有氧、无氧和含 5% ～ 10%CO_2 的环境中培养。为便于在混合物中发现厌氧菌，可在划线的 1 区和 2 区交界处贴一片甲硝唑（5μg/ 片）纸片，培养后如在纸片周围出现抑菌圈，则提示有厌氧菌存在。

（3）厌氧培养法

1）厌氧罐培养法：其原理是利用一个密闭的罐子，通过物理或化学的方法除去罐内氧气，造成无氧环境。常采用的方法是冷触媒法和抽气换气法。

冷触媒法的原理：在罐内放置钯粒和气体发生袋。气体发生袋内有硼氢化钾、碳酸氢钠和枸橼酸制成的药片，使用时剪开袋子的一角，加入 10ml 水，立即盖好罐盖，气体发生袋内产生化学反应形成氢气，在催化剂钯粒的催化下与罐内的氧气结合成水，达到无氧环境。为了检查无氧状态，可在罐内预置亚甲蓝指示剂，有氧时显蓝色，无氧时则为无色。

2）厌氧气袋法：用无毒、透明塑料薄膜制成的特殊气袋代替厌氧罐，采取冷触媒法的原理使袋内形成无氧环境。此法操作简单，携带方便，也适合床边接种。

3）厌氧手套箱：为目前国际比较公认的厌氧菌培养的最佳方法，采用一个密闭的大型金属箱，通过自动化装置自动抽气换气，从而保持箱内始终是厌氧状态。厌氧手套箱由手套操作箱和传送箱组成，操作人员可通过手套箱附带的橡胶手套在箱内操作，适用于在无氧环境中连续进行标本接种、培养和鉴定等全部工作。厌氧手套箱是目前最先进的厌氧培养设备，但价格昂贵培养成本高。

4）疱肉培养法：疱肉培养基是用牛肉渣加适量肉汤，表面覆以无菌的凡士林制备而成。肉渣中含有谷胱甘肽和不饱和脂肪酸，可吸收培养基中的氧气，加之培养基表面的凡士林或液体石蜡隔绝空气，从而形成厌氧环境。疱肉培养基适合厌氧菌增菌培养和保存。

大多数厌氧菌初代培养生长较慢，故厌氧培养在 37℃ 至少培养 48h。若仍无生长，但镜检呈阳性，应继续培养 5 ～ 7d。当厌氧培养有细菌生长，必须做耐氧试验，以确定是否为厌氧菌。次代培养需从每个平板分别挑取 4 ～ 5 个性状不同的菌落，每个菌落分别转种 2 ～ 3 个平板，分别放置需氧、无氧环境中培养，仅在无氧环境中生长的即为专性厌氧菌。

4. 检验鉴定

（1）观察菌落性状 菌落大小、形状、色素、溶血现象，以及是否产生荧光等特征有助于厌氧菌的鉴定。

（2）涂片染色镜检 取培养物涂片染色镜检，根据厌氧菌的形态、染色性及特殊结构可做初步鉴定，但由于厌氧菌染色性常受到培养基种类和培养时间的影响，某些细菌可由 G^+ 菌染成 G^- 菌，这种情况下，可用拉丝试验协助判定。操作时在载玻片上滴加一滴 30g/L 的氢氧化钾溶液，取待测菌与之混合，1min 后用接种环轻轻挑起，能呈现拉丝现象的为 G^- 菌。

（3）生化鉴定 包括多种糖类发酵试验、吲哚试验、硝酸盐还原试验、明胶液化试验、硫化氢试验、触酶试验等。目前还有快速鉴定技术，如胞外酶快速鉴定试验、厌氧菌微量快速生化鉴定系统 A-20，专供厌氧菌鉴定的自动微生物鉴定系统 VITEK-ANI、MicroScan-ANI 等。

（4）其他鉴定技术 气液相色谱技术、MALDI-TOF MS 技术、PCR、基因探针等方法也可用于厌氧菌鉴定。

5. 检验结果与报告 根据革兰氏染色镜检、菌落特征及耐氧试验等发现厌氧菌可初步报告："检出厌氧菌，形似 ×× 菌"，再根据生化反应及其他快速鉴定试验结果作出最终报告。

考点：厌氧菌检验程序与检验方法

第 2 节 梭状芽孢杆菌属

梭状芽孢杆菌属（*Clostridium*）大多为严格厌氧菌，是一群 G^+ 大杆菌，能形成芽孢，芽孢呈圆形或卵圆形，直径多宽于菌体，菌体膨大呈梭状。本菌属细菌主要分布于土壤、人和动物肠道，多数为腐生菌，少数为致病菌。临床上常见的致病性梭状芽孢杆菌包括破伤风梭菌、产气荚膜梭菌、肉毒梭菌和艰难梭菌等。

一、破伤风梭菌

破伤风梭菌（*C.tetani*）是破伤风的病原菌，为临床较常见的 G⁺ 厌氧芽孢杆菌。

（一）临床意义

破伤风梭菌的致病物质包括破伤风痉挛毒素和溶血毒素。破伤风痉挛毒素是主要的致病物质，属于神经毒素，毒性极强，对人的致死量小于 1μg。

当机体受创伤时伤口被污染或分娩时用不洁器械剪断脐带等，破伤风梭菌可侵入伤口进入机体，但细菌不进入血流，可在感染组织内繁殖并产生毒素，产生的痉挛毒素侵入血流后，作用于脊髓前角运动神经细胞，引起肌肉强直性痉挛导致破伤风。典型的临床症状是咀嚼肌痉挛造成牙关紧闭、呈苦笑面容，颈部、躯干及四肢肌肉持续强直性痉挛导致角弓反张，呼吸困难，最终可因窒息而死亡。该菌感染的重要条件是伤口形成厌氧微环境。

机体对破伤风的免疫主要是抗毒素免疫，属于体液免疫。破伤风的预防可通过接种破伤风类毒素或百白破三联疫苗。紧急预防是对伤口进行清创扩创、H₂O₂ 消毒处理并注射破伤风抗毒素。治疗则是早期注射破伤风抗毒素和抗生素如青霉素等。

（二）微生物学检验

1. 检验要点

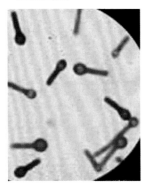

图 16-2 破伤风梭菌（纯培养革兰氏染色，100×10）

（1）标本采集　从可疑的感染伤口处取脓液、组织液或坏死组织块等。

（2）涂片染色镜检　取被检标本进行革兰氏染色镜检，菌体细长杆状，G⁺ 杆菌，有周鞭毛，无荚膜。芽孢正圆形，直径大于菌体，位于菌体顶端，菌体呈鼓槌状，为本菌典型特征（图 16-2）。初期培养物为 G⁺，培养 48h 后，尤其芽孢形成后，细菌易转变为 G⁻。

（3）分离培养

1）培养特性：专性厌氧，在血平板上经 35℃ 24～48h 厌氧培养可见呈薄膜状生长，菌落扁平、半透明、灰白色、边缘疏松似羽毛状，有 β 溶血。在疱肉培养基中，肉汤轻度混浊，肉渣部分消化，微变黑，产生少量气体，有腐败恶臭。

2）抵抗力：该菌芽孢抵抗力强，在土壤中可存活数十年，煮沸 100℃ 1h 方可杀灭，能耐干热 150℃ 1h。对青霉素、红霉素敏感。

（4）检验鉴定　生化试验一般不发酵糖类，能液化明胶，产生硫化氢，多数菌株吲哚试验阳性，硝酸盐还原试验阴性。必要时做动物试验，以培养液做小白鼠毒力试验和保护性试验，若毒力试验和保护性试验呈阳性，则证明被检菌培养液中含有破伤风外毒素。

2. 鉴定依据　根据破伤风患者典型的临床表现和病史即可诊断，一般不进行细菌学检查，只有在特殊需求时进行。

（1）形态特征　取病灶处脓汁或坏死组织直接涂片，革兰氏染色镜检，见典型鼓槌状 G⁺ 大杆菌。

（2）厌氧培养　将可疑材料接种疱肉培养基，肉渣部分消化呈微黑色，后转种至新鲜的厌氧血平板，经培养后破伤风梭菌呈薄膜状迁徙生长。

（3）生化试验　不发酵糖类、可产生硫化氢、可液化明胶，多数菌株吲哚试验阳性，硝酸盐还原试验阴性。

3. 检验报告

（1）初步报告　检出鼓槌状 G$^+$ 大杆菌，形似破伤风芽孢梭菌。

（2）确定报告　找到破伤风芽孢梭菌生长或经 ××d 培养有破伤风芽孢梭菌生长。

考点：破伤风梭菌临床意义和微生物学检验

案例 16-2

患者，男，34 岁，搭乘的拖拉机翻车致右胫腓骨开放性粉碎性骨折。伤后外科处理 72h 后因发热、伤口肿胀入院。查体：右小腿中段外侧可见 15cm 长伤口，血性物流出，有气泡溢出，无明显恶臭味。X 线片示：右胫腓骨中段粉碎性骨折，软组织肿胀，积气。急入手术室行清创术，切开小腿深筋膜减压，应用抗生素治疗。

问题：1. 该患者除骨折外合并感染什么病？引起该病最可疑的病原菌是什么？

2. 需要做哪些微生物学检查有助于确诊？

二、产气荚膜梭菌

产气荚膜梭菌（*C.perfringens*）广泛分布于自然界及人和动物肠道，是引起气性坏疽的主要病原菌。

（一）临床意义

产气荚膜梭菌能产生多种外毒素和侵袭性酶类，并有荚膜，增强侵袭力。外毒素有 α、β、γ、δ、ε 等 12 种，其中 α 毒素（卵磷脂酶）最为重要，能分解细胞膜的磷脂，破坏细胞膜，引起溶血、组织坏死及损伤，使血管通透性增加，造成水肿。

产气荚膜梭菌可引起：①气性坏疽：严重的急性创伤感染，引起组织坏死、水肿胀气，表现为局部严重肿胀和剧痛，有捻发音和恶臭味。病变蔓延迅速，可引起毒血症、休克甚至死亡。②食物中毒：主要由 A 型产气荚膜梭菌污染食物，产生肠毒素引起，表现为腹痛、腹泻、恶心、呕吐。③坏死性结肠炎：C 型菌株产生 β 毒素导致小肠黏膜出血性坏死，引起坏死性肠炎。

彻底清创是预防创伤后发生气性坏疽的最可靠方法。治疗以切除局部坏死组织为主，感染早期可用气性坏疽多价抗毒素，并使用大剂量青霉素杀灭病原菌。

（二）微生物学检验

1. 检验要点

（1）标本采集　一般采取创伤深部的分泌物、穿刺物、坏死组织块；食物中毒取可疑食物。

（2）涂片染色镜检　G$^+$ 粗大杆菌。芽孢为卵圆形，直径小于菌体，位于中央或次极端，在体内和普通培养基上不易形成芽孢，而在无糖培养基中易形成。在机体内可形成明显的荚膜后无鞭毛（图 16-3）。

（3）分离培养

1）培养特性：专性厌氧。在血平板上培养 24h，形成圆形、凸起、表面光滑、边缘整齐的菌落。多数菌株有双层溶血环，内环是由 θ 毒素引起的完全溶血，外环是由 α 毒素引起的不完全溶血（图 16-4）。在卵黄琼脂平板上，由于此菌能产生卵磷脂酶（α 毒素）分解卵黄中的卵磷脂，导致菌落周围出现乳白色的浑浊圈，该现象可被 α 毒素的抗血清所中和，称为 Nagler 反应。本菌在庖肉培养基中生长迅速，产生大量气体，肉渣不被消化呈粉红色。在牛乳培养基中，因能分解乳糖产酸使酪蛋白凝固，同时产生大量气体将凝固的

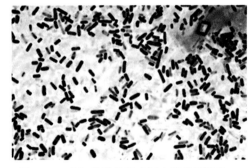

图 16-3　产气荚膜梭菌（标本革兰氏染色，100×10）

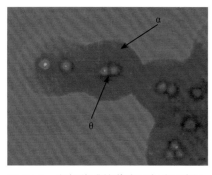

图 16-4 产气荚膜梭菌在厌氧血平板上形成的双层溶血环

酪蛋白冲成蜂窝状，并将液面上的凡士林层上推，甚至冲开棉塞，称为"汹涌发酵"现象，是本菌主要特征之一。

2）分型：根据产生外毒素的种类不同，可将产气荚膜梭菌分为 A、B、C、D、E 5 个毒素型。对人致病的以 A 型和 C 型为主。

（4）检验鉴定　生化反应为发酵葡萄糖、乳糖、麦芽糖，产酸产气。能液化明胶，产生硫化氢，卵磷脂酶阳性，吲哚试验阴性。

2. 鉴定依据　气性坏疽发展急剧，病情严重，应尽早检查作出诊断。

（1）形态学特征　从深部伤口采集标本涂片染色，镜检见有荚膜的 G^+ 粗大杆菌，白细胞少，伴有其他杂菌为特点即可初步诊断。

（2）培养特性　取坏死组织制成细菌悬液，接种于血平板和卵黄琼脂平板培养，或在庖肉培养基增菌培养 8 ～ 10h 后，再转种上述平板培养，观察菌落特点。血平板上有双层溶血环。在卵黄平板上有 Nagler 反应，在牛乳培养基中出现"汹涌发酵"现象，为本菌鉴别的主要特征。

（3）生化试验结果　发酵葡萄糖、乳糖、麦芽糖，产酸产气。产生硫化氢，卵磷脂酶阳性，吲哚试验阴性。

（4）其他试验　能液化明胶。

3. 检验报告

（1）初步报告　检出 G^+ 粗大杆菌，形似产气荚膜梭菌。

（2）确定报告　找到产气荚膜梭菌生长或经 ××d 培养有产气荚膜梭菌生长。

考点：产气荚膜梭菌临床意义和微生物学检验

案例 16-3

　　患者，女，48 岁，以视物模糊、吞咽困难 6d 入院。来院前 1 周下午食用变质苦菜罐头，当晚出现腹泻乏力，第 2 天出现全身疲乏、眩晕、复视、视物模糊、眼睑下垂、口干、吞咽困难等，第 4 天症状加重，出现声音嘶哑，呼吸困难。

　　问题：1. 根据该患者的临床表现，你认为最有可能是什么细菌引起的食物中毒？

　　　　　2. 需要做哪些微生物学检查以确定其诊断？

三、肉毒梭菌

肉毒梭菌（*C.botulinum*）广泛分布于土壤、水中，是一种腐生菌。污染食品后可产生肉毒毒素，引起肉毒毒素中毒。

（一）临床意义

肉毒梭菌的致病物质是肉毒毒素，肉毒毒素是已知最剧烈的神经外毒素，毒性比氰化钾强 1 万倍，肉毒毒素对人的致死量为 0.1 ～ 1.0μg。肉毒毒素通过阻碍乙酰胆碱的释放，导致肌肉弛缓性麻痹。成人多因食入肉毒毒素污染的罐装食品、腊肠、发酵豆制品等引起肉毒毒素中毒。该病胃肠症状很少，主要是神经末梢麻痹，可出现复视、眼睑下垂、斜视、吞咽困难、口齿不清，严重者因膈肌麻痹、呼吸困难死亡。本菌尚可使婴幼儿患婴儿肉毒病。防治该类疾病，应加强卫生管理和监督，食品应低温保存，加热食用。对肉毒毒素中毒的患者应尽早注射 A、B、E 三型多价抗毒素。

（二）微生物学检验

1. 检验要点

（1）标本采集　及时采集可疑食品、早期患者的呕吐物、胃液、粪便及血液等。从患者血清中检出毒素是最直接最有效的方法。采取可疑食品送检，对于判断食品与食物中毒的关系尤为重要。婴儿肉毒病必须在粪便中分离肉毒梭菌并检测毒素。

（2）涂片染色镜检　取标本涂片染色镜检，为 G⁺ 大杆菌，单个、成双或短链状排列。芽孢呈椭圆形，直径大于菌体，位于菌体次极端，使菌体呈网球拍状或汤匙状（图 16-5）。有周身鞭毛，无荚膜。

（3）分离培养　常用庖肉培养基增菌，再经动物接种和保护性试验，证明毒素的性质。如有肉毒梭菌，可接种于血平板和卵黄琼脂平板进行次代培养，取可疑菌落做最后鉴定。

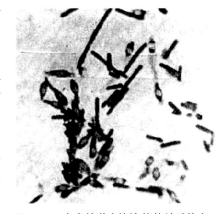

图 16-5　肉毒梭菌（纯培养革兰氏染色，100×10）

1）培养特性：严格厌氧，营养要求不高，常用庖肉培养基增菌，能消化肉渣，使之变黑，有腐败恶臭味。厌氧培养 36～48h 后，在普通琼脂平板上形成灰白色不规则菌落，在血平板上有 β 溶血；在卵黄琼脂平板上，除 G 型外，其余菌种产生局限性不透明区和珠光层。

2）抵抗力：肉毒梭菌芽孢的抵抗力较强，可耐热 100℃ 1h 以上，高压蒸汽灭菌 30min 芽孢可被杀死。但肉毒毒素不耐热，经 80～90℃加热 5～10min 或 100℃煮沸 1min 可灭活。

（4）检验鉴定

1）生化试验：除 G 型外，各型均发酵葡萄糖和麦芽糖，不发酵乳糖，液化明胶，产生硫化氢，吲哚试验阴性，脂酶试验阳性。G 型除能液化明胶外，其他生化反应均为阴性。

2）毒素检测：对可疑标本或培养物低温离心，取上清液进行毒素定性和分型鉴定，阳性可帮助诊断。毒素分型为根据产生毒素的抗原性不同，肉毒梭菌分为 A、B、C1、C2、D、E、F、G 8 个型。引起人类疾病的有 A、B、E、F 型，我国以 A 型为多见，各型毒素只能被同型抗毒素中和。

2. 鉴定依据

（1）形态学特征　G⁺ 性粗大杆菌，芽孢位于次极端，呈网球拍状。

（2）培养特性　在庖肉培养基中，能消化肉渣使其变黑，有腐败恶臭气味。

（3）生化试验　除 G 型外，各型均发酵葡萄糖和麦芽糖，不发酵乳糖，产生硫化氢，吲哚试验阴性，脂酶试验阳性。

（4）其他试验　液化明胶。

3. 检验报告

（1）初步报告　检出网球拍状 G⁺ 粗大杆菌，形似肉毒梭菌。

（2）确定报告　找到肉毒梭菌生长或经 ××d 培养有肉毒梭菌生长。

考点：肉毒梭菌临床意义和微生物学检验

四、艰难梭菌

艰难梭菌（C.difficile）是引起抗生素相关性腹泻和假膜性结肠炎主要的病原菌之一。由于该菌对氧极为敏感，很难分离培养而得名。

（一）临床意义

艰难梭菌是人和动物肠道中的正常菌群，在幼儿的粪便中最常见。艰难梭菌可产生 A、B 两种毒素。毒素 A 是肠毒素，可使肠壁出现炎症，细胞浸润，肠壁通透性增加，出血坏死。毒素 B 为细胞毒素，直接损伤肠壁细胞。艰难梭菌对氨苄西林、头孢霉素、红霉素、克林霉素等耐药，当长期使用这些抗菌药物后，可导致菌群失调，耐药的艰难梭菌可引起抗生素相关性腹泻（antibiotic-associated diarrhea，AAD）、假膜性结肠炎（pseudomembranous colitis，PMC）和医院感染等疾病。AAD 临床表现为水样便、黏液脓性便、血便和稀便，有时可见坏死的黏膜，其 027 型高产毒株曾在世界多个国家发生暴发流行。艰难梭菌是引起 PMC 的主要病原菌之一。

（二）微生物学检验

1. 检验要点

（1）标本采集　应采集新鲜粪便标本或直肠拭子。

（2）涂片染色镜检　取被检标本涂片革兰氏染色镜检，见本菌为 G⁺ 粗大杆菌，芽孢为卵圆形，位于菌体次极端。有些菌株有周鞭毛，无荚膜。培养 48h 后常转为 G⁻。

（3）分离培养　严格厌氧，生长最适温度为 30 ～ 37℃。在血平板上，经 48h 培养后，形成直径 3 ～ 5mm，圆形，略凸起，白色或淡黄色、边缘不整齐、表面粗糙、不溶血的菌落。在环丝氨酸 - 头孢甲氧霉素 - 果糖 - 卵黄琼脂（cycloserine-cefoxitin-fructose-agar，CCFA）平板上形成较大、边缘不齐的黄色菌落，在紫外线照射下可见黄绿色荧光。

粪便标本可接种于 CCFA 选择培养基、牛心脑浸液琼脂平板、血平板，厌氧培养后挑取可疑菌落，转种于庖肉培养基中进行纯培养，做生化鉴定试验和毒素测定。

（4）检验鉴定

1）生化试验：发酵葡萄糖、果糖和甘露醇，不分解乳糖、麦芽糖与蔗糖，水解七叶苷，液化明胶，不分解蛋白质，不产生硫化氢和吲哚，硝酸盐还原试验阴性，不产生卵磷脂酶。

2）毒性检测：将粪便浸液或庖肉培养基培养液，离心沉淀，取上清液过滤除菌，进行细胞毒性试验。此外，还可用对流免疫电泳、ELISA 等直接测定毒素。

2. 鉴定依据　G⁺ 粗大杆菌。芽孢为卵圆形，位于菌体次极端，无荚膜。在 CCFA 平板上形成较大、边缘不齐的黄色菌落，在紫外线照射下可见黄绿色荧光。发酵葡萄糖、果糖和甘露醇，不分解乳糖、麦芽糖与蔗糖，水解七叶苷，液化明胶，不分解蛋白质，不产生硫化氢和吲哚，硝酸盐还原试验阴性，不产生卵磷脂酶。毒素测定阳性。

3. 检验报告

（1）初步报告　检出 G⁺ 粗大杆菌，芽孢卵圆形位于菌体次极端，形似艰难梭菌。

（2）确定报告　找到艰难梭菌生长或经 ××d 培养有艰难梭菌生长。

考点：艰难梭菌临床意义和微生物学检验

第 3 节　无芽孢厌氧菌

一、革兰氏阴性无芽孢厌氧杆菌

临床常见 G⁻ 无芽孢厌氧杆菌包括类杆菌属、普雷沃菌属、卟啉单胞菌属和梭杆菌属等。

（一）脆弱类杆菌

1. 临床意义　脆弱类杆菌是类杆菌属的代表菌种，其占临床厌氧菌分离株的 25%，占类杆菌分离株的 50%，居临床厌氧菌分离株的首位。本菌是人和动物肠道等处的重要菌群，每克粪便中有 10^{10} ～ 10^{12} 个，为大肠埃希菌的 100 ～ 1000 倍。脆弱类杆菌在一定条件下可引起胸腔、颅内及女性生殖系统感染，产生肠毒素的脆弱类杆菌还可引起儿童和成人腹泻。

2. 微生物学检验　采集相应临床标本，革兰氏染色镜检脆弱类杆菌为 G⁻，着色不均，两端钝圆而浓染，中间不着色或染色较浅似空泡。陈旧培养物呈明显多形性。无鞭毛、无芽孢，可形成荚膜。

本菌专性厌氧，在血平板上经 24 ～ 48h 厌氧培养后，菌落直径 1 ～ 3mm，圆形，微凸起，表面光滑，边缘整齐，半透明，灰白色，少数菌株可有微溶血。在胆汁七叶苷培养基中因能分解胆汁七叶苷，使培养基呈黑色，菌落周围有黑色晕圈。

脆弱类杆菌能发酵葡萄糖、麦芽糖和蔗糖，不发酵阿拉伯糖、鼠李糖、山梨醇和海藻糖，水解七叶苷，耐 20% 胆汁，触酶试验阳性。

将临床标本革兰氏染色镜检，若发现 G⁻ 杆菌，着色不均，两端钝圆而浓染，中间不着色或染色较浅似空泡，具有多形性，疑为本菌。分离培养时可用胆汁七叶苷平板和血平板接种标本，厌氧培养后观察菌落特征。结合发酵葡萄糖、麦芽糖和蔗糖，水解七叶苷，耐 20% 胆汁等生化试验做出鉴定。

（二）产黑色素普雷沃菌

1. 临床意义　产黑色素普雷沃菌是普雷沃菌属的代表菌种，主要寄居在正常人体的口腔、女性生殖道等部位，在一定条件下可引起内源性感染，临床上是引起口腔与牙周感染、肺部感染及女性生殖系统感染的常见菌之一。

2. 微生物学检验　采集相应临床标本，革兰氏染色镜检本菌为 G⁻ 球杆状。排列成对或为短链状，两端钝圆，有浓染和空泡。在液体培养基中，尤其是在含糖培养基中，长短不等，长者达 10μm 以上，呈多形性。无鞭毛、无芽孢和荚膜。

专性厌氧。在培养基中加入氯化血红素和维生素 K 可促其生长，在厌氧血平板上培养 2 ～ 3d 后，菌落直径为 0.5 ～ 3mm，圆形、凸起、不透明、呈 β 溶血。菌落初期为灰白色，后呈黄色并逐渐呈浅棕色，5 ～ 7d 后转为黑色。在黑色素产生之前，用波长 366nm 紫外线照射菌落时，可见橘红色荧光，黑色素出现后即不见荧光。黑色素只有在含血液的培养基上才能产生。本菌发酵葡萄糖、乳糖和蔗糖。触酶试验和脂酶试验阴性。

在感染部位采取标本，涂片革兰氏染色镜检，若发现 G⁻ 球杆状，两端钝圆，着色不均，中间似有空泡，则接种血平板，厌氧培养 2 ～ 7d，可见棕色或黑色菌落，再结合生化试验或气液相色谱检测其代谢产物，最终报告结果。

（三）不解糖紫单胞菌

1. 临床意义　不解糖紫单胞菌为卟啉单胞菌属的代表菌种，不解糖紫单胞菌主要分布于人类口腔、泌尿生殖道和肠道。主要引起牙周炎、牙髓炎、根尖周炎、胸膜炎、阑尾炎和细菌性阴道炎等。本菌对卡那霉素、多黏菌素耐药，对万古霉素、头孢菌素、青霉素 G、克林霉素等敏感。

2. 微生物学检验　采集相应临床标本，革兰氏染色镜检 G⁻ 杆菌或球杆菌。两端钝圆，着色不均匀。维生素 K₁ 和氯化血红素可促进本菌生长及黑色素的产生。35 ～ 37℃厌氧培养 3 ～ 5d 可形成 1 ～ 2mm 圆形、凸起、表面光滑、边缘整齐、棕色或黑色菌落。在未出现黑色素之前，用波长 366nm 的紫外线灯照射，可见红色荧光，应注意与产黑色素普雷沃菌鉴别。不发酵糖，触酶试验阴性，七叶苷水解和脂酶试验阴性，液化明胶、吲哚试验阳性。

在病变部位采取标本，厌氧送检。镜检为 G⁻ 杆菌或球杆菌，着色不均。接种于血平板厌氧培养，观察其菌落形态。结合生化试验或气液相色谱检测其代谢产物，报告结果。

（四）具核梭杆菌

1. 临床意义　具核梭杆菌属于梭杆菌属，主要寄生于人类口腔、上呼吸道、肠道和泌尿生殖道，是口腔感染常见病原菌，除此之外还可引起肺脓肿及胸腔感染。

2. 微生物学检验　采集相应临床标本，革兰氏染色镜检本菌为 G⁻ 杆菌，典型形态呈梭状，两端尖细，中间膨大。有时菌体中有 G⁺ 颗粒存在。无鞭毛和芽孢。

严格厌氧，在血平板上生长良好。经 48h 厌氧培养后，菌落直径 1 ～ 2mm，不规则圆形，略凸起，灰白色、半透明。用透明光观察，菌落常显示珍珠样光斑点，一般不溶血。生化反应较弱。吲哚试验阳性，硝酸盐还原试验阴性，在 20% 胆汁中不生长。

在感染部位取脓汁，菌血症患者取血液增菌培养。染色镜检为 G⁻ 杆菌，两端尖细，中间膨大、似梭状。在 20% 胆汁中不生长，不发酵葡萄糖，不分解七叶苷，吲哚试验阳性。

考点：革兰氏阴性无芽孢厌氧杆菌临床意义和微生物学检验

二、革兰氏阳性无芽孢厌氧杆菌

革兰氏阳性无芽孢厌氧杆菌种类很多，和人类健康有关的有丙酸杆菌属、乳杆菌属、双歧杆菌属、真杆菌属、蛛网菌属和放线菌属。

（一）丙酸杆菌属

1. 临床意义　因发酵葡萄糖产生丙酮酸而得名。主要寄生在人体的皮肤与乳制品中。痤疮丙酸杆菌是皮肤上的优势菌，存在于正常皮肤的毛囊、汗腺中，与痤疮、酒渣鼻有关。也可成为腰穿刺液、骨髓穿刺液培养的污染菌，其他菌种也可引起软组织感染等。

2. 微生物学检验　采集相应临床标本，革兰氏染色镜检本菌为 G^+ 杆菌，无鞭毛、荚膜和芽孢。菌体微弯或呈棒状，染色不匀，单个、成对或呈 "V" 和 "Y" 形排列。厌氧或微需氧，某些菌种数次转种后可变为兼性厌氧。菌落一般细小，灰白至粉红。凡触酶试验阳性、吲哚试验阳性者为痤疮丙酸杆菌；触酶试验阳性、吲哚试验阴性者为其他丙酸杆菌。

（二）乳杆菌属

1. 临床意义　乳杆菌属因其发酵糖类产生大量乳酸而得名。常见菌种是嗜酸乳杆菌、德氏乳杆菌、发酵乳杆菌等。乳杆菌属是人肠道、阴道、口腔正常菌群，也广泛存在于乳制品，如奶酪、酸奶中。仅少数菌种具有致病性，可引起亚急性细菌性心内膜炎、败血症或脓肿等。此外，嗜酸乳杆菌还与龋齿的形成有关。

2. 微生物学检验　采集相应临床标本，革兰氏染色镜检本菌为 G^+ 细长杆菌，无鞭毛、荚膜和芽孢。有些菌株两端染色较深，单个、成双、短链或栅栏状排列。本属细菌可为专性厌氧、兼性厌氧或微需氧，厌氧环境中生长更好。菌落细小，表面粗糙。分离培养常用 MRS 营养琼脂，最适 pH5.5 ～ 6.2。能发酵多种糖类，不分解蛋白质，触酶试验阴性，不液化明胶。

（三）双歧杆菌属

1. 临床意义　为人类和动物肠道内重要的正常菌群，在肠道正常菌群中占有很高比例，在口腔和阴道中也有存在。在正常情况下，双歧杆菌与人类保持着和谐的共生关系，有抗感染、抗肿瘤、营养、调节肠道菌群关系和抗衰老等作用。齿双歧杆菌与龋齿和牙周炎有关。

2. 微生物学检验　采集相应临床标本，革兰氏染色镜检本菌为 G^+ 杆菌，高度多形性，常有分叉和棒状，染色不均，排列不规则，无鞭毛、荚膜和芽孢。初次分离要求专性厌氧。在双歧杆菌琼脂培养基 BL 和 BS 血琼脂上，形成圆形、光滑、乳白色或灰褐色、不透明、不溶血菌落。生化反应不活泼，仅分解葡萄糖和乳糖，多数触酶阴性，不产生吲哚，不还原硝酸盐。

（四）真杆菌属

1. 临床意义　又称优杆菌属，是人和动物口腔和肠道正常菌群，对人体有营养、生物拮抗和维持肠道生态平衡功能。少数菌种可致病。

2. 微生物学检验　采集相应临床标本，革兰氏染色镜检本菌为 G^+ 短杆状或棒状或多形性，少数菌株有鞭毛。专性厌氧，在厌氧血平板上形成不溶血的小菌落。20% 胆汁可促进其生长。多数菌种可发酵糖类，触酶试验阴性，不产生吲哚，不还原硝酸盐。

考点：革兰氏阳性无芽孢厌氧杆菌

三、厌氧球菌

厌氧球菌是临床厌氧感染的重要病原菌，约占临床厌氧菌分离株的 25%，临床感染中较常见的是 G^+ 的消化球菌属、消化链球菌属和 G^- 的韦荣球菌属。

（一）消化球菌属

1. 临床意义　本属菌是人体正常菌群之一，常与需氧菌一起引发混合感染，包括腹腔感染，肝脓肿，外阴、阴道及盆腔感染等。

2. 微生物学检验　采集相应临床标本或纯培养物，革兰氏染色镜检本菌为 G^+ 球菌，单个、成双、短链或成堆排列。无芽孢，无荚膜和鞭毛。专性厌氧，生长缓慢，厌氧培养 2～4d 形成黑色不溶血的小菌落，暴露空气后色变浅，传代后黑色消失，用庖肉培养基培养后又可产生黑色素。不发酵糖类，触酶试验阳性，吲哚试验阴性，脲酶试验阴性，硝酸盐还原试验阴性。

从感染部位采集标本，做直接涂片镜检和分离培养。接种于血平板及庖肉培养基，厌氧培养 2～4d 后，根据菌落形态和革兰氏染色报告初步结果；结合生化反应、抗菌药物敏感试验报告最后结果。注意与消化链球菌的鉴别。

（二）消化链球菌属

1. 临床意义　消化链球菌属是人和动物口腔、上呼吸道、肠道、女性生殖道等部位的正常菌群。可引起人体多种组织和器官的感染，在临床厌氧菌分离株中占比例较高，仅次于脆弱类杆菌。并且以混合感染多见，如厌氧消化链球菌常与金黄色葡萄球菌或溶血性链球菌协同引起严重创伤感染。该菌还可导致细菌性心内膜炎。

2. 微生物学检验　采集相应临床标本或纯培养物，革兰氏染色镜检本菌为 G^+ 球形或卵圆形，有时易染成阴性，菌体较小，常成双或短链状排列。无鞭毛、芽孢和荚膜。专性厌氧，生长缓慢。营养要求高，吐温 -80 可促进厌氧消化链球菌生长。在血平板上形成灰白、不透明、边缘整齐、凸起、不溶血的小菌落。生化反应不活泼，厌氧消化链球菌微弱发酵葡萄糖，不发酵乳糖，不产生吲哚，不产生脲酶，硝酸盐还原试验阴性。对多聚茴香脑磺酸钠（SPS）敏感性高，可用于该菌的鉴定。

检查方法与消化球菌基本相同。本属细菌的培养物常有恶臭，可通过形态、染色、培养特性和SPS抑制试验等其他生化反应初步鉴定，最后可采用商品化鉴定系统或气液相色谱分析代谢产物做出准确鉴定。

（三）韦荣球菌属

1. 临床意义　韦荣球菌属是口腔、上呼吸道、肠道和女性生殖道的正常菌群，一定条件下可引起内源性感染，且多为混合感染。

2. 微生物学检验　采集相应临床标本或纯培养物，革兰氏染色镜检本菌为 G^- 球菌，可成双或短链状排列。无鞭毛和芽孢，专性厌氧，需要 CO_2。营养要求较高，接种含万古霉素的乳酸盐琼脂平板（韦荣球菌培养基）有助于本菌的分离。生化反应不活泼，氧化酶阴性，不发酵糖类，硝酸盐还原试验阳性，吲哚试验阴性。

临床标本涂片染色镜检，如发现细小的 G^- 球菌，成双或短链状排列，硝酸盐还原试验阳性，厌氧血琼脂上菌落细小、圆形、凸起、灰白色，紫外线照射显红色荧光，可初步鉴定为韦荣球菌属。确切鉴定依赖气液相色谱分析和商品化鉴定系统。

考点：厌氧球菌临床意义和微生物学检验

课堂思政 她是伤员眼中的"提灯女神"

游建平,陆军军医大学西南医院感染科护士长,第46届南丁格尔奖章获奖者。一边是陡峭的悬崖,一边是湍急的江水,不时要躲避掉落的山石,身材娇小的游建平身背重10千克以上的药材,几乎是手脚并用爬过泥石流路段,历经8h到达映秀……这是2008年汶川大地震时的惊险一幕。抵达救援一线后,面对没电、没水、没医、没药的情况,她带领护士们因地制宜,针对气性坏疽这种地震现场最严重的感染性疾病,迅速建立简易隔离区,严格进行人员的消毒隔离和医疗废物的规范处理;组建宣讲队进行灾后传染病防范知识宣教,对灾民集中点和官兵驻地生活环境进行卫生整顿……在灾区连续奋战的60多个日夜里,游建平就是伤员眼中神圣的"提灯女神",为在恐惧和绝望中的患者点亮生的希望。

目标检测

选择题(选择一个最佳答案)

1. 抗生素相关性腹泻的病原菌是（　　　　）
　　A. 副溶血性弧菌　　　　　B. 大肠埃希菌
　　C. 脆弱类杆菌　　　　　　D. 肺炎链球菌
　　E. 艰难梭菌

2. 厌氧培养法包括（　　　　）
　　A. 厌氧罐培养法　　　　　B. 疱肉培养基法
　　C. 气袋法　　　　　　　　D. 厌菌手套箱法
　　E. 以上均是

3. 临床厌氧菌分离株最常见的是（　　　　）
　　A. 放线菌　　　　　　　　B. 脆弱类杆菌
　　C. 不解糖卟啉单胞菌　　　D. 具核梭杆菌
　　E. 消化链球菌

4. 下列细菌中,菌体呈鼓槌状的是（　　　　）
　　A. 破伤风梭菌　　　　　　B. 产气荚膜梭菌
　　C. 具核梭杆菌　　　　　　D. 肉毒梭菌
　　E. 艰难梭菌

5. 引起假膜性结肠炎的病原体是（　　　　）
　　A. 破伤风梭菌　　　　　　B. 产气荚膜梭菌
　　C. 具核梭杆菌　　　　　　D. 肉毒梭菌
　　E. 艰难梭菌

6. 在牛乳培养基中可出现"汹涌发酵"现象的厌氧菌是（　　　　）
　　A. 破伤风梭菌　　　　　　B. 脆弱类杆菌
　　C. 肉毒梭菌　　　　　　　D. 产气荚膜梭菌
　　E. 消化链球菌

7. 毒素中毒,引起肌肉强直性痉挛的细菌是（　　　　）
　　A. 产气荚膜梭菌　　　　　B. 脆弱类杆菌

　　C. 艰难梭菌　　　　　　　D. 肉毒梭菌
　　E. 破伤风梭菌

8. 破伤风梭菌的重要致病条件是（　　　　）
　　A. 机体免疫力下降
　　B. 需氧菌污染伤口
　　C. 经口误食破伤风梭菌污染食物
　　D. 破伤风梭菌进入血液
　　E. 伤口局部形成厌氧微环境

9. 下列关于肉毒梭菌的描述,错误的是（　　　　）
　　A. 有芽孢,菌体呈网球拍状
　　B. 专性厌氧,营养要求不高
　　C. 肉毒毒素毒性极强,属于神经毒素
　　D. 肉毒毒素中毒以胃肠道症状为主
　　E. 在疱肉培养基中消化肉渣变黑

10. 下列标本中不适合进行厌氧菌检测的是（　　　　）
　　A. 血液　　　　　　　　　B. 脑脊液
　　C. 自然排出的尿液　　　　D. 关节滑液
　　E. 心包液

11. 破伤风梭菌的致病因素主要是（　　　　）
　　A. 内毒素　　　　　　　　B. 外毒素
　　C. 干扰素　　　　　　　　D. 抗毒素
　　E. 细菌素

12. 在卵黄琼脂平板上可形成 Nagler 反应阳性的细菌是（　　　　）
　　A. 破伤风梭菌　　　　　　B. 产气荚膜梭菌
　　C. 具核梭杆菌　　　　　　D. 肉毒梭菌
　　E. 艰难梭菌

（王燕梅）

其他原核细胞型微生物检验

1. 掌握钩端螺旋体和梅毒螺旋体、支原体、衣原体的生物学特性及微生物学检验。
2. 熟悉支原体与细菌的 L 型的区别；立克次体的微生物学检验。
3. 了解螺旋体、支原体、衣原体、立克次体的临床意义。
4. 能正确选择试验项目对螺旋体、支原体、衣原体和立克次体进行检验，并能正确判读结果和完成检验报告。
5. 培养学生实事求是、严谨的工作态度，具有高度的生物安全意识、服务意识和质量意识；树立良好的团队协作精神。

第 1 节 螺 旋 体

 案例 17-1

患者，女，32 岁，3 个月前发现外生殖器有 1cm 大小的无痛性溃疡，较硬，未治自愈。近日，因出现不规则发热，躯干及四肢等处出现玫瑰色皮疹而就诊。查体：躯干及四肢近端对称分布玫瑰色皮疹，压之褪色，互不融合，腹股沟、腋窝等处淋巴结肿大，外生殖器检查未见皮损。

问题：1. 根据上述案例，患者可能患什么疾病？
　　　2. 请写出合理的检验程序。

螺旋体是一群细长、柔软、弯曲呈螺旋状、运动活泼的原核细胞型微生物。菌体基本结构与细菌相似，繁殖方式为二分裂增殖，细胞壁内有脂多糖和磷壁酸，对抗生素敏感等。螺旋体在自然界和动物体内广泛存在，种类很多。但对人和动物致病的主要有钩端螺旋体属、密螺旋体属和疏螺旋体属。

一、钩端螺旋体

（一）临床意义

钩端螺旋体（钩体）具有黏附素、内毒素样物质和溶血素，引起人和动物钩端螺旋体病，钩端螺旋体病是一类人兽共患的自然疫源性疾病。自然界中主要感染野生动物和家畜。鼠类和猪为重要的储存宿主和传染源，在其体内肾小管中长期繁殖，其血和粪、尿中含有大量钩体，污染土壤和水源。人接触后，经破损皮肤和黏膜侵入人体，在局部生长繁殖后，经淋巴系统或直接进入血液循环引起败血症。本病特点是起病急，早期高热、疲乏无力、头痛、全身酸痛、眼结膜充血、腓肠肌压痛、浅表淋巴结肿大等。后期表现为肺、肝、肾等组织器官出血和坏死，病情较为凶险，甚至发生 DIC 或死亡。临床类型有流感伤寒型、肺出血型、黄疸出血型、肾衰竭型等。

病后对同型钩体菌株有持久的免疫力，以体液免疫为主。预防钩端螺旋体病，应积极防鼠、灭鼠，加强对带菌家畜管理。易感人群或流行疫区人群接种灭活多价钩体疫苗，加强特异性预防。对患者治疗首选青霉素类抗生素。

考点：钩端螺旋体临床意义

（二）微生物学检验

钩端螺旋体传染力较强，检验时要严格遵守消毒隔离规定，防止实验室感染。

1. 标本采集　病原学检查时，发病 7 ～ 10d 内取外周血，2 周后取尿液。有脑膜刺激症状者取脑脊液。血清学检查时，最好采取病程早、晚期双份血清，一般在发病初和发病后 3 ～ 4 周各采集一次。

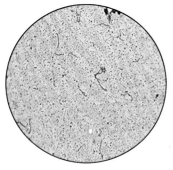

图 17-1　钩端螺旋体（镀银染色，100×10）

2. 涂片染色镜检　将标本离心后用暗视野显微镜检查，或经 Fontana 镀银染色用普通光学显微镜检查，亦可用直接免疫荧光法检查。

钩端螺旋体螺旋细密而规则，以致在光学显微镜下看不清螺旋，其特点是菌体一端或两端弯曲呈钩状，菌体呈问号状或 C、S 形。暗视野显微镜下，似细小珍珠样排列的细链，沿长轴旋转或扭转伸屈运动。常用 Fontana 镀银染色，钩端螺旋体被染成棕褐色（图 17-1）。

3. 分离培养　取血、尿标本接种于含 10% 兔血清的柯氏（Korthof）培养基，置 28 ～ 30℃培养 2 ～ 4 周，每 5 ～ 7d 取培养物用暗视野显微镜检查有无生长。如有钩端螺旋体存在，用已知诊断血清鉴定其血清群和血清型。30d 未生长者，可判为阴性。

（1）培养特性　钩端螺旋体是目前唯一能在人工培养基上培养的螺旋体，营养要求较高，最适 pH7.2 ～ 7.6，低于 pH6.5 死亡。最适生长温度为 28 ～ 30℃，生长缓慢，常用 Korthof 培养基培养。在液体培养基中，28℃培养 1 周左右，可见半透明云雾状混浊；固体培养基上，28℃培养 2 周左右，可形成透明、不规则的扁平菌落。

（2）抗原构造　钩端螺旋体主要有属特异性抗原、群特异性抗原和型特异性抗原。应用显微镜凝集试验（MAT）鉴定血清群和血清型。目前问号状钩端螺旋体至少可分为 25 个血清群、273 个血清型，其中我国已发现 19 个血清群、75 个血清型。

（3）抵抗力　对酸、热敏感，60℃ 1 min 即死亡。0.2% 甲酚皂、1% 苯酚经 10 ～ 30min 被杀灭。在自然界中生存能力强，中性的湿土或水中可存活 20d 以上，甚至数月，这在疾病的传播上有重要意义。

4. 检验鉴定

（1）血清学检查　一般在发病初期和发病第 3 ～ 4 周各采血一次，检测抗体效价的变化。常用显微镜凝集试验、间接红细胞溶解试验、胶乳凝集及凝集抑制试验、TR/Patoc Ⅰ 和 ELISA 等鉴定。

显微镜凝集试验是敏感性、特异性较高的方法，其基本方法是用我国标准菌株或当地常见菌株型别的活钩端螺旋体作为抗原，分别与不同倍比稀释度患者血清（经 56℃ 30min 灭活）混合，28 ～ 30℃ 2h，然后用暗视野显微镜检查，若待检血清中有相应抗体存在时，则钩体被凝集成团，形如蜘蛛样。一般患者"++"凝集效价 ≥ 320 或恢复期血清比早期血清效价 ≥ 4 倍时有诊断意义。

（2）动物试验　分离钩体的敏感方法，尤其适用于有杂菌污染的标本。常用幼龄豚鼠或金地鼠，将标本注入动物腹腔，一般 3 ～ 7d 内发病，观察动物体温、厌食、流泪、竖毛等症状。自第 1 周末起，取心血及腹腔液暗视野显微镜检查并进行分离培养。动物病死后解剖，可见皮下和肺部有大小不等的出血灶，呈蝴蝶状，具有诊断价值。肝和脾脏组织显微镜下可见大量钩体存在。

（3）其他试验　还可采用特异性 DNA 探针法、补体结合试验等进行检测。

考点：钩端螺旋体微生物学检验

二、梅毒螺旋体

梅毒螺旋体（*T.pallidum*，TP）属于密螺旋体属中苍白密螺旋体中的苍白亚种，是引起人类梅毒的病原体，人是其唯一宿主。

（一）临床意义

自然情况下，梅毒螺旋体只感染人，人是唯一的传染源。主要经过直接接触（性接触）传播或间接接触（如输血）传播引起获得性梅毒，另外也可经胎盘垂直传播，引起胎儿先天梅毒。

致病机制尚不明确，可能与荚膜样物质和透明质酸酶有关。梅毒中出现的组织破坏和病灶，主要是免疫病理损伤所致。

1. 先天性梅毒　又称胎传梅毒。可致胎儿全身感染，引起胎儿流产和死胎；也可导致畸形，可出现锯齿形牙、马鞍鼻、神经性耳聋和间质性角膜炎等。

2. 后天性梅毒　又称获得性梅毒，临床上分为三期：Ⅰ期（早期）梅毒，感染 2～3 周后，主要出现外生殖器无痛性硬性下疳，溃疡渗出液中有大量病原体，传染性极强，但可自愈。Ⅱ期（早期）梅毒，主要为全身皮肤黏膜出现梅毒疹，全身淋巴结肿大，梅毒疹及淋巴结中有大量梅毒螺旋体，此阶段损害轻，传染性强，不经治疗也可在 3 周～3 个月内消退，部分病例可再发作。Ⅲ期（晚期）梅毒，一般发生在感染 2 年后，亦可长达 10～15 年，病损可波及全身各组织和器官，引起缺血坏死，波及中枢神经系统和心血管，导致动脉瘤、脊髓痨或全身麻痹，此期病灶中的螺旋体很少，传染性小，病程长，破坏性大，可危及生命。整个病程具有反复、潜伏和再发的特点。

人体对梅毒无先天免疫力，机体对梅毒螺旋体的免疫主要是传染性免疫，以细胞免疫为主。预防着重是加强卫生宣传教育，梅毒确诊后，应及早进行彻底治疗，治疗主要选用青霉素。

考点：梅毒螺旋体临床意义

（二）微生物学检验

1. 标本采集　可采取下疳分泌物、病损组织小块及皮疹、淋巴结穿刺洗涤液等进行直接检查。血清学试验可采集血液，分离血清送检。

2. 涂片染色镜检　G⁻，但不易着染。

（1）暗视野显微镜检查　取Ⅰ、Ⅱ期患者病灶标本制成湿片，置暗视野显微镜检查，如见有运动活泼，呈现屈伸、旋转、前后移行、滚动等的螺旋体，即有诊断意义。新鲜标本不需要染色，在暗视野显微镜下，观察其形态和运动。

（2）镀银染色镜检　将标本制成干片，用 Fontana 镀银染色，镜下可见梅毒螺旋体纤细，螺旋致密而规则，有 8～14 个螺旋，菌体两端尖直，棕褐色（图 17-2）。

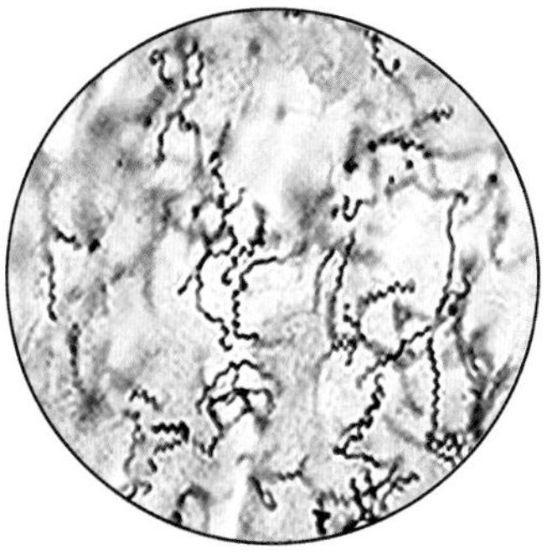

（3）直接荧光抗体检测法，置荧光显微镜下，可见发荧光的梅毒螺旋体。

3. 分离培养

1）培养特性：梅毒螺旋体不能在无生命人工培养基中生长繁殖。采用棉尾兔单层上皮细胞培养，可生长繁殖并保持其毒力。

2）抵抗力：梅毒螺旋体的抵抗力极弱。对干燥、热、冷及一般消毒剂敏感。离体后在外环境中迅速死亡，4℃ 3d 后失去感染力。故血液置 4℃ 存放 3d 可避免传染梅毒的危险。对青霉素、四环素、红霉素、阿奇霉素及砷制剂等敏感。

图 17-2　梅毒螺旋体（Fontana 镀银染色，100×10）

4. 检验鉴定　目前主要是血清学诊断试验，测定患者血清中的特异性抗原或抗体。有非密螺旋体抗原试验和密螺旋体抗原试验两类，见表 17-1，以非密螺旋体抗原试验（以牛心肌的心脂质作为抗原，测定患者血清中反应素即抗脂质抗体）进行过筛试验，以密螺旋体抗原试验（以密螺旋体抗原检测患者血清中特异性抗体）做确认试验。甲苯胺红不加热血清试验（TRUST）最常使用。

表 17-1　梅毒螺旋体血清学常用试验		
试验类型	试验名称（英文缩写）	阳性结果
非密螺旋体抗原	性病研究实验室试验（VDRL）	白色凝集
	快速血浆反应素环状卡片试验（RPR）	黑色凝集
	甲苯胺红不加热血清试验（TRUST）	红色凝集
密螺旋体抗原	荧光密螺旋体抗体吸收试验（FTA-ABS）	发荧光的抗原 - 抗体复合物
	梅毒螺旋体荧光抗体双染色试验（FTA-ABS-DS）	发荧光的抗原 - 抗体复合物
	抗梅毒螺旋体抗体微量血凝试验（MHA-TP）	血球凝素
	免疫印迹试验	蓝色区带
	ELISA（夹心法或间接法）	显色

考点：梅毒螺旋体的微生物学检验

三、其他常见螺旋体

其他常见螺旋体，有伯氏螺旋体、回归热螺旋体和奋森螺旋体等。其主要特点参见表 17-2。

表 17-2　三种常见螺旋体主要特点			
种类	形态特点	所致疾病	微生物学检验
伯氏螺旋体	疏螺旋体，有 5 ~ 10 个不规则的螺旋，两端稍尖	主要引起莱姆病，是一种自然疫源性传染病。储存宿主主要是鼠类、兔、鹿等脊椎动物，也可经蜱媒传播。以游走性红斑皮损为特征，可伴有头痛、发热、颈硬、肌痛和关节痛等	暗视野显微下可见滚动、扭曲或翻转运动的螺旋体，但不易检出。血清学检查常用间接免疫荧光和 ELISA 检测特异 IgM 和 IgG 抗体。也可用 PCR、蛋白印迹分析
回归热螺旋体	疏螺旋体，与伯氏螺旋体相似，呈波状	以节肢动物为媒介引起人类回归热。分为流行性回归热（虱传回归热）和地方性回归热（蜱传回归热）。症状为高热、头痛、肝脾大、肌肉和关节疼痛。反复发作与缓解交替	发热时，取外周血制片暗视野或染色后见螺旋体可初步诊断。退热期血液中常无螺旋体
奋森螺旋体	疏螺旋体，形态纤细，有 3 ~ 8 个大而不规则的螺旋，运动活泼，G⁻	与梭杆菌共生，协同引起溃疡性牙龈炎或咽峡炎，溃疡面上有灰白色假膜。表现为牙龈肿痛、口臭、出血，颈部淋巴结肿大等	标本涂片，革兰氏染色，可见 G⁻ 梭杆菌和螺旋体共存，奋森螺旋体有 3 ~ 8 个大而不规则的螺旋

考点：其他常见螺旋体的主要特点

第 2 节　支　原　体

案例 17-2

患者，女，8 岁，2 周前出现乏力、头痛、咽痛、发冷、发热、肌肉酸痛、食欲减退、恶心、呕吐等，头痛显著。发热高低不一，可高达 39℃。2 ~ 3d 后出现明显的呼吸道症状，如阵发性刺激性咳嗽，咳少量黏痰或黏液脓性痰，有时痰中带血。发热持续 2 周。热度恢复正常后尚遗有咳嗽，伴胸骨下疼痛，但无胸痛。

问题：1. 根据上述案例，患者可能患什么疾病？是什么微生物感染？
　　　2. 请写出合理的检验程序。

支原体（Mycoplasma）是一类无细胞壁，形态上呈多态性，能通过细菌滤器，在无生命培养基中能生长繁殖的最小的原核细胞型微生物。法国人 Nocard 和 Roux 于 1898 年在胸膜炎的牛胸腔积液中首次成功分离，因其能形成有分枝的长丝，1967 年正式命名为支原体。

支原体广泛存在于自然界，已分离到 200 余种。人体支原体至少有 16 种，对人类致病的主要有肺炎支原体（*M.pneumoniae*）、人型支原体（*M.hominis*）、生殖道支原体（*M.genitalium*）和条件致病的解脲脲原体（*Ureaplasma urealyticum*，Uu）等。

考点：支原体分类及命名

一、临床意义

支原体广泛存在于人和动物体内，大多不致病。主要引起人类口腔呼吸道、泌尿生殖道感染等。肺炎支原体的主要致病物质有 P_1 蛋白、糖脂抗原和荚膜多糖，可引起人类原发性非典型病原体肺炎，它主要通过呼吸道飞沫传播。人型支原体、解脲脲原体和生殖道支原体可通过性接触传播，为性传播疾病病原体，引起人类非淋球菌性和非衣原体性泌尿生殖道感染，如尿道炎、睾丸附睾炎、慢性前列腺炎、阴道炎、宫颈炎及尿路结石等。

支原体无细胞壁，对青霉素类、头孢菌素类抗生素不敏感，对多西环素、左氧氟沙星等敏感。

支原体是细胞培养中常见的污染源，可影响培养的细胞生长，故在细胞培养时应注意支原体污染的监测。

考点：支原体的临床意义

二、微生物学检验

（一）标本采集

一般可用患者的痰、咽拭子、咽洗液、支气管分泌物、穿刺液、生殖道分泌物，因为支原体有黏附细胞作用，所以最好采用拭子标本。支原体对干燥敏感，采集的标本应立即接种或置于转运培养基（蔗糖磷酸盐缓冲液）。存 4℃冰箱不宜超过 72h，液氮或 -70℃可长期保存。

（二）涂片染色镜检

一般大小为 0.3 ～ 0.5μm，很少超过 1μm。无细胞壁，呈高度多形态性，如球形、杆形、长丝形及分枝状。G⁻ 但不易着色，常用吉姆萨（Giemsa）染色，呈淡紫色。

（三）分离培养

1. 培养特性　支原体的营养要求较一般细菌高，除基础培养基外，宜加入 10% ～ 20% 灭活的小牛或马的血清，以提供胆固醇与其他长链脂肪酸，多数支原体还需添加新鲜的酵母浸液、组织浸液等才能生长。对低渗透压敏感。最适 pH7.6 ～ 8.0（解脲脲原体最适 pH6.0 ～ 6.5），需氧或兼性厌氧，在含 5% ～ 10% CO_2 大气环境或 90%N_2 和 5%CO_2 厌氧环境中培养生长较好。最适生长温度 37℃。生长较缓慢，人型支原体、解脲脲原体需培养 2 ～ 4d，肺炎支原体通常需要 21d 或更久。

在含 1.4% 琼脂的固体培养基上培养，有时形成较为典型的"油煎蛋"样菌落，其中央厚实、致癌，周边为一层薄薄的透明区（图 17-3）。用肉汤培养基培养时，如果指示剂变色，应立即转种，以防其失去繁殖能力。

2. 抵抗力　支原体无细胞壁，对热、干燥、低渗敏感，但对乙酸、甲紫和亚碲酸盐有抵抗力，在培养基中加入适当浓度的上述物质可用于培养时抑制其他细菌生长。耐冷，液氮或 -70℃能长期冻存，需要检验时置 35℃水浴中迅速融化。4℃放置不宜超过 3d。

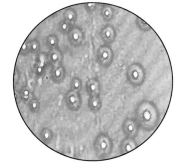

图 17-3　支原体"油煎蛋"样菌落（100×10）

（四）检验鉴定

1.生化试验 根据分解葡萄糖、利用精氨酸、水解尿素等可初步鉴定支原体，见表 17-3。

表 17-3 支原体生化反应鉴别

支原体种类	葡萄糖	精氨酸	尿素
肺炎支原体	+	-	-
人型支原体	-	+	-
生殖道支原体	+	-	-
解脲脲原体	-	-	+

2.肺炎支原体的鉴定 根据形态、菌落和生化反应特征，可进行初步鉴定，进一步鉴定需用特异性血清做 GIT 和 MIT。

（1）血清学检测 将支原体抗原包被在硝酸纤维素膜上，采用胶体金免疫层析技术（间接法）检测特异 IgM 抗体，对早期感染具有诊断意义。

（2）分子生物学检测 支原体分子生物学检测方法主要应用 PCR 方法，选用支原体 16S rRNA 可变区，设计特异性引物检测临床标本。此法特异性与敏感性高，适宜大量临床标本检测。

（3）支原体与细菌 L 型鉴别 支原体应与细菌 L 型生物学特性相区别，见表 17-4，后者在去除诱因（如抗生素）后容易返祖为原细菌。

表 17-4 支原体与细菌 L 型生物学特性的异同点

生物学特性	支原体	细菌 L 型
培养特性	在一般培养基中稳定	大多需高渗培养
菌落	菌落小，直径 0.1～0.3mm	菌落稍大，直径 0.5～1.0mm
形态与大小	多形态，大小基本一致	多形态，大小相差悬殊
细胞壁	无	无
细胞膜	含高浓度胆固醇	不含胆固醇
对低渗敏感	敏感	敏感

考点：支原体的微生物学检验

第 3 节 衣 原 体

衣原体（*Chlamydia*）是一类严格细胞内寄生，有独特发育周期，能通过常用细菌滤器的原核细胞型微生物。其共同特征为专性细胞内寄生；G$^-$，有细胞壁结构；含 DNA 和 RNA 及核糖体，有独立的生活周期，但酶系统不完善，必须依靠宿主细胞提供代谢能量，对多种抗生素敏感。

衣原体广泛寄生于人类、哺乳动物及禽类体内，仅少数能致病，能引起人类疾病的衣原体主要有沙眼衣原体、肺炎衣原体和鹦鹉热衣原体，其中以沙眼衣原体最为常见。目前在发达国家中，由衣原体感染所致的性传播疾病增加很快，已超过淋病奈瑟菌感染。

衣原体属中按照抗原结构和 DNA 同源性等的特点，分为沙眼衣原体（*C.trachomatis*）、鹦鹉热嗜衣原体（*C.psittaci*）、肺炎嗜衣原体（*C.pneumoniae*）和兽类衣原体（*C.pecorum*）4 种。

考点：衣原体分类与命名

一、临 床 意 义

不同衣原体感染机体的部位不同，可引起不同类型的疾病。主要有沙眼、包涵体性结膜炎、泌尿生殖道感染（如宫颈炎、输卵管炎、附睾炎、直肠炎、新生儿肺炎及中耳炎等）、性病淋巴肉芽肿。鹦鹉热衣原体的自然宿主为鸟类及低等哺乳动物的肠道，病原体随粪便排出污染环境，以气溶胶方式传播。人多因与家禽或家畜接触而感染，引起鹦鹉热，可表现为非典型肺炎。肺炎衣原体是重要的呼吸道病原体，引起急性呼吸道疾病，如肺炎、支气管炎、咽炎等。也可引起如慢性支气管炎、哮喘等慢性感染。

衣原体感染后，以细胞免疫为主。注意个人卫生防护，加强疫禽的检疫等。对患者积极治疗，可选取四环素、米诺环素、红霉素、阿奇霉素等抗生素治疗。

考点：衣原体临床意义

二、微生物学检验

检验时应注意安全防护，尤其是操作鹦鹉热衣原体标本时，更应重视。

（一）标本采集

1. 沙眼衣原体　根据不同疾病采取不同标本。沙眼或结膜炎患者取眼结膜刮片，眼穹隆或眼结膜分泌物。泌尿生殖道感染者采用生殖道拭子、宫颈刮片、精液或尿液标本。性病淋巴肉芽肿患者取淋巴结脓液、生殖器或直肠溃疡的标本等。采集的标本须立即在低温条件下送到实验室，标本在2h内接种，阳性检出率较高。

2. 鹦鹉热衣原体　痰液和血液均可用于检查鹦鹉热衣原体，由于其培养分离物易受污染，所以在其培养基中应加入适当的抗生素（如链霉素）抑制其病原菌的生长。

3. 肺炎衣原体　痰液、支气管肺泡灌洗液、鼻咽部拭子、耳或鼻咽部的吸取物、漱口液都可用于肺炎衣原体的检测。血液标本中外周血单核细胞做肺炎衣原体的核酸诊断效果极佳。

（二）涂片染色镜检

直接细胞学检查。

1. Giemsa 染色　不同的发育阶段衣原体的染色性有所不同。成熟的原体，Giemsa 染色为紫红色，为细胞外存在形式，较小，卵圆形，中央有一致密的拟核，有感染性，与蓝色的宿主细胞质成鲜明对比。始体又称网状体，较大，圆形或不规则形，中央呈纤细的网状结构，无致密拟核，为细胞内繁殖型，代谢活跃，不能在细胞外存活，无感染性。

2. 包涵体染色　包涵体是指在易感细胞内含繁殖的始体和子代原体的空泡。在不同的发育时期，包涵体的位置、形态和染色性各异，可帮助衣原体鉴定。

3. 直接免疫荧光染色（DFA）法　可分单克隆或多克隆两种，单克隆抗体是衣原体外膜蛋白（MOMP）抗体，具有型特异性。多克隆荧光抗体是衣原体脂多糖（LPS）抗体，只具有属的特异性，可用在标本直接涂片染色，在荧光显微镜下检测衣原体，该方法简单、快速。

（三）分离培养

1. 培养特性　衣原体的培养方法有细胞或组织培养、鸡胚培养和动物培养。动物培养一般只在研究中应用。目前最常用的方法是细胞培养法，是衣原体诊断的金标准。沙眼衣原体接种于经放线菌酮处理过的单层 McCoy 细胞，鹦鹉热衣原体和肺炎衣原体用 Hela-299 细胞培养。置 35 ～ 37℃，培养48 ～ 72h 后，将试验细胞进行包涵体染色鉴定。离心可提高衣原体感染细胞的检出率。

2. 抵抗力　衣原体抵抗力较弱，不耐热，60℃仅能存活 5 ～ 10min，紫外线照射可迅速灭活。对冷冻干燥有耐受性。不能用甘油保存。鹦鹉热衣原体较稳定，抵抗力稍强。四环素、大环内酯类抗生素或青霉素、利福平等对其有抑制作用。鹦鹉热衣原体对磺胺类药物耐药。

（四）检验鉴定

衣原体的分离培养，需严格按生物安全要求进行，且受操作烦琐、费用高、时间长的限制，因此临床实验室多采用非培养的诊断方法。

1. 血清学检测 主要采用微量免疫荧光检测和 ELISA 检测特异性 IgM、IgG 抗体。应用单克隆或多克隆抗体酶免疫法检测沙眼衣原体的脂多糖抗原。

2. 分子生物学检测 用核酸杂交技术、PCR 检测技术，提高检测的敏感性和特异性。

考点：衣原体的微生物学检验

第4节 立克次体

立克次体（*Rickettsia*）是一类严格细胞内寄生、以节肢动物为传播媒介、G⁻ 的原核细胞型微生物。其是引起斑疹伤寒、恙虫病、Q 热等传染病的病原体，为纪念首先发现（1909 年）而后在斑疹伤寒研究中因感染献身的科学家 Howard Taylor Ricketts 而命名。

对人致病的立克次体主要有 3 个属，即立克次体科的立克次体属（*Rickettsia*）的普氏立克次体和斑疹伤寒立克次体、东方体属（*Orientia*）的恙虫病立克次体，以及无形体科的埃立克体属（*Ehrlichia*）的腺热埃立克体等。立克次体属又分为斑疹伤寒群和斑点热群。

考点：立克次体分类与命名

一、普氏立克次体

（一）临床意义

普氏立克次体是流行性斑疹伤寒（虱传斑疹伤寒）病原体。患者是唯一的传染源，经虱 – 人 – 虱方式传播。虱叮咬患者后在虱肠管上皮细胞繁殖，叮咬人时，其粪便排在人皮肤上，人因搔抓破损而引起感染，也可通过呼吸道和眼结膜感染。2 周左右潜伏期后，约有半数病例骤然发病，以发热、头痛、结痂、皮疹为主要临床特征。病后免疫力持久。采用四环素类抗生素和氯霉素治疗，因磺胺类药物可促进其生长繁殖故治疗时禁用此类药物。

（二）微生物学检验

1. 标本采集 一般在发病急性期，未用抗生素前采集外周血，必要时采集患者体虱进行分离培养。

2. 涂片染色镜检 呈多形性，以短杆形为主。G⁻ 但不易着色；常用 Giemsa 法染色，染成紫色或蓝色。在感染的细胞内常集聚呈致密团块状（图 17-4）。

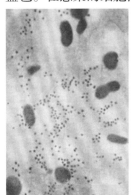
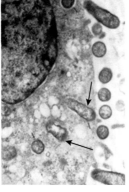

图 17-4 普氏立克次体形态

左图：Giemsa 法染色，100×10；右图：电镜图

3. 分离培养 将血液标本或其他组织悬液接种于雄性豚鼠的腹腔内，接种后体温＞40℃或阴囊有红肿，表示已发生感染，取脑组织再用豚鼠传代后查抗体与立克次体。也可在鸡胚与细胞中传代，最后用免疫荧光抗体或 PCR 鉴定。

4. 检验鉴定

（1）分子生物学检测 临床上可用 PCR 检测立克次体的特异性核酸，该方法具有简便、特异、灵敏等优点。

（2）血清学检查 立克次体主要有群特异性和种特异性抗原。种特异性抗原与细胞壁外膜有关。立克次体细胞壁中的脂多糖与某些变形杆菌如 OX_{19}、OX_2 和 OX_k

菌株的菌体（O）抗原有共同的抗原成分，可发生交叉反应。即利用变形杆菌 X 菌株代替相应的立克次体抗原进行非特异性凝集反应，以检测人或动物血清中有无相关抗体，此试验称为外斐试验。外斐试验用于辅助诊断立克次体病，见表 17-5。与变形杆菌 OX_{19} 抗原相应的抗体效价 ≥ 160 或恢复期抗体效价比早期增高 4 倍以上为阳性。

表 17-5　几种主要立克次体的外斐试验结果

立克次体	变形杆菌菌株		
	OX_{19}	OX_2	OX_k
普氏立克次体	+++	+	-
莫氏立克次体	+++	+	-
恙虫病立克次体	-	-	+++
Q 热柯克斯体	-	-	-
五日热立克次体	-	-	-

二、斑疹伤寒立克次体

（一）临床意义

斑疹伤寒立克次体是地方性斑疹伤寒（鼠型斑疹伤寒）的病原体。鼠是主要储存宿主，经鼠蚤或鼠虱传播。当鼠蚤叮咬人血时，立克次体经破损皮肤进入人体。症状与流行性斑疹伤寒相似，但发病缓慢，病情轻，很少侵害神经系统、心肌等。

考点：斑疹伤寒立克次体临床意义

（二）微生物学检验

斑疹伤寒立克次体微生物检验的标本采集、病原学及血清学检查等与普氏立克次体相似。大规模流行时可采集鼠蚤、鼠虱、人虱进行分离培养，以确定传染源。

斑疹伤寒立克次体形态和染色、培养特性、抗原构造等均与普氏立克次体相似或相同，但斑疹伤寒立克次体分散于感染细胞质和核内，且链状排列少见。血清学诊断常用间接免疫荧光法。

可应用斑疹伤寒立克次体特异性引物的 PCR 或特异性核酸探针、种特异性抗原补体结合试验等与普氏立克次体相区别。动物试验时，与普氏立克次体比较，斑疹伤寒立克次体标本接种的雄性豚鼠反应较重，有明显的阴囊红肿。

考点：斑疹伤寒立克次体的微生物学检验

三、恙虫病立克次体

（一）临床意义

恙虫病立克次体是恙虫病的病原体。主要流行于东南亚、西南太平洋岛屿，又称东方立克次体，国内主要见于东南及西南地区。本病为自然疫源性传染病，传染源是鼠类（野鼠或家鼠）。恙螨是传播媒介又是储存宿主。恙虫病立克次体寄居于恙螨体内，可经卵传代，患者被叮咬处出现红色丘疹，成小疱后破裂，溃疡处形成黑色焦痂，是恙虫病的特征之一。本病可引起发热、皮疹，全身淋巴结肿大及内脏器官的病变。

考点：恙虫病立克次体临床意义

（二）微生物学检验

一般在发热期间，未用抗生素前采取外周血标本进行接种。小鼠濒死前处死，观察小鼠发病、内脏病变并制备腹膜涂片，或观察病变细胞。恙虫病立克次体呈多形性，以短杆形或球杆状多见，Giemsa 染色呈紫色或蓝色。在感染细胞内密集分布于胞质内近核处。

可采用小鼠腹腔接种、鸡胚卵黄囊接种和细胞接种。常用的原代细胞有地鼠肾细胞、睾丸细胞等，传代细胞有 L929 细胞和 Vero 细胞。

发病中晚期可进行外斐试验，与变形杆菌 OX_K 抗原相应的抗体效价 ≥ 160 或恢复期抗体效价比早期增高 4 倍以上有诊断意义。此外，可进行补体结合试验、间接免疫荧光试验、PCR 或核酸探针检测。

考点：恙虫病立克次体的生物学特性及微生物学检验

课堂思政　科学小故事——沙眼衣原体的发现

我国著名科学家汤飞凡（1897—1958）教授于 1955 年采用鸡胚卵黄囊接种法在世界上首次分离培养出沙眼衣原体，在他研究的基础上，其他衣原体陆续被发现。汤飞凡教授是迄今为止发现重要病原体并开辟了一个研究领域的唯一的中国微生物学家。由于沙眼病原体的确认，沙眼病在世界大为减少。1982 年在巴黎召开的国际眼科学大会上，国际沙眼防治组织为表彰他的卓越贡献，追授给他"沙眼金质奖章"。

目标检测

选择题（选择一个最佳答案）

1. 肺炎支原体感染导致（　　　）
　A. SARS　　　　　　　B. 肺结核
　C. 流感　　　　　　　D. 间质性肺炎
　E. 禽流感

2. 感染钩端螺旋体的主要途径是（　　　）
　A. 垂直传播　　　　　B. 蚊子叮咬
　C. 接触疫水　　　　　D. 飞沫
　E. 使用血液制品

3. 后天获得性梅毒分为三期，其中传染性最强的阶段是（　　　）
　A. Ⅰ期　　　　　　　B. Ⅱ期
　C. Ⅲ期　　　　　　　D. 整个病理过程
　E. 恢复阶段

4. 抗梅毒螺旋体的免疫主要是（　　　）
　A. 吞噬细菌　　　　　B. 细胞免疫
　C. 体液免疫　　　　　D. 胎盘屏障
　E. 皮肤黏膜屏障

5. 能在无生命培养基生长繁殖的最小微生物是（　　　）
　A. 支原体　　　　　　B. 衣原体
　C. 螺旋体　　　　　　D. 立克次体
　E. 真菌

6. 以下哪种微生物不能在无生命的人工培养基上生长繁殖（　　　）
　A. 螺旋体　　　　　　B. 真菌
　C. 衣原体　　　　　　D. 支原体
　E. 结核分枝杆菌

7. 钩端螺旋体常用的染色方法是（　　　）
　A. 革兰氏染色　　　　B. 鞭毛染色
　C. 抗酸染色　　　　　D. 镀银染色
　E. 荚膜染色

8. 以节肢动物作为传播媒介的是（　　　）
　A. 支原体　　　　　　B. 衣原体
　C. 螺旋体　　　　　　D. 立克次体
　E. 真菌

9. 具有独特发育周期的是（　　　）
　A. 支原体　　　　　　B. 衣原体
　C. 螺旋体　　　　　　D. 立克次体
　E. 真菌

10. 可用牛心肌的心脂质作为抗原检测的是（　　　）
　A. 钩端螺旋体　　　　B. 梅毒螺旋体
　C. 伯氏螺旋体　　　　D. 回归热螺旋体
　E. 奋森螺旋体

（郑凤英）

第18章

临床常见病原性真菌检验

 学习目标

1. 掌握真菌、菌丝、孢子的概念及真菌检验的常用方法。
2. 熟悉白假丝酵母菌、隐球菌的形态特征及培养特性及检验鉴定方法。
3. 了解真菌孢子与细菌芽孢的区别和真菌感染的临床意义。
4. 能正确采集和处理标本及运用真菌的鉴定程序开展真菌检验。
5. 培养学生实事求是、严谨认真的工作态度，树立良好的团队协作精神。

第1节 真菌概述

真菌（fungus）是一类具有典型细胞核和完整细胞器，无根、茎、叶，不含叶绿素的真核细胞型微生物。真菌种类繁多，已报道的属达1万以上，种超过10万个，分布广，其中多数对人类有利，少数真菌可以引起人体感染性、中毒性或变态反应性疾病。近年来，由于滥用广谱抗生素、长期大量应用糖皮质激素、免疫抑制剂及抗癌药物，机会致病真菌感染逐年增多，应引起注意。真菌分类主要依据其有性生殖的各种器官、无性菌丝、孢子和菌落形态特征等。真菌的分类系统较多，目前尚未统一，近年来趋向采用安斯沃斯（Ainsworth）分类系统。真菌界分为4个门，即接合菌门、担子菌门、子囊菌门和壶菌门，与医学有关的有4个亚门：接合菌亚门，其营养体是菌丝体，绝大多数没有隔膜，有性繁殖形成接合孢子，无性繁殖产生孢子囊孢子；子囊菌亚门其营养体是有隔膜的菌丝体，极少数是单细胞，有性生殖形成子囊和子囊孢子，无性繁殖产生分生孢子；担子菌亚门其营养体是有隔膜的菌丝体，有性生殖形成担孢子；半知菌亚门（亦称不完全菌亚门）其营养体是有隔膜的菌丝体或单细胞，只有无性繁殖阶段。

考点：真菌分类

一、真菌的生物学特性

（一）真菌的形态与结构

真菌比细菌大几倍至几十倍，经光学显微镜放大数百倍即可观察到，其结构比细菌复杂。其细胞壁不含肽聚糖，主要由多糖与蛋白质组成。其坚韧性主要依赖于几丁质与葡聚糖组成的微细纤维骨架和不定形多糖基质构建的致密结构，有典型的核结构和细胞器。真菌与细菌细胞膜的区别在于前者含固醇而后者不含。按形态、结构可分为单细胞真菌和多细胞真菌两大类。

1. 单细胞真菌 单细胞真菌又称酵母菌，呈圆形或卵圆形，有些可见假菌丝、荚膜等结构。单细胞真菌多以出芽方式繁殖，芽生孢子成熟后脱落成新的独立个体。经培养后可形成酵母型或类酵母型菌落。

2. 多细胞真菌 多细胞真菌又称丝状真菌或霉菌，由菌丝与孢子构成。菌丝伸长分支，交织成团，这类真菌又称为丝状菌或霉菌。有的真菌在温度、湿度等生长条件改变的时候可发生两种形态的互相转换，称为二相型真菌。

多细胞真菌的菌丝和孢子的形态因菌种不同而异，常作为鉴别真菌的重要标志。

（1）菌丝 真菌的孢子以出芽方式繁殖。环境适宜时，由孢子长出芽管，逐渐延长呈丝状，称菌丝。菌丝按结构可分为有隔菌丝和无隔菌丝两类。菌丝又可长出许多分支，交织成团称菌丝体（mycelium）。菌丝体根据功能不同可分为营养菌丝、气生菌丝、生殖菌丝。

不同真菌的菌丝形态不同，如螺旋状、球拍状、结节状、鹿角状、破梳状等，菌丝的形态有助于真菌的鉴别。

（2）孢子 是真菌的繁殖结构，真菌孢子的抵抗力、形态及作用等均与细菌芽孢不同。孢子可分为有性孢子和无性孢子两种。有性孢子是由同一菌体或不同菌体上的两个细胞融合经减数分裂形成。无性孢子是菌丝上的细胞分化或出芽生成。孢子也是真菌鉴定和分类的主要依据。病原性真菌多数是无性孢子。

（二）真菌的繁殖与培养

1. 真菌的繁殖方式 真菌的繁殖方式通常分为有性繁殖和无性繁殖两类。有性繁殖以细胞核的结合为特征，无性繁殖是指不经过两性细胞的融合而形成新个体的繁殖方式，无性繁殖是真菌的主要繁殖方式。无性繁殖方式主要有芽管繁殖、分裂繁殖、出芽繁殖和生隔繁殖。

2. 真菌的培养 真菌的营养要求不高，常用沙保弱培养基。多数真菌生长缓慢，培养 1～2 周才出现典型菌落，深部致病性真菌 1～2d 可生长。分离真菌时常在培养基中加入一定量的放线菌酮和氯霉素，前者用以抑制污染真菌，后者用以抑制细菌的生长。

培养真菌最适宜的 pH 是 4.0～6.0。浅部感染真菌的最适温度为 22～28℃，某些深部感染真菌一般在 37℃生长最好。培养真菌需较高的湿度、氧和糖。在沙保弱培养基上，不同种的真菌可形成酵母型菌落、类酵母型菌落和丝状型菌落。

（三）真菌的抵抗力与变异

真菌的生命活动与环境有着密切关系。适宜的环境能促进真菌的繁殖；不适宜的环境则可引起真菌变异、抑制其繁殖甚至杀灭真菌。因此掌握真菌与环境的关系，对利用和控制真菌是非常重要的。

1. 真菌的抵抗力 真菌对热的抵抗力不强，一般在 60～70℃情况下，短时间内即可死亡。相对湿度＜75% 时，往往不利于真菌繁殖。多数真菌能在 0℃，甚至更低的温度生长。真菌对化学消毒剂、某些染料比较敏感。对抗生素不敏感，灰黄霉素、制霉菌素 B、两性霉素、克霉素、酮康唑、伊曲康唑等对多种真菌有抑制作用。

2. 真菌的变异 真菌是极易发生变异的一类微生物，在人工培养基中多次移种或孵育过久，可出现形态结构、菌落性状、色素及各种生理性状（包括毒力）的改变，用不同的培养基和温度培养真菌，其性状也会发生改变。

考点：真菌的生物学特性

二、真菌标本实验室诊断

真菌的检验方法主要包括形态学检查（染色镜检和不染色镜检）、分离培养、免疫学检查和分子生物学检测等。

（一）标本采集

临床真菌标本的采集是确诊真菌感染的关键步骤，其采集方法是否适宜、采集何部位标本，对能否找到病原性真菌、提高诊断阳性率起着至关重要的作用。

1.采集原则 临床工作中常根据真菌侵犯组织和器官的不同而采集不同的标本,采集原则如下。

(1)毛发 头癣患者的标本,可用拔毛镊子拔取脆而无光泽、易折断或带有白色菌鞘的病损部位毛发。将病发置无菌培养皿内送检。

(2)皮屑 皮肤、指(趾)甲病损部位先用70%乙醇消毒后,再采集标本。手、足癣,体、股癣宜用外科圆头、钝刀轻刮损害部位的边缘或指(趾)间皮屑;发癣应取折断的病发;甲癣可用小刀刮取病损指(趾)甲深层碎屑。

(3)口腔黏膜 用无菌棉拭子,从口腔或咽部的白色点状或小片处取材。

(4)脓汁及渗出物 未破损的脓肿用灭菌注射器抽取,已破溃者,取痂皮下或较深部的脓液。

(5)痰 以晨痰为佳。嘱病人刷牙漱口后,深咳痰,置于无菌痰盒或无菌广口容器内送检。

(6)血液及体液(胸腔液、腹腔液、脑脊液、淋巴穿刺液等) 血液采5～10ml,需先加抗凝剂,直接接种于增菌培养瓶或全自动血培养系统,再分离培养。脑脊液取5ml立即送检,胸腔液不少于20ml,立即送检。

(7)粪便和尿液 粪便置无菌小盒或直接送检;尿液可取中段尿、清洁留尿或导尿标本,置无菌试管,检查时应离心沉淀。

(8)阴道及宫颈分泌物 一般用拭子采集两份标本,一份用于涂片、染色、镜检;一份用于分离培养。

2.采集标本注意事项

(1)标本来源要适宜 不同真菌感染应采取不同的临床标本。怀疑为浅部真菌感染应取病发、病甲或病屑。怀疑为深部真菌感染应取血液、脑脊液、痰、脓汁等。

(2)用药前采集标本 一般真菌标本须在用药前采集,对已用药者则需停药一段时间后再采集标本。

(3)采集的标本量要充足 血液和脑脊液标本5ml,胸腔液20ml,皮屑标本两块,活体组织两份(一份送病理科检查,一份做镜检和培养)。

(4)严格无菌操作 采集标本时需严格无菌操作,尤其在采集血液和脑脊液标本时,要避免污染杂菌。

3.标本的前处理

(1)浓缩无菌体液 无菌体液及标本量较多时(＞2.0ml),在转接前采取3000r/min,5min离心浓缩。取沉淀镜检和分离培养,以提高真菌的检出率。

(2)血清 用于血清学检验的血液标本可通过离心获得血清或血浆。

(3)立即送检 采集标本后应立即送检,特别是深部真菌标本在采集后保存时间不得超过2h。不能及时送检的标本,应4℃保存,一般不超过24h,避免标本中污染杂菌影响病原性真菌分离。

(二)真菌基本检验技术

1.直接镜检 直接镜检是真菌鉴定的常用方法,很多真菌标本不需染色处理,可置显微镜下直接观察,镜检若发现有真菌菌丝或孢子即可初步判定为真菌感染。该法简便快速,但除少数真菌外,多数不能确定其种类。如直接镜检阴性,也不可轻易否定真菌感染的可能性。

(1)标本制备 将少量标本置于载玻片上,加一滴标本处理液,覆盖盖玻片,如为毛发或皮屑等标本,可稍加温,但勿煮沸,压紧盖玻片,驱除气泡并吸去周围溢液后镜检。在制片时根据不同的标本,滴加不同的标本处理液,以便使真菌菌丝和孢子结构更加清晰。常用的液体有KOH溶液、生理盐水、水合氯醛－苯酚－乳酸封固液。

2.胶纸粘贴法 用1cm×1.5cm的透明双面胶带贴于取材部位数分钟后自取材部位揭下,撕去附带在上面的底板纸贴在载玻片上,使贴在取材部位的一面暴露在上面,再进行革兰氏染色或过碘酸希夫染色,在操作过程中应注意双面胶带粘贴在载玻片上时不可贴反,充分展平,避免影响观察。

3. 染色镜检

（1）革兰氏染色　所有真菌、放线菌均为 G$^+$，为深紫色。常用于酵母菌、假丝酵母菌、孢子丝菌、组织胞浆菌、诺卡菌和放线菌的感染。

（2）乳酸酚棉蓝染色　适用于各种真菌的形态检查、培养物涂片检查及小培养标本保存等。染色时，取标本少许置洁净载玻片上，滴加染液，加上盖玻片后镜检，真菌被染成蓝色。如需保存，盖玻片周围用特种胶封固。

（3）墨汁负染色　用于检查有荚膜的真菌，如新型隐球菌。先将优质墨汁（如印度墨汁，无颗粒或杂质）滴于载玻片上，再将待检标本滴上，将二者混合，加盖玻片镜检。采用墨汁染色后，背景被染成黑色，菌体不着色，在黑色背景下可镜检到透亮菌体外有折光性强的宽厚荚膜，又称墨汁负染色。

（4）荧光染色　通常有三种方法，即直接涂片、培养涂片和组织切片染色。常用的染色液：0.1% 吖啶橙溶液 1ml，20%KOH 溶液 9ml，将吖啶橙溶液缓慢滴于 20% KOH 溶液中，临用时配制。

（5）糖原染色　又称过碘酸希夫染色（PAS）。用于体液渗出液和组织匀浆等。真菌细胞壁中的多糖被染成红色，细菌和中性粒细胞偶可呈假阳性，但其与真菌结构不同，易于区别。

此外，还有嗜银染色法（GMS 法），基本原理与 PAS 法相同，本法用铬酸代替过碘酸，真菌被染成黑色或黑褐色，菌丝内部为灰紫色，糖原、黏蛋白为淡红色。

4. 分离培养

（1）基本条件

1）常用工具：除常用的培养皿、试管及培养箱外，还需制作接种针、接种环和接种钩。

2）培养基：真菌的营养要求不高，最适 pH 4.0 ~ 6.0。根据真菌对营养要求的差异及培养目的性的不同而选择不同的培养基。此外，目前临床用商品化的显色鉴定培养基，可将真菌的分离培养和鉴定一步完成，可以鉴定到种，准确率达 95%，简便快速。

其原理是在培养基中加入某种待测菌种的特异性酶底物，该底物由人工合成的产色基团和微生物代谢物质组成，通常为无色，在真菌的特异性酶作用下，底物中的产色基团游离出来并显示一定颜色，通过观察菌落颜色即可对菌种做出鉴定。例如，目前临床常用的科玛嘉（CHROMagar）假丝酵母菌显色培养基，用于多种假丝酵母菌（*C. andida*）的培养鉴定。

在假丝酵母菌显色培养基上，白假丝酵母菌（*C.albians*）的菌落呈绿色或翠绿色，热带假丝酵母菌（*C. tropicalis*）的菌落呈蓝灰色或铁蓝色，克柔假丝酵母菌（*C.krusei*）的菌落呈粉红色或淡紫色，光滑假丝酵母菌（*C.glabrata*）的菌落呈紫红色，其他假丝酵母菌呈白色菌落。

（2）培养方法　真菌培养方法有多种，可根据需要选用最合适的方法。

1）试管培养法：是临床最常用的一种方法，主要用于临床标本分离的初代培养与菌种保存。在大管径试管中装入培养基，制成斜面。接种使用方便，不易污染。

2）大培养法：用培养皿或大型培养瓶装入培养基，接种标本。培养后菌落较大，易于观察。该法容易污染，不适用于传染性强的球孢子菌、组织胞浆菌等真菌的培养。

3）小培养法：又称微量培养法，是观察真菌结构及其生长发育的有效方法。小培养法多种多样，有玻片培养法、琼脂方块培养法。

（3）生长现象　真菌生长后主要观察菌落的生长速度、大小、表面形态、菌落性质、颜色、边缘和菌落底部等特点。

5. 免疫学辅助诊断　真菌感染的诊断主要取决于病原学诊断。但某些情况下病原学诊断具有局限性，如急性组织胞浆菌病、曲霉型支气管炎等深部真菌感染的标本，可用免疫学技术检测抗原、抗体或相关代谢产物进行辅助诊断。

6. 真菌药敏试验　抗真菌药物种类虽多，但致病性真菌容易出现耐药，抗真菌药敏试验已成为指导临床医师用药的手段之一。

（1）临床常用抗真菌药物

1）根据化学结构分类：①多烯类抗生素，如两性霉素 B、制霉菌素等；②吡咯类，包括酮康唑、伊曲康唑、氟康唑、伏立康唑、克霉唑、益康唑等；③其他类，如氟胞嘧啶。

2）根据感染部位治疗药物分类：①浅部感染真菌常用治疗药物，如复方硫酸铜溶液、硝酸咪康唑、克霉唑等。②深部感染真菌常用治疗药物，如制霉菌素、两性霉素 B、5- 氟胞嘧啶（5-FC）、酮康唑等。

（2）真菌的药敏试验方法　CLSI M27-A3 方案推荐的抗真菌药物敏感试验包括常量稀释法和微量稀释法。微量肉汤稀释法为体外抗真菌药敏试验的标准化奠定了基础，此方案具有重复性好、一致性高的特点，已被众多实验室认可。检测的真菌主要包括酵母菌和丝状菌，前者感染率高于后者。

考点：真菌感染的病原学诊断

第 2 节　浅部感染真菌

浅部感染真菌系指主要侵犯人和动物皮肤、毛发、指（趾）甲，寄生和腐生于表皮、毛发和甲板的角质组织中，一般不侵犯皮下等深部组织及内脏，引起浅部真菌病，多由于接触患者或患病动物，亦可由于接触染菌物体而引起感染。

浅部感染真菌包括表面感染真菌、皮肤癣真菌和皮下组织感染真菌三类。

一、表面感染真菌

表面感染真菌主要寄生于人体皮肤角层和毛干的最表层，不接触组织细胞，很少引起宿主细胞反应。可引起角层和毛发病变。例如，秕糠马拉癣菌（*Malassezia furfur*），可引起皮肤表面出现黄褐色的花斑癣，俗称汗斑，这类病一般不影响健康，是我国主要的表面感染真菌。

（一）临床意义

表面感染真菌主要寄居于人体皮肤角层和毛干的最表层，在健康人正常皮肤上可分离出，为条件致病菌。它侵犯皮肤角质层引起一种慢性、无症状或轻微症状的浅部真菌病，即汗斑。导致感染取决于两方面因素：内在因素是油性皮肤、多汗、遗传、免疫缺陷等，外在因素有相对高温和高湿度或应用肾上腺皮质激素等药物治疗。

（二）微生物学检验

1. 标本采集　可采用透明胶带粘贴"汗斑"取材。将透明胶带直接贴于皮肤表面，数分钟后揭下。

2. 涂片染色镜检　将揭下的透明胶带直接贴于载玻片镜检或经棉蓝染色或革兰氏染色后镜检。所取标本镜检可见孢子和菌丝。孢子为圆形或卵形，厚壁，芽颈较宽，常成簇分布，菌丝粗短，呈腊肠样。

3. 分离培养　本菌具有嗜脂特点，将鳞屑接种于含菜籽油、芝麻油的培养基中，37℃孵育 3～4d 后，本菌在培养基上开始生长，10d 左右形成直径约 5mm、乳酪色、表面光滑的酵母样菌落。

4. 检验报告

（1）初步报告　找到 ×× 菌丝 / 孢子。如"找到腊肠样菌丝，圆形厚壁孢子"。

（2）确定报告　有 ×× 菌生长 或 经 ×× 天培养出 ×× 菌。

二、皮肤癣真菌

寄生在皮肤角蛋白组织的致病真菌统称为皮肤癣菌。皮肤癣菌有嗜角质蛋白的特性，遇到潮湿、温暖的环境即大量繁殖，通过机械刺激和代谢产物的作用而引起局部病变，如毛发和指（趾）甲、皮肤表皮及角质层病变等。皮肤癣特别是手足癣是人类较常见的真菌病，并以足癣最为常见。根据该菌侵犯组织和培养特点的不同分三种菌属。

皮肤癣菌为多细胞真菌，在沙保弱培养基上形成丝状菌落。依据菌落的形态、颜色、菌丝和所产生的大、小分生孢子的形状、排列方式可作初步鉴定。

（一）临床意义

三种菌属癣菌均可引起皮肤损害，如手足癣、体癣、甲癣等。单一菌属癣菌可引起多种病变，同一部位的病变可由不同的癣菌引起。我国以红色毛癣菌为最多，其次为紫色毛癣菌、须毛癣菌、絮状表皮癣菌等。

（二）微生物学检验

1.皮肤癣真菌的鉴定特征（表 18-1）

表 18-1　皮肤癣真菌的鉴定特征

癣菌名称	菌落特征	培养物镜检特征	其他鉴定方法
红色毛癣菌	菌落呈白绒毛状或蜡状、或粉末状，反面呈红色，有时呈黄色	大、小分生孢子，厚壁孢子，菌丝呈破梳状、球拍状或结节状	毛发穿孔试验（-），脲酶试验（-）
石膏样癣菌	菌落呈粉末、颗粒或绒毛状，呈白色，反面呈褐色	单个或成簇小分生孢子，某些菌株见棒状大分生孢子，有螺旋或结节状菌丝等	毛发穿孔试验（+），脲酶试验（+），35℃生长良好
疣状毛癣菌	生长慢，灰色或黄色，菌落呈绒毛状或蜡状	常无大、小分生孢子，有厚壁孢子	生长需要硫胺素、肌醇，35℃可刺激其生长，能与许兰毛癣菌鉴别
紫色毛癣菌	生长慢，菌落呈紫色绒毛状或蜡状，背面无色至深紫色	常无大、小分生孢子，有厚壁孢子	硫胺素可刺激其生长及孢子形成
断发毛癣菌	生长慢，菌落呈黄、奶油白或粉红等颜色，中央隆起或扁平，呈绒毛状至粉状，背面呈棕黄或棕红色	小分生孢子少，可见棒状小分生孢子及厚壁孢子	硫胺素可刺激其生长
玫瑰色毛癣菌	菌落初呈白色，后呈玫瑰红色至紫色，绒毛状有皱褶，背面呈深玫瑰红色	棒状小分生孢子，大分生孢子少见	脲酶试验（+），组氨酸可促进其生长
同心性毛癣菌	生长慢，菌落呈蜡状、中央不规则折叠、外周放射状沟纹及平滑狭边、表面光滑或绒毛状，呈灰褐或棕色	无大、小分生孢子，有厚壁孢子	50% 分离菌株硫胺素能促进其生长
石膏样小孢子菌	生长快，菌落呈浅黄褐色、粉末状或绒毛状，背面呈红棕色	梭形、薄壁大分生孢子，有小分生孢子、结节菌丝等	诱生有性型
犬小孢子菌	生长快，菌落扁平，表面呈白色或棕黄色、绒毛状，反面黄褐色	梭形、薄壁大分生孢子，小分生孢子少见	毛发穿孔试验（+），米饭培养基上可见小分生孢子
铁锈色小孢子菌	生长慢，菌落呈蜡状、起皱、金黄色、边缘下沉，陈旧培养物呈白色绒毛状	常无分生孢子，有厚壁大分生孢子、菌丝呈球拍状或梳状	在罗氏培养基上菌落呈淡黄色，可与红褐色苏丹毛癣菌鉴别
许兰毛癣菌蒙古变种	生长慢，菌落呈蜡状，初呈白色继而呈灰黄色或深褐色、皱褶	大、小分生孢子少见，有厚壁孢子和鹿角菌丝	35℃不能刺激其生长，米饭培养基上可见小分生孢子

2. 检验要点

（1）标本的采集　根据其对损害部位的不同采集不同的标本，如断发、皮屑、病指（趾）甲、脓痂等。

（2）涂片染色镜检　先做不染色标本检查，皮屑标本用 10%KOH 溶液，指甲用 25%KOH（或 NaOH）溶液处理，制成涂片。病发置载玻片上，加 10%KOH 溶液微加温使角质溶解。镜检可见透明、有隔、分支的菌丝及成链的关节孢子。在病发中毛癣菌属可引起发外型孢子和发内型孢子，而小孢子菌属只有发外型孢子。必要时做乳酸酚棉蓝染色。

（3）分离培养　将皮屑、甲屑和病发标本用 75% 乙醇或在青、链霉素混合液内浸泡 5min，取出后用生理盐水洗 3 次，然后接种于沙保弱培养基琼脂斜面，25℃培养，每周观察菌落生长情况，直至第 4 周。

（4）检验鉴定　镜检观察菌丝和孢子的形态，或做乳酸酚棉蓝染色后，或做小培养后镜检。必要时添加如毛发穿孔试验、脲酶试验和特殊营养需要试验等来鉴定皮肤癣真菌。

3. 鉴定依据　根据形态学特征、培养特性，尤其是大分生孢子的特征，必要时辅以生化试验鉴别，综合分析作出判断。如果分离出的菌株在镜下无可供鉴定的结构，则将其用特殊培养基来促进孢子形成。

4. 检验报告

（1）初步报告　找到 ×× 菌丝 / 孢子。如"找到结节状菌丝，有短棒状小分生孢子"。

（2）确定报告　有 ×× 菌生长 或 经 ×× 天培养出 ×× 菌。

考点：毛癣菌属、表皮癣菌属、小孢子菌属

第 3 节　深部感染真菌

深部感染真菌是指侵害人体内脏和深部组织以及引起全身感染的真菌。多数深部感染真菌能引起慢性肉芽肿样炎症、溃疡及坏死等病变。由该类真菌引起的疾病，统称为深部真菌病。

深部感染真菌分为两大类：①条件致病性真菌：是人体正常菌群的成员，宿主免疫力降低是其致病的主要条件，如念珠菌（假丝酵母菌）、卡氏肺孢菌、曲霉菌和毛霉菌等。②致病性真菌：此类真菌多由外界侵入机体，导致机体感染，其中以新型隐球菌病最为常见。其他深部真菌，如组织胞浆菌、皮炎芽生菌、副球孢子菌等，导致地方性真菌病，在我国极为少见。

案例 18-1

患者赵某，女，63 岁。患有糖尿病，晚期伴毛细血管病变。一日因足部不慎被玻璃划伤到社区医院进行了常规伤口处理，但伤口经久不愈，并出现化脓性感染。遂到社区医院复诊，医生进行了伤口清洗处理，并给予口服抗生素治疗。2 周后伤口仍不愈合，并出现发黑、发臭，有黑色脓血渗出，又到某三级医院治疗。临床采集了伤口附近坏死组织，并送检验科微生物室检验。

问题： 1. 根据上述案例，患者可能是什么微生物感染？

2. 请写出合理的检验程序。

一、白假丝酵母菌

假丝酵母菌（*Candida*）又称念珠菌，广泛存在于自然界，也作为正常菌群存在于人的口腔、上呼吸道、肠道及阴道。当机体免疫力低下或菌群失调时可引起疾病。

假丝酵母菌有 81 个种，其中有 11 个种对人有致病性，以白假丝酵母菌为最常见的致病菌。此外，热带假丝酵母菌、克柔假丝酵母菌和光滑假丝酵母菌也较多引起疾病。

（一）临床意义

白假丝酵母菌可侵犯人体许多部位，引起各种念珠菌病。常见的感染有：①皮肤念珠菌病：好发于皮肤皱褶处，如腋窝、腹股沟、乳房下、肛门周围，形成有分泌物的糜烂病灶，也可引起甲沟炎及甲床炎；②黏膜念珠菌病：如鹅口疮、口角糜烂、外阴及阴道炎等；③内脏念珠菌病：如肺炎、支气管炎、肠炎、膀胱炎、肾盂肾炎等，侵入血液可引起败血症。④中枢神经系统念珠菌病：脑膜炎、脑膜脑炎、脑脓肿等多由原发病灶转移而来。预后不良。

抗感染免疫以细胞免疫为主。

白假丝酵母菌对两性霉素 B、5-FC 等药物敏感，但对 5-FC 极易产生耐药性。

考点：假丝酵母菌属分类与临床意义

（二）微生物学检验

1. 检验程序（图 18-1）

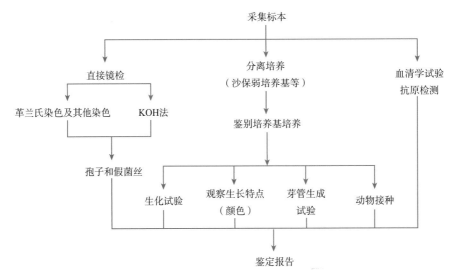

图 18-1　白假丝酵母菌检验程序

2. 检验要点

（1）标本采集　根据临床所致疾病的不同，可取分泌物、痰、粪、尿、血或脑脊液等标本检验。

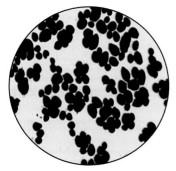

（2）涂片染色镜检　通常取痰、脓、分泌物标本直接涂片，革兰氏染色镜检，难以透明的标本先用 10%KOH 溶液消化后再镜检。镜下可见 G^+ 成群的圆形或卵圆形菌体或芽生孢子及假菌丝，大小 $2\mu m \times 4\mu m$，孢子可伸长成芽管，不与母细胞脱离而形成假菌丝，厚膜孢子较少见（图 18-2）。

（3）分离培养　将标本接种在沙保弱培养基上，25℃或 37℃培养 1～4d 后，培养基表面长出典型酵母样菌落，表面光滑，呈灰白色或奶油色，有酵母气味。培养稍久，菌落增大呈蜂窝状。在玉米粉吐温 -80 培养基上做小培养，在培养基上可长出厚膜孢子。

图 18-2　白假丝酵母菌（纯培养革兰氏染色，100×10）

（4）检验鉴定

1）芽管形成试验：将假丝酵母菌接种于 0.2～0.5ml 人和动物血清中，37℃水浴 2～3h 或孵育 1.5～4h，湿片镜检观察有无芽管形成。白假丝酵母菌可形成芽管，但并非所有的白假丝酵母菌都形成芽管，其他假丝酵母菌一般不形成芽管。试验时应设立阳性对照和阴性对照（图 18-3）。

2）厚膜孢子形成试验：该试验也是鉴定白假丝酵母菌的重要方法之一。方法是用玉米粉吐温 -80 琼脂培养基做小培养，注意水平穿刺接种待检菌，显微镜下观察厚膜孢子及假菌丝。

3）科玛嘉显色培养：将标本接种于科玛嘉显色培养基，37℃培养24 ~ 48h，形成翠绿色、光滑、湿润的菌落者为白假丝酵母菌。

4）糖同化或发酵试验：假丝酵母菌凡能发酵某种糖，一定能同化该糖，故只需做那些不被发酵糖的同化试验。各种假丝酵母菌糖发酵及同化试验结果见表 18-2。

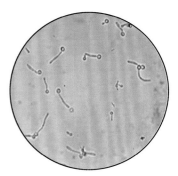

图 18-3　白假丝酵母菌芽管（不染色镜检，100×10）

菌种	同化试验				发酵试验			
	葡萄糖	麦芽糖	蔗糖	乳糖	葡萄糖	麦芽糖	蔗糖	乳糖
白假丝酵母菌	+	+	+	-	+	+	-	-
近平滑假丝酵母菌	+	+	+	-	+	-	-	-
克柔假丝酵母菌	+	-	-	-	+	-	-	-
热带假丝酵母菌	+	+	+	-	+	+	+	-
克菲假丝酵母菌	+	-	+	+	+	-	+	+
吉力蒙假丝酵母菌	+	-	+	-	+	-	-	-

表 18-2　假丝酵母菌糖同化及发酵试验

5）药敏试验：根据检验目的选择相应药敏纸片做 K-B 法或 E-test 药敏试验。

3. 鉴定依据　根据形态学特征、培养特性及生化试验结果，综合分析作出判断。

4. 检验报告

（1）初步报告　找到革兰氏 ×× 性 ×× 菌，呈 ×× 排列。如"查见 G⁺ 类酵母样菌，有假菌丝（芽生孢子）"。

（2）确定报告　有 ×× 菌生长 或 经 ×× 天培养出 ×× 菌。

考点：假丝酵母菌属微生物学检验

二、新型隐球菌

新型隐球菌（*Cryptococcus neoformans*）又称溶组织酵母菌。广泛分布于自然界，在土壤和鸽粪中大量存在。也可存在于人体体表、口腔和肠道中。多数为外源性感染，也可引起内源性感染，发生于免疫力低下者，主要引起肺和脑的急性、亚急性或慢性感染。新型隐球菌有 A、B、C、D 四个血清型。新型隐球菌新生变种有性阶段为新生线黑粉菌，其血清型为 A、D；新型隐球菌格特变种有性阶段为棒杆孢线黑粉菌，其血清型为 B、C。

（一）临床意义

新型隐球菌可引起人和动物隐球菌病，荚膜多糖是其主要致病物质，本菌经呼吸道侵入人体，由肺经血行播散时可侵犯所有脏器组织，主要侵犯肺、脑及脑膜，也可侵犯皮肤、骨和关节。新型隐球菌病好发于细胞免疫功能低下者，如 AIDS、恶性肿瘤、糖尿病、器官移植及大剂量使用糖皮质激素者。因此，临床上隐球菌性脑膜炎常在系统性红斑狼疮、白血病、淋巴瘤等患者中发生。据统计，在 AIDS 患者所发生的致死性机会感染中，新型隐球菌感染占第四位。新型隐球菌对两性霉素 B、5-FC、酮康唑、伊曲康唑等敏感，临床治疗时常两种药物联合使用。

考点：隐球菌属分类与临床意义

（二）微生物学检验

1. 检验程序（图 18-4）

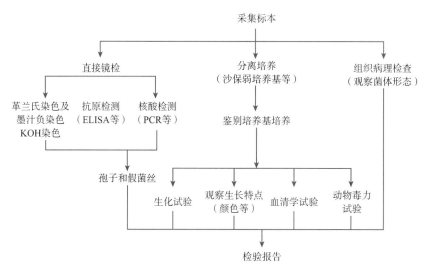

图 18-4 新型隐球菌检验程序

2. 检验要点

（1）标本采集 根据感染部位选择采集脑脊液、痰、脓汁、尿液、活体组织及尸体解剖标本检查，其中以脑脊液中最多。脑脊液和尿液最好经离心沉淀后取其沉淀物检查。痰和脓汁标本可先用 10%NaOH 溶液处理后再作检查。

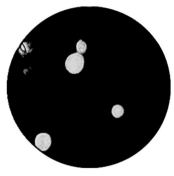

图 18-5 新型隐球菌（墨汁负染色，100×10）

（2）涂片染色镜检 用患者脑脊液做墨汁负染色检查是诊断隐球菌脑膜炎最简便、快速的方法。呈圆形或卵圆形，直径一般为 4～6μm，在黑色背景下可镜检到透亮菌体和宽厚荚膜。孢子与荚膜之间的界线和荚膜的外缘整齐、清晰（图 18-5）。孢子内有反光颗粒，有的孢子生芽，芽颈细，加 KOH 溶液后，菌体不被破坏。非致病性隐球菌无荚膜。

（3）分离培养 将标本接种在沙保弱培养基上，病原性隐球菌在 25℃和 37℃孵育均可生长，几天后生成酵母型菌落，表面黏稠、浑浊，由乳白色渐转为橘黄色，终为棕褐色。而非病原性隐球菌在 37℃时不生长。培养 2～5d 后形成酵母型菌落。

（4）检验鉴定

1）生化鉴定：①酚氧化酶试验。将菌落接种于鸟食琼脂培养基中，经 2～5d 培养，新型隐球菌呈棕黑色菌落。用已知新型隐球菌和浅白隐球菌分别作阳性和阴性对照。②脲酶试验。新型隐球菌能产生脲酶，可分解尿素形成 NH_4 和 CO_2，使培养基 pH 升高，从而培养基由黄色变为粉红色。白假丝酵母菌则为阴性。③糖同化及发酵试验。新型隐球菌能同化葡萄糖、半乳糖、蔗糖和肌醇，但不能发酵糖类。非致病性隐球菌则不能同化肌醇。

2）抗原检测：通过乳胶凝集试验、ELISA 和单克隆抗体法等免疫学方法检测隐球菌荚膜多糖特异性抗原，已成为临床上的常规诊断方法，其中以乳胶凝集试验最为常用，此法简便、快速。

3）核酸检测：临床标本可用痰液、支气管吸出物等。方法有 DNA 探针法、PCR 探针法等，为诊断隐球菌病提供了新的有效方法。

（5）动物实验 将标本或纯培养物菌悬液 0.5～1.0ml，注入动物脑内或静脉、腹腔，于 5～10d 动物死亡，解剖后作组织切片检查，各器官均可发现菌体，以脑和肺最多。临床实验室一般不做此实验。

（6）药敏试验 根据检验目的选择相应药敏纸片做 K-B 法或 E-test 药敏试验。

3.鉴定依据 根据形态学特征、培养特性及生化试验结果，综合分析作出判断。

4.检验报告

（1）初步报告 找到革兰氏××性××菌，呈××排列。如"查见 G⁺ 酵母样菌，有肥厚荚膜"。

（2）确定报告 有××菌生长 或 经××天培养出××菌。

考点：隐球菌属的微生物学检验

三、曲　　霉

曲霉（*Aspergillus*）广泛分布于自然界，如土壤、腐败有机物、粮食和饲料等中，种类达 900 种以上，是发酵工业和食品加工业的重要菌种，少数为机会致病性真菌。临床上常见的有烟曲霉、黄曲霉和黑曲霉等。

（一）临床意义

曲霉菌是条件致病菌，致病物质尚不清楚，在人体免疫功能低下时可诱发曲霉病。曲菌可侵犯许多部位，主要通过呼吸道侵入机体，以肺曲霉最为多见。曲霉也可经血流播散到各器官，引起全身性曲霉病。有些曲霉能产生毒素，引起动物和人急性、慢性中毒，损伤肝、肾、神经等组织器官。黄曲霉毒素与恶性肿瘤，尤其是肝癌的发生密切相关。

（二）微生物学检验

曲霉菌属具有由分生孢子头和足细胞（称分生孢子梗）两部分组成的特征性结构（图 18-6）。不同种其形状和颜色不同，可帮助鉴别。

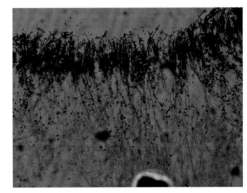

图 18-6　青霉菌（100×10）

1.烟曲霉 引起肺曲霉病，出现肺结核样症状。该菌在 37～45℃生长良好，菌落呈蓝绿色或烟绿色、绒状或絮状、粉末状，背面无色或略带黄褐色。单层瓶梗，分生孢子梗光滑、无色，近顶端膨大形成倒立烧瓶状顶囊。分生孢子头圆柱形。无闭囊壳。

2.黄曲霉 引起肺和外耳道等曲霉病，有些菌株可产生黄曲霉毒素，引起中毒或致癌。该菌菌落表面呈黄或棕绿色、羊毛状或絮状，平坦或有放射状皱纹。单层和双层瓶梗，孢子头呈疏松放射形。

3.黑曲霉 除引起曲霉病外，也能产生黑曲霉毒素，引起食物中毒。该菌菌落为白色厚绒状，继而呈黑色或黑褐色的粗绒状。单层或双层瓶梗，孢子头放射状，孢子梗无色，或浅黄色，光滑。

考点：曲霉临床意义和微生物学检验

四、毛　　霉

毛霉（*Mucor*）广泛存在于自然环境中，常引起食物霉变。为机会致病菌，常于机体免疫力极度低下时致病，引起的感染称为毛霉病。

（一）临床意义

毛霉病是一种发病急、进展快、病死率较高的疾病。临床常见的是眼眶及中枢神经系统的毛霉病。毛霉感染首先发生于鼻或耳部，继而扩散至眼眶软组织，引起坏死性炎症和肉芽肿，经血流侵入脑，引起脑膜炎，亦可扩散至全身。

（二）微生物学检验

1.直接镜检 取脓液、痰液、鼻窦抽取物、血液等标本，滴加 20%KOH 溶液直接镜检，可见粗大、无隔、不规则、分支较少的菌丝，直径 6 ～ 15μm，偶见孢子囊及孢子梗。

2. 分离培养 在沙保弱培养基 25℃及 37℃生长迅速，3 ～ 5d 长成大菌落甚至蔓延整个平板。初为白色丝状，渐变为灰褐色，菌丝顶端有黑色小颗粒。镜下菌丝无隔或少分隔，菌丝上生长有长短不一的孢子囊梗，常单生或分枝，末端有球形的孢子囊，囊壁较薄，内充满孢子囊孢子，成熟后孢子囊孢子破囊而出。

考点：毛霉临床意义和微生物学检验

五、组织胞浆菌属

组织胞浆菌（*Histoplasma capsulatum*）属有荚膜组织胞浆菌和杜波组织胞浆菌两个种。

（一）临床意义

组织胞浆菌传染性强，主要在美洲、非洲的一些国家及澳大利亚等地流行。我国南方有散在病例。

组织胞浆菌孢子通过呼吸道侵入人体，肺部最先受累，也可由血行播散而侵犯全身脏器。主要侵犯单核吞噬细胞系统，根据临床表现不同，荚膜组织胞浆菌可引起 3 种组织胞浆菌病。

1. 原发急性型组织胞浆菌病 被感染者可无临床症状，仅皮肤试验呈阳性，在一些流行区域主要引起肺钙化。

2. 慢性空洞型组织胞浆菌病 可引起较大的肺损害，但症状轻微或无症状，故常被误诊为肺结核。

3. 严重播散型组织胞浆菌病 极少数患者可进展到此型，全身的器官均可受到损伤，尤其是单核吞噬细胞系统，预后严重。本病原发者可侵犯各年龄组男女，男女患病之比为 3 ：1。一些患者易发生急性暴发而致死。免疫力低下者，如淋巴瘤、白血病、霍奇金病、AIDS 或用肾上腺皮质激素治疗者常可感染本菌。

组织胞浆菌对两性霉素 B、酮康唑、伊曲康唑敏感。

（二）微生物学检验

组织胞浆菌是一种双相型真菌，在 25℃培养时呈典型菌丝体，在 37℃培养时为酵母型，位于细胞内或细胞外。可通过直接染色镜检、分离培养和鉴定试验检验。

考点：组织胞浆菌属临床意义和微生物学检验

六、卡氏肺孢菌

卡氏肺孢菌（*Pneumocystis carinii*）或称肺囊菌。常见的有伊氏肺孢子菌和卡氏肺孢子菌。肺孢子菌为单细胞真菌，兼具原虫和酵母菌的特点。其发育过程经历小滋养体、大滋养体、囊前期、孢子囊等几个阶段，以二分裂法繁殖。

（一）临床意义

卡氏肺孢菌可寄生于多种动物，也可寄生于健康人体。广泛分布于自然界，如土壤和水等。卡氏肺孢菌病的传播途径主要是空气传播，在健康人体内，多为无症状的隐性感染或亚临床感染。当宿主免疫力下降时，可导致间质性浆细胞肺炎，又称卡氏肺孢菌性肺炎（PCP）。近年来，PCP 成为 AIDS 患者最常见的并发症，肺泡间质内以淋巴细胞浸润为主，发展迅速，病死率高达 70% ～ 100%。

目前尚无有效预防方法，及早治疗可有效降低死亡率。此菌对多种抗真菌药物不敏感。

（二）微生物学检验

可直接通过显微镜检查、抗原检测及核酸检测鉴定。

考点：卡氏肺孢菌临床意义和微生物学检验

目标检测

选择题（选择一个最佳答案）

1. 真菌区别于细菌的本质特征是（   ）
   A. 具有高度分化的细胞核（有核膜、核仁）
   B. 有单细胞和多细胞等不同形态
   C. 有多种增殖方式
   D. 对抗生素不敏感
   E. 细胞壁中无肽聚糖

2. 具有假菌丝的真菌是（   ）
   A. 白念珠菌   B. 新型隐球菌
   C. 组织胞浆菌   D. 表皮癣菌
   E. 黄曲霉菌

3. 真菌孢子的主要作用是（   ）
   A. 抵抗不良环境   B. 进行繁殖
   C. 侵入宿主细胞   D. 引起炎症反应
   E. 引起变态反应

4. 假丝酵母菌与新型隐球菌的繁殖方式为（   ）
   A. 二分裂   B. 复制
   C. 接合   D. 菌丝断裂
   E. 出芽

5. 在显微镜下观察真菌时，常用以下哪种物质处理标本（   ）
   A. 氯化银   B. 氢氧化钾
   C. 氢氧化钠   D. 甘油
   E. 抗生素

6. 真菌性脑膜炎常见的病原菌是（   ）
   A. 表皮癣菌   B. 白假丝酵母菌
   C. 曲霉菌   D. 毛霉菌
   E. 卡氏肺孢菌

7. 检验新型隐球菌简便而有效的方法是（   ）
   A. 抗酸染色   B. 革兰氏染色

   C. 墨汁负染色   D. 镀银染色
   E. Giemsa 染色

8. 新型隐球菌的致病物质是（   ）
   A. 毒素   B. 酶类   C. 侵袭力
   D. 荚膜   E. 抗敏反应

9. 皮肤癣真菌的治疗特点是（   ）
   A. 对抗生素不敏感   B. 口服有效
   C. 易复发   D. 可治愈
   E. 易过敏

10. 能引起鹅口疮的病原体是（   ）
    A. 新型隐球菌   B. 黄曲霉菌
    C. 组织胞浆菌   D. 表皮癣菌
    E. 白假丝酵母菌

11. 黄曲霉菌可引起（   ）
    A. 癣病   B. 食物中毒
    C. 慢性脑膜炎   D. 鹅口疮
    E. 急性脑膜炎

12. 真菌对下列哪种因素的抵抗力不强（   ）
    A. 热力   B. 消毒剂
    C. 紫外线   D. 干燥
    E. 以上所有因素

13. 真菌的繁殖结构是（   ）
    A. 芽孢   B. 包涵体   C. 孢子
    D. 原体   E. 始体

14. 新型隐球菌的主要传播方式是（   ）
    A. 患者—人粪便—人消化道
    B. 患者—人粪便—人呼吸道
    C. 鸽子—鸽粪—人呼吸道
    D. 患者—人痰液—人呼吸道
    E. 跳蚤—蚤粪便—人皮肤

（郑风英）

第 19 章

病毒的概述

 学习目标

1. 掌握病毒的结构、化学组成及功能；病毒体、缺陷病毒、顿挫感染的概念；病毒标本采集和送检的原则，病毒快速检测的常用方法。

2. 熟悉病毒的大小和分类；病毒感染类型及传播方式；病毒增殖的检验指征。

3. 了解病毒的影响因素与变异，宿主抗病毒感染的免疫作用，病毒的分离培养技术。

4. 能正确选择病毒的保存和灭活方法；全面认识与分析病毒检测技术的能力。

5. 培养学生实事求是、严谨认真的工作态度，树立良好的团队协作精神。

案例 19-1

患儿，男，2 岁。腹泻、发热 3d，大便每天 8～9 次，呈蛋花样，体温最高达 38.4℃，偶有呕吐。抗生素治疗无效。检查：大便镜检示有少量白细胞。

问题：1. 对上述案例如何进行标本采集、运送和处理？

2. 上述案例的标本可做哪些检测？

第 1 节　病毒的基本特性

病毒（virus）是一类个体微小、结构简单、核心里仅含一种核酸（RNA 或 DNA）、只能在活的易感细胞内以复制方式增殖的非细胞型微生物。

病毒在自然界中广泛存在，一旦侵入人体、动物、植物、真菌及细菌体内，可引起宿主生活的改变。在微生物引起的感染性疾病中，由病毒引起的约占 75%。有些病毒传染性强（如流行性感冒病毒等），有些病毒可导致严重后果、甚至死亡（如狂犬病病毒等）。有些病毒还与肿瘤及自身免疫性疾病有密切关系。近年来不断发现可引起人类疾病的新型病毒（如新型冠状病毒）。病毒性疾病流行广泛，且缺乏特效治疗药物。

一、病毒的大小与形态

完整、成熟、具有感染性的病毒颗粒称为病毒体（virion）。病毒体是病毒在细胞外的存在形式，具有典型的形态结构和感染性。

（一）病毒的大小

病毒的大小以纳米（nanometer，nm）为单位。不同病毒之间大小差别很大，痘类病毒约为300nm，在光学显微镜下勉强可见；而脊髓灰质炎病毒、鼻病毒仅为 20～30nm；中等大小的如流行性感冒病毒（流感病毒）、腺病毒、疱疹病毒为 80～150nm。必须用电子显微镜放大数千倍至数万倍才能看到（图 19-1）。

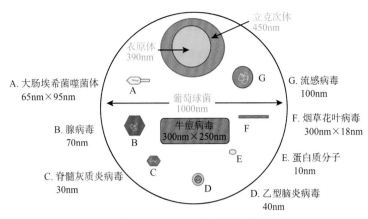

图 19-1　微生物的大小比较

（二）病毒的形态

病毒的形态多种多样（图 19-2）。人和动物病毒大多呈球形或近似球形，少数可呈子弹状（如狂犬病病毒）、砖形（如痘类病毒）、丝状体（如新分离的流感病毒）；植物病毒多呈杆状，噬菌体多呈蝌蚪状。

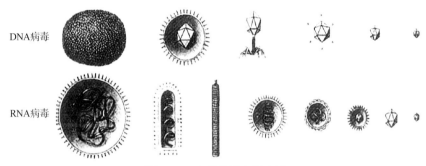

图 19-2　病毒的形态示意图

二、病毒的结构与化学组成

（一）病毒的结构

病毒的基本结构是由核心和衣壳构成的核衣壳，有的病毒核衣壳外面还有包膜，无包膜的病毒又称裸病毒。

1. 核心（core）　核心是病毒体的中心结构，主要成分是核酸（DNA 或 RNA），构成病毒的基因组。病毒的核心还有少量功能性蛋白质，如核酸多聚酶、反转录酶等。

2. 衣壳（capsid）　包被在病毒核酸外的蛋白质外壳。由规律排列的许多蛋白质亚单位（壳粒）聚集而成，是病毒颗粒的主要支架结构和抗原成分。电镜下可见壳粒呈对称排列。根据壳粒排列方式的不同，有 3 种立体构型：①螺旋对称型；②二十面体立体对称型；③复合对称型。

3. 包膜（envelope）　包膜是包裹在核衣壳外面的膜状结构。包膜是病毒在成熟过程中以出芽方式向细胞外释放时穿过核膜和（或）细胞膜、空泡膜时获得的，故含有宿主细胞膜或核膜成分，所以拥有包膜的病毒容易躲避宿主免疫系统的攻击。包膜也可借助与细胞膜的融合，帮助病毒感染新的细胞，达到扩散的目的，但包膜上的蛋白质是病毒基因编码的，可形成不同形状的突起，称为包膜子粒或刺突（图 19-3）。

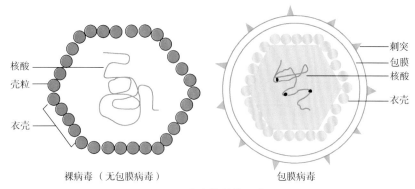

核酸
壳粒
衣壳

刺突
包膜
核酸
衣壳

裸病毒（无包膜病毒）　　　　包膜病毒

图 19-3　病毒的结构示意图

（二）病毒的化学组成及功能

1. 病毒核酸　病毒核酸位于病毒体的核心，只含 DNA 或 RNA，构成病毒体的基因组，为病毒的感染、增殖、遗传和变异提供遗传信息。病毒的核酸有单链和双链之分，可以是线性、环状或分节段的。

病毒核酸的功能包括如下几方面。

（1）病毒复制　病毒进入活的易感细胞后，释放核酸并依赖宿主细胞进行子代核酸的复制。

（2）决定病毒特性　病毒核酸携带了病毒的全部遗传信息，决定了病毒的生物学性状。

（3）具有感染性　有的病毒核酸在除去衣壳蛋白后，仍可进入细胞增殖，具有感染性，故将其称为感染性核酸。感染性核酸不易吸附细胞，易被核酸酶降解，故感染性比病毒体低。但因其不受相应病毒受体限制，所以感染宿主的范围较病毒体广泛。

2. 病毒蛋白质　病毒蛋白质分结构蛋白和非结构蛋白。

（1）结构蛋白　指构成病毒有形成分（衣壳、包膜）的蛋白质。结构蛋白的功能：①保护病毒核酸，使之免遭环境中的酶或其他理化因素破坏；②参与病毒的感染过程，如衣壳蛋白、包膜蛋白与易感细胞表面受体有关；③衣壳蛋白、包膜蛋白具有良好的抗原性，可以诱发机体产生免疫应答，与病毒的致病性有关。

（2）非结构蛋白　是由病毒基因组编码的，既可以存在病毒体内，也可以存在于感染细胞内。

三、病毒的增殖

（一）病毒增殖的条件

病毒是非细胞型微生物，缺乏独立代谢的酶系统、能量和许多原料，只有进入活的易感细胞内，由易感细胞提供合成病毒核酸与蛋白质的原料，如低分子量前体成分、能量、必需的酶和细胞器等，病毒才能以复制的方式增殖。

（二）病毒增殖的过程

病毒增殖过程可分为吸附、穿入与脱壳、生物合成、装配、成熟与释放等步骤，这一完整过程称为一个复制周期（图 19-4）。

1. 吸附　吸附即病毒体表面的结构与易感细胞表面的特异受体的结合，是病毒增殖的第一步。此过程需要一定的温度条件。吸附的特异性决定了病毒嗜组织特征（亲嗜性）。例如，人类免疫缺陷病毒（HIV）包膜糖蛋白 gp120 的受体是细胞表面的 $CD4^+$ 分子，所以 HIV 只能感染有 $CD4^+$ 分子的细胞。

2. 穿入与脱壳　吸附在易感细胞上的病毒体，通过各种方式进入细胞内，称为穿入。穿入的方式有胞饮、融合和直接穿入三种。

脱壳是指病毒体脱去蛋白衣壳后，使基因组裸露的过程。脱去衣壳后，病毒的核酸才能在宿主细胞中发挥作用。多数病毒体在穿入过程中同时完成脱壳，并释放出病毒的基因组。

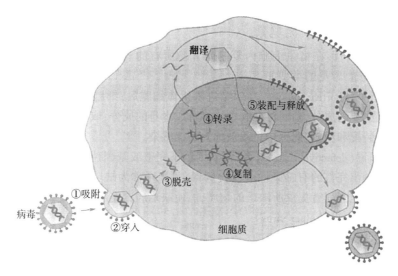

图 19-4 双链 DNA 病毒的复制周期示意图

3. 生物合成 生物合成是指病毒脱壳后，以病毒核酸为模板，利用宿主细胞提供的原料复制子代核酸、合成子代蛋白质的过程。该阶段细胞内无完整病毒体，也不能用血清学方法检测出病毒的抗原，故被称为隐蔽期。

4. 装配 装配是指将生物合成的蛋白质和核酸及其他构件，组装成子代衣壳的过程。病毒的种类不同，装配的部位也不相同，与病毒复制部位和释放机制有关。例如，DNA 病毒多在细胞核内装配，RNA 病毒多在细胞质内装配。

5. 成熟与释放 成熟指病毒核衣壳装配完成后，病毒发育成具有感染性病毒体的过程。成熟的标准：①形态结构完整；②具有病毒的抗原性；③具有感染性。包膜病毒装配好核衣壳，需获得包膜后才能成为完整的病毒体。

成熟病毒体从宿主细胞游离出来的过程称为释放。释放的方式有破胞释放、芽生释放等。

（三）病毒的异常增殖与干扰现象

1. 病毒的异常增殖 病毒进入宿主细胞后，因病毒本身基因组发生变化或感染细胞的环境不利于其复制，使之出现异常增殖。

（1）缺陷病毒（defective virus） 是指因病毒基因组不完整或者因基因某一点改变，而不能进行增殖的病毒。缺陷病毒不能复制出完整的子代病毒，但能干扰同种成熟病毒体进入易感细胞，故又称为缺陷干扰颗粒。缺陷病毒与其他病毒共同感染细胞时，若后者能为前者提供所缺少的物质，则缺陷病毒可增殖出完整有感染性的病毒。

（2）顿挫感染（abortive infection） 病毒进入宿主细胞后，若细胞缺乏病毒复制所需的酶、能量和必要成分等，则病毒无法合成自身成分，或者虽能合成病毒成分，但不能装配和释放完整的子代病毒，此现象称为顿挫感染。引起顿挫感染的细胞称为非容纳细胞。

2. 干扰现象 两种病毒感染同一细胞时，发生一种病毒抑制另一种病毒增殖的现象，称为病毒的干扰现象（interference）。干扰现象可在异种病毒之间发生，也可在同种、同型不同株病毒之间发生。发生干扰现象的原因包括：①某种病毒作用于宿主细胞诱导其产生抑制病毒复制的蛋白质，称干扰素；②一种病毒破坏了宿主细胞表面受体或者改变了宿主细胞的代谢途径等，影响另一种病毒的复制过程；③缺陷病毒所引起的干扰。在应用复合疫苗或联合疫苗进行预防接种时，需注意合理使用，以避免发生干扰现象而影响疫苗的效果。

四、病毒的遗传与变异

病毒和其他微生物一样，具有遗传性和变异性。病毒的变异可发生在复制过程的任何环节。病毒的变异多是遗传物质发生改变所致，常见的有基因突变、基因重组和基因整合。

（一）基因突变

基因突变是指病毒基因组中核酸链的碱基序列改变。基因突变可以是自然产生，也可经过诱导发生。由于基因突变产生的病毒表型性状发生改变的毒株称突变株。突变株可导致特定表型改变，如病毒空斑大小和形态改变、宿主范围、细胞病变和致病性改变。常见的有意义的突变株有条件致死性突变株、宿主范围突变株、耐药突变株。

（二）基因重组

基因重组是两种病毒同时或先后感染同一宿主细胞时发生基因的交换，产生有两个特征的子代病毒，并能继续增殖。其子代病毒体称为重组体。在分节段的 RNA 病毒基因组之间（如流感病毒），两个病毒株可通过交换基因片段使子代基因组发生突变，这一过程称为重配。

（三）基因整合

病毒感染宿主细胞过程中，有时病毒 DNA 片段可插入到宿主细胞染色体 DNA 分子中，这种病毒基因组与细胞基因组的重组过程称为基因整合。多种 DNA 病毒、逆转录病毒等都有整合宿主细胞染色体的特性，整合既能引起病毒基因的变异，也可引起宿主细胞染色体基因的改变，其结果容易导致细胞转化发生肿瘤等。

五、外界因素对病毒的影响

病毒受外界理化因素影响失去感染性，称为灭话。灭活的病毒仍可保留抗原性、红细胞吸附、血凝及细胞融合等特性。理化因素灭活病毒的机制包括：①冻融或脂溶剂破坏病毒的包膜；②酸、碱、温度等使病毒蛋白质发生变性；③变性剂、射线等损伤病毒核酸。不同种类病毒对理化因素的敏感性不同。了解理化因素对病毒的影响，在病毒的分离、疫苗研制及预防病毒感染等方面均有重要意义。

（一）物理因素

1. 温度 除肝炎病毒外多数病毒耐冷不耐热。病毒标本应尽快低温冷冻保存，在干冰温度（-70℃）和液氮温度（-196℃）条件下，病毒的感染性可保持数月至数年。多数病毒离开机体，经加热 56 ~ 60℃ 30min 或 100℃数秒钟即可被灭活。

2. 酸碱度 不同病毒对酸碱抵抗力不同，如肠道病毒在 pH3.0 ~ 5.0 环境中稳定，而鼻病毒在 pH3.0 ~ 5.0 环境中迅速被灭活。所以，可利用病毒对 pH 的稳定性鉴别病毒，也可利用酸性、碱性消毒剂处理实验室污染器具及进行防疫。

3. 射线 X 射线、γ 射线及紫外线都能灭活病毒，电离辐射可使核苷酸链发生致死性断裂。

（二）化学因素

1. 脂溶剂 包膜病毒可被脂溶性溶剂（如乙醚、氯仿、去氧胆酸钠）灭活。但脂溶性溶剂对无包膜病毒（如肠道病毒）几乎无影响。所以可用乙醚灭活试验鉴别病毒有无包膜。

2. 化学消毒剂 病毒对酚类、氧化剂、卤素类、醇类物质敏感。1% ~ 5% 苯酚、70% 甲醇、乙醇、碘及碘化物、含氯石灰等都有灭活病毒作用。但消毒剂灭活病毒的作用不如细菌。不同的病毒对化学消毒剂的敏感性也不同，无包膜病毒抵抗力较强，乙醇对乙型肝炎病毒无消杀作用，故乙醇浸泡器械等不能达到除去肝炎病毒的目的。醛类消毒剂可破坏病毒感染性，保留其抗原性，常用其制备灭活的病毒疫苗。大多数病毒对甘油抵抗力强，常采用 50% 甘油盐水保存送检的病毒材料。

3. 抗病毒化学药物　缺乏特效抗病毒药物。目前能供临床使用和正在研发的抗病毒药物主要有核苷类药物、非核苷类似药、蛋白抑制剂等。

4. 抗菌药物与中草药　一般认为抗菌药物对病毒无抑制作用。在病毒分离培养时，待检标本中加入抗菌药物可抑制细菌生长，便于分离病毒。多种中草药有一定的抗病毒作用，如板蓝根、黄芪、大青叶、甘草等，可抑制病毒的增殖。

5. 其他　有些病毒（正黏病毒、疱疹病毒、小核糖核酸病毒）在 Mg^{2+}、Ca^{2+} 等盐类存在时，可提高对热的抵抗力。

（三）生物因素

目前多数病毒感染并无特效治疗药物，为了抗病毒感染，越来越多的研究人员聚焦于选择生物因素干预病毒感染。预防病毒感染可通过自然免疫或人工免疫。

考点：病毒的基本特性

第 2 节　病毒的感染与免疫

病毒侵入机体并在易感细胞内复制增殖，导致机体组织细胞发生病理改变的过程称为病毒感染。病毒感染的实质是病毒与易感细胞、病毒与机体相互作用的过程。

一、病毒感染的传播方式与类型

（一）病毒感染的传播方式

病毒感染的传播方式是指病毒接触并侵入宿主机体的方式，病毒的传播方式主要有水平传播和垂直传播两种类型。

1. 水平传播　病毒可经呼吸道、消化道、泌尿生殖道、密切接触、蚊虫叮咬、血液及血制品等途径在个体之间传播。

2. 垂直传播　病毒由宿主的亲代传给子代的方式称为垂直传播，病毒可通过胎盘或产道传播，也可通过哺乳和密切接触等方式感染。多种病毒如风疹病毒、巨细胞病毒、HBV、HIV 等均可通过垂直传播而感染。

（二）病毒感染的类型

病毒侵入机体后，根据病毒种类、毒力和机体免疫力的不同，可表现出不同的感染类型。

1. 隐性感染　进入机体不引起临床症状的感染称为隐性感染，又称为亚临床感染。尽管隐性感染者不表现出临床症状，但因有病毒的存在，仍可使机体获得特异性免疫力。有些隐性感染病毒在体内增殖不被清除，但可向外界长期播散，使感染者成为病毒携带者。隐性感染易被漏诊或误诊，成为重要的传染源，在流行病学上具有重要意义。

2. 显性感染　病毒在宿主细胞内大量增殖，引起细胞破坏死亡，使组织细胞损伤或代谢产物积累到一定程度时机体就出现明显的临床症状，即显性感染。显性感染可以是局部感染，也可是全身感染。根据症状出现的早晚、持续时间的长短及病毒在体内持续存在状态等，分为急性感染和持续性感染。

（1）急性感染　一般潜伏期短，发病急，病程短，疾病痊愈后病毒在体内消失，机体常常获得特异性免疫力。例如，流行性感冒病毒、麻疹病毒、乙型脑炎病毒和甲型肝炎病毒等。

（2）持续性感染　病毒可在机体内持续存在数月至数年，甚至数十年。可出现症状，也可不出现症状成为长期病毒携带者，是重要传染源。根据病毒在体内持续感染的机制不同，且临床表现不同，又分为以下三种。

1）慢性感染：显性感染或隐性感染后，机体内病毒并未被完全清除，仍有少量残存在体内，并维持在较低浓度，病毒长期存在于机体中，不断被排出，病程可达数月至数年，如乙型肝炎病毒引起的慢性肝炎和巨细胞病毒感染引起的传染性单核细胞增多症等。

2）潜伏感染：原发感染后，病毒长期潜伏在组织或细胞内，不产生有感染性的病毒颗粒，也不表现出临床症状。在某些条件下病毒基因被激活，产生新的病毒颗粒，出现感染急性发作，此期可以检测到病毒。例如，单纯疱疹病毒感染后，潜伏在三叉神经节中，此时机体既无症状也无病毒排出，以后由于机体免疫功能下降、精神过度紧张等因素影响，潜伏的病毒被激活，沿感觉神经到达皮肤和黏膜，引起单纯疱疹。

3）慢发病毒感染：又称作迟发病毒感染，指病毒感染后，有很长时间的潜伏期，可达数月、数年甚至数十年之久，这期间既不能分离出病毒也无症状，但病毒缓慢增殖，一旦出现症状，疾病多为亚急性、进行性加重，最终造成感染者死亡。

考点：持续性感染是病毒的独特类型

二、病毒的致病机制

（一）病毒对宿主细胞的直接作用

1. 杀细胞效应　病毒在宿主细胞内增殖成熟后，在很短时间内一次性释放大量子代病毒，使细胞被裂解而死亡，这种作用称为病毒的杀细胞效应，主要见于无包膜、杀伤性强的病毒，如脊髓灰质炎病毒、腺病毒。能引起细胞溶解的病毒称为溶细胞型病毒。在体外实验中，通过细胞培养和接种溶细胞型病毒，经一定时间后，可用显微镜观察到细胞变圆、坏死、从瓶壁脱落等现象，称为细胞病变效应（cytopathic effect，CPE）。

2. 稳定状态感染　有些病毒在感染细胞内增殖不引起细胞溶解死亡，称为稳定状态感染。多见于有包膜的病毒，如疱疹病毒和流感病毒等以出芽方式释放子代的病毒。在发生稳定感染期间，细胞表面会出现病毒基因编码的抗原成分或出现细胞融合现象。

（1）细胞膜出现新抗原　病毒基因编码的抗原可出现在细胞膜表面，这种新抗原是引起免疫病理损伤的基础之一。

（2）细胞融合　有些病毒在感染细胞内增殖，使细胞膜发生改变，与邻近细胞膜互相融合，形成多核巨细胞。多核巨细胞的寿命不长，可通过检测多核巨细胞帮助鉴定病毒。例如，麻疹病毒引起的肺炎，在肺组织中可出现多核巨细胞，具有诊断价值。由于感染细胞可以和未感染细胞融合，致使病毒从感染细胞进入邻近的正常细胞，造成病毒扩散。

3. 包涵体形成　细胞被某些病毒感染后在胞质或胞核内形成的镜检可见的斑块状结构，称包涵体。包涵体在细胞内的位置、染色性及形态特征因病毒种类而异，因此可借其辅助鉴别病毒或诊断病毒性疾病。例如，狂犬病病毒感染人体后，在脑细胞的胞质内出现的嗜酸性包涵体，称内基小体，其可作为狂犬病的辅助诊断依据。

4. 整合感染　有些病毒在感染中可将基因整合于宿主细胞基因组中。基因组整合有两种方式：一种是 DNA 病毒在复制过程中，将部分 DNA 片段随机整合于宿主细胞 DNA 中。另一种是反转录 RNA 病毒以 RNA 为模板反转录合成 cDNA 后，再以 cDNA 为模板合成双链 DNA，再将此 DNA 全部整合于宿主细胞染色体 DNA 中。整合的病毒 DNA 片段，可造成细胞染色体整合处基因失活或附近基因激活等现象。整合病毒基因也可表达，从而编码出对细胞有特殊作用的蛋白质。

5. 细胞凋亡　由宿主细胞凋亡基因表达导致的程序性细胞死亡称为细胞凋亡。其机制是病毒自身或病毒产生的蛋白质激活细胞的凋亡程序，激活 DNA 内切酶系统，导致宿主细胞内 DNA 裂解，细胞凋亡。

6. 细胞增生与细胞转化　某些病毒感染宿主细胞后不仅不抑制细胞 DNA 的合成，反而促进细胞的 DNA 合成，使细胞形态发生变化，失去细胞间接触性抑制，成堆生长，这些细胞生物学特性的改变，称细胞转化。人类病毒中的单纯疱疹病毒、巨细胞病毒、EB 病毒、人乳头瘤病毒和腺病毒等均可转化体外培养细胞，这些具有细胞转化能力的病毒与病毒的致瘤作用有密切关系，部分转化细胞在动物实验中可以变成肿瘤细胞。

（二）病毒感染的免疫病理作用

1. 体液免疫病理损伤　病毒的包膜和衣壳蛋白上的抗原，能刺激机体产生相应抗体，抗体与病毒抗原结合可阻止病毒扩散而导致病毒被清除。同时抗体也可与细胞表面表达的病毒编码的抗原结合，激活补体，导致宿主细胞损伤、破坏，引起Ⅱ型超敏反应。

2. 细胞免疫病理损伤　特异性细胞免疫是宿主清除细胞内病毒的重要机制，在抗病毒感染上起着非常重要的作用。细胞毒性 T 细胞（CTL）识别宿主细胞膜上的病毒抗原后引起的杀伤，可终止病毒复制，对控制病毒感染起到关键作用，但同时也会通过Ⅳ型超敏反应对宿主细胞造成损伤。因此 CTL 介导的效应具有双重性，既清除病毒也造成宿主细胞的损伤，其免疫应答的强弱常常决定了临床过程的转归。

3. 致炎性细胞因子的病理作用　IFN-γ、TNF-α、IL-1 等细胞因子引起机体代谢紊乱，并活化血管活化因子，导致休克、弥散性血管内凝血、恶病质等严重病理过程，甚至危及生命。

4. 免疫抑制作用　有些病毒在感染过程中可主动抑制宿主的免疫应答，如下调机体干扰素诱生表达和（或）干扰素受体水平等，也可通过编码微小 RNA 等机制，而抑制机体固有免疫。也可导致高亲和力 T 细胞的清除，诱导部分免疫耐受，破坏抗原提呈细胞，抑制效应细胞等，从而降低机体适应性免疫的功能等。病毒感染所致的免疫抑制可激活体内潜伏的病毒或促进有些肿瘤的生长，使疾病复杂化，亦可能成为病毒持续性感染的原因之一。

三、抗病毒免疫

（一）固有免疫

机体抗病毒的非特异免疫包括皮肤黏膜的屏障作用、吞噬细胞的吞噬作用、NK 细胞的杀伤作用及干扰素的作用等。其中干扰素、巨噬细胞及 NK 细胞抗病毒作用尤为突出。

（二）适应性免疫

1. 体液免疫　机体被病毒感染或接种疫苗后，体内出现针对病毒结构蛋白特异性抗体，包括中和抗体和非中和抗体。对机体具有保护作用的主要是中和抗体，非中和抗体无直接抗病毒作用，但有时可用于诊断某种病毒感染。抗体可清除细胞外病毒，并可有效抑制病毒通过血液循环向靶组织扩散，也可通过调理作用增强吞噬细胞吞噬杀灭病毒的能力。

2. 细胞免疫　抗细胞内感染的病毒，主要依赖于细胞免疫，其重要效应因素有 CTL 和 Th1 细胞。

（1）CTL 的作用　CTL 是清除病毒感染的主要效应细胞。CTL 通过其抗原受体识别病毒感染的靶细胞，并通过细胞裂解和细胞凋亡两种机制，直接杀伤靶细胞。CTL 还可通过分泌 IFN-γ 和 TNF 等多种细胞因子发挥抗病毒作用。

（2）Th1 细胞的作用　活化的 Th1 细胞释放 IFN-γ、TNF 等多种细胞因子，通过激活巨噬细胞和 NK 细胞，诱发炎症反应，促进 CTL 的增殖和分化等，在抗病毒感染中起重要作用。

机体抗病毒的免疫力是由固有免疫和适应性免疫共同作用构成的，不同的病毒感染可获得不同时间的免疫力。一般认为能引起全身感染、病毒性状稳定并有显著病毒血症者，病愈后可获得持久甚至终身免疫，如脊髓灰质炎、水痘、天花、腮腺炎、麻疹病毒等；而病毒仅在细胞间扩散而不侵入血流，或抗原易发生变异的病毒，感染后只能获得短暂的免疫力，如流感病毒和鼻病毒等。

第3节 病毒感染的检验

病毒学检验技术是用实验室检验方法对临床和流行病学现场送检的标本（如人或宿主动物的血液、组织、尿、粪便和组织液等）进行病毒学的定性和定量检测分析，为病毒感染和病毒性疾病的诊断、治疗和预防提供科学依据。近几年来病毒检测技术发展迅速，已由传统的病毒分离、形态检查和经典血清学检测发展到现代免疫学检测技术、核酸杂交、基因芯片等更加敏感、特异和简便的检测方法。在临床工作中传统方法和现代方法相辅相成，各自发挥着重要作用。病毒的检验程序（图19-5），包括病毒标本的采集、分离培养与快速检测。

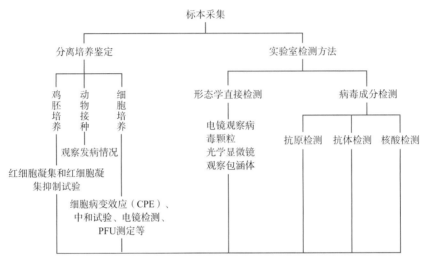

图19-5 病毒的检验程序检验报告

注：PFU，空斑形成单位。

一、病毒感染标本的采集、运送与处理

实验室病毒检测结果的准确性受制于所接收标本的质量。病毒类病原体的检测有三点至关重要：①在与症状相关联的合适时间采集标本；②在合适的部位采集标本；③有效及时地处理标本。

（一）标本的采集与处理

1. 采集时间 病毒的检测应在发病早期或急性期尽快采集标本。病程初期或急性期病毒量即迅速达到峰值，之后平缓下降至疾病痊愈，不过也有例外，如SARS冠状病毒在出现症状2周后病毒量才达到峰值。病毒感染后期机体产生抗体或伴有细菌性继发感染，可影响病毒的分离和检测。

2. 采集部位 标本采集的位置取决于临床症状和所怀疑感染的病毒种类。首先根据临床症状判断是哪种病毒感染，然后再选择相应部位取材。

3. 采集方法与处理 不同病毒标本需要采用合适的采集方法和处理，严格按照无菌操作技术进行，防止标本污染，以提高病毒的分离率。采集时，若存在有菌采集，可加入青霉素等抗生素以杀死杂菌。

（1）呼吸道病毒标本 一般取鼻、咽拭子及咽漱液等用于分离病毒。采集鼻拭子时请患者头部保持不动，去除鼻前孔中表面的分泌物，通过鼻腔轻轻、缓缓插入拭子至鼻咽部，当遇到阻力后即到达后鼻咽，停留数秒吸取分泌物；轻轻旋转取出拭子，将拭子头浸入病毒运送液，尾部弃去，旋紧管盖。

（2）肠道病毒标本 可采取直肠拭子或粪便标本用于分离病毒。用无菌竹签挑取标本中异常部分（有黏液、脓液和血液的部分）2～5ml粪便悬液或2～5g粪便标本置于无菌螺帽容器中，再加入5～

10ml 保存液立即送检。

（3）血液病毒标本　取 EDTA 抗凝血 5～10ml，室温下运送至实验室。若用于血清学检查，则再取一管 5ml 不抗凝血用于血清抗体检测。

（二）标本的运送与保存

1. 标本的运送　由于大多数病毒抵抗力弱，标本采集后应尽快送检，根据情况可采取冷冻、冷藏运输，以保持活性。若不能及时送检，4℃条件下可保存数小时，–70℃条件下可较长时间保存。实验室收到标本后应立即检验，反复冻融可能会降低病毒的分离率。对于高致病性病毒标本，应加金属套罐，做好详细标记，由专人运送，以防泄漏。

2. 标本的保存　采集的标本储存后应不能影响检测结果，即在任何时间检测都可获得一致的结果。为使病毒标本保存较长时间，可在冻存液中加入甘油或二甲基亚砜等保护剂，以及加入 Hanks 液或小牛血清等以防病毒失活。

二、病毒的形态检验

（一）光学显微镜

光学显微镜可以直接观察到较大的病毒体（如痘病毒），也可以观察到病毒感染宿主细胞后在细胞内出现的包涵体，根据包涵体存在的位置、形态和染色性等特点可对感染的病毒做出辅助诊断。例如，狂犬病病毒感染后，可在中枢神经细胞胞质内形成嗜酸性包涵体；巨细胞病毒感染宿主细胞后，可在细胞核内形成周围有轮晕似的与核膜分离的大型"猫头鹰眼"状的嗜酸性包涵体。

（二）电子显微镜检查

病毒颗粒微小，必须借助于电子显微镜才能看到病毒的形态。透射电子显微镜用于观察病毒的大小、形态与结构及细胞内的超微结构等，扫描电子显微镜主要用于观察病毒和细菌表面结构和附属结构等。若病毒浓度较低可用免疫电镜技术富集病毒颗粒后再观察，或是超速离心后取沉淀物进行观察。电镜下既可以观察病毒形态特征也可测量病毒的大小和计数。

三、病毒的分离与鉴定

病毒的分离培养技术在病毒性疾病的诊断、预防和控制中发挥重要作用，是病毒病原学诊断的金标准。病毒具有严格的细胞内寄生，必须在活的细胞内才能增殖。根据病毒种类的不同，可选用动物接种、鸡胚培养及组织细胞培养等方法分离培养病毒。做传染性病毒标本培养时，必须严格无菌操作和生物安全防护。

（一）病毒增殖的培养方法

1. 细胞培养　选择何种细胞培养是根据细胞对病毒的敏感性不同而定。能引起病变的细胞一般取自该病毒的自然宿主。实验室常用的细胞类型有原代细胞、二倍体细胞及传代细胞。

（1）原代细胞　采用机械分离法将离体的新鲜组织或器官分离，并经胰蛋白酶处理，制成单个细胞悬液。进行细胞计数后，加入培养液孵育。此时，单个细胞将贴壁生长。当单个细胞生长到与邻近细胞接触时，生长即停止，称为接触抑制。经数天后形成的单层细胞称为原代细胞。例如，猴肾原代细胞用于正黏病毒、副黏病毒及肠道病毒的培养。原代细胞对病毒最敏感，但来源困难且制备比较复杂。

（2）二倍体细胞　指原代细胞在体外分裂 50 代后仍能保持其二倍染色体数目（23 对染色体）的细胞。目前此方法主要用于病毒分离和疫苗制备。常用的有人胚肺成纤维细胞、猴肾、人胚肾等。

（3）传代细胞　是在体外可无限分裂并持续传代的细胞，大多是肿瘤细胞或突变的二倍体细胞，该种细胞的繁殖与恶性肿瘤相似，繁殖速度非常快。常用的有 HeLa 细胞（人宫颈癌细胞）、Hep-2 细胞（人猴上皮癌细胞）、Vero 细胞（非洲绿猴肾细胞）等。该类细胞对病毒敏感性稳定，也易于传代，因此被广泛应用于病毒的分离培养和鉴定。但由于来源于肿瘤，因此不能用于制备疫苗。

2. 动物接种 动物接种是最原始的病毒分离培养方法，但目前很少使用。不同临床标本通过适当的接种途径感染实验动物，观察动物发病特征和特异性症状，同时也可从动物体内获得增殖病毒。由于动物对病毒的敏感性不一样，选择合适的接种对象十分重要，常用的实验动物有小白鼠、乳鼠、豚鼠、家兔、猴和鸡等。

3. 鸡胚培养 鸡胚胎是正在发育中的机体，许多人类病毒及动物病毒都能在鸡胚中繁殖，且有来源充足、组织分化程度低、本身很少携带病毒和细菌、对接种病毒不产生抗体及病毒较易增殖等优点。主要用于流感病毒、腮腺炎病毒、疱疹病毒及痘病毒等的分离培养。一般选用 9 ～ 14d 的鸡胚，不同病毒选择不同的接种部位，常用的主要有羊膜腔接种、尿囊腔接种、卵黄囊接种、绒毛尿囊膜接种及脑内接种。

考点：鸡胚培养部位的选择

（二）增殖病毒的检测方法

1. 病毒在细胞内增殖的指标

（1）细胞病变效应 病毒在细胞内增殖可引起细胞的形态学变化，细胞呈现皱缩、变圆、出现空泡、死亡和脱落等现象，称为细胞病变效应（cytopathic effect，CPE）。常见的病变现象有：①圆缩、坏死、脱落；②形成多核巨细胞；③形成包涵体；④细胞肿胀、团聚，病变细胞聚集成葡萄串样。可通过 CPE 的变化特征判断病毒的种类，包膜病毒以出芽方式释放子代病毒，不出现 CPE 或者所致病变轻微。

（2）红细胞吸附 有些病毒感染细胞后，在细胞表面表达血凝素，加入某些脊椎动物（鸡、猴、豚鼠等）的红细胞后，红细胞被吸附，在显微镜下观察到红细胞吸附于被病毒感染的细胞周围，称为红细胞吸附现象。

（3）细胞培养液 pH 改变 病毒感染宿主细胞后，可使细胞的代谢发生变化，导致培养液 pH 改变。

2. 病毒数量及病毒感染性测定

（1）红细胞凝集试验 有些病毒（如流感病毒）表面的血凝素能使人或某些哺乳动物的红细胞发生凝聚，将该类病毒感染细胞后收集的病毒液作不同倍数稀释，以发生血凝反应的病毒液的最高稀释度作为该病毒的血凝效价（即滴度），可对病毒颗粒含量进行半定量测定。

（2）中和试验（neutralization test，NT） 在体外孵育的病毒和特异性抗体的混合物，使病毒与抗体相互反应，再将混合物接种到敏感的宿主体内，经培养后观察 CPE 或红细胞吸附现象是否消失，即特异性抗体是否中和相应病毒的感染力。该方法灵敏度和特异度高。

（3）空斑形成试验 指将一定浓度的病毒悬液接种于敏感的单层细胞中，病毒吸附于细胞上，上面覆盖融化的琼脂或其他凝胶后继续培养，由于散在的单个病毒的增殖，局部单层细胞脱落，形成肉眼可见的空斑。每一个空斑都是由一个感染性病毒颗粒增殖而成的，计数培养皿中的空斑数即可推算出该样品中病毒的数量。通常以每毫升病毒液的空斑形成单位，即 PFU/ml 表示。也可作为病毒毒力的指标。

（4）半数感染量 该方法是测定病毒感染鸡胚、动物或细胞后，引起 50% 死亡或病变的最小量。用来估计病毒感染的强弱程度。

四、病毒感染的快速诊断方法

（一）病毒抗原检测

机体感染病毒后，可在血液、体液、分泌液、排泄物等中查出病毒颗粒或病毒抗原。可用已知的病毒抗体直接检测标本中的病毒抗原，或者用已知的病毒抗原检测患者血清中的抗体水平，辅助诊断病毒性疾病。病毒血清学常用的诊断方法有中和试验、补体结合试验（complement fixation test，CFT）、血凝抑制试验、间接免疫荧光法（IFA）、酶联免疫吸附试验（ELISA）、蛋白质印迹法（Western blotting，WB）、凝胶扩散试验、化学发光免疫测定等方法。目前最常用的是 ELISA、免疫荧光技术和免疫胶体金技术。

（二）血清抗体检测

病毒抗体和病毒抗原的检验方法具有通用性，所采用的已知病毒抗原多数是基因工程技术制备的重组抗原，其次是从患者标本中分离纯化的抗原。检测抗体的类型对确定患者所处感染阶段具有指导意义。

1. IgM 特异性抗体检测 IgM 抗体出现时间最早，故检测病毒感染机体后产生的特异性抗体 IgM，可用于某些病毒感染的早期诊断。例如，测定甲型肝炎病毒 IgM 抗体可早期确诊甲型肝炎；TORCH 血清学试验检测孕妇羊水中 IgM 抗体可对胎儿的某些先天性感染进行早期诊断。常用检测方法有 ELISA 和 IFA。其中 ELISA 操作简单方便而广泛用于临床检测。

2. IgG 特异性抗体检测 IgG 抗体出现时间较 IgM 抗体晚，但对有些难以分离的病毒仍具有诊断价值，同时也是病毒流行病学调查的重要指标，也有助于了解个人既往感染情况。常用检测方法有 ELISA 间接法或捕获法。随着技术的不断发展提高，化学发光免疫测定也开始应用于临床检验中。

（三）分子生物学检测

分子生物学技术在临床病毒学检测和诊断中的应用越来越普遍，在病毒感染的诊断、体液中病毒含量的测定、病毒分离株的基因型鉴定、病毒耐药基因检测等方面优势突出，特别适用于因为含量太低而不易被常规方法检出的病毒。另外，由于核酸扩增产物一般不具有感染性，所以降低了实验室感染的风险，已被广泛应用在临床标本中 HBV、HPV、HIV 等的直接检测。

1. 核酸分子杂交技术 原理是用已知序列的核酸单链作为探针，探针预先用放射性核素或者辣根过氧化物酶等标记，在适当条件下按照碱基互补规律与标本序列结合，通过对标记物的检测证明标本中存在代表某种病毒的特异性核酸序列。

（1）斑点核酸杂交 将已变性的病毒 DNA 直接点到硝酸纤维素膜上（或将待检的病毒 DNA 滴到硝酸纤维素膜上后再进行变性），然后同标记的探针核酸序列杂交，根据标记物的不同采用不同技术检测放射性或非放射性标记物。本方法已用于检测乙型肝炎病毒、巨细胞病毒、疱疹病毒等。

（2）原位杂交 核酸保持在细胞或组织切片中，经适当方法处理细胞或组织后，将标记的核酸探针与细胞或组织中的核酸进行杂交的分析方法。该方法具有灵敏、特异、直观等优点，不需要从细胞中提取核酸，因此可直接用于细胞内病毒基因的定位、定性与定量检测。

（3）DNA 印迹杂交和 RNA 印记杂交 将标本中提取得 DNA 或者 RNA 用限制性内切酶切割后，经琼脂糖电泳形成条带图谱，然后在将琼脂糖凝胶中的核酸条带电转移至硝酸纤维素膜上，再用标记的探针进行杂交。该法可以检测病毒的 DNA 或者 RNA 中的特异序列。

2. PCR PCR 是核酸体外扩增技术，已用于多种病毒的检测。目前已发展有 10 余种 PCR 技术类型，在病毒学检测领域常用的有实时 PCR（real-time PCR）、逆转录 PCR（reverse transcription PCR，RT-PCR）、巢式 PCR（nested PCR）等。PCR 有简单、快速、特异、敏感等优点，特别适合难以分离培养的病毒诊断。已用于乙型肝炎病毒、丙型肝炎病毒、巨细胞病毒、人类免疫缺陷病毒、出血热病毒、柯萨奇病毒、人类乳头瘤病毒、SARS 冠状病毒等的快速诊断。

3. 基因芯片技术 基因芯片又称 DNA 芯片（DNA chip）、DNA 微阵列（DNA microarray），是生物新芯片的一种，利用病毒基因测序所获得的生物信息和自动化技术有机地结合起来。基因芯片技术可一次性完成大通量样品 DNA 序列检测，近几年来已用于病毒的检测，如 H1N1 甲型流感病毒、

SARS 冠状病毒、人类乳头瘤病毒、虫媒病毒等的检测。

4. 基因测序 基因测序包括对病毒全基因测序和特征性基因片段的测序。对目前已发现的致病性病毒的全基因测序已基本完成，这些基因库里的病毒基因序列为开展病毒感染的基因诊断奠定了坚实的基础。许多生物公司都开展了基因测序业务，只需与基因库资料进行对比，即可迅速识别病毒，尤其是对于易发生变异的病毒进行实时监测。相对于基因芯片检测，基因测序法更直观、准确，也避免了 DNA 杂交可能发生的污染、假性结果的问题。对于野生型与突变型共存的状况，更直观可靠。

考点：病毒感染的检验技术和方法

课堂思政 毕世耕耘自有功——黄祯祥

20 世纪初，国际上对病毒学研究刚刚起步，病毒学研究工作很不成熟，方法落后。1943 年黄祯祥在美国期间发现并首创了病毒体外细胞培养技术，为现代病毒学奠定了基础，被称为"医学病毒学发展史上的第二次技术革命"。而这时，中华民族处于危急存亡关头，黄祯祥毅然谢绝了美国方面的一再挽留，怀着忧国忧民之心，抱着科学救国的理想返回了祖国。中华人民共和国成立以后，黄祯祥的专业特长开始得以发挥。尽管当时经费少，还不具备大规模开展病毒研究的条件，但人民政府还是尽力为他添置了科研设备，并配备了助手，他开始着手流行性乙型脑炎病毒、麻疹病毒、肝炎病毒等的研究工作。黄祯祥一生致力于医学病毒学研究，为新中国培养了大批医学病毒学人才，为我国医学病毒学事业的发展作出了杰出贡献。

目标检测

选择题（选择一个最佳答案）

1. 下列哪种微生物是非细胞型微生物（ ）
   A. 细菌 B. 放线菌
   C. 真菌 D. 病毒
   E. 衣原体

2. 病毒的测量单位是（ ）
   A. cm B. mm
   C. μm D. nm
   E. pm

3. 病毒的结构由哪两种基本化学成分组成（ ）
   A. 核酸和包膜 B. 蛋白质和核酸
   C. 壳膜和核酸 D. 壳膜和核衣壳
   E. 包膜和壳膜

4. 病毒在细胞内的增殖过程不包括下列哪项（ ）
   A. 吸附和侵入 B. 脱壳
   C. 合成与装配 D. 释放
   E. 二分裂

5. 病毒中和抗体的作用是（ ）
   A. 直接杀死病毒 B. 阻止病毒的释放
   C. 阻止病毒的脱壳 D. 阻止病毒吸附宿主细胞
   E. 阻止病毒的生物合成

6. CPE 作为病毒鉴定的依据是（ ）
   A. 病毒变异效应 B. 细胞特异性染色
   C. 细胞病变效应 D. 细胞吸附病毒特性

E. 病毒特异性染色

7. 不能用于培养病毒的方法是（ ）
   A. 人工培养基培养 B. 鸡胚接种
   C. 组织培养 D. 细胞培养
   E. 动物接种

8. 在组织培养系统中可判定病毒增殖的最直接方法是（ ）
   A. 观察细胞数目改变 B. 观察病毒数目增加
   C. 观察细胞活性改变 D. 观察病毒病变
   E. 观察细胞病变

9. 抗生素在组织培养液中的作用是（ ）
   A. 促进病毒生长 B. 细胞生长必需
   C. 防止细菌污染 D. 防止真菌污染
   E. 营养成分之一

10. 孕妇感染 HIV 病毒后，胎儿也可被感染称为（ ）
    A. 水平感染 B. 垂直感染
    C. 细胞内感染 D. 细胞外感染
    E. 以上均不对

11. 缺陷病毒是指（ ）
    A. 包膜刺突缺损 B. 衣壳缺损
    C. 基因组缺损 D. 复制周期不全
    E. 病毒酶缺损

12. 产生 γ 干扰素的细胞是（ ）
    A. T 淋巴细胞 B. 人成纤维细胞

C. 人白细胞   D. 人红细胞

E. 巨噬细胞

13. 观察病毒的形态常用（   ）

A. 革兰氏染色检查   B. 基因组检查

C. 血清学检查   D. 光学显微镜检查

E. 电子显微镜检查

14. 能较长时间保存病毒的温度环境是（   ）

A. 37℃   B. 25℃

C. 4℃   D. −20℃

E. −70℃

15. 关于病毒标本的采集和运送，不正确的方法是（   ）

A. 发病早期或急性期尽快采集

B. 采集标本无需无菌操作

C. 标本采集后应立即送检

D. 冻存病毒标本可以加入小牛血清等以防病毒失活

E. 对于高致病性病毒标本应专人运送

16. 对病毒性感染进行血清学诊断时，双份血清抗体效价至少增高几倍时，才有诊断意义（   ）

A. 2 倍   B. 4 倍

C. 8 倍   D. 16 倍

E. 32 倍

17. 选择哪一种方法可以判断病毒是否具有包膜（   ）

A. 超速离心   B. 细胞病变

C. 对苯酚的敏感性   D. 对温度的抗性

E. 对脂溶剂的敏感性

18. 病毒复制周期中的隐蔽期是指下列哪个阶段（   ）

A. 吸附   B. 穿入

C. 脱壳   D. 生物合成

E. 释放

19. 鉴定病毒的试验中，无特异性的方法是（   ）

A. 中和试验   B. 免疫荧光试验

C. 血凝试验   D. 血凝抑制试验

E. ELISA 试验

20. 病毒核心的化学成分是（   ）

A. 磷酸   B. 蛋白质

C. 肽聚糖   D. 糖类

E. 核酸

（杨钦雅）

第 20 章

常见病毒及检验

 学习目标

1. 掌握流行性感冒病毒、乙型肝炎病毒、人类免疫缺陷病毒、肠道病毒、人类疱疹病毒的生物学特性和临床意义。

2. 熟悉风疹病毒、柯萨奇病毒、埃可病毒和新型肠道病毒的生物学特性和临床意义。

3. 了解朊病毒、狂犬病毒、人乳头瘤病毒、流行性乙型脑炎病毒、登革病毒的生物学特性。

4. 能正确选择试验项目对各类病毒进行检验，能正确判断结果并发出检验报告。

5. 培养学生实事求是、严谨认真的工作态度，树立良好的团队协作精神。

案例 20-1

患者，女，淋雨后受凉，突发高热就诊。主要症状体征：T39.7℃，伴咳嗽、咽痛、全身肌肉酸痛，无胸闷、气促、吐泻。血常规：WBC $6.0×10^9$/L。胸片未见异常。抗病毒治疗病情逐步好转，1 周痊愈。

问题：1. 根据以上案例中的症状与实验室检查结果，初步怀疑是哪种疾病？

2. 对该患者应采集哪种标本做检测？

3. 预防本病可采取哪些防护措施？

第 1 节　呼吸道病毒

呼吸道病毒（respiratory virus）是指以呼吸道为侵入门户，在呼吸道黏膜上皮细胞中增殖引起呼吸道局部感染或呼吸道以外组织器官病变的一类病毒。急性呼吸道感染中约 70% 由病毒引起，此类病毒感染具有潜伏期短、传染性强、发病急、病后免疫力不持久等特点。常见的呼吸道病毒有流行性感冒病毒、冠状病毒、麻疹病毒、腮腺炎病毒、风疹病毒、呼吸道合胞病毒等。

一、流行性感冒病毒

流行性感冒病毒（influenza virus）简称流感病毒，属正黏病毒科。可引起人、禽、猪、马、蝙蝠等多种动物感染和发病，是人流感、禽流感、猪流感、马流感等人与动物疫病的病原体。人流感主要是由甲型流感病毒和乙型流感病毒引起的。

（一）临床意义

流感的传染源主要是急性期患者和隐性感染者。病毒通过飞沫传播，常引起呼吸道局部感染，潜伏期一般为 1 ～ 3d，患者出现鼻塞、咳嗽、流涕、咽痛等症状。发病初期 2 ～ 3d 鼻咽部分泌物中病毒含量最高，此时期传染性最强。病毒一般不进入血液，其毒素样物质可进入血液，引起畏寒、发热、乏力、头痛、全身酸痛等全身中毒症状。无并发症的患者一般病程不超过 7d。抵抗力较弱的患者常继发细菌感染，使病程延长，症状加重。病后对同型病毒感染有保护作用，呼吸道局部黏膜 sIgA 对清除病毒、抵抗再次感染起主要作用。

考点： *流行性感冒病毒分类与临床意义*

（二）微生物学检验

1. 标本采集 在疾病早期（最好是发病 3d 内）无菌采集。一般采集鼻腔洗液、鼻拭子、咽拭子或咽漱液，浸入无菌的 pH7.2 的肉汤中，尽快送检。上述标本可用于分离病毒、病毒抗原和 RNA 的检测。血清学试验需取发病初期及恢复期双份血清。

2. 形态学检查 电子显微镜下可见球形或丝状病毒颗粒，采用特异抗体进行免疫电镜观察，可提高检出率。

（1）形态结构 流感病毒属于有包膜的 RNA 病毒，多呈球形，新分离的毒株多呈丝状。直径在 80～120nm，丝状流感病毒的长度可达 4000nm。结构自外而内为包膜、核衣壳（图 20-1）。

1）核衣壳：由核酸和蛋白质构成。该病毒核酸为 7～8 个节段的单股负链 RNA，每一个节段即为一个基因，能编码一种结构或功能蛋白，这一特点使病毒在复制中易发生基因重组，导致出现新的病毒毒株。核酸外的核蛋白，是病毒的主要结构蛋白，构成病毒衣壳，呈螺旋对称型。

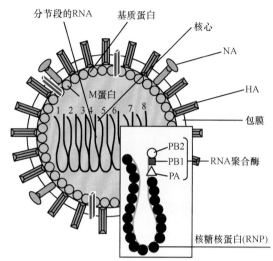

图 20-1 流感病毒结构示意图
注：PB2，聚合酶碱性蛋白 2；PB1，聚合酶碱性蛋白 1；
PA，聚合酶酸性蛋白。

2）包膜：由内层的基质蛋白（M 蛋白）和外层的脂蛋白组成。M 蛋白位于包膜与核心之间，有保护病毒核心和维持病毒形态的作用。外层来自宿主细胞膜，为脂质双层结构。包膜上镶嵌有两种刺突即血凝素（hemagglutinin，HA）和神经氨酸酶（neuraminidase，NA）。两种刺突均具有重要的免疫原性，是划分流感病毒亚型的依据，也和病毒的致病性相关。HA 呈柱状，参与病毒的吸附和穿入，可刺激机体产生中和抗体，吸附红细胞使之凝集。NA 呈蘑菇状，可水解宿主细胞表面神经氨酸，使成熟的病毒从感染细胞上释放和促进病毒的扩散。

（2）分型与变异 根据核蛋白和基质蛋白的不同，将流感病毒分为甲、乙、丙 3 型。其中甲型流感病毒根据 HA 或 NA 的免疫原性不同，又分为若干亚型，目前已发现 16 个 H 亚型（H1～H16）和 9 个 N 亚型（N1～N9）。甲型流感病毒的 HA 和 NA 有抗原漂移和抗原转变两种变异形式。

3. 病毒分离 可采用鸡胚接种或细胞培养分离患者呼吸道标本中的流感病毒。且分离培养是实验室诊断流感病毒感染的金标准。鸡胚接种法是将标本接种于 9～11d 的鸡胚，35℃孵育 48～72h 后，无菌取羊水或尿囊液进行血凝试验确定有无流感病毒的存在，若为阳性再用特异性抗体做血凝抑制试验进行鉴定，并可确定病毒的型别。细胞培养法是将标本接种到原代人胚肾、猴肾等细胞中培养。

（1）培养特性 流感病毒可在鸡胚和组织细胞中增殖培养。初次分离以鸡胚羊膜腔接种为宜，传代可接种于鸡胚尿囊腔。组织细胞培养一般选择猴肾或狗肾传代细胞。不引起明显细胞病变，可选择红细胞吸附试验、红细胞凝集试验或免疫学方法等来确定病毒是否存在。最易感动物是雪貂。

（2）抵抗力 较弱，耐冷不耐热，室温下传染性很快丧失，56℃ 30min 即被灭活，若需长期保存，可选择 -70℃以下或冷冻真空干燥保存。对脂溶性溶剂、干燥、紫外线、甲醛、酸类物质等均敏感。

4. 检验鉴定

（1）免疫学检测 可使用血凝抑制试验、ELISA、荧光免疫法等直接检测病毒抗原；用补体结合试验或中和试验进行分型、亚型的鉴定。也可取患者双份血清，用 ELISA、NT 或 CFT 法检测血清抗体效价，若有 4 倍增高则具有诊断意义。

（2）核酸检测 采用逆转录聚合酶链反应（RT-PCR）扩增病毒标本中的 RNA，用于流感病毒基因的检测和分子流行病学调查等。且 PCR 技术具有简便、快速、灵敏度高等优点。

考点： 流行性感冒病毒的微生物学检验

二、禽流感病毒

禽流感病毒（avian influenza virus，AIV）是甲型流感病毒的一种亚型，主要在禽类间流行，导致禽流行性感冒（简称禽流感），过去民间俗称"鸡瘟"，在鸡群中可造成严重的全身性疾病，病死率极高。原本只会感染鸡的禽流感病毒现也可令人类患病。

（一）临床意义

该病毒的传染源主要是患者或携带禽流感病毒的家禽。主要经呼吸道传播，通过密切接触感染的禽类及其分泌物、排泄物、被病毒污染的水等，或者直接接触病毒毒株被感染。感染病禽的粪便中含有高浓度的病毒，并可通过污染的水源经粪-口途径传播流感病毒。至今为止，还没有能证明高致病性禽流感病毒能在人与人之间直接传播的证据。或许引起人感染发病的禽流感病毒是发生了变异的病毒。禽流感病毒除感染禽类外，还可感染人、猪、马、水貂等。

患者发病初期有流感样症状，重症患者病情发展迅速，表现为重症肺炎，体温多持续在39℃以上，出现呼吸困难，也可伴有咳血痰；快速进展可能出现急性呼吸窘迫综合征、纵隔气肿、休克、意识障碍及急性肾损伤等。

考点：禽流感病毒临床意义

（二）微生物学检验

1. 标本采集 可采集全血、死亡动物的肠内容物、肛门或肛门拭子、气管、肺、肠、脾等。

2. 形态学检查 禽流感病毒颗粒呈多形性，其中球形直径80～120nm，有包膜。按照其外膜血凝素（H）和神经氨酸酶（N）蛋白抗原性不同，可分为16个H亚型（H1～H16）和9个N亚型（N1～N9）。目前发现最易导致人类感染的高致病性禽流感病毒亚型有H5N1、H9N2、H7N9、H7N2、H7N3等，其中感染H5N1亚型的患者病情严重，死亡率高。

3. 病毒分离 采用鸡胚培养法分离病毒。

4. 检验鉴定 检测方法同流感病毒。可进行病毒抗原、抗体及核酸的检测。

考点：禽流感病毒的临床意义微生物学检验

三、SARS冠状病毒

SARS冠状病毒（SARS-coronavirus，SARS-CoV）是严重急性呼吸综合征（severe acute respiratory syndrome，SARS）的病原体。SARS冠状病毒是冠状病毒的一个变种。

（一）临床意义

该病毒传染源有患者、隐性感染者、野生动物（果子狸等）等。主要传播途径有飞沫呼吸道传播和接触传播，操作与防护措施不正确也可引发实验室人员感染。SARS的潜伏期为1～14d，平均5d，起病急，首发症状为发热，3～7d后出现干咳、胸闷、气短等症状。患者也出现急性呼吸窘迫综合征、休克、多器官功能障碍综合征等，死亡率较高。

对SARS的预防应采取以严格管理控制传染源、切断传播途径和提高机体免疫力为主的综合措施。对SARS患者和疑似患者要及时进行严格的隔离观察和治疗。流行期间应尽量避免大型集会，公共场所保持空气流通。

考点：SARS冠状病毒的临床意义

（二）微生物学检验

1. 标本采集 用常规方法采集鼻咽拭子或洗液、漱口液、粪便等标本，放入病毒保存液或运输液内，2～8℃保存，及时检测，长期保存需置于-70℃冰箱。急性期血清标本尽可能在发病初期采集，最好在发病后 1 周以内，恢复期血清标本在发病后 3 ～ 4 周采集。SARS 相关标本的处理、病毒的分离培养及鉴定等均需在 BSL-3 生物安全级别以上实验室内进行。

2. 形态学检查

（1）形态结构　在电子显微镜下可直接观察到呈花冠状的病毒颗粒。SARS 冠状病毒电镜下形态与冠状病毒相似，病毒颗粒呈不规则球形，直径 60 ～ 220nm，核酸为非节段正单链 RNA，有包膜。包膜表面有 3 种糖蛋白（图 20-2）。

1）刺突糖蛋白（S）：是受体结合位点、溶细胞作用及主要抗原位点。

2）小包膜糖蛋白（E）：较小，可与包膜结合。

3）膜糖蛋白（M）：负责营养物质的跨膜运输、子代病毒出芽释放和病毒外包膜的形成。

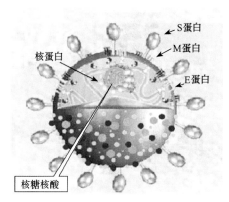

图 20-2　SARS 冠状病毒的结构示意图

（2）变异性　因为冠状病毒的 RNA 和 RNA 之间有较高的重组率，所以病毒容易出现变异。重组后 RNA 序列发生了变化，因此核酸编码的氨基酸序列也变了，氨基酸构成的蛋白质也随之发生改变，使其抗原性发生了改变。而抗原发生改变会导致原有免疫无效。

（3）抵抗力　对紫外线及常用化学消毒剂（过氧化氢、过氧乙酸、乙醇等）敏感，不耐热和酸，可在液氮中长期保存。

3. 病毒分离　利用 Vero 或 Vero-E6 细胞来培养 SARS 患者的血液、粪便和呼吸道分泌物标本中的病毒。致细胞病变效应（CPE）的主要特点是病变细胞呈局灶性、变圆、折光性变强，晚期呈葡萄状。

4. 检验鉴定　培养出现轻微 CPE 或者红细胞吸附试验阳性时，可采用免疫荧光法、ELISA、核酸杂交法等鉴定。

（1）免疫学检测　WHO 推荐用 ELISA、IFA 和 NT 法检测患者血清中的 IgM 和 IgG 抗体。

（2）核酸检测　RT-PCR 可特异地检测 SARS 冠状病毒的 RNA 片段，可检测发热开始后 10d 内的 SARS 冠状病毒。

（3）病毒全基因组芯片检测　SARS 冠状病毒全基因组芯片包含了 SARS 冠状病毒的全部基因组序列，可以灵敏又全面地检测 SARS 冠状病毒，同时获得更多的病毒相关信息。

考点：SARS 冠状病毒的生物学特性及微生物学检验

四、新型冠状病毒

（一）临床意义

该病毒传染源主要是病毒感染的患者和无症状感染者，在潜伏期即有传染性，发病后 5d 内传染性较强，目前人群普遍易感。传播途径主要是经呼吸道飞沫和密切接触传播。接触病毒污染的物品也可造成感染。

以发热、干咳、乏力为主要表现。部分患者以嗅觉、味觉减退或丧失等为首发症状，少数患者伴有鼻塞、流涕、咽痛、结膜炎、肌痛和腹泻等症状。重症患者多在发病 1 周后出现呼吸困难和（或）低氧血症，严重者可快速进展为急性呼吸窘迫综合征、脓毒症休克、难以纠正的代谢性酸中毒和出凝血功能障碍及多器官功能衰竭等。极少数患者还可有中枢神经系统受累及肢端缺血性坏死等表现。

（二）微生物学检验

1. 标本采集　鼻拭子或咽拭子、体液及分泌物甚至环境污染物品等。

2. 形态学检查　新型冠状病毒（2019-nCoV）属于 β 属的冠状病毒，电镜下可见其有包膜，病毒颗粒呈圆形或椭圆形，直径 60 ～ 140nm。

3. 病毒分离 分离培养时，新型冠状病毒 96h 左右即可在人呼吸道上皮细胞内发现。新型冠状病毒对紫外线和热敏感，56℃ 30min、乙醚、75% 乙醇、含氯消毒剂、过氧乙酸和氯仿等脂溶性溶剂均可有效灭活病毒，氯己定不能有效灭活病毒。

4. 检验鉴定 新型冠状病毒检测方法同冠状病毒检测相似。目前临床检测主要是对核酸、抗原检测以确定患者是否感染该病毒。

五、其他呼吸道病毒

其他呼吸道病毒主要特征见表 20-1。

表 20-1　其他呼吸道病毒主要特征

病毒名称	生物学特性	临床意义	特异性防治
风疹病毒	RNA、球形、有包膜	风疹，孕妇 20 周内感染可致胎儿兔唇、腭裂、白内障、先天性耳聋等，也可引起流产或死胎，病后常获得牢固免疫力	减毒活疫苗，接触传染源的孕妇可注射丙种球蛋白
麻疹病毒	RNA、球形或丝形、有包膜	麻疹，体弱者可并发细菌感染如支气管炎、中耳炎、肺炎等，极个别患者可发生亚急性硬化性全脑炎，病后可获得持久性免疫力	减毒活疫苗，接触者注射丙种球蛋白
腮腺炎病毒	RNA、球形、有包膜	流行性腮腺炎，好发于儿童，病后一般可获得终身免疫	减毒活疫苗

考点：其他呼吸道病毒主要特征

第 2 节　肠道病毒

肠道病毒（enterovirus）是一类通过消化道传播，能在肠道中复制，并引起人类相关疾病的胃肠道感染病毒。常见的有脊髓灰质炎病毒、轮状病毒、柯萨奇病毒、埃可病毒和新型肠道病毒、肠道腺病毒等。

一、脊髓灰质炎病毒

脊髓灰质炎病毒是脊髓灰质炎的病原体。病毒感染后侵犯脊髓前角运动神经细胞，导致肢体肌肉的弛缓性麻痹，多见于儿童，故又称小儿麻痹症。该病毒分为 Ⅰ、Ⅱ、Ⅲ 三个血清型，各型之间有交叉免疫反应，大部分脊髓灰质炎由 Ⅰ 型引起。

（一）临床意义

传染源为患者和隐性感染者，主要通过粪 - 口途径传播，也可通过呼吸道传播，主要流行于夏秋季。人是唯一天然宿主，1 ～ 5 岁儿童为主要的易感者。但 6 个月婴儿可通过胎盘获得母体 IgG，故其感染概率较小。

病毒进入机体后先侵犯上呼吸道和肠道黏膜，在局部黏膜和肠道集合淋巴结中增殖，然后释放入血，形成第 1 次病毒血症，扩散至全身易感组织如淋巴结、肝、脾中，再次增殖后引起第 2 次病毒血症。90% 以上的感染者，由于机体免疫力比较强，不出现症状或仅出现轻微发热、咽喉痛、腹部不适等，并迅速恢复。而 1% ～ 2% 感染者，因病毒毒力强或中和抗体少，病毒可侵入其中枢神经系统和脑膜，累及脊髓前角运动神经细胞，轻者表现为暂时性肢体弛缓性麻痹，严重者可以造成永久性肢体弛缓性麻痹，以下肢麻痹多见。极少数患者发展为延髓麻痹，导致呼吸、心脏衰竭而死亡。

考点：脊髓灰质炎病毒的临床意义

（二）微生物学检验

1. 标本采集 采集早期患者的粪便、血液、咽洗液等，采集后及时送检。

2. 形态学检查　电镜下见病毒体呈球形，核酸为单股正链 RNA，核衣壳呈二十面体立体对称，无包膜。

3. 分离培养　取经处理后的粪便标本，接种于人胚肾或猴肾细胞中，37℃培养 7 ～ 10d，观察细胞病变效应，做出诊断，再用中和试验鉴定其型别。

脊髓灰质炎病毒常用猴肾、人胚肾或人羊膜细胞等进行培养，该病毒在细胞质内迅速增殖，出现典型的致细胞病变效应（CPE）。

脊髓灰质炎病毒抵抗力较强，在污水及类便中可存活数月。耐酸，不易被胃酸、胃蛋白酶和胆汁破坏活性，耐低温，耐乙醚、乙醇等。但对干燥、热、紫外线和氧化剂敏感，56℃ 30min 可被灭活。

4. 检验鉴定　病毒检测可对患者急性期和恢复期的双份血清进行血清学诊断，若恢复期比急性期抗体滴度增高 4 倍或以上，则具有诊断意义。核酸分子杂交技术或 PCR 技术可检测患者咽拭子及粪便等标本中的病毒核酸，有助于快速诊断。

考点：脊髓灰质炎病毒的临床意义和微生物学检验

二、轮 状 病 毒

轮状病毒（rotavirus）主要引起婴幼儿急性胃肠炎，属轮状病毒属。1983 年我国病毒学专家洪涛等人发现了成人腹泻轮状病毒。迄今为止已知的轮状病毒有 A ～ G 7 个组，A 组轮状病毒感染最为常见。

（一）临床意义

轮状病毒的传染源是患者和无症状病毒携带者，主要经粪 – 口途径传播，还可通过呼吸道传播和接触传播，主要引起急性胃肠炎。好发于晚秋和初冬季节，在我国常被称为"秋季腹泻"。A 组轮状病毒是引起 6 月龄至 2 岁婴幼儿急性腹泻最主要的病原体，占病毒性胃肠炎的 80% 以上，是导致婴幼儿死亡的主要原因之一。临床主要表现是突然发病、发热、水样腹泻，可达到 5 ～ 10 次 / 天，伴呕吐，一般可自愈。

感染轮状病毒后，患者血液中出现特异性 IgM、IgG 和 sIgA，可中和同型病毒感染，对机体有保护作用。

（二）微生物学检验

1. 标本采集　采集发病早期 5d 内的粪便，水样便可用吸管吸至塑料或者玻璃容器中，密封后送检。冷藏或冷冻条件下可短期保存。

2. 形态学检查　通过电子显微镜直接观察粪便标本，易检出轮状病毒颗粒，若看见车轮状病毒颗粒则可初步确诊。也可应用免疫电镜检查提高检出率。轮状病毒呈球形，直径 60 ～ 80nm，双层衣壳，呈二十面体立体对称，无包膜，病毒核心含有双链 RNA 和 RNA 多聚酶。负染色后电镜下观察，病毒外形呈车轮状，故得名轮状病毒（图 20-3）。

3. 分离培养　可将处理后的粪便标本接种于非洲绿猴肾传代细胞或恒河猴胚肾等细胞分离培养。分离出的病毒可用免疫学方法进行鉴定分型。

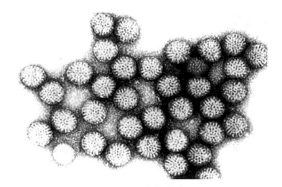

图 20-3　轮状病毒

轮状病毒抵抗力较强，在粪便中可存活数天至数周，耐乙醚和酸碱，在室温下病毒相对稳定，其传染性可保持数月；不耐热 56℃ 30min 可被灭活。

4. 检验鉴定　病毒检测常用 ELISA 双抗体夹心法检测粪便中的病毒抗原，但实验中应严格设立对照组，以防出现假阳性。感染后 5d 即可用 ELISA 等方法检测出患者血清中特异性 IgM 抗体，2 ～ 4

周可检出 IgG 抗体。也可应用核酸电泳、核酸杂交及 PCR 技术检测病毒 RNA。

考点：轮状病毒临床意义和微生物学检验

三、其他肠道病毒

其他肠道病毒主要特征见表 20-2。

表 20-2　其他肠道病毒主要特征

病毒名称	生物学特性	临床意义
柯萨奇病毒	球形，呈二十面体对称，有包膜，RNA	急性出血性结膜炎（A24 型引起）、成人和儿童的病毒性心肌炎（主要由 B 组引起）、手足口病（A16 型引起）、疱疹性咽峡炎（A 组某些血清型引起），对同型病毒感染有持久免疫力
埃可病毒	球形，呈二十面体对称，有包膜，RNA	类脊髓灰质炎、无菌性脑炎或脑膜炎、流行性胸痛、皮疹等，对同型病毒感染有持久免疫力
新型肠道病毒 70 型	球形，呈二十面体对称，无包膜，RNA	急性出血性结膜炎，又称流行性出血性结膜炎（俗称红眼病），病程较短，预后良好，一般无后遗症
新型肠道病毒 71 型	球形，呈二十面体对称，无包膜，RNA	手足口病，多感染 5 岁以下儿童，少数可累及延髓和脑神经，引起无菌性脑膜炎、脑炎等，严重感染者可危及生命

考点：柯萨奇病毒、埃可病毒及新型肠道病毒主要特征

第 3 节　肝炎病毒

　　肝炎病毒（hepatitis virus）是一大类能引起病毒性肝炎的病原体，目前公认的人类肝炎病毒主要有甲型肝炎病毒（HAV）、乙型肝炎病毒（HBV）、丙型肝炎病毒（HCV）、丁型肝炎病毒（HDV）和戊型肝炎病毒（HEV）5 种类型。其中甲型肝炎病毒和戊型肝炎病毒经消化道传播，引起急性肝炎。乙型肝炎病毒和丙型肝炎病毒则由输血、血制品或污染的注射器等传播，可引起急性肝炎、慢性肝炎，并与肝硬化和肝癌有关。丁型肝炎病毒是一种缺陷病毒，必须在乙型肝炎病毒辅助下才能复制，故其传播途径与乙型肝炎病毒相同。除了这些类型以外，近年还发现了一些可能与人类肝炎相关的病毒，如庚型肝炎病毒和 TT 型肝炎病毒等。此外，还有一些病毒如巨细胞病毒、EB 病毒、黄热病病毒、单纯疱疹病毒、风疹病毒等也可引起肝炎，但肝炎只是其全身器官损害中的肝脏表现，而非以肝脏为主的特异性的损害，故不列入肝炎病毒范畴。

一、甲型肝炎病毒

　　甲型肝炎病毒（hepatitis A virus，HAV）是甲型肝炎的病原体，1973 年 Feinstone 采用免疫电镜技术在肝炎急性期患者粪便中发现该病毒。HAV 属于小 RNA 病毒科。甲型肝炎呈世界性分布，主要感染儿童和青少年。人类感染 HAV 后多呈隐性感染或亚临床感染，只有少数人发生急性肝炎。感染后一般可以完全恢复，不转为慢性。1979 年成功利用细胞培养分离出该病毒，从而为 HAV 疫苗的研制奠定了基础。

（一）临床意义

　　1. 传染源与传播途径　HAV 的传染源多为患者和隐性感染者，主要通过粪 – 口途径传播。HAV 随患者粪便排出体外，通过污染水源、食物、海产品（毛蚶等）、食具等传播而造成散发性流行或大流行。由于 HAV 比肠道病毒更耐热、耐氯化物的消毒作用，故可在污染的废水、海水及食品中存活数月或更久。甲型肝炎的潜伏期为 15 ～ 50d，病毒常在患者氨基转移酶升高前 5 ～ 6d 就存在于患者的血液和粪便中。发病后 2 周开始，随着肠道中抗 -HAV IgA 及血清中抗 -HAV IgM/IgG 的产生，粪便中不再排出病毒。

HAV 感染为急性感染，未发现持续感染的病例。

2. 致病性　HAV 经口侵入人体，在口咽部或唾液腺中增殖，然后在肠黏膜与局部淋巴结中大量增殖，并侵入血流形成病毒血症，最终侵犯靶器官肝脏。由于病毒在细胞培养中增殖缓慢，并不直接造成明显的细胞损害，故其致病机制除病毒的直接作用外，机体的免疫应答在引起肝组织损害中起一定作用。

甲型肝炎的显性感染或隐性感染中，机体都可产生抗 -HAV 的 IgM 和 IgG 抗体。前者在急性期和恢复早期出现，后者在恢复后期出现，并可维持多年，对病毒的再感染有免疫力（图 20-4）。甲型肝炎的预后较好。

HAV 主要通过粪便污染饮食和水源后经口传染。加强卫生宣教工作和饮食业卫生管理，管好粪便，保护水源，是预防甲型肝炎的主要环节。患者的排泄物、食具、物品和床单衣物等，要认真消毒处理。丙种球蛋白注射对甲型肝炎有被动免疫预防作用。在潜伏期，肌内注射丙种球蛋白 0.02 ～ 0.12ml/kg，能预防或减轻临床症状。

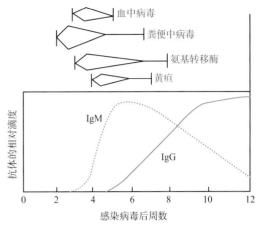

图 20-4　HAV 的临床症状与血清学反应

考点：甲型肝炎病毒分类及临床意义

（二）微生物学检验

甲型肝炎患者一般不进行病原学分离检查。微生物学检验以测定病毒抗原或抗体为主。

1. 标本采集　主要采集受检者的血液（分离血清）、分泌物、排泄物及环境污染标本等。

2. 形态学检查　电镜下见甲型肝炎病毒形态、大小与肠道病毒相似，直径约为 27nm，呈球形，衣壳呈二十面体立体对称，无包膜。HAV 的基因组为线性单正链 RNA，含 74 878 个核苷酸。HAV 仅有一个开放读码框架（ORF），分成 P1、P2 及 P3 三个区，分别控制 HAV 衣壳蛋白、蛋白酶和 RNA 聚合酶的合成。病毒的衣壳蛋白具抗原性，可诱生中和抗体。HAV 至少存在 7 个基因型，但仅有一个血清型。

3. 分离培养　HAV 的易感动物有黑猩猩、狨猴、猕猴。经口或静脉注射可使上述动物发生肝炎。在潜伏期和急性期的早期，HAV 可随粪便排出，恢复期血清中能检出 HAV 的相应抗体。动物模型主要用于研究发病、免疫机制及对减毒活疫苗的毒力和免疫效果。

HAV 可在包括原代狨猴肝细胞、传代恒河猴胚肾细胞、非洲绿猴胚肾细胞、人胚肾细胞及人肝癌细胞株等多种细胞中增殖。在培养细胞中，病毒增殖非常缓慢，不引起细胞裂解，因此，自标本中分离 HAV 常需数周甚至数月，并很难获得大量病毒。

HAV 有较强的抵抗力，在海水、淡水、毛蚶、泥沙中可存活数天至数月。60℃ 1h 不被灭活，对乙醚、酸及有机溶剂均有抵抗力。经高压蒸汽灭菌、煮沸、甲醛等消毒剂处理可使之灭活。

4. 检验鉴定　应用免疫荧光染色法，可检出细胞培养中的 HAV，亦可将培养细胞裂解后，用放射免疫法检测 HAV。

（1）测抗 -HAV IgM　感染早期可检测患者血清中抗 -HAV IgM，它出现早，消失快，是 HAV 新近感染的重要指标。

（2）测抗 -HAV IgG　对了解既往感染史或进行流行病学调查、检测群体中抗 -HAV 阳性率，分析人群的免疫力有重要意义。

也可检测 HAV 抗原，或用核酸杂交法、PCR 法检测 HAV 基因组 RNA。

考点：甲型肝炎病毒的临床意义微生物学检验

二、乙型肝炎病毒

案例 20-1

　　患者，女，30 岁，因食欲不振、乏力、恶心等症状，故到当地医院就诊。实验室检查：氨基转移酶升高，肝功能异常。血清学检测：抗 -HAV IgM（-）；HBsAg（+）、HBeAg（+）；抗 -HBc IgM（+）；抗 -HCV（-）；抗 -HDV（-）；抗 -HEV（-）。

问题：1. 该患者可能患什么疾病？

　　　2. 该疾病的病原体是什么？依据是什么？

　　　3. 如何对该病毒进行检验？

　　乙型肝炎病毒（hepatitis B virus，HBV）是乙型肝炎的病原体。1963 年 Blumberg 在研究人类血清蛋白的多态性时，发现澳大利亚土著人血清中有一种异常抗原与肝炎相关（hepatitis associated antigen，HAA），该抗原即为乙型肝炎病毒表面抗原（HBsAg）。乙型肝炎病毒属于嗜肝 DNA 病毒科，以血源性传播为主，可引起急性肝炎、慢性肝炎，并与肝硬化及肝癌相关。HBV 呈全球性流行，我国属于乙型肝炎高流行区，乙型肝炎是我国重点防治的严重传染病之一。

（一）临床意义

1. 传染源与传播途径　主要传染源是患者或无症状 HBsAg 携带者。乙型肝炎的潜伏期较长，为 30～160d，无论在潜伏期、急性期或慢性活动初期，患者的血清都有传染性。HBsAg 携带者因无症状，不易被察觉，其作为传染源的危害性比患者更甚。HBV 的传播途径主要有以下几种。

（1）血液、血制品等传播　人对 HBV 非常易感，故只需极少量污染血进入人体即可导致感染。输血、注射、外科或牙科手术、针刺、共用剃刀或牙刷、皮肤黏膜的微小损伤均可导致传播。医院内污染的器械（如牙科、妇产科器械）亦可导致医院内传播。

（2）垂直传播（母婴传播）　主要是围生期感染，即分娩经产道时，通过婴儿的微小伤口被母体的病毒感染或通过哺乳传播，该类型的传播在我国发生率较高。极少数的婴儿在母体子宫内已被感染，表现为出生时已呈 HBsAg 阳性。婴儿出生时立即注射疫苗能很好地阻断大部分的母婴传播。

（3）性传播　在精液和阴道分泌物中也可存在 HBV，故性接触也可导致 HBV 的传播。

2. 发病机制　病毒不仅存在于肝内，也存在于脾和血细胞等。一般认为，病毒在细胞内增殖对肝细胞的直接破坏作用不大，而机体对肝的免疫病理损害才是肝炎发生的主要原因。HBV 在肝细胞内增殖可使细胞膜表面存在 HBsAg、HBeAg 或 HBcAg，病毒抗原致敏的 T 细胞对带有病毒抗原的靶细胞可起杀伤效应以清除病毒。这种由细胞毒性 T 细胞介导的效应有双重性，既清除病毒，也造成肝细胞的损伤。

　　人群流行病学研究显示，HBsAg 携带者较无 HBV 感染者，发生肝癌的危险性高 217 倍。肝癌组织检测发现有 HBV DNA 的整合，整合的 HBV 基因片段有 50% 左右为负链 DNA 5′ 端片段，即 X 基因片段。因 X 蛋白（HBxAg）可反式激活细胞内癌基因，故 HBV 可能是致癌的启动因子，经一系列过程后导致肝癌的发生。

　　乙型肝炎的临床表现呈多样性，可由无症状携带至急性肝炎、慢性肝炎、重症肝炎等。细胞免疫应答的强弱与临床过程的轻重及转归有密切关系，当病毒感染波及的肝细胞数量不多、免疫应答处于正常范围时，特异的 CTL 可摧毁病毒感染的细胞，释放至细胞外的 HBV 则可被抗体中和而清除，临床表现为急性肝炎，并可较快痊愈。相反，若受染的肝细胞为数众多，机体的细胞免疫应答超过正常范围，引起大量细胞坏死、肝功能衰竭时，可表现为重症肝炎。当机体免疫功能低下，病毒在感染细胞内复制，受到 CTL 的部分杀伤作用，病毒仍可不断释放，又无有效的抗体中和病毒时，病毒则持续存在并再感染其他肝细胞,造成慢性肝炎。慢性肝炎造成的肝病变又可促进成纤维细胞增生,引起肝硬化。

在部分乙型肝炎患者血液循环中，常可检出 HBsAg 及抗 -HBs 的免疫复合物，该免疫复合物在急性重型肝炎患者中较多地被发现。免疫复合物大量沉积于肝内，可使肝毛细血管栓塞，并可诱导产生肿瘤坏死因子导致急性肝衰竭，临床表现为重症肝炎。此外，免疫复合物可沉积于肾小球基底膜、关节滑液囊等，激活补体，导致 I 型超敏反应，故患者可伴有肾小球肾炎、关节炎等肝外损害。HBV 感染肝细胞后，细胞膜上除有病毒特异性抗原外，还会引起肝细胞表面自身抗原发生改变，暴露出肝特异性脂蛋白抗原（liver specific protein，LSP）。LSP 可作为自身抗原诱导机体产生针对肝细胞组分的自身免疫反应，通过 CTL 的杀伤作用或释放淋巴因子的直接或间接作用，损害肝细胞。

考点：乙型肝炎病毒分类及临床意义

（二）微生物学检验

1. 标本采集　主要采集受检者的血液（分离血清）、分泌物等体液及环境污染标本等。依据《全国临床检验操作规程》要求进行血清采集、运送和储存。免疫学检测标本可用血清或血浆，检测标本应于 24h 内分离血清或血浆，5d 内检测者可储存于 2 ～ 8℃，5d 后检测者应储存于 -20℃或 -70℃。HBV 核酸检测多用血清，若采用血浆，其抗凝剂应选用枸橼酸盐或 EDTA，因肝素可与 DNA 结合，从而干扰 Taq DNA 聚合酶作用，导致 PCR 假阴性。标本应在采集后 6h 内处理，24h 内完成检测，否则存放于 -70℃。经过处理的标本或者未分离的血液标本，如果能在 24h 内送达，则可在室温下运送。HBV 具有高度感染性，在标本的采集和运送时务必加以充分防护。

2. 形态学检查　同 HAV 一样不进行病原学分离检查。微生物学检验以测定病毒抗原或抗体甚至核酸等为主。

（1）形态与结构　在 HBV 感染者的血清中，电镜观察发现有 3 种形态的病毒颗粒，即大球形颗粒、小球形颗粒和管形颗粒（图 20-5）。

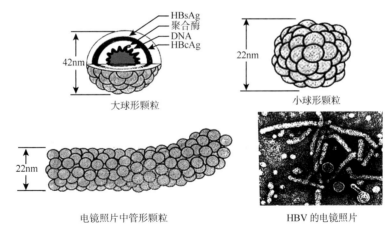

图 20-5　HBV 形态及结构

1）大球形颗粒：1970 年，Dane 首先在 HBV 感染者的血清中发现该颗粒，故又称为 Dane 颗粒，是有感染性的 HBV 完整颗粒，呈球形，直径为 42nm，具有双层衣壳（图 20-5）。其外衣壳相当于一般病毒的包膜，由脂质双层与蛋白质组成，镶嵌有 HBV 的表面抗原（HBsAg）及少量前 S 抗原。用去垢剂去除病毒的外衣壳，可暴露一个电子密度较大的核心结构，其表面为病毒的内衣壳，是 HBV 核心抗原（HBcAg）。用酶降解 HBcAg 可暴露出具有不同抗原性的 HBeAg，可溶性的 HBeAg 可于血清中检测到。内部核心为病毒的 DNA 和 DNA 聚合酶。

2）小球形颗粒：直径为 22nm，成分为 HBsAg 和少量前 S 抗原。大量存在于 HBV 感染者的血液中，它是由 HBV 感染肝细胞时由过剩的病毒衣壳装配而成的，是不含病毒核酸 DNA 及 DNA 聚合酶的小球形颗粒，因此无感染性。

3）管形颗粒：成分与小球形颗粒相同，长 100～700nm，直径 22nm，亦存在于血流中。这种颗粒是由小球形颗粒"串联而成"，内无核酸，故亦无感染性。

（2）基因结构　基因组 HBV 基因组较小，仅含约 3200 个核苷酸，呈双链环状 DNA，但其中有一段仅为单链。病毒 DNA 的长链为负链，较短的一条链为正链，两条链通过碱基配对构成环状 DNA 结构，控制病毒各种蛋白质（抗原）的合成。HBV 基因组含有 4 个开放读码框架（ORF）分别称为 S、C、P 和 X 区，S 区中含有 S 基因、前 S₁（PreS₁）基因和前 S₂（PreS₂）基因，分别编码 HBV 的 HBsAg、Pre S₁ 抗原和 Pre S₂ 抗原。C 区包括前 C（Pre C）基因和 C 基因，分别编码 PreC 蛋白和核心蛋白（HBcAg）。P 基因编码产生 DNA 聚合酶；X 基因编码产生 HBxAg，与某些癌基因激活有关。

（3）抗原组成

1）表面抗原（HBsAg）：是由 S 基因编码产生的蛋白质。HBsAg 大量存在于感染者血中，是 HBV 感染的主要标志。HBsAg 具有抗原性，可刺激机体产生特异保护性的抗 -HBs，也是制备疫苗的最主要成分。HBsAg 根据亚型共同抗原表位（称为 a 抗原）和两组互相排斥的抗原表位（d/y 和 w/r），分为四种评分血清型，即 adr、adw、ayr、ayw。HBsAg 血清型分布有明显的地区差异，并与种族有关。我国汉族以 adr 和 adw 多见，少数民族多为 ayw。因有共同的 a 抗原，故制备疫苗时各亚型间有交叉保护作用。中蛋白和大蛋白中的 Pre S₂ 及 Pre S₁ 序列也具有抗原性，前 S₁ 抗原仅在 HBV-DNA 阳性血清中检出。前 S₁ 蛋白随 HBeAg 消失而消失，且与转阴时间呈正相关，可作为病毒清除与病毒转阴的指标。前 S₁ 抗原阳性的乙型肝炎患者传播乙型肝炎病毒比前 S₁ 抗原阴性和无症状 HBsAg 携带者的危险性更大，说明前 S₁ 抗原可反映乙型肝炎病毒复制和传染性的指标。抗 -Pre S₂ 及抗 -Pre S₁ 具有抗病毒作用。Pre S₁ 及 Pre S₂ 能吸附在肝细胞受体的表面，抗原性比 HBsAg 更强，抗 -Pre S₂ 为中和抗体，该抗体出现表示病情好转，是趋向痊愈的预兆。

2）核心抗原（HBcAg）：存在于 Dane 颗粒核心结构的表面，为内衣壳成分，其外被 HBsAg 所覆盖，故不易在血液循环中检出。HBcAg 存在于感染的肝细胞核内，也可存在于细胞质或细胞膜上，免疫原性强，能刺激机体产生强而持久的抗 -HBc。抗 -HBc IgG 在血中持续时间较长，为非保护性抗体；抗 -HBc IgM 的存在提示近期发生过 HBV 的活跃复制。HBcAg 可在感染的肝细胞表面存在，能被杀伤性 T 细胞识别，在清除 HBV 感染细胞中有重要作用。

3）e 抗原（HBeAg）：HBV 的 PreC 基因编码的 PreC 蛋白经酶切割加工后形成 HBeAg，为可溶性蛋白质，自肝细胞分泌进入到血液循环中。通常在病毒大量复制时产生，故为 HBV 复制及具有强感染性的一个指标。HBeAg 为非结构蛋白，一般不出现在 HBV 颗粒中。HBeAg 可刺激机体产生抗 -HBe，抗 -HBe 能与受感染肝细胞表面的 HBeAg 结合，通过补体介导破坏受染的肝细胞，对清除 HBV 感染有一定的作用。抗 -HBe 的出现有利于机体抑制病毒的复制，对 HBV 感染有一定的保护作用，曾被认为是预后良好的指标。

3. 分离培养

（1）培养特性　黑猩猩是对 HBV 最敏感的动物，故常用来进行 HBV 的致病机制研究和疫苗效价及安全性评价。HBV 尚不能在细胞培养中分离及培养。目前采用的细胞培养系统是病毒 DNA 转染系统。

（2）抵抗力　HBV 对外界环境的抵抗力较强，对低温、干燥、紫外线均有耐受性。不被 70% 乙醇灭活，因此这一常用的消毒方法并不能用于 HBV 的消毒。高压蒸汽、100℃加热 10min 和环氧乙烷等均可灭活 HBV，0.5% 过氧乙酸、5% 次氯酸钠亦可用于消毒。但应指出在对外界抵抗力方面，HBV 的传染性和 HBsAg 的免疫原性并不一致，上述消毒手段仅能使 HBV 失去传染性，但仍可保留 HBsAg 的免疫原性。

4. 检验鉴定

（1）HBV 抗原抗体检测　目前主要用免疫学方法检测 HBsAg、抗 -HBs、HBeAg、抗 -HBe 及抗 -HBc（俗称"两对半"）。HBcAg 仅存在于肝细胞内，不用于常规检查。检查方法常用 ELISA、微粒子酶免分析法以及 PCR 法检测 HBV DNA，其中 PCR 法以 PCR-ELISA 和 PCR 荧光法最常用。HBV 抗原 - 抗体检测结果临床分析 HBV 抗原、抗体的血清学标志与临床关系较为复杂，必须对几项指标同时分析，方能有助于临床判断（表 20-1）。

表 20-1　HBV 抗原、抗体检测结果的临床分析					
HBsAg	抗 -HBs	HBeAg	抗 -HBe	抗 -HBc	结果分析
+	-	-	-	-	无症状携带者
+	-	+	-	+	急性或慢性乙型肝炎（俗称"大三阳"）
+	-	-	+	+	急性感染趋向恢复（俗称"小三阳"）
-	+	-	+	+	既往感染恢复期
-	-	-	+	+	既往感染恢复期
-	+	-	-	-	既往感染或接种过疫苗

　　1）HBsAg：是最早出现的血清学指标，阳性见于急性肝炎、慢性肝炎或无症状携带者。急性肝炎恢复后，一般在 1～4 个月内 HBsAg 消失，若持续 6 个月以上则认为已向慢性肝炎转化。无症状 HBsAg 携带者是指肝功能正常者，携带者的肝穿刺病理组织切片常可发现已有病变，但无临床症状。携带者可长期为 HBsAg 阳性，也可伴有 HBeAg 阳性及病毒血症，具有很强的传染性，少部分可发展为肝硬化或肝癌。HBsAg 是病毒感染后产生最多的病毒抗原，对其进行检测能很敏感地发现病毒的感染，该指标是献血筛查必检指标，对其检测能有效地阻断 HBV 的输血传播。如果临床高度怀疑乙型肝炎，而检测 HBsAg 阴性，应配合进行 $PreS_1Ag$、HBV DNA 检测。

　　2）抗 -HBs（HBsAb）：是中和抗体，对同型病毒感染有保护作用，血清中出现抗 -HBs 是患者已康复或痊愈或是 HBsAg 疫苗免疫成功的标志，抗 -HBs 效价高者预后更好。

　　3）HBeAg：阳性表示 HBV 在体内活跃复制，提示病情严重及传染性强。若转为阴性，表示病毒复制受到抑制。该指标与 HBV DNA 的阳性有很好的相关性。在 C 基因中 Pre C 基因变异的病例，HBeAg 的检测为阴性，HBV DNA 的定量检测对病情的判断有很大的帮助。

　　4）抗 -HBe（HBeAb）：阳性表示机体已获得一定的免疫力，病毒的活跃复制受到抑制，但并不表示病毒一定会被清除。在部分慢性感染者中，该指标会与 HBeAg 交替出现阳性。

　　5）HBcAg：该抗原被包裹在 HBsAg 内部，故不能被直接检测。做特殊处理将 HBsAg 去除后可被检测。目前该指标不作常规检测。

　　6）抗 -HBc（HBcAb）：HBV 感染，机体会产生强而持久的抗 -HBc IgG，因此，该指标阳性表示被 HBV 感染过。抗 -HBc IgM 则提示近期病毒有活跃复制。

　　7）$PreS_1Ag$：$PreS_1$ 和 $PreS_2$ 抗原阳性表明 HBV 的活跃复制，是一项十分重要的病毒复制指标。$PreS_1$ 抗原与 HBV DNA、HBeAg 检测率高度符合，可作为 HBeAg 和 HBV DNA 检测的补充和对照，现为 HBV 检测的第六项指标。抗 -$PreS_1$ 和抗 -$PreS_2$ 也可检测，其意义与抗 -HBs 相同，但不作为常规检查。

　　（2）HBV 基因检测　HBV 的基因型与感染慢性化及感染后病情转归有一定关系。常用的检测方法有：①基因型特异性引物 PCR；②限制性片段长度多态性分析法（RFLP）；③线性探针反向杂交法（INNO-LIPA）；④ PCR 微量板核酸杂交酶联免疫法；⑤基因序列测定法等。某些药物可促进变异发生，导致病毒产生耐药性，可进行 HBV 耐药突变株检测。

考点：乙型肝炎病毒微生物学检验

三、丙型肝炎病毒

　　丙型肝炎病毒（hepatitis C virus，HCV）于 1989 年正式命名，1991 年被归为黄病毒科。虽然丙型肝炎作为疾病早就被发现，但因该病毒不能在体外培养且血中的含量很低，故对 HCV 的认识主要来自黑猩猩实验及分子生物学研究的结果。

（一）临床意义

HCV 主要经输血或血制品传播，性接触传播和母婴传播也是重要的传播途径。传染源为患者及亚临床感染者。同性恋者、静脉药瘾者及接受血液透析的患者为高危人群。免疫组化染色证实病毒除位于肝细胞质中，亦存在肝外（如淋巴细胞）。肝穿刺病理学检查发现肝内淋巴细胞浸润及肝细胞坏死。部分丙型肝炎患者出现肾小球肾炎，提示 HCV 抗原可形成免疫复合物沉积于肾小球基底膜。

约 90% 的 HCV 感染会形成持续感染。病毒感染引起急性或慢性丙型肝炎，表现为黄疸、血清谷丙转氨酶（ALT）升高等。有些患者可不出现症状，发病时已成慢性过程。慢性丙型肝炎的表现亦轻重不等，约 20% 可逐渐发展至肝硬化或肝癌。HCV 的致病性较强，复制快，血流中病毒量多，故症状较重。HCV 感染患者体内先后出现 IgM 和 IgG 型抗体，产生低度免疫力，对同一毒株攻击有一定的免疫力，但由于 HCV 基因组易变异而导致抗原性改变，故此保护作用不强。在免疫力低下人群中，可能同时感染 HBV 及 HCV，此双重感染常导致疾病的加重。

丙型肝炎目前无有效的疫苗，切断传播途径尤其是控制输血传播仍是目前最主要的预防措施。我国已规定，抗 -HCV 检测是过筛献血员的必需步骤，对血制品亦需进行检测以防感染。应用干扰素（IFN）治疗丙型肝炎取得了很好的效果，IFN 治疗的目的是尽早从血液和肝脏中清除丙型肝炎病毒，并使患者的血液生化指标及组织学改变恢复正常。丙型肝炎病毒可能引起自身免疫性疾病如自身免疫性肝炎，故当患者血清中存在抗肝肾微粒体 -1（LKM-1）或抗核抗体伴抗平滑肌抗体时，慎用或不用 IFN 治疗。

考点：丙型肝炎病毒临床意义

（二）微生物学检验

一般不进行病原学分离检查。微生物学检验以测定病毒抗原或抗体甚至核酸等为主。

1. 标本采集　采用血清或血浆，标本采集后应尽快分离血清或血浆，并于 4 ～ 6h 内冷藏或冻存，最好在 -70℃ 及以下，因为在 -20℃ 时 HCV RNA 易发生明显降解。解冻后的标本应持续保持在低温状态，避免反复冻融。

2. 形态学检查　HCV 是一类具有包膜的单正链 RNA 病毒。病毒体呈球形，直径为 30 ～ 60nm。

3. 分离培养　HCV 感染黑猩猩并可在其体内连续传代，引起慢性肝炎。对三氯甲烷、甲醛、乙醚等有机溶剂敏感。

4. 检验鉴定

（1）检测病毒抗体　用 ELISA 法检测抗 -HCV，可过筛献血员、诊断或鉴别诊断丙型肝炎及评价疗效。抗 -HCV IgG 或 IgM 阳性者表示已被 HCV 感染，不可献血。HCV 感染的确诊可用蛋白质印迹法以 HCV 不同蛋白质分别检测相应抗体。

（2）检测病毒 RNA　因 HCV 在血液中含量很少，不宜用核酸（斑点）杂交法检测。临床上常用敏感的 RT-PCR 法。近年建立的分支 DNA（branched DNA，bDNA）杂交法、PCR-ELISA 法和 PCR-荧光法，不但可快速定性，亦可进行定量检测。

考点：丙型肝炎病毒的微生物学检验

四、丁型肝炎病毒

1977 年，Rizzetto 用免疫荧光法检测乙型肝炎患者的肝组织切片时，发现肝细胞内除 HBcAg 外，还有一种新抗原，当时称为 δ 抗原或 δ 因子。此后通过黑猩猩等实验证实这是一种不能独立复制的缺陷病毒，必须在 HBV 或其他嗜肝 DNA 病毒辅助下才能复制，现已正式命名为丁型肝炎病毒（hepatitis D virus，HDV）。

（一）临床意义

流行病学调查表明，HDV 感染呈世界性分布，我国以四川等西南地区较多见。全国各地报道的乙型肝炎患者中，HDV 的感染率为 0% ～ 10%。在 HDV 感染早期，HDVAg 主要存在于肝细胞核内，随后出现 HDVAg 抗原血症。HDVAg 刺激机体产生特异性抗 -HDV，初为 IgM 型抗体，随后是 IgG 型抗体。HDV 感染常可导致 HBV 感染者的症状加重与恶化，故在发生重症肝炎时，应注意有无 HBV 伴HDV 的共同感染。HDV 与 HBV 有相同的传播途径，预防乙型肝炎的措施同样适用于丁型肝炎，如接种 HBV 疫苗也可预防 HDV 感染。由于 HDV 是缺陷病毒，若能抑制乙型肝炎病毒，则 HDV 亦不能复制。

考点：丁型肝炎病毒临床意义

（二）微生物学检验

1. 标本采集　同 HBV 要求。

2. 形态学检查　电镜下见 HDV 呈球形，直径为 35 ～ 37nm，基因组为一单股负链环状 RNA，长度仅 1.7kb，是已知动物病毒中最小的基因组。HDVAg 是 HDV 编码的唯一蛋白质，可刺激机体产生抗体，在感染者血清中可检出 HDV 或抗 -HDV。HDVAg 主要位于肝细胞内，在血清中出现早、消失快（维持 2 周左右），常不易检测到。应用抗 -HDV 可对肝组织切片染色，以检测 HDAg。

HDV 颗粒的包膜由 HBV 包膜（HBsAg）构成，颗粒内含 HDV RNA 及与之结合的 HDVAg。HBsAg 构成的包膜可防止 HDV RNA 被水解，在 HDV 致病中起重要作用，但它并非为 HDV 的基因产物，而是由同时感染的 HBV 所提供。

3. 分离培养　HDV 传播途径与 HBV 相同，主要经血液传播。黑猩猩及土拨鼠可作为 HDV 研究的实验动物模型。

4. 检验鉴定　HDV 感染后 2 周机体产生抗 -HDV IgM，1 个月时达到高峰，随后迅速下降。抗 -HDV IgG 产生较迟，在恢复期出现。丁型肝炎病毒抗体不能清除病毒，如持续高效价，可作为慢性丁型肝炎的指标。

（1）HDV Ag 检测　一般可用免疫荧光法、RIA 或 ELISA 检测肝组织或血清中的 HDV Ag，但患者标本应先经去垢剂处理，以除去表面的 HBsAg，暴露出 HDV Ag。

（2）HDV 基因组检测　可用血清斑点杂交法或 PCR 检测。

考点：丁型肝炎病毒的微生物学检验

五、戊型肝炎病毒

戊型肝炎病毒（hepatitis E virus，HEV）曾被称为消化道传播的非甲非乙型肝炎病毒。1955 年印度曾暴发流行。1986 年，我国新疆南部地区发生戊型肝炎流行，约 12 万人发病，700 余人死亡，是迄今世界上最大的一次戊型肝炎流行。1989 年，该病毒基因组 cDNA 被成功克隆，该病毒被正式命名为戊型肝炎病毒。

（一）临床意义

HEV 主要经粪 - 口途径传播，潜伏期为 10 ～ 60d，平均为 40d。经胃肠道进入血液，在肝内复制，经肝细胞释放到血液和胆汁中，然后经粪便排出体外。人感染后可表现为临床型和亚临床型（成人中多见临床型），病毒随粪便排出，污染水源、食物和周围环境而发生传播。潜伏末期和急性初期的患者粪便排毒量最大，传染性最强，是主要传染源。

HEV 通过对肝细胞的直接损伤和免疫病理作用，引起肝细胞的炎症或坏死。临床上表现为急性戊型肝炎（包括急性黄疸型和无黄疸型）、重症肝炎及胆汁淤积性肝炎。多数患者于发病后 6 周即好转并痊愈，不发展为慢性肝炎。孕妇感染 HEV 后病情常较重，尤以怀孕 6 ～ 9 个月时最为严重，常发生流产或死胎，病死率达 10% ～ 20%。

考点：戊型肝炎病毒临床意义

（二）微生物学检验

1. 标本采集 主要采集受检者的血液、分泌物、粪便、胆汁及环境污染标本等。

2. 形态学检查 HEV 属杯状病毒科，基因组为单正链 RNA，电镜见病毒体呈球状，无包膜，平均直径为 32 ～ 34nm，表面有锯齿状切迹和突起，形似杯状。

3. 分离培养 多种灵长类动物（如恒河猴、食蟹猴、非洲绿猴、绢毛猴及黑猩猩等）可感染 HEV。细胞培养尚在研究中。该病毒在碱性环境中稳定，对高盐、氯化铯、氯仿等敏感；反复冻融易降解，但在液氮中保存稳定。

4. 检验鉴定 对 HEV 的感染最好做病原学诊断，否则很难与甲型肝炎相区别。可用电镜或免疫电镜技术检测患者粪便中的 HEV 病毒颗粒，也可用 RT-PCR 法检测粪便或胆汁中的 HEV RNA。

目前，临床诊断中常存在抗 -HEV IgG，则不能排除是既往感染，因为抗 -HEV IgG 在血中持续存在的时间可达数月至数年。

考点：戊型肝炎病毒的微生物学检验

第 4 节 疱疹病毒

疱疹病毒（herpes virus）是一类中等大小，具有相似生物学特性，有包膜的双链 DNA 病毒，归属于疱疹病毒科。现已发现的疱疹病毒有 100 多种，根据其生物学特性、宿主范围、受感染细胞病变效应及潜伏感染等特点，可分为 α、β 和 γ 三个亚科，其中与人类感染相关的疱疹病毒称为人类疱疹病毒（human herpes virus，HHV），已发现的有 8 种（表 20-2）。

疱疹病毒的主要生物学特性：病毒体呈球形，直径为 150 ～ 200nm，核心为双链线性 DNA，衣壳呈二十面体立体对称，有包膜，包膜表面有糖蛋白刺突。除 EB 病毒外，人类疱疹病毒均能在人二倍体细胞内增殖，引起明显细胞病变，核内形成嗜酸性包涵体。病毒可以使受感染细胞融合，形成多核巨细胞。病毒感染细胞后，可表现为溶细胞感染（急性感染）、潜伏感染或细胞永生化（EB 病毒）；有些疱疹病毒可引起先天性感染，如单纯疱疹病毒、人巨细胞病毒。有些疱疹病毒感染与肿瘤相关。

表 20-2　人类疱疹病毒的种类及其所致主要疾病

正式命名	常用名	所致主要疾病
人类疱疹病毒 1 型	单纯疱疹病毒 1 型	唇疱疹、龈口炎、疱疹性角膜结膜炎、疱疹性脑炎等
人类疱疹病毒 2 型	单纯疱疹病毒 2 型	生殖系统疱疹、新生儿疱疹
人类疱疹病毒 3 型	水痘 - 带状疱疹病毒	水痘、带状疱疹
人类疱疹病毒 4 型	EB 病毒	传染性单核细胞增多症、Burkitt 淋巴瘤、鼻咽癌
人类疱疹病毒 5 型	人巨细胞病毒	先天性巨细胞病毒感染、先天性畸形、输血后传染性单核细胞增多症、肝炎、间质性肺炎
人类疱疹病毒 6 型	人类疱疹病毒 6 型	婴儿玫瑰疹
人类疱疹病毒 7 型	人类疱疹病毒 7 型	未确定
人类疱疹病毒 8 型	人类疱疹病毒 8 型	卡波西肉瘤

一、单纯疱疹病毒

单纯疱疹病毒（herpes simplex virus，HSV）在人群中分布广泛，感染率高，HSV 有两个血清型，即 HSV-1 和 HSV-2。人类是唯一宿主，主要通过接触传播，引起生殖器疱疹，并导致皮肤病变。

（一）临床意义

人类感染 HSV 非常普遍，成人感染率高。患者和健康带毒者为传染源，主要通过密切接触和性接触传播，引起原发感染、潜伏感染和复发性感染。HSV-1 以腰部以上部位感染为主，HSV-2 以腰部以下部位及生殖器感染为主。

HSV-1 主要引起龈口炎、唇疱疹、疱疹性角膜结膜炎、疱疹性脑炎等。HSV-2 主要引起生殖系统疱疹、新生儿疱疹等，一般认为，HSV-2 在宫颈癌发生中起到协同作用，即 HSV-2 的感染可促进 HPV16、18 型所致宫颈癌的发生。孕妇原发感染或潜伏病毒激活时，病毒可经胎盘感染胎儿，引起流产、早产、死胎等。

考点：单纯疱疹病毒生临床意义

（二）微生物学检验

1. 标本采集 采集水疱液、唾液、脑脊液、角膜拭子、阴道拭子、病损组织等标本，及时进行检测和培养。

2. 形态学检查 单纯疱疹病毒呈球形，直径为 110～120nm，核心为双链线状 DNA，衣壳呈二十面体对称，衣壳外有厚薄不均的被膜覆盖，最外层为脂质包膜，表面含多种糖蛋白突起。HSV-1 和 HSV-2 的基因组 DNA 有 40% 左右的序列同源，是两型血清学抗原交叉反应及其他生物性状相似的分子基础。

显微镜检查时，可将疱疹病损组织等标本进行涂片，用荧光抗体染色法可检查细胞内 HSV 抗原。用 Wright-Giemsa 染色，可检查细胞核内嗜酸性包涵体及多核巨细胞。

3. 分离培养 HSV 的增殖周期短，常在敏感的神经节中建立潜伏感染。抵抗力较弱，易被脂溶性溶剂灭活。HSV 在 pH＜4、温度高于 56℃的环境中 30min 会失去感染性。

将水疱液、唾液、脑脊液、角膜拭子、阴道拭子等标本常规处理后，接种在兔肾、人胚肾或地鼠肾等易感细胞内进行分离培养。2～3d 后观察细胞病变，若细胞出现肿胀、变圆，核内形成嗜酸性包涵体，或形成多核巨细胞等，可作出初步判断，再用中和试验或 DNA 酶切电泳等方法进行鉴定。

4. 检验鉴定

（1）血清学检查 病毒分离后用 HSV-1 和 HSV-2 免疫血清做中和试验，确定分离的病毒是否为单纯疱疹病毒，也可进一步用型特异性单克隆抗体做中和试验、免疫荧光等鉴定病毒型别。

（2）核酸检测 用原位核酸杂交技术或 PCR 法检测标本中 HSV-DNA，此类方法灵敏度高、特异性强，可用于病毒感染的快速诊断。

考点：单纯疱疹病毒的微生物学检验

二、水痘 – 带状疱疹病毒

水痘 - 带状疱疹病毒（varicella-zoster virus，VZV）是引起水痘和带状疱疹的病原体。在儿童原发感染时引起水痘，病愈后病毒潜伏体内，潜伏的病毒被激后引起带状疱疹。

（一）临床意义

人类是 VZV 的唯一宿主，皮肤是其主要靶组织。VZV 引起的原发感染主要表现为水痘。水痘患者是主要传染源，病毒经呼吸道黏膜或接触感染侵入人体。病毒先在局部淋巴结增殖，再进入血液和淋巴系统，进入肝和脾，11～13d 后，引起第二次病毒血症，播散到全身皮肤，2～3 周后，全身皮肤出现斑丘疹、水疱疹，并可发展为脓疱疹。皮疹主要呈向心性分布，躯干较多，常伴发热等症状。数天后结痂，痂脱落后不遗留瘢痕。孕妇患水痘症状较重，并可传给胎儿引起流产或死胎。

原发感染后，VZV 潜伏在脊髓后根神经节或脑神经的感觉神经节中，成年后或细胞免疫力低下时，潜伏的 VZV 被激活，引起复发感染，表现为带状疱疹。病毒沿感觉神经轴突到达其所支配的皮肤细胞内增殖，引起疱疹，疱疹串联成带状，疼痛剧烈。带状疱疹多见于胸、腹或头颈部。

患水痘后，机体产生特异性体液免疫和细胞免疫，但长期潜伏于神经节中的病毒不能被清除，故不能阻止病毒激活而发生带状疱疹。

考点：水痘 – 带状疱疹病毒临床意义

（二）微生物学检验

本病毒基本性状与 HSV 相似，但只有一个血清型。一般动物和鸡胚对 VZV 不敏感，可在人或猴成纤维细胞中增殖，并缓慢产生细胞病变，形成多核巨细胞。受感染细胞核内，可见嗜酸性包涵体。VZV 在体外极不稳定，在干燥的疱疹痂壳内很快失活，60℃迅速灭活。

根据水痘 - 带状疱疹典型的临床症状即可作出对 VZV 感染的诊断。必要时可刮取疱疹基底部标本、水疱液、活检组织等涂片进行 HE 染色，检查嗜酸性核内包涵体和多核巨细胞。亦可用膜抗原单克隆抗体进行免疫荧光或免疫酶染色检查细胞内抗原，或用 ELISA 等方法检测特异性 IgM 类抗体。用 PCR 及原位杂交可检测 VZV 核酸，一般不依赖分离培养。

考点：水痘 – 带状疱疹病毒的生物学特性及微生物学检验

三、人巨细胞病毒

人巨细胞病毒（human cytomegalo virus，HCMV）引起巨细胞包涵体病，由于巨细胞病毒所感染的细胞发生肿胀，核增大，形成巨核细胞，并形成巨大的核内包涵体，故因此得名。

（一）临床意义

HCMV 在人群中感染非常广泛，我国成人 HCMV 抗体阳性率达 60% ～ 90%。初次感染多在 2 岁以下，一般呈隐性感染。病毒在唾液腺、乳腺、肾脏、外周血单核细胞等潜伏，可长期或间歇地从唾液、泪液、乳汁、尿、精液、宫颈及阴道分泌物中排出，经口腔、胎盘、产道、哺乳、输血、器官移植等途径传播。

病毒经胎盘可引起先天性感染，严重者可导致死胎或先天性疾病等，有的新生儿出现临床症状，可发生黄疸、肝脾肿大、血小板减少性紫癜、溶血性贫血及不同程度的神经系统损害。免疫功能低下患者（如器官移植、AIDS 等患者），由于机体免疫功能低下或者长期用免疫抑制剂治疗，导致体内潜伏的 HCMV 被激活，易引发视网膜炎、肺炎、食管炎、结肠炎和脑膜脑炎等。

人感染 HCMV 后，可诱导机体产生特异性 IgM、IgG、IgA 抗体，但不能有效防御潜伏病毒的感染。细胞免疫在限制病毒感染的发生和发展方面起十分重要的作用。

考点：人巨细胞病毒临床意义

（二）微生物学检验

HCMV 呈球形颗粒，直径为 120 ～ 200nm。核心为双链 DNA，衣壳呈二十面体立体对称，外被包膜。HCMV 只感染人，在人体内可感染多种细胞，而体外培养只能在人成纤维细胞中增殖。病毒增殖缓慢，复制周期长，增殖后出现细胞肿胀、变圆，核变大形成巨核细胞，核内出现周围绕有一轮"晕"的大型嗜酸性包涵体，如"猫头鹰眼"状。HCMV 对理化因素的抵抗力较弱，易被脂溶剂灭活，对紫外线敏感。

取患者咽喉洗液、尿液、子宫颈分泌物等标本离心沉淀，取沉渣涂片，Giemsa 染色后，观察巨大细胞和细胞核内大型包涵体，可做初步诊断。分离培养可将标本接种于人胚成纤维细胞，观察细胞病变。用核酸杂交和 PCR 技术可检测 HCMV 的 DNA，以便快速诊断。用 ELISA 法可检测 HCMV-IgM，适用于早期感染诊断。

考点：人巨细胞病毒的微生物学检验

四、EB 病 毒

EB 病毒(EBV)是 1964 年 Epstein 和 Barr 最先从非洲儿童的恶性淋巴瘤体外培养的淋巴瘤细胞系中，用电镜发现的一种新的疱疹病毒。

（一）临床意义

传染源为患者、隐性感染者和病毒携带者，主要经唾液传播，也可经性接触传播。EB 病毒在人群中普遍易感，据调查，我国 3 ～ 5 岁儿童 EB 病毒抗体阳性率达 90% 以上，患儿初次感染 EB 病毒后多无明显症状，或引起轻症咽炎、上呼吸道感染，而青春期初次感染较大量的 EB 病毒后，主要引起传染性单核细胞增多症。EB 病毒可长期潜伏于人体，当机体免疫功能低下时，潜伏在体内的 EB 病毒活化，引起复发感染。EB 病毒与 Burkitt 淋巴瘤和鼻咽癌密切相关。

人感染 EB 病毒后，机体可产生特异性中和抗体和细胞免疫应答，能防止外源性再感染，但不能完全清除潜伏于细胞内的 EB 病毒。

考点：EB 病毒的临床意义

（二）微生物学检验

EB 病毒是一种嗜 B 淋巴细胞的人疱疹病毒，其形态结构与其他疱疹病毒相似，为球形、有包膜的双链 DNA 病毒，直径约 120nm，核衣壳为 162 个壳粒组成的二十面体立体对称型，包膜上有病毒编码的糖蛋白。

EB 病毒基因组可编码多种抗原，包括在潜伏感染时表达的 EB 病毒核抗原（EB nuclear antigen，EBNA）、潜伏膜蛋白（latent membrane proteins，LMP）；增殖感染时表达的早期抗原（early antigen，EA）、晚期的膜抗原（membrane antigen，MA）和病毒衣壳抗原（viral capsid antigen，VCA），其中 LMP 是诱导 B 细胞转化的主要因子。

对其进行检验鉴定时，一般采集唾液或咽喉漱液等标本，用人脐血淋巴细胞或从外周血分离的 B 淋巴细胞培养 EB 病毒，但分离培养较困难。

可采集淋巴结、脾等组织，用荧光免疫法直接检测组织细胞中的 EBNA，也可用原位核酸杂交法或 PCR 技术等检测标本组织细胞中的 EBV-DNA。用 ELISA 或荧光免疫法检测抗体，若 VCA-IgA 及 EA-IgA 抗体滴度持续升高，对鼻咽癌有辅助诊断意义，检测异嗜性抗体可辅助诊断传染性单核细胞增多症。VCA-IgM 的存在说明原发感染，VCA-IgG 或 EBNA-IgG 抗体阳性表示既往感染。

考点：EB 病毒的生物学特性及微生物学检验

五、新型人类疱疹病毒

（一）人类疱疹病毒 6 型

人类疱疹病毒 6 型（human herpes virus 6，HHV-6）分为 HHV-6A 和 HHV-6B 两组。此病毒主要感染 CD4$^+$T 细胞，在 B 细胞、胶质细胞及单核细胞中也可复制。HHV-6 在人群中感染十分普遍，约 90% 的 1 岁以上人群感染过 HHV-6。原发感染后，多数婴儿表现为隐性感染，少数引起玫瑰疹伴发热，一般预后良好。HHV-6 也能在体内进入潜伏状态引起持续性感染，潜伏的 HHV-6 在机体免疫功能受抑制时被激活，引起急性感染。

用免疫荧光技术或 ELISA 等方法可检测 HHV-6 的特异性抗体，检测 IgM 类抗体可确定近期感染，亦可用 PCR 技术检测 HHV-6 DNA。

（二）人类疱疹病毒 7 型

人类疱疹病毒 7 型（human herpes virus 7，HHV-7）主要潜伏在唾液腺和外周血单核细胞中，主要通过唾液传播。人群感染十分普遍，大多数健康成人 HHV-7 抗体呈阳性。该病毒的原发感染与疾病的关系尚待证实，可能与幼儿玫瑰疹、神经损伤并器官移植并发症有关。

HHV-7 的微生物学检验可采用病毒分离、血清学试验、PCR 技术、分子杂交技术等方法。

（三）人类疱疹病毒 8 型

人类疱疹病毒 8 型（human herpes virus 8，HHV-8）是 1994 年由 Yuan Chang 及 Patrick Moore 等从 AIDS 患者卡波西肉瘤组织中首先发现的。目前认为 HHV-8 与卡波西肉瘤的发生有关，也与增生性淋巴系统疾病和增生性皮肤疾病的发病有关。采用 PCR 技术检测 HHV-8 的 DNA，可用于感染的诊断。

考点：人类疱疹病毒 6、7、8 型

第 5 节　反转录病毒

反转录病毒又称逆转录病毒，归类于逆转录病毒科，是一大类含有逆转录酶的 RNA 病毒，主要分为以下三个亚科。

1. RNA 肿瘤病毒亚科　包括引起禽类、哺乳类及灵长类动物的白血病、肉瘤、淋巴瘤和乳腺癌等的多种病毒，如人类嗜 T 细胞病毒。

2. 慢病毒亚科　包括人类免疫缺陷病毒及多种对动物致病的慢病毒。

3. 泡沫病毒亚科　包括引起灵长类、牛、猪、人等感染的泡沫病毒。

案例 20-2

患者，女，35 岁，有静脉注射吸毒史 3 年。近期出现腹泻、低热、体重明显减轻，口腔出现溃疡，全身淋巴结肿大，抗生素治疗无效。入院检查：$CD4^+T$ 细胞数量减少，$CD4^+/CD8^+$ 为 0.4，抗 -HIV（ + ）。

问题：1. 该患者可能患什么疾病？病原体是什么？

　　　2. 该疾病的传播途径有哪些？

　　　3. 如何对该病毒进行检验？

一、人类免疫缺陷病毒

人类免疫缺陷病毒（human immunodeficiency virus，HIV）是获得性免疫缺陷综合征（acquired immunodeficiency syndrome，AIDS，艾滋病）的病原体。HIV 分为 HIV-1 和 HIV-2 两型，HIV-1 在全球流行，HIV-2 主要在西部非洲和西欧局部流行。自分离出 HIV-1 以来，AIDS 迅速蔓延，全球已有数千万人感染 HIV。

（一）临床意义

1. 传染源和传播途径　AIDS 的传染源是 HIV 无症状携带者和 AIDS 患者。主要传播途径有以下几种。

（1）性传播　包括同性恋、异性恋之间的性接触感染。

（2）血液传播　通过输血、血液制品或未经消毒的注射器传播。

（3）母婴传播　包括经胎盘、产道和哺乳方式传播。

2. 致病机制　当 HIV 侵入人体后，病毒选择性侵犯 CD4⁺ 细胞（主要是 $CD4^+T$ 细胞），并在其中大量繁殖，引起 $CD4^+T$ 细胞变性、坏死，导致感染者 $CD4^+T$ 细胞数量减少，细胞免疫功能严重缺损，并继发免疫缺陷综合征。

3. 临床特征

（1）急性感染期　HIV 感染人体后开始大量复制，引起病毒血症。患者出现发热、咽炎、乏力、淋巴结肿大、皮疹等症状，一般在 2～3 周症状自然消退，进入无症状潜伏期。急性感染期可从感染者血液中检测到 HIV 抗原 p24，但在 4～8 周后，方能在血液中检测到 HIV 抗体。

（2）无症状潜伏期　此期持续时间一般为 8～10 年，其时间长短与感染病毒的数量、型别、感染途径、机体免疫状况、营养条件及生活习惯等因素有关。HIV 在此期间不断复制，CD4$^+$T 细胞不断受损，数量逐渐下降。血清中 HIV 抗体阳性，具有传染性。

（3）AIDS 相关综合征　HIV 的大量复制导致机体免疫系统进行性损伤，出现低热、盗汗、全身倦怠、慢性腹泻及全身淋巴结肿大等症状。

（4）典型 AIDS 期　患者 CD4$^+$T 细胞明显下降，CD4$^+$T 细胞计数多小于 200/μl，HIV 血浆病毒载量明显升高，引起严重的免疫缺陷，导致机会性感染及恶性肿瘤。如一些对正常机体无明显致病作用的病毒、细菌、真菌、原虫常常可以造成 AIDS 患者的机会性感染或致死性感染或并发卡波西（Kaposi）肉瘤或伯基特（Burkitt）淋巴瘤等。许多患者还出现神经系统疾病，如 AIDS 痴呆综合征等。

在 HIV 感染过程中，机体可产生高效价的抗 HIV 多种蛋白的抗体，包括抗 gp120 的中和抗体。这些抗体主要在急性期降低血清中的病毒抗原数量，但不能清除细胞内病毒。HIV 感染也可引起细胞免疫应答，包括特异性细胞毒性 T 细胞（CTL）和非特异性 NK 细胞的杀伤作用，其中 CTL 对 HIV 感染细胞的杀伤十分重要，但也不能彻底清除潜伏感染的病毒。

目前，治疗 HIV 感染使用多种抗 HIV 药物的联合方案，称为高效抗逆转录病毒治疗（HARRT，俗称"鸡尾酒"疗法）。目前尚无有效的 HIV 疫苗，多种疫苗正处在研发中。

考点：人类免疫缺陷病毒临床意义

（二）微生物学检验

1. 标本采集　采集患者的血液、体液等用于病毒分离、抗原抗体检测。对于抽取的血液样本，应在 12h 内送至筛检实验室，分离血清于干净试管内。若不能立即检测，应将血清置于 -20℃或更低温度保存。

2. 形态学检查　HIV 呈球形，直径 100～120nm，为 RNA 病毒，有包膜。核衣壳核心呈柱形，内含两条相同的单正链 RNA、逆转录酶、整合酶、蛋白酶和 RNA 酶 H，衣壳由衣壳蛋白（p24）和基质蛋白（p17）组成。最外层为脂蛋白包膜，镶嵌有 gp120 和 gp41 两种特异的糖蛋白，gp120 构成包膜表面的刺突，是 HIV 与宿主细胞表面 CD4 分子结合的部位，gp41 为跨膜蛋白，介导病毒包膜与宿主细胞膜的融合，包膜内面为 p17 构成的基质蛋白（图 20-6）。

3. 分离培养

（1）HIV 的理化特性　HIV 对热很敏感，经 56℃ 30min 可被灭活，血清中的 HIV 经 60℃ 3h 或 80℃ 30min 作用后不能检出感染性 HIV，目前 WHO 推荐的逆转录病毒的灭活方法是 100℃ 20min。在 -70℃加保护剂可存活 3 个月以上，在液氮中（-196℃）可存活数年以上。HIV 耐碱不耐酸，0.1% 含氯石灰（漂白粉）、70% 乙醇、0.3%H_2O_2 或 0.5% 甲酚皂（来苏水）等对病毒均有灭活作用。HIV 对紫外线或 γ 射线不敏感，因此紫外线或 γ 射线不能灭活 HIV。

（2）HIV 复制

1）吸附：HIV 首先借助其包膜糖蛋白 gp120 与易感细胞表面的 CD4 分子结合，引起 gp41 构型的改变，

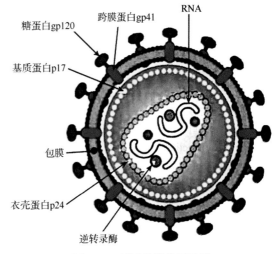

图 20-6　HIV 的结构示意图

病毒包膜（gp41）与细胞膜发生融合。

2）穿入和脱壳：核衣壳进入细胞，在细胞质中脱去衣壳释放出 RNA。

3）生物合成：在病毒的逆转录酶作用下，HIV 以病毒 RNA 为模板，以宿主细胞的 tRNA 作引物，经逆向转录产生互补的负链 DNA，构成 RNA：DNA 中间体。中间体中的亲代 RNA 链由 RNA 酶 H 水解去除，再以负链 DNA 为模板合成正链 DNA，从而组成双链 DNA，并由细胞质移行到细胞核。在病毒整合酶的作用下，病毒基因组整合入细胞染色体中。这种整合的病毒双链 DNA 即原病毒(provirus)，成为宿主细胞染色体的一部分。前病毒可以非活化形式长期潜伏于感染细胞内，随细胞分裂进入子代细胞，这被认为是 HIV 感染后出现长期的、无症状潜伏感染的原因。当前病毒活化而自身转录时，在宿主细胞 RNA 聚合酶的作用下，病毒的 DNA 转录形成 RNA。有的 RNA 经拼接而成为病毒 mRNA，有的 RNA 经加帽和加尾则可作为病毒的子代 RNA。mRNA 在宿主细胞核糖体上翻译蛋白质，经进一步酶解、修饰等形成病毒结构蛋白或调节蛋白。

4）装配与释放：病毒子代 RNA 与结构蛋白装配成核衣壳，并从宿主细胞膜获得包膜组成完整的有感染性的子代病毒。最后以出芽方式释放到细胞外，继续感染周围易感细胞。

HIV 在体外仅感染表面有 CD4 分子的细胞，故实验室常用新鲜分离的正常人 T 细胞或用患者自身分离的 T 细胞培养病毒。黑猩猩和恒河猴可作为 HIV 感染的动物模型，但感染过程及产生的症状与人类不同。

4. 检验鉴定　HIV 微生物及免疫学检验在 HIV 感染的诊断、疾病进展监测、抗病毒疗效观察、耐药监测及科研中至关重要，目前临床检测内容包括 HIV 抗体、p24 抗原、HIV 病毒载量、CD4$^+$T 淋巴细胞计数等，各项检测应依据《全国艾滋病检测技术规范》的要求进行。

（1）病毒分离培养　分离病毒的敏感细胞有 T 淋巴细胞株、新鲜分离的正常人淋巴细胞或脐血淋巴细胞，后两者预先用植物血凝素（PHA）刺激并培养 3～4d 后，加入 T 细胞生长因子，以维持培养物的持续生长。接种培养时应定期换液和补加 PHA 处理的正常人淋巴细胞。经 2～4 周培养，出现致细胞病变效应（CPE）（最明显的是多核巨细胞）者表明有病毒生长。

（2）HIV 核酸检测　包括定性检测和定量检测，可用于 HIV 感染的辅助诊断、病程监控、指导治疗方案及疗效判定、预测疾病进展等。检测病毒载量即测定感染者体内游离病毒的 RNA 含量，可取血浆、体液及组织等标本，采用原位杂交、逆转录 PCR（RT-PCR）、核酸序列扩增（NASBA）等方法测定。由于每一种检测方法都有其最低检测限（可以测出的最低拷贝数），RNA 检测时未测出不等于样品中不含有病毒 RNA，因此 HIV 核酸定性检测阴性，只可报告本次实验结果阴性，但不能排除 HIV 感染。HIV 核酸检测阳性，可作为诊断 HIV 感染的辅助指标，但不能单独用于 HIV 感染的诊断。

（3）HIV 抗原检测　HIV p24 检测可用于"窗口期"及 HIV-1 抗体阳性的母亲所生婴儿早期的诊断。常用 ELISA 双抗体夹心法、间接免疫荧光法检测。

（4）HIV 抗体检测　分为筛查试验和确认试验。常用 ELISA 筛查 HIV 抗体阳性的感染者，阳性者必须进行确认试验。确认试验常用蛋白质印迹法（Western blotting，WB）检测待检血清中 p24、gp120 及 gp41 等抗体，若血清中同时检出两种或两种以上抗体阳性，即可确认为感染 HIV。大多数人在感染 6～12 周内即可在血液中检出 HIV 抗体，6 个月后几乎所有感染者 HIV 抗体均呈阳性反应。

考点：人类免疫缺陷病毒的微生物学检验

二、人类嗜 T 细胞病毒

人类嗜 T 细胞病毒（human T-cell lymphotropic virus，HTLV），是 20 世纪 80 年代初期发现的第一个人类逆转录病毒，分为Ⅰ型（HTLV-Ⅰ）和Ⅱ型（HTLV-Ⅱ），HTLV-Ⅰ引起成人 T 淋巴细胞白血病，HTLV-Ⅱ引起毛细胞白血病。

（一）临床意义

传染源为患者和无症状携带者，HTLV-Ⅰ可经输血、注射或性接触等传播，也可通过胎盘、产道或哺乳等途径垂直传播。HTLV-Ⅰ导致成人 T 淋巴细胞白血病，在加勒比海地区、南美东北部、日本西南部及非洲的某些地区呈地方性流行，我国沿海地区发现少数病例。

HTLV-Ⅰ主要感染 CD4$^+$T 细胞，通过其表面包膜糖蛋白与易感细胞的 CD4 分子结合而感染，受感染细胞可发生转化而恶变，其机制尚不十分清楚。HTLV-Ⅰ感染初期通常是无症状的，经过长期潜伏期，约 5% 的感染者发展为成人 T 淋巴细胞白血病。主要临床表现为淋巴结肿大及肝脾肿大，皮肤损害等。有的患者出现高钙血症、外周血白细胞计数升高并出现异形淋巴细胞。

考点：人类嗜 T 细胞病毒临床意义

（二）微生物学检验

HTLV 呈球形，直径约 100nm，病毒核心为 RNA 及逆转录酶，衣壳含 p18 和 p24 两种结构蛋白。最外层是包膜，其表面嵌有刺突糖蛋白（gp120），能与细胞表面的 CD4 分子结合而介导病毒的感染。

检验时，采取患者新鲜外周血分离淋巴细胞，经 PHA 处理后，加入含有 IL-2 的营养液继续培养 3 ～ 6 周，用电镜观察病毒颗粒，并检查细胞培养上清液的逆转录酶活性，最后用免疫血清或单克隆抗体进行病毒鉴定。

检测 HTLV-I/Ⅱ 抗体可用 ELISA、IFA 等方法作为初筛试验，阳性时，再用蛋白质印迹法确认。PCR 法检测外周血单个核细胞中的 HTLV 前病毒 DNA，敏感性高，可协助确定诊断。

考点：人类嗜 T 细胞病毒的微生物学检验

第 6 节　虫媒病毒

虫媒病毒是指通过吸血节肢动物（蚊、蜱、白蛉等）叮咬易感动物而在人、畜和野生动物间传播的病毒。虫媒病毒种类较多，其中对人畜致病的有 130 多种，我国流行的主要有流行性乙型脑炎病毒、登革病毒、森林脑炎病毒、西尼罗病毒等。

虫媒病毒的共同特征：①病毒呈小球状，直径多数为 40 ～ 70nm。②核酸为单正链 RNA，衣壳呈二十面体立体对称，有包膜，包膜表面有血凝素刺突。③病毒在细胞质内增殖，产生细胞病变。④病毒抵抗力弱，对热、酸、脂溶性溶剂等敏感。⑤病毒的宿主范围广泛，以乳鼠最易感。有些节肢动物既是病毒的储存宿主，又是传播媒介，所致疾病具有明显的季节性和地区性。⑥致病性强，潜伏期短，发病急。多引起人、畜共患病。

一、流行性乙型脑炎病毒

流行性乙型脑炎病毒（epidemic type B encephalitis virus）简称乙脑病毒，又称日本脑炎病毒，引起流行性乙型脑炎（简称乙脑）。乙脑是由库蚊传播的人畜共患的自然疫源性疾病，儿童发病居多，易侵犯中枢神经系统。

（一）临床意义

在我国，乙脑病毒传播媒介主要是三带喙库蚊，流行高峰期在 6 ～ 9 月。蚊叮咬猪、牛、羊、马、鸡等，病毒可在蚊和动物间不断循环，故家畜（尤其是幼猪）是乙脑病毒主要的中间宿主和传染源。当带病毒的蚊叮咬易感人群时，则引起人感染，乙脑患者和隐性感染者也能成为传染源。

人对乙脑病毒普遍易感，10 岁以下儿童多见。感染后绝大多数表现为隐性感染或轻型感染，少数出现中枢神经系统症状，发生乙型脑炎。乙脑病毒进入机体后，先在局部毛细血管内皮细胞、淋巴结等处增殖，少量病毒进入血液，出现第一次病毒血症，多数患者表现为头痛、发热等流感样症状，几天后好转。少数患者体内病毒可随血流播散至肝、脾、淋巴结等处继续增殖后，大量病毒再次进入血流，引起第二次病毒血症，表现为发热等全身不适。若不继续发展，则为顿挫感染，极少数患者由于血脑屏障不完善，病毒突破血脑屏障进入脑组织增殖，造成脑实质及脑膜病变，出现高热、惊厥、昏迷等中枢神经系统症状，病死率高，治疗不及时可遗留各种后遗症，如表情呆滞、失语、瘫痪等。

中和抗体在抗乙脑病毒感染免疫过程中发挥主要作用，一般乙脑病后免疫力稳定持久，隐性感染者也可获得免疫力。

考点：流行性乙型脑炎病毒临床意义

（二）微生物学检验

1. 标本采集　采集血液、脑脊液作为标本，或尸检脑组织采集标本。

2. 形态学检查　该病毒呈球形，直径 35 ～ 50nm，有包膜，包膜表面的刺突为血凝素（在pH6.0 ～ 6.5 范围能凝集雏鸡、鸽和鹅的红细胞）。核酸为单股正链 RNA，衣壳呈二十面立体对称。乙脑病毒的抗原性稳定，仅发现一个血清型。对三氯甲烷、乙醚、蛋白酶等敏感，不耐热，56℃30min 可被灭活。对低温、干燥抵抗力强。

3. 分离培养　培养用细胞主要有 C6/36、BHK-21、Vero 等，以 C6/36 最常用。病毒鉴定可观察细胞病变效应，进行红细胞吸附试验或基因分析等，也可用乳鼠脑内接种，但阳性率不高。

4. 检验鉴定

（1）血清学检查　用免疫荧光法或 ELISA 检测发病初期患者的血液或脑脊液中乙脑病毒抗原与特异性 IgM 抗体，有助于疾病的早期诊断。取患者急性期和恢复期双份血清检测特异性 IgG 抗体，当恢复期抗体效价比急性期升高 4 倍或以上时，具有诊断意义。

（2）分子生物学技术检测　采用 RT-PCR 检测病毒核酸片段，可用于乙脑早期快速诊断。

考点：流行性乙型脑炎病毒的生物学特性和微生物学检验

二、登革病毒

登革病毒是登革热的病原体，登革热是以伊蚊为主要传播媒介的急性传染病，该疾病流行于热带、亚热带地区，我国南方有发生，目前，登革热已经成为世界上发病最多的虫媒病毒病。

该病毒为小球形单股正链 RNA 病毒，有包膜，分为 4 个血清型，各型之间有交叉抗原，该病毒与乙脑病毒之间亦有交叉抗原。

人和猴为登革病毒的自然宿主，病毒通过白纹伊蚊和埃及伊蚊叮咬而传播。病毒进入机体后，可在毛细血管内皮细胞和单核细胞内增殖，之后经血流播散，引起发热、头痛、肌肉和关节酸痛、淋巴结肿大、皮肤出血及休克等。临床可出现普通型登革热和登革出血热 / 登革休克综合征两种类型。前者为典型登革热，病情较轻，可自限，后者病情较重。

检验时，取患者发病早期血液、白细胞或死亡患者的肝、脾等标本接种于白纹伊蚊 C6/36 细胞株，也可用乳鼠脑内接种进行病毒分离培养以鉴定病毒。用 ELISA、免疫荧光法等可检测标本中的病毒抗原，用 ELISA 检测血清中特异性 IgM 抗体，可早期诊断登革热。用 RT-PCR 技术检测病毒核酸可快速诊断登革热及进行病毒分型。

考点：登革病毒

三、森林脑炎病毒

森林脑炎病毒也称为俄罗斯春夏型脑炎病毒，是森林脑炎的病原体。该病毒形态结构与乙脑病毒相似，动物感染范围广，以小鼠最为敏感，多种途径接种均能引起感染，在原代鸡胚细胞和地鼠肾传代细胞中培养能生长，并引起细胞病变。

森林脑炎是一种中枢神经系统的急性传染病，蜱为传播媒介，病毒在蜱体内增殖，并经卵传代，也可由蜱携带病毒越冬，蜱也是该病毒的储存宿主。森林中的蝙蝠、野鼠、松鼠等野生动物及牛、马等家畜是传染源，在自然状况下，病毒由蜱传染给森林中的兽类及鸟类，在动物中间循环。易感人群进入林区被蜱叮咬而感染，亦可通过胃肠道传播。人感染后经 7 ~ 14d 潜伏期突然发病，出现高热、头痛、昏睡、肢体弛缓性麻痹等症状，病死率可达 30%，病后可获得持久的免疫力。森林脑炎病毒的微生物学检验方法与乙型脑炎病毒相似。

考点：森林脑炎病毒

四、西尼罗病毒

西尼罗病毒于 1937 年从乌干达西尼罗地区一名发热的妇女血液中分离成功，故得名。人类和鸟类、马、猪等多种动物对西尼罗病毒易感。患者、隐性感染者及带病毒的动物是主要传染源，其中鸟类是最重要的传染源，伊蚊和库蚊是主要传播媒介。西尼罗病毒感染可引起西尼罗热和西尼罗脑炎，前者出现发热、头疼、乏力、皮疹等症状，伴肌肉、关节疼痛及淋巴结肿大等，预后良好。后者起病急骤，高热、头疼、恶心、呕吐、嗜睡，伴颈项强直、深浅反射异常等神经系统症状和体征，严重者出现惊厥、昏迷及呼吸衰竭，病死率高。

用 ELISA 可检测患者血清或脑脊液中的 IgM 和 IgG 抗体，由于西尼罗病毒与黄病毒属内的其他病毒有共同抗原，不能据此判断为西尼罗病毒感染，应结合临床症状及其他实验室检查结果进行综合分析，以作出正确判断。用 PCR 技术可检测病毒的 RNA。

第 7 节　出血热病毒

出血热病毒是一类引起机体出血、发热，伴有低血压等症状的病毒。该类病毒种类较多，常见的有汉坦病毒、克里米亚 - 刚果出血热病毒、埃博拉病毒等。

一、汉坦病毒

汉坦病毒（Hantaan virus）又称肾综合征出血热病毒（hemorrhagic fever with renal syndrome virus，HFRSV），是肾综合征出血热的病原体，习惯称为流行性出血热。此病在我国流行范围广，危害严重。该病毒于 1978 年由韩国汉坦河附近流行性出血热疫区捕获的黑线姬鼠肺组织中分离出，后又从患者血清中分离到该病毒。现已将其分类为布尼亚病毒科的一个新属，即汉坦病毒属。

（一）临床意义

汉坦病毒的主要宿主有黑线姬鼠、长尾仓鼠、褐家鼠、野兔、猫等，携带病毒的动物通过唾液、尿及粪便排出病毒，若污染食物、水、空气等自然环境，人或动物经呼吸道、消化道或皮肤伤口接触等方式受到传染。感染病毒的孕妇可经胎盘将病毒传给胎儿，我国已证实几种厉螨和小盾恙螨不仅是传播媒介，还是储存宿主。

该病毒进入人体后，经 1 ~ 2 周潜伏期，引起肾综合征出血热，该病起病急，发展快，典型的临床表现为发热、出血和肾损害。常伴有头痛、腰痛、眼眶痛及面、颈、上胸部潮红，眼结膜及咽部充血，下肢及前胸有出血点。典型的临床病程分为五期，即发热期、低血压休克期、少尿期、多尿期和恢复期。

病毒感染后，患者发热 1 ~ 2d 后即可出现特异性 IgM 抗体，7 ~ 10d 达到高峰。2 ~ 3d 出现 IgG 抗体，14 ~ 20d 达到高峰，可持续数年。

汉坦病毒抵抗力弱，一般消毒剂或加热 60℃ 1h 可灭活病毒，但该病毒对酸和脂溶剂敏感。

（二）微生物学检验

1. 标本采集 患者急性期血清、死者器官和感染动物的肺、脑组织。

2. 形态学检查 汉坦病毒电镜下呈球形、卵形或多形态性，平均直径 120nm，核酸为单负链 RNA，分为 L、M、S 三个片段，分别编码病毒 RNA 多聚酶（L）、糖蛋白（G_1、G_2）和核蛋白（NP）。核衣壳外有脂质双层包膜，包膜上有刺突，为血凝抗原，含有糖蛋白 G_1、G_2 成分，在 pH6.0 ～ 6.4，可凝集鹅红细胞。

多种传代细胞、原代细胞、二倍体细胞对汉坦病毒敏感，常用非洲猴肾细胞（Vero-E6）分离培养，但细胞病变并不明显，常用免疫荧光法测定感染细胞质内的病毒抗原。易感动物有黑线姬鼠、长爪沙鼠、大鼠和乳小鼠等，动物接种后，可在鼠肺、肾等组织中检出大量病毒。

3. 病毒分离 取患者急性期血清、死者器官和感染动物的肺、脑组织等接种于 Vero-E6 细胞，培养后用免疫荧光抗体染色，查细胞质内的病毒抗原。标本接种黑线姬鼠或大鼠后，可在动物组织细胞中查到特异性病毒抗原。

4. 检验鉴定 主要为血清学检查。检测患者血清中病毒特异性 IgM 和 IgG 抗体，单份血清 IgM 抗体阳性，具有早期诊断价值，双份血清 IgG 抗体效价呈 4 倍或以上增高者，具有诊断意义。病毒 RNA 检测应用核酸杂交技术及 PCR 技术检测病毒 RNA，特异度和灵敏度更高。

二、克里米亚 – 刚果出血热病毒

克里米亚 - 刚果出血热病毒引起以发热、出血、高病死率为主要特征的出血热。该病于 1944 年在苏联克里米亚半岛发现，1967 年从患者及疫区的硬蜱中分离到病毒，并证实与 1956 年刚果的发热儿童体内分离到的病毒相同，故命名为克里米亚 – 刚果出血热病毒。后来，从我国新疆出血热患者体内及疫区的硬蜱中分离出的病毒与克里米亚 – 刚果出血热病毒相同，故新疆出血热实际上是克里米亚 – 刚果出血热在新疆地区的流行。

该病毒的形态结构、培养特性及抵抗力与汉坦病毒相似，但抗原性、传播媒介、传播方式、致病性及部分储存宿主却不相同。

除野生啮齿动物外，牛、羊、马、骆驼等家畜及野兔、刺猬等也是病毒的主要储存宿主，硬蜱是此病毒的主要传播媒介。克里米亚 – 刚果出血热传播途径主要有虫媒传播、动物源性传播及人与人接触传播。病毒进入机体后，经过约 1 周的潜伏期，引起机体高热、剧烈头痛、肌肉疼痛和皮肤黏膜出血，严重者可出现鼻出血、呕血、血尿甚至低血压休克等。病后出现中和抗体，免疫力持久。

取急性期患者血清、血液、尸检组织或动物及蜱的组织，经脑内途径接种于小白鼠分离病毒，此方法阳性率高。用 ELISA 等方法检测标本中的特异性 IgM 或用 PCR 技术检测病毒核酸，可快速检查病毒。

三、埃博拉病毒

埃博拉病毒（Ebola virus）因首先发现患者的地点在扎伊尔北部的埃博拉河流域，故得名，是引起埃博拉出血热的病原体。

该病毒呈长丝状，长短不一，基因组为单股负链 RNA。可在多种细胞中生长，常用 Vero 细胞及人静脉皮细胞进行培养，病毒在细胞质中增殖，以出芽方式释放。抵抗力不强，对紫外线、脂溶性溶剂、次氯酸等敏感，60℃ 30min 可灭活病毒。

埃博拉病毒的自然宿主尚未确定，果蝠可能是其中之一，终宿主是人类和非人灵长类（大猩猩、猕猴等），病毒可经感染的人和非人灵长类传播。传播途径主要有密切接触、注射传播和空气传播。病毒侵入机体后在组织细胞中增殖，导致组织坏死，引起血管损伤而造成广泛出血。临床特征是突发起病，表现为高热、乏力、头疼、肌痛等，进而出现恶心、呕吐、腹痛、腹泻等，随后出现黏膜出血、呕血、黑便、瘀斑等出血现象，常因休克和多器官功能障碍死亡。

机体感染 7 ～ 10d 后出现特异性 IgM 和 IgG 抗体，但是，即使在疾病恢复期也难在患者血液中检测到中和抗体。目前，尚无有效的化学药物和生物制剂用于埃博拉出血热的治疗，也无有效的疫苗进行预防。

第 8 节　其他病毒与朊粒

案例 20-3

患儿，男，10 岁，右下肢膝部被犬咬伤，伤口面积不大且出血少，未做处理。被犬咬伤后 2 个月，患儿出现发热、咬伤处麻木刺痛、咽喉紧缩感而入院。入院当天出现抽搐，每隔 1 ～ 2h 发作 1 次，每次持续 15 ～ 30s，伴口吐白沫，次日出现狂躁、失语、流涎，见光、遇风、听见水滴声均可诱发咽肌痉挛和抽搐，给予对症支持治疗，入院第 5 天终因呼吸、循环衰竭而死亡。临床诊断为狂犬病。

问题：1. 人一旦被犬等动物咬伤后，应该怎样进行紧急处理？

2. 这起狂犬咬人事件，应当吸取哪些教训？

一、其 他 病 毒

（一）狂犬病病毒

狂犬病病毒（rabies virus）是引起狂犬病的病原体。狂犬病病毒是一种嗜神经性病毒，属于弹状病毒科、狂犬病病毒属。

1. 临床意义　狂犬病病毒主要在家畜和野生动物中传播，患病动物唾液中含有大量病毒，发病前 5d 即有传染性。人被咬伤后易感，潜伏期一般为 1 ～ 3 个月，短至 1 周，长达数年。病毒由伤口处侵入周围神经，沿传入神经轴索上行至中枢神经系统，在神经细胞内增殖并引起中枢神经系统损伤，然后又沿传出神经扩散到唾液腺及其他组织。患者早期表现为不安、头痛、发热、乏力、流泪、流涎、伤口周围感觉异常等，继而神经兴奋性增强，躁动不安，吞咽或饮水时喉头痉挛，患者恐声、恐光、恐水。发病 3 ～ 5d 后转入麻痹期，最后因昏迷、呼吸及循环系统衰竭而死亡，病死率几乎达 100%。

病毒感染机体后，可引起细胞免疫和体液免疫，接种狂犬病疫苗后可获得特异性免疫力。

2. 微生物学检验

（1）标本采集　可采取患者唾液、尿沉渣、角膜印片等标本。

（2）形态学检查　电镜下可见病毒一端钝圆，另一端平凹，呈子弹状（图 20-7），长 100 ～ 300nm，直径 60 ～ 80nm。核酸为单股负链 RNA，衣壳呈螺旋对称，有包膜，包膜表面嵌有刺突。

（3）分离培养　该病毒的动物宿主范围很广，可感染犬、猫、马、牛、羊、狼、狐狸、鼠等。在易感动物或人的中枢神经细胞（主要是大脑海马回锥体细胞）中增殖，在细胞质内形成嗜酸性、圆形或椭圆形、直径 20 ～ 30nm 的包涵体，称为内基小体（Negri body），具有诊断价值。

抵抗力不强，易被乙醇、甲醛、碘酒、乙醚等有机溶剂、氧化剂和表面活性剂灭活，对热、紫外线和酸碱抵抗力弱。

4. 检验鉴定　人被犬或其他动物咬伤后，应立即检查动物是否患有狂犬病，将动物捕获后隔离，连续观察 7 ～ 10d，若观察期间出现症状，应将动物杀死，取脑组织涂片，用免疫荧光抗体法检测病毒抗原，同时做组织切片观察内基小体。

取患者唾液、尿沉渣、角膜印片等标本用免疫荧光、ELISA 等技术检

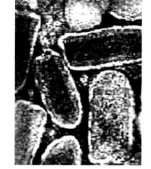

图 20-7　狂犬病病毒电镜照片

查病毒抗原，也可检测患者血清中的特异性抗体。应用 PCR 技术可检测标本中狂犬病病毒的 RNA。取患者唾液、脑脊液或死亡患者脑组织等，接种于易感动物进行病毒分离，用中和试验进行病毒鉴定，阳性率低。

考点：狂犬病病毒

（二）人乳头瘤病毒

人乳头瘤病毒（human papilloma virus，HPV）属于乳头瘤病毒科乳头瘤病毒属，主要引起人类皮肤和黏膜增生性病变，其中高危型 HPV16 型、18 型与宫颈癌等恶性肿瘤的发生密切相关。

HPV 呈球形，直径 52～55nm，核酸为双股环状 DNA，衣壳为二十面体立体对称，无包膜。根据基因核酸序列的不同，可对 HPV 进行分型，现已发现 100 多个型别，HPV 在体外细胞培养尚未成功。

HPV 对皮肤和黏膜上皮细胞具有高度的亲嗜性，病毒在易感细胞中复制导致上皮细胞增殖，表皮变厚，伴有棘层增生和某些程度表皮角化，在颗粒层常出现嗜碱性核内包涵体。上皮增殖形成乳头状瘤，亦称为疣。

该病毒主要通过直接接触感染者的病变部位或间接接触被病毒污染的物品而传播，生殖道感染主要由性接触传播，新生儿可在通过产道时受感染，感染时病毒仅停留在局部皮肤和黏膜中，不产生病毒血症。不同型别的 HPV 侵犯的部位不同，所致疾病也不相同。

HPV 感染后，机体可产生特异性抗体，但此抗体对机体没有保护作用。

检验时，核酸杂交法和 PCR 技术检测 HPV DNA，可用于 HPV 感染的实验室诊断和 HPV 分型，采用免疫组化法可检测病变组织中的 HPV 抗原，亦可用 ELISA 等方法检测患者血清中的抗体。

考点：人乳头瘤病毒

二、朊　　粒

朊粒又称朊病毒（prion），是一种由宿主细胞基因编码的、构象异常的蛋白质，不含核酸，具有自我复制能力和传染性，是人和动物传染性海绵状脑病（transmissible spongiform encephalopathy，TSE）的病原体。

（一）临床意义

prion 病是一种人和动物的慢性退行性、致死性中枢神经系统疾病，即 TSE。该疾病潜伏期长，可达数年甚至数十年。一旦发病，呈慢性、进行性发展，最终死亡。病理学特征是大脑皮质神经元空泡变性、死亡，星形胶质细胞增生，脑皮质疏松呈海绵状，有淀粉样斑块形成，脑组织中无炎症反应。本病不能诱导机体产生特异性免疫应答。患者出现痴呆、共济失调、震颤等临床症状。

TSE 可通过消化道、血液、神经及医源性等多种途径传播，如疯牛病可通过消化道导致人类的感染，人与人之间可能的传播方式主要是输血、组织器官移植、污染的手术器械等。主要的人和动物的 prion 病包括库鲁病、牛海绵状脑病（BSE）、羊瘙痒病、克 - 雅病（CJD）、克雅病变种等。

（二）微生物学检验

1. 标本采集　可采集患者脑脊液和病变脑组织等。

2. 形态学检查　通过电镜可观察与朊粒感染性疾病相关的病理特征。朊粒不具有病毒体结构，其本质是一种具有传染性的疏水性糖蛋白，它的致病因子主要成分为朊粒蛋白（蛋白酶抗性蛋白，PrP），正常人和动物的神经细胞编码这一蛋白质的前体分子，称为细胞朊粒蛋白（PrP^c，图 20-8）。PrP^c 无致病性，对蛋白酶敏感，可在多种组织尤其是神经元细胞中普通表达，具有一定的生理功能。当 PrP^c 类的分子构型发生异常改变时，可抵抗蛋白酶的消化，成为 TSE 的病原体，也称为羊瘙痒朊蛋白（PrP^{sc}）。故 PrP^{sc} 仅存在于感染的人和动物的组织中，具有致病性和传染性。

3. 分离培养　朊粒的分离可用易感动物接种，须待产生典型海绵状脑病时有诊断意义，但此法耗时太长，且费用高，在临床诊断中难于实施。

朊粒抵抗力较强，对甲醛、蛋白酶、电离辐射和紫外线等抗性强。而对酚类、乙醚和漂白剂等敏感。朊粒耐强碱（手术器械需用 2mol/L 的氢氧化钠浸泡 2h），耐高温，高压灭菌需 134℃加热 2h 才能使其失去传染性。

4. 检验鉴定　诊断 prion 病除了根据流行病学、临床表现及病理学改变外，病原学检查则通过免疫学和分子生物学方法检测 PrP^{sc}。神经病理学检查可见海绵样病变稀疏地分布于整个大脑皮质，神经元消失，星状细胞增生，典型病变为融合性海绵状空泡，周围有大量淀粉样斑块，用 HE 染色法和 PAS 染色法染色清晰可见。用免疫组化法和免疫印迹法可检测 PrP^{sc}。用基因分析法可诊断家族性 prion 病，根据等位特异性杂交或核苷酸序列分析，可确定其基因型是否发生突变。

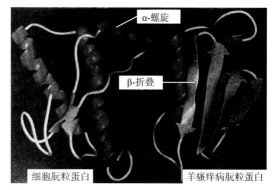

图 20-8　朊粒的三维结构模式图

（α-螺旋　β-折叠　细胞朊粒蛋白　羊瘙痒病朊粒蛋白）

考点：朊粒

⫿⫿ 课堂思政　宫颈癌疫苗之父——周健 ————————————————

宫颈癌是由 HPV 病毒感染而引发的癌症，是一种常见的女性癌症，其发病率仅次于乳腺癌。周健作为一位优秀的分子病毒学家，对 HPV 的研究表现出了特别的兴趣。1990 年，周健与澳大利亚免疫学家弗雷泽合作开展宫颈癌疫苗研究，他们经过实验证实了新合成的病毒样颗粒能够激发免疫反应。就在宫颈癌疫苗的临床试验还在世界各地进行中的时候，1999 年 3 月 10 日，周健在回母校访学期间，因为感染性休克永远闭上了眼睛。7 年之后的 2006 年，默克制药公司和葛兰素史克制药公司生产的两种宫颈癌疫苗面世。周健是一位无私奉献、才华出众的科学家。他和 2006 年度荣获澳大利亚杰出人物称号的伊恩·弗雷泽教授一起，发明了世界上第一支预防宫颈癌的疫苗。宫颈癌疫苗是世界上第一种癌症疫苗，它的成功研制是人类医学史上一项重大突破，蕴涵着勤奋、执着、合作、机会、发现、爱和悲伤、友谊、善良的美好故事。周健的研究成果，使全世界千百万女性得以受益。

🧪目标检测

选择题（选择一个最佳答案）

1. 根据流感病毒核蛋白抗原性的不同，流感病毒可以分为几型（　　）
　A. 1 型　　　　　　　　B. 2 型
　C. 3 型　　　　　　　　D. 4 型
　E. 5 型

2. 脊髓灰质炎病毒主要通过哪种途径传播（　　）
　A. 血液途径　　　　　　B. 破损皮肤
　C. 性接触途径　　　　　D. 母婴垂直途径
　E. 粪-口途径

3. 轮状病毒主要可以引起哪种临床症状（　　）
　A. 便血　　　　　　　　B. 腹痛

　C. 腹泻　　　　　　　　D. 食欲减退
　E. 呕吐

4. 流感病毒的血凝素和神经氨酸酶是（　　）
　A. 衣壳　　　　　　　　B. 核酸
　C. 包膜　　　　　　　　D. 壳粒
　E. 包膜子粒（刺突）

5. 哪种流感病毒容易引起大规模流行（　　）
　A. 甲型　　　　　　　　B. 乙型
　C. 丙型　　　　　　　　D. 甲乙混合型
　E. 乙丙混合型

6. 对于 HAV 的叙述，下列哪项是错误的（　　）
　A. 形态结构与肠道病毒相似

B. 经粪 - 口途径传播

C. 只有一个血清型

D. 感染易变为慢性

E. 100℃加热 5min 及甲醛或氯处理均可使其灭活

7. HBV 感染的主要标志是（　　　）

  A. HBsAg   B. 抗 -HBs

  C. HBeAg   D. HBcAg

  E. 抗 -HBe

8. 下列方法中，不能灭活 HBV 的是（　　　）

  A. 煮沸 100℃ 30min

  B. 高压蒸汽 121℃ 20min

  C. 0.5% 过氧乙酸浸泡，30 ～ 60min

  D. 70% 乙醇浸泡，30 ～ 60 min

  E. 5% 次氯酸钠浸泡，60 ～ 120min

9. 可高度传染乙型肝炎的血液中含有（　　　）

  A. HBsAg、HBcAg、HBeAg

  B. HBsAg、抗 HBe、抗 HBc

  C. HBsAg、抗 HBs、HbeAg

  D. 抗 HBe、抗 HBs、抗 HBc

  E. HBsAg、抗 HBc、HBeAg

10. 关于 HBV 的叙述，下列哪项是正确的（　　　）

  A. 核酸为双股线状 DNA

  B. 其 DNA 多聚酶无反转录酶功能

  C. 血中测出 HBeAg 是体内 HBV 复制的指标

  D. 可用减毒活疫苗特异性预防

  E. 主要传播方式为经粪 - 口途径

11. 下列哪种病毒为缺陷病毒（　　　）

  A. HAV   B. HBV

  C. HCV   D. HDV

  E. HEV

12. 关于乙型肝炎病毒表面抗原，下列叙述哪项正确（　　　）

  A. 有感染性，有抗原性，能产生保护性抗体

  B. 无感染性，有抗原性，能产生非保护性抗体

  C. 有感染性，有抗原性，能产生非保护性抗体

  D. 无感染性，有抗原性，能产生保护性抗体

  E. 有感染性，无抗原性，不产生任何抗体

13. 关于 HBsAg，下列叙述哪项不正确（　　　）

  A. 我国无症状携带者占人口总数的 8% 左右

  B. 少数无症状携带者肝脏有病理改变

  C. 是最早出现在血清中的抗原

  D. 阳性者不能作为献血员

  E. 其相应抗体出现表示传染性强

14. 关于流行性乙型脑炎，下列叙述错误的一项是（　　　）

  A. 幼猪是主要的传染源和中间宿主

  B. 主要传播媒介是伊蚊

  C. 测定体内特异性 IgM 抗体可作出早期诊断

D. 病后免疫力持久

E. 是自然疫源性疾病

15. HIV 病毒的核酸类型为（　　　）

  A. 单股负链 RNA   B. 单股正链 DNA

  C. 单股正链 RNA   D. 单股负链 DNA

  E. 单股正链 RNA 二聚体

16. 下列属于虫媒病毒的是（　　　）

  A. 登革病毒   B. 汉坦病毒

  C. 柯萨奇病毒   D. 轮状病毒

  E. 腺病毒

17. HIV 的传播方式不包括（　　　）

  A. 性接触传播   B. 输血传播

  C. 垂直传播   D. 使用生物制品

  E. 食品、餐具传播

18. 用于确证 HIV 感染的实验方法是（　　　）

  A. ELISA   B. 免疫印迹法

  C. 免疫荧光检查法   D. 放射免疫测定法

  E. 火箭电泳法

19. 内基小体可用于辅助诊断的疾病是（　　　）

  A. 腺病毒感染   B. 鹦鹉热

  C. 麻疹   D. 狂犬病

  E. 疱疹

20. HAV 的主要传播途径是（　　　）

  A. 输血   B. 垂直传播

  C. 共用注射器   D. 媒介昆虫

  E. 粪 - 口途径

21. Dane 颗粒的直径约为（　　　）

  A. 22nm   B. 27nm

  C. 32nm   D. 42nm

  E. 50nm

22. HBV 抗原抗体检测，哪一项阳性为病毒携带者（　　　）

  A. HBcAg   B. HBsAg

  C. HBeAg   D. 抗 -HBs

  E. 抗 -HBe

23. AIDS 的病原体是（　　　）

  A. 人类白血病病毒   B. 人类免疫缺陷病毒

  C. 人类乳头瘤病毒   D. 泡沫病毒

  E. 缺陷型病毒

24. HPV 可以引起下列哪种疾病（　　　）

  A. 淋病   B. 尖锐湿疣

  C. 艾滋病   D. 梅毒

  E. 疱疹

25. 下列哪种病原体只具有蛋白结构（　　　）

  A. 类病毒   B. 拟病毒

  C. 腺病毒   D. 痘病毒

  E. 朊粒

（武　蕾　杨钦雅）

临床常见标本的微生物检验

1. 掌握临床常见标本（血液、尿液、粪便、痰液、脓液、生殖道标本、脑脊液）的处理、常见病原体的种类、微生物学检验基本程序、结果报告及解释。
2. 熟悉临床常见标本分离培养时培养基和培养方法的选择，常见病原体鉴别方法。
3. 了解临床常见标本中正常菌群和致病菌的区分。
4. 具有正确采集和处理常见检验标本及进行相关检测的能力。
5. 能正确选择试验项目对各类病原体进行检验，能正确判断结果并发出检验报告。

 案例 21-1

患者，女，25 岁。患风湿性心脏病 5 年，因不明原因发热 2 周来院就诊。查体：T38℃，心尖区收缩期吹风样杂音 Ⅱ 级，两肺听诊阴性，足底可见紫红色结节，有压痛，WBC 12×10^9/L，Hb80g/L。

问题：1. 为明确诊断，需要对患者进行血培养吗？如果需要，血培养最佳时间是多少？

2. 医生拟诊断为亚急性感染性心内膜炎，导致该病最常见的致病菌是什么？该菌在分离培养时需要注意哪些？

临床标本的微生物检验是从各种常见标本（血液、尿液、粪便、痰液、脓液、生殖道标本、脑脊液标本等）中利用微生物的生物学特性，通过系统的检验程序，准确地查找到病原体，为临床感染性疾病的诊断、用药、预防和流行病学调查提供重要依据。结合临床实际情况，本章主要介绍常见临床标本的细菌学检验。

第 1 节　概　　述

感染性疾病的正确诊治需要以正确的微生物学检验结果作为指导，而获得正确的微生物学检验的前提是正确采集和送检合格标本。因此，需要严格规范微生物标本的采集和运送，避免因标本不合格，产生错误的检测结果而误导临床诊治。

目前对标本的采集和转运我们遵从中华人民共和国卫生行业标准《临床微生物学检验标本的采集和转运》（WS/T 640—2018）要求，根据实验室对标本的拒收标准，如发现标本不合格时，在实施标本拒收标准过程中应与临床积极沟通，如标本拒收不能轻易将标本丢弃，应电话联系临床医生再决定标本的处置方式，若医生坚持继续检测，则需在报告中说明标本质量情况，并注明"应临床要求，完成检测"。

当送检标本验收合格后，实验室则需要选择合适的微生物检验程序及时完成检验，以提高标本的检出率。

一、临床常见标本的处理

（一）临床常见标本的处理原则

科学合理处理临床标本是保证微生物学检验工作准确、及时和有效的关键环节，处理微生物标本处理应遵循以下原则。

1. 拒收不符合标准的标本，微生物实验室应准确地向临床科室阐明和解释标本拒收原因和正确采集方法。

2. 应避免"背景干扰"，从无菌部位采集的标本更具有临床价值，从有菌部位采集的标本需要清除正常菌群和定植菌的干扰才有意义，特别下呼吸道标本（痰）、副鼻窦、开放性伤口等部位标本的采集应注意无菌操作。

3. 采集的标本类型根据患者临床表现而定，如体液、组织及其分泌物是外伤等情况的微生物学检验常需采集的标本；而拭子一般用于鼻、咽部和病毒性呼吸道感染标本的采集。

4. 检验人员必须严格依照既定的标准操作手册并接受法律监督。

5. 标本应在抗生素使用前采集，以避免因抗生素使用造成的假阴性结果。

6. 药敏试验应针对临床典型分离株，不必对所有培养获得的微生物进行药敏试验。

7. 微生物实验室报告结果应准确并与临床密切相关，具有临床价值。

8. 标本的标签和申请单信息要完整。对于每一份标本，实验室都需要了解该患者和标本的详细信息及医生送检的目的，以便于准确地进行临床解释。

（二）培养基的选择

临床上需要根据标本类型、培养目的和可疑菌的种类选用适宜的培养基，以提高病原菌检出率和缩减检测时间。

表 21-1　常见临床标本所选用的培养基

临床标本	培养基	备注
血液及骨髓	BAP、CA、MAC	5%CO$_2$培养；厌氧瓶厌氧培养
脑脊液	BAP、CA、MAC	5%～10%CO$_2$培养
痰、BALF	BAP、CA、MAC	BAP、CA置于5%～10%CO$_2$培养，可延长培养时间至72h
穿刺液	BAP、CA、MAC	5%～10%CO$_2$培养
尿液	BAP、MAC	需同时做尿液计数
生殖道标本	BAP、MAC、CA、TM	注意观察菌落特征
粪便标本	XLD、SS、MAC	米泔水样便接种于碱性蛋白胨水
脓及伤口标本	BAP、MAC	5%～10%CO$_2$培养
人体植入物标本	BAP、MAC	5%～10%CO$_2$培养

注：TM，Thayer-Martin 培养基；XLD，XLD 琼脂培养基。

二、检验鉴定

（一）微生物学检验基本程序

检验基本程序见图 21-1。

（二）检验要点

1. 标本签收　检查标本是否有渗漏、破裂或明显污染；检查标本是否包含：①患者信息：患者姓名、性别、年龄、患者唯一编码（如住院号）等；②申请科室或病区、申请医生；③标本信息：标本类型、采集日期及时间、采集部位、采集方法；④临床诊断，尤其是感染性疾病的疑似诊断；⑤检测目的，尤其是一些特殊检测项目和需要重点关注的内容；⑥是否已使用抗菌药物。标本到达实验室后要记录接收时间和处理时间；接收标本时仔细核对标本和检验申请单；如果信息不全，实验室联系标本采集部门以获得缺失的信息；如果标本标记错误或无患者姓名，重新采集标本；当标本不能重新采集时，才允许对标记错误的标本进行重新标记；如果是重新标记的标本，在检验结果报告中明确标出；如果是归属错误，则不能重新标记；及时处理送检标本，并尽快将所出现的问题通知相关科室。

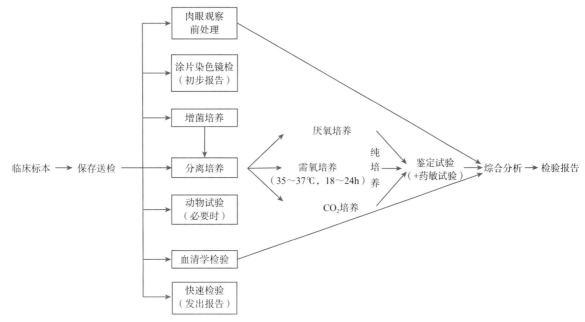

图 21-1　临床标本常规细菌学检验基本程序

2. 标本性状观察　肉眼判断标本的颜色、气味、浑浊度、性质及所采集的量，为病原体的分离培养提供选择的思路。

3. 涂片检查　除血液标本，每份标本进行厌氧培养前应作涂片革兰氏染色镜检（粪便艰难梭菌培养除外），如遇特殊情况或临床医生要求，可行不染色标本检查、抗酸染色及其他特殊染色法检查。

（1）革兰氏染色　有助于确定培养检查的范围，评价标本的质量。根据细菌的染色性和形态，可初步提示感染细菌的种类，并立即电话进行初步报告。

（2）抗酸染色　有助于鉴定分枝杆菌属细菌，如结核分枝杆菌、麻风分枝杆菌等，以及诺卡菌属细菌。挑取标本制作薄片，进行抗酸染色，油镜检查，根据所见结果报告"找到（未找到）抗酸杆菌。"

（3）墨汁负染色　通常用于脑脊液标本的检查，是诊断新型隐球菌最简便、快速的方法。脑脊液标本经离心，取沉淀物进行墨汁染色。高倍镜镜下如在黑色背景中见到菌体周围有透明荚膜，可报告"找到新型隐球菌"，并立即电话进行初级报告。

（4）真菌 KOH 压片　有助于临床医生根据涂片结果决定是否开始早期的抗真菌治疗，同时实验室检验人员亦可根据涂片结果决定真菌培养所用的培养基。取标本制成 15%KOH 湿片，显微镜下观察菌丝和孢子。

4. 分离培养　根据涂片检查的结果和（或）感染部位，选择培养基、接种方法及标本接种量，以培养后能获得单个菌落用于鉴定及药敏试验为宜。

（1）普通培养　标本一般采用分区划线法接种在血平板和 MAC 平板各一块，若为粪便标本，需同时接种在血平板、MAC 平板和 SS 平板，35～37℃培养 18～24h，观察结果。

（2）特殊培养　对怀疑有苛养菌感染者，应选择接种于相应的特殊营养培养基中，如巧克力培养基、鲍金培养基、TCBS 平板等，初次分离需在 5%～10%CO_2 环境中生长，以提高阳性率；如涂片镜检发现真菌孢子和菌丝，需接种沙氏培养基中，分别置于 35℃±1℃ 和 28℃ 培养。

（3）厌氧培养　疑似厌氧菌感染者，需接种厌氧血平板，置于厌氧环境（厌氧盒或厌氧罐或厌氧气袋）35℃±1℃ 培养 48h，观察结果。

（4）增菌培养　对于血液、骨髓、引流液、透析液可接种在增菌液中增菌培养，若增菌液中出现细菌生长，应行革兰氏染色并传代于相应培养基中。

5. 细菌的鉴定 观察菌落特征，选取培养基上生长的菌落做革兰氏染色，如为纯种菌落，可制作成细菌悬液，用微生物鉴定仪、传统生化试验、血清学试验、抑菌试验、MALDI-TOF-MS 质谱仪进行鉴定。仪器报告细菌鉴定结果后，需再次观察原始培养基上菌落特征，判断其与仪器结果是否相吻合，相吻合才可以向临床科室发出报告，不吻合的话再查找原因，是否菌落不纯，还是仪器鉴定结果有误等。

6. 抗菌药敏试验 分离出具有临床意义的菌株应进行抗菌药敏试验，常用方法包括纸片扩散法、稀释法、自动化仪器检测法和 E-test 法。

三、报告及解释

微生物实验室各岗位检验人员完成报告后，需由负责人或指定人员审核。只有当质控结果符合要求时，才可发出临床报告，否则应重新测定。

（一）危急值报告

血培养阳性、脑脊液涂片和培养阳性、分枝杆菌涂片和培养阳性，均属于危急值报告范围。血和脑脊液检出细菌时，首先对检测过程仔细检查，排除污染，核实后将结果报告临床并记录在"危急值报告记录表"上，报告时间具体到时、分。并做好相应记录，如报告结果、报告者工号、报告者姓名、病区接电话者工号、姓名等。

（二）分级报告

1. 一级报告 报告包括标本涂片革兰氏染色细胞学和细菌学显微镜检查的描述性报告，若发现有诊断价值时应及时电话报告，并按要求记录。血培养瓶阳性报警应进行涂片革兰氏染色，并将涂片结果报告临床。

2. 二级报告 报告直接药敏试验结果。

3. 最终报告 报告应包括送检标本肉眼观察的结果、涂片革兰氏染色细胞学和细菌学显微镜检查的描述性报告、分离致病菌的鉴定结果、药敏试验结果和评述性建议。

（三）传染病报告

报告范围包括甲类和乙类传染病。如检测出可疑的甲类或乙类法定传染病病原体时，需进行复核，并联系临床医生，了解临床病情，了解患者资料及联系方式。复核无异后，在规定时限内上报，并做好记录存档。某些传染病如 AIDS、霍乱、鼠疫等需由疾病预防控制中心（CDC）复核并做出最终报告。严禁漏报、迟报、谎报疫情。

第 2 节　血液标本的微生物检验

血液是来自无菌部位的标本。血液培养对感染性疾病的诊断、治疗和预后有重要的临床意义。快速、准确的血培养检测结果，对临床的治疗方案的选择和患者的治疗周期有着至关重要的作用。血液标本的采集及处理按《临床微生物实验室血培养操作规范》（WS/T 503-2017）执行。

一、标 本 采 集

血培养的采样指征是体温＞ 38℃或＜ 36℃、寒战、外周血白细胞计数增多（计数＞ 10.0×10^9/L，特别是有"核左移"时）或减少（计数＜ 4.0×10^9/L）、呼吸频率＞ 20 次/分或动脉血二氧化碳分压（$PaCO_2$）＜ 32mmHg、心率＞ 90 次/分、皮肤黏膜出血、昏迷、多器官功能障碍、血压降低、炎症反应参数如

C 反应蛋白（CPR）、降钙素原（PCT）、1, 3-*β-D*- 葡聚糖（G 试验）升高等，均应多次进行血培养检测。在采血和接种血液标本的过程中应防止皮肤和环境中菌群的污染，应严格按如下操作。

（一）采血时间

寒战或发热初起时采集。抗菌药物应用之前采集最佳。

（二）采血工具

建议采用商业化的真空血培养瓶，室温保存。同一部位采集两瓶血培养时不建议更换针头。

（三）采血部位

通常为肘静脉，切忌在静脉滴注抗菌药物的静脉处采血。因为导管常伴有定植菌存在，除非怀疑有导管相关的血流感染，否则不建议从留置静脉或动脉导管处取血。怀疑左心心内膜炎时，采集动脉血提高血培养阳性率。怀疑导管相关血流感染时，若保留导管，分别从外周静脉和导管内采血，若无导管留置，则在外周静脉采血。

（四）采血量

成人每次每培养瓶应采血 8 ～ 10ml，婴幼儿及儿童根据孩子的体重确定采血总量，婴幼儿和儿童采血量不应超过患者总血量 1%。血液和培养液体积之比为 1 ∶ 5 ～ 1 ∶ 10。若采血量充足，注射器采集的血液先注入厌氧瓶，后注入需氧瓶；若采血量不足，优先注入需氧瓶。

（五）血培养适应证及采集套数

1. 菌血症　尽可能在患者寒战开始时，发热高峰前 30 ～ 60min 内采血；应尽量在使用抗菌药物治疗前采集血培养标本；如患者已经使用抗菌药物治疗，应在下一次用药之前采血培养。对于成人患者，每次应采集 2 ～ 3 套，每套从不同穿刺点采集；对于儿童患者，除非怀疑患儿存在厌氧菌血流感染，一般不需要采集厌氧瓶。

2. 感染性心内膜炎　急性心内膜炎患者应尽量在经验用药前 30min 内在不同部位采集 2 ～ 3 套外周静脉血培养标本。亚急性心内膜炎患者应每隔 0.5 ～ 1h 采集 1 套血培养，不同部位共采集 3 套血培养；若 24h 内 3 套血培养标本均为阴性，建议再采集 2 套血培养标本复查。

3. 导管相关血流感染　采血时分为保留导管和不保留导管两种情况

（1）保留导管　分别从外周静脉和导管内各采取 1 套血培养标本。

（2）不保留导管　至少从外周静脉采集 1 套血培养标本。并用无菌操作剪取已拔出的导管尖端 5cm，在血平板上交叉滚动 4 次进行送检。或采用超声振荡法留取菌液接种。

4. 不明原因发热　从不同部位采集 2 ～ 4 套血培养。

5. 急性脓毒症　抗微生物药物使用之前，10min 内从不同部位采集 2 ～ 3 套血培养。

（六）标本保存和运送

采集标本后 2h 送到实验室，不能及时送检时可置于室温，切勿放入冰箱。冬季血培养在送检过程应采取一定的保暖措施。运送的装置要足够安全，避免血培养瓶的运送过程中因碰撞发生破裂。

考点：血液标本的采集方法

二、检 验 鉴 定

（一）检验程序

血液标本微生物学检验程序（图 21-2）。

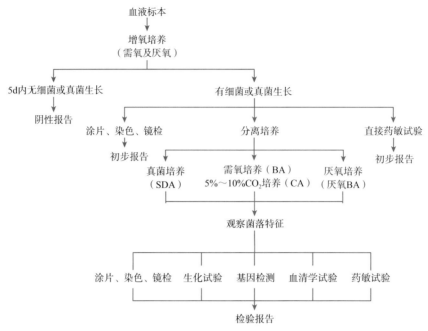

图 21-2　血液标本微生物学检验程序

（二）检验要点

1. 血标本的培养与细菌的分离

（1）自动化仪器培养　将血培养瓶置全自动血培养仪中，当标本中有菌生长时，仪器阳性报警。取出血培养瓶，在 BSC 内使用无菌注射器从瓶中取培养物 2～3 滴，进行涂片镜检，根据涂片染色结果，选择合适培养基进行细菌分离培养。必要时可做直接药敏试验后读取初步药敏试验结果。次日纯培养再进行进一步生化试验，并做最终药敏试验。血培养 72h 未见细菌生长，可报告临床医生，以便做相应处理，但培养瓶要继续培养至第 7d（特殊菌可延长时间，并盲目转种一次）。若发现有菌生长，及时报告临床，并修正报告。

（2）手工培养　将血培养基置于 35℃ ±1℃培养，培养 18～24h 后，每日 1 次，连续 5d，肉眼观察其生长现象。若出现浑浊并有凝块，考虑为金黄色葡萄球菌；若出现均匀浑浊，并产气，则大多为 G⁻菌；若出现微浑浊，并有绿色变化，可考虑肺炎链球菌；若表面有菌膜，膜下呈绿色浑浊，考虑为铜绿假单胞菌；若厌氧培养瓶有变化，而需氧培养瓶无细菌生长，可能为厌氧菌。若肉眼观察无细菌生长现象，分别于 12～18h、第 3d 和第 7d 至少做 3 次盲转，分别置于需氧和厌氧环境下培养，7d 无细菌生长报告阴性。

2. 培养基上菌落鉴定　选取培养基上生长的菌落作革兰氏染色涂片镜检，其形态应和血培养瓶直接涂片染色结果一致。最后用微生物鉴定仪、传统生化试验、血清学试验、抑菌试验、MALDI-TOF-MS 质谱仪进行鉴定，并同步进行药敏试验鉴定。

三、报告与解释

（一）阳性报告

1. 一级报告　阳性血培养有诊断价值，应进行涂片革兰氏染色，确定细菌种类，并立即报告临床，包括革兰氏染色特征和形态、血培养阳性的瓶数和其他有意义的鉴定信息，同时详细记录报告日期、时间、内容及接受报告人的姓名等。

2. 二级报告　报告直接药敏试验结果和细菌种属的初步鉴定结果。

3. 最终报告　报告应包括送检标本肉眼观察的结果、涂片革兰氏染色细胞学和细菌学显微镜检查的描述性报告、分离致病菌的鉴定结果、药敏试验结果和评述性建议。若最终结果与初级报告结果不符，应及时与临床沟通，并在书面最终报告上注明变更内容。

（二）阴性报告

普通血培养 72h 未见细菌生长，可报告为："72h 培养未见细菌生长"，但培养基继续培养至第 7d，如果发现有菌生长，可发补充报告。可疑特殊菌感染时，可适当延长培养时间。

（三）结果解释

1. 血培养中检出细菌，需要及时与临床沟通，结合患者症状（发热）、抗菌药物使用情况、白细胞分类计数、PCT、CRP、G 试验、GM 试验等情况综合分析，区分是病原菌还是污染菌。

2. 若血培养阳性但革兰氏染色涂片检查未找到细菌，可加做瑞氏染色查细菌，再结合革兰氏染色背景判断其染色属性。

3. 厌氧菌引起的血流感染多为需氧菌和厌氧菌混合感染；对于 G⁻ 杆菌、金黄色葡萄球菌、白色念珠菌等细菌，单部位血培养阳性有意义。

4. 血标本中常见病原菌见表 21-2。

表 21-2　血标本常见病原菌

种类	病原菌
G⁺ 菌	金黄色葡萄球菌、凝固酶阳性葡萄球菌、肠球菌、肺炎链球菌、A 群链球菌、B 群链球菌、产单核李斯特菌、结核分枝杆菌等
G⁻ 菌	脑膜炎奈瑟菌、卡他莫拉菌、大肠埃希菌、克雷伯菌属、肠杆菌属、铜绿假单胞菌、不动杆菌属、流感嗜血杆菌、变形杆菌属、沙雷菌属等
真菌	念珠菌属、隐球菌属、曲霉菌属
厌氧菌	拟杆菌属、韦荣球菌属

考点：血液标本检验的临床意义及常见病原菌

案例 21-2

　　患者，女，45 岁。3d 前突发高热，寒战，腰痛，并有尿频、尿急及排尿疼痛。查体：T39℃，右脊肋区压痛及叩击痛。尿常规检查：外观浑浊，RBC 8/HP，WBC 30/HP。

问题：1. 对于该案例，临床诊断为急性肾盂肾炎，其最常见的致病菌是什么？

　　　　2. 对该菌所致尿路感染具有诊断意义的菌落计数为多少？为什么要做菌落计数？

第 3 节　尿液标本的微生物检验

泌尿系统感染可分为单纯性尿路感染、复杂性尿路感染及尿脓毒血症，尿培养是诊断尿路感染最常用的方法，也是诊断尿路感染的金标准。引起尿路感染的细菌种类可因感染的原因不同而有所不同，最常见的是大肠埃希菌，其他致病微生物还包括克雷伯菌、变形杆菌、葡萄球菌、假丝酵母菌等。尿液标本通常是无菌的或有暂时性少量定植菌存在，在标本采集过程中，应避免尿液被尿道或尿道周围的正常菌群污染。

一、标本采集

当患者出现尿频、尿急、尿痛、血尿、肾区疼痛等症状，同时可能伴有寒战、高热、白细胞计数升高，怀疑存在尿路感染；或尿常规结果提示尿路感染；或留置导尿管患者出现发热时，应考虑送检尿液标本。儿童和老年患者的尿路感染症状通常不典型，且易引起肾损害，需特别留意，及时采集标本送检，以免漏诊。

（一）采集时间

随机尿标本的采集不受时间限制,但应有足够的尿量用于检测,容器上应记录采集尿液的准确时间;晨尿标本为清晨起床、未进早餐和做运动之前所采集的第 1 次排出的尿液；计时尿标本的采集为特定时段内采集的尿标本（如餐后 2h 尿、前列腺按摩后立即收集尿、24h 尿等）。总之,用于微生物学检验的尿标本应在未使用抗生素之前, 最好能保证尿液在膀胱内至少停留 4h, 同时采集时注意避免消毒剂污染标本。

（二）采集方法

1. 清洁中段尿　以晨尿最佳。嘱咐患者睡前少饮水, 采集标本前充分清洗尿道口, 女性患者应分开两腿, 男性患者将包皮上翻, 用肥皂水清洗尿道口；排尿时先将几毫升尿液排入便池, 不停止尿流, 然后用采样杯采集半杯尿液, 并立即送检。注意检查杯盖是否密封, 避免溢洒。

2. 留置导尿管采集尿液　夹住导尿管 10～20min 后, 用酒精棉球消毒清洁导管近端采样部位周围外壁, 然后将注射器针头穿刺进入导管腔, 用注射器无菌采集 5～10ml 尿液；最后收集的尿液置于无菌螺帽容器或硼酸转运管。操作中夹闭导尿管不超过 30min, 也不能直接从集尿袋中采集标本。

3. 耻骨上膀胱穿刺　如需进行厌氧菌培养或儿童及其他无法配合获得清洁尿液标本时, 可采用耻骨上膀胱穿刺。先对脐部至尿道之间区域的皮肤进行消毒, 并对穿刺部位进行局部麻醉后, 用无菌注射器在耻骨联合和脐部中线部位插入膀胱, 吸取 20ml 尿液。该方法是评估膀胱内细菌感染的"金标准"。

（三）标本的运送和保存

标本采集后应及时送检, 及时接种, 若尿液标本在 2h 不能完成检测, 宜置于 2～8℃条件保存, 但冷藏保存不能用于淋病奈瑟菌培养标本检查。

考点：尿液标本的采集方法

二、检验鉴定

（一）检验程序

尿液标本微生物学检验程序（图 21-3）。

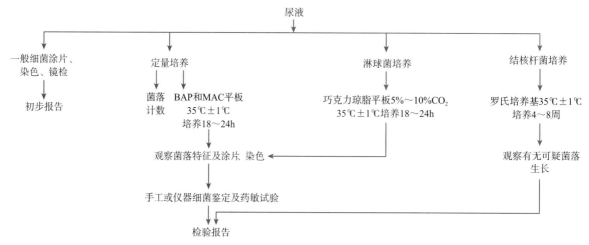

图 21-3　尿液标本微生物学检验程序

（二）检验要点

1. 涂片镜检　尿路感染标本可直接作细菌培养，无需常规进行涂片镜检。对于临床怀疑淋病奈瑟菌、假丝酵母菌、结核分枝杆菌或钩端螺旋体感染的标本，可取尿液标本 5 ～ 10ml，置于无菌试管中，3000 ～ 4000r/min 离心 30min，倾去上清液，取沉渣涂片，作革兰氏染色或抗酸染色镜检；对于怀疑钩端螺旋体感染的标本，可作镀银染色或在暗视野显微镜下检查。

2. 中段尿菌落计数　将收集尿液的容器轻轻混匀后，用定量接种环或无菌微量加样器取尿液 1μl 或 10μl 以连续划线法接种于血平板上，35℃ ±1℃培养 18 ～ 24h，观察结果。

3. 细菌分离培养

（1）普通培养　将收集尿液的容器轻轻混匀后，用定量接种环或无菌微量加样器取尿液 1μl 或 10μl 分别接种于血平板和 MAC 平板上，35℃ ±1℃培养 18 ～ 24h，观察结果。

（2）特殊培养　怀疑苛养菌感染，应增加接种在巧克力平板，置于 5%CO_2 培养 48h。怀疑淋病奈瑟菌、结核分枝杆菌感染时无需作定量培养，可将标本离心后取尿沉渣接种在培养基中，以提高检出率。

4. 菌落鉴定　根据平板上细菌生长情况，首先作菌落计数和结果评估，对有意义的菌落要作细菌鉴定。

（1）菌落计数　计算平板上的菌落数，如接种量为 1μl，则乘以 1000 求出每毫升的菌落数（CFU/ml）；如接种量为 10μl，则乘以 100 求出每毫升的菌落数（CFU/ml）。如培养后菌落生长过多，无法精确计数，则报告每毫升的菌落数（CFU/ml）$> 10^5$CFU/ml。菌落计数 $\geqslant 10^5$CFU/ml 可进行细菌鉴定及药敏试验；细菌种类若超过 3 种，提示污染，不予鉴定。

（2）鉴定　根据菌落观察和革兰氏染色结果，选用微生物鉴定仪、传统生化试验、血清学试验、抑菌试验、MALDI-TOF-MS 质谱仪进行鉴定，并同步进行药敏试验鉴定。

三、报告与解释

（一）阳性结果报告

尿液细菌培养检查必须报告细菌的种属、菌落计数及药敏试验结果。

1. 有意义的阳性结果　报告细菌种名、药敏试验结果及菌落数。

2. 无明确意义的阳性结果报告　不做细菌种属鉴定及药敏试验。

（1）纯培养　报告革兰氏 ×× 性 ×× 菌生长，菌落数 ×CFU/ml。

（2）混合菌生长　报告革兰氏 ×× 性 ×× 菌生长，菌落数 ×CFU/ml，注明是混合菌。

（二）阴性结果报告

培养 48h 仍无细菌生长者，可报告阴性，但仅报告"无菌生长"是不准确的，如为严格无菌操作采集的尿液，方可报告"无菌生长"。报告方式如下：接种 1μl 尿液标本，菌落计数 < 1000CFU/ml，是无临床意义的生长；接种 10μl 尿液标本，菌落计数 < 100CFU/ml，是无临床意义的生长。

（三）结果解释

1. 正常从肾排放到膀胱的尿液是无菌的，但外尿道有正常菌群生长，标本采集过程可受到下尿道正常菌群污染而出现细菌。因此细菌培养必须结合菌落计数辨别是否为尿路感染。一般认为，G^- 菌菌落计数 $> 10^5$CFU/ml，而 G^+ 菌菌落计数 $> 10^4$CFU/ml 是有意义的结果，为诊断尿路感染的标准，需要报告菌落计数、细菌鉴定及药敏试验结果；$< 10^4$CFU/ml 可能为污染，$10^4 \sim 10^5$CFU/ml 则需要根据患者的临床症状进行分析。对于复杂的尿路感染可多次送检，连续三次清洁中段尿培养 $> 10^5$CFU/ml 则提示与尿路感染有关。

2. 如尿培养同时≥3种细菌生长时，可视为污染标本，建议严格按照无菌操作重新留样标本送检。

3. 注意事项　中段尿液标本不可接种于增菌液中增菌；不建议将中段尿标本离心后取沉渣进行一般细菌培养；不能作厌氧菌培养，若疑为厌氧菌感染，标本以耻骨上方膀胱穿刺吸取。

4. 尿路感染常见原因及病原体　①为肠道菌群或会阴细菌逆行感染，以大肠埃希菌感染最常见；②留置导尿管、尿路结石、尿路重建、前列腺肥大等患者，容易发生多种微生物混合感染，易被认为标本污染，需要结合患者临床表现综合分析；③菌血症，血液中细菌经血入肾从而引起感染，如葡萄球菌、结核分枝杆菌等；④由于外伤或肾周围器官感染，细菌直接侵入肾引起感染，少见。

考点：尿液标本检验的临床意义及常见病原体

案例 21-3

患儿，男，8岁。因发热、腹痛、腹泻伴里急后重9h入院。其母述发病前该患儿曾吃未加热饭菜，1h后即出行腹痛，随后出现腹泻，为黏液便。查体：急性病容，T38.7℃，P96/次，R20次/分，BP110/65mmHg，心肺无异常。腹软，肝脾不大。

问题：1. 为明确诊断，应进行粪便标本检验，请制订出该案例的检验程序。

2. 引起该患儿腹泻的可能致病菌有哪些？

第4节　粪便标本的微生物检验

胃肠道感染，包括细菌性痢疾、微生物引起的胃肠炎、细菌性食物中毒、肠道感染、消化性溃疡和抗菌药物相关性腹泻等疾病。引起胃肠道感染的微生物种类繁多，诊断比较困难，正确的标本采集和及时送检是保证胃肠道感染细菌学检验质量的关键，而粪便是诊断胃肠道感染的最主要标本。

一、标本采集

当患者出现腹痛、腹泻（水样便、脓血便等），或伴有发热；粪便常规镜检异常，均建议采集粪便标本，行细菌培养鉴定。

（一）采集时间

尽可能在发病早期和应用抗菌药物治疗前采集标本。重复采集标本，可提高阳性检出率。

（二）采集工具

标本应收集在清洁且宽口便盒内，并加盖密封。如疑似空肠弯曲菌则需要接种在无血弯曲菌琼脂培养基。艰难梭状杆菌需在厌氧环境中生存，建议在床旁进行标本的采集及接种，并立即放入厌氧袋内，送至实验室。

（三）采集方法

1. 自然排便法　患者在干燥清洁便盆（避免使用坐式或蹲式马桶）内自然排便后，挑取有脓血、黏液部分的粪便2～3g，液体粪便取絮状物2～3ml放入无菌便盒内送检，或置于保存液（运送培养基）中送检。若无黏液、脓血，则在粪便上多点采集送检。此为常规方法。

2. 直肠拭子法　直肠拭子法适于排便困难者或婴幼儿，不推荐使用拭子做常规标本。先用肥皂水将肛门周围洗净，将蘸有无菌生理盐水的棉拭子插入肛门6～7cm（儿童为2～3cm）。棉拭子与直肠黏膜表面接触，轻轻旋转拭子，可在拭子上见到粪便。将带有粪便标本的棉拭子插入运送培养基，立即送检。

（四）标本的运送和保存

1. 粪便标本应尽快送检，室温保存不能超过 1h，不能及时送检时可放入 pH7.0 磷酸盐甘油溶液或转运培养基中，但不能超过 24h。

2. 使用改良卡布（Cary-Blair）培养基时，不能运送疑似志贺菌的标本。培养沙门菌和志贺菌的标本应放置于磷酸盐甘油溶液中保存，志贺菌在大便标本中生存时间短暂，易被其他细菌的代谢物抑制。

3. 保存弯曲杆菌和弧菌的标本，需加 $CaCl_2$（100mg/L）试剂。

4. 高度怀疑霍乱弧菌感染的标本运送时要符合生物安全的要求。

5. 不能及时检验的标本通常选择 4 ～ 6℃保存，培养艰难梭菌的标本保存在 -20℃。

考点：粪便标本的采集方法

二、检验鉴定

（一）检验程序

粪便标本微生物学检验程序（图 21-4）。

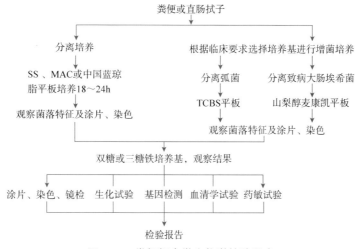

图 21-4　粪便标本微生物学检验程序

（二）检验要点

1. 涂片镜检　粪便标本一般不需要涂片镜检，但当疑似霍乱弧菌感染或检查菌群失调时球杆菌的比例需要作涂片镜检。另如粪便标本涂片镜检找到大量多核白细胞，提示侵袭性致病菌感染；革兰氏染色结果亦可提示是酵母菌还是葡萄球菌感染；如镜检见 G^+ 杆菌，无荚膜，大多形成卵圆形芽孢，位于菌体一端，提示艰难梭菌感染。

（1）霍乱弧菌检查

1）动力检查：取水样便的标本，悬滴或压滴标本用高倍镜观察，如发现细菌呈穿梭状或鱼群状极活泼地运动，则考虑为弧菌感染。加入 O1 群霍乱弧菌诊断多价血清或 O139 血清，若运动停止则为制动试验阳性，应立即与临床联系，做好患者消毒隔离工作。

2）革兰氏染色：油镜下可见较小、呈直杆状、弧形、香蕉状或逗点状，呈鱼群状排列的阴性杆菌，可做初步报告。

（2）粪便球杆菌比例　取水样便或黏液便直接滴在洁净载玻片一端，以 30° ～ 40° 角匀速推片，厚薄适宜，自然干燥后酒精灯上通过 3 次固定，进行革兰氏染色镜检。

2. 分离培养　由于引起腹泻的病原体种类繁多，需要根据检验目的的不同，选择不同的方法进行标本分离培养，粪便细菌培养可分为常规培养和特殊培养两种。

（1）常规培养　病原菌主要包括沙门菌、志贺菌、邻单胞菌、气单胞菌、产单核李斯特菌，在沿海地区弧菌也可作为常规培养。也包括引起菌群失调的金黄色葡萄球菌、铜绿假单胞菌和酵母菌。常规培养推荐粪便标本同时接种在三种培养基：血平板、MAC平板和SS平板（或HE平板或XLD平板），35℃±1℃培养18～24h。

需要注意，SS培养基对部分志贺菌、气单胞菌和邻单胞菌有抑制作用；若怀疑沙门菌感染，可先增菌后再接种，以提高检出率。

（2）特殊培养　对于一些苛氧性细菌，需要选择特殊的选择性培养基进行分离培养，具体培养基选择见表21-3。

表 21-3　粪便标本特殊培养的培养基选择

细菌种类	选用培养基	培养条件
霍乱弧菌	TCBS 或碱性蛋白胨水	35℃培养6～8h
副溶血性弧菌	TCBS 和 SS	35℃培养18～24h
小肠结肠炎耶尔森菌	耶尔森菌专用培养基（NYE）、MAC 平板和 SS 平板	35℃培养18～24h
弯曲菌	胆酸盐琼脂、CCDA	初次分离5%～10%CO_2和85%氮气
致病性大肠埃希菌	山梨醇麦康凯平板	35℃培养18～24h
出血性大肠埃希菌 0157	山梨醇麦康凯平板	35℃培养18～24h
艰难梭菌	环丝氨酸－甲氧头孢菌素－果糖琼脂（CCFA）	35℃培养48h，需做毒素检测

注：CCOA，炭头孢哌酮－脱氧胆酸盐琼脂。

3. 细菌鉴定

（1）初步生化鉴定　从培养基上分别挑取可疑菌落3～5个，分别接种在克氏双糖铁（KIA）斜面或三糖铁（TSI）和动力吲哚脲酶半固体（MIU）上。次日观察结果。

（2）最终鉴定　根据初步生化鉴定结果，挑取可疑菌落，做血清学鉴定。亦可进行传统生化鉴定、API20E、全自动微生物生化鉴定、MALDI-TOF-MS质谱仪鉴定，并同步进行药敏试验鉴定。

三、报告与解释

（一）涂片染色

根据检验目的不同选用不同的检查方法，发现阳性结果，应立即向临床发出初步报告。

1. 霍乱弧菌动力检查　阳性报告为"找到穿梭状或鱼群状极活泼菌，疑似霍乱弧菌"。

2. 霍乱弧菌涂片检查　阳性报告为"找到G⁻弧形杆菌，疑似霍乱弧菌"。

3. 球杆菌比例　涂片染色后，在油镜下观察100个菌，分别计算球菌与杆菌数量以求得其比例，报告"球菌/杆菌=×：×"

4. 其他细菌真菌检查　阳性报告为"可见大量××菌，疑是××菌"，阴性报告"未见大量细菌形似金黄色葡萄球菌、艰难梭菌、铜绿假单胞菌""未见大量酵母菌"。

（二）细菌鉴定结果

1. 阳性结果　查到肠道病原菌，报告其菌名和药敏试验结果。

2. 阴性结果　常规培养阴性报告为"未检出沙门菌、志贺菌、气单胞菌、邻单胞菌等"，未检出"金黄色葡萄球菌、铜绿假单胞菌及酵母菌生长"；特殊细菌培养阴性时应报告相应细菌的阴性筛选结果。

（三）结果解释

1. 正常人粪便球杆菌比例范围为1：10，不同年龄其比例不一样。长期使用广谱抗生素、免疫抑制剂及慢性消耗性疾病患者可发生肠道菌群失调，引起 G⁻ 杆菌数量严重减少，而葡萄球菌或真菌等明显增多，粪便中球杆菌比值变大。

2. 检查发现疑似霍乱弧菌，应立即报告临床及医院管理部门，同时送 CDC 复核，并做好详细记录。

3. 正常情况下肠道内有多种细菌寄生，引起感染性腹泻的病原微生物种类、致病作用及机制各不相同。例如，细菌感染可引起：①产毒素型腹泻，包括霍乱弧菌、肠产毒素型大肠埃希菌等；②侵袭型腹泻，包括志贺菌、肠致病型大肠埃希菌和肠侵袭型大肠埃希菌等；③食物中毒，包括沙门菌、金黄色葡萄球菌、副溶血性弧菌、蜡样芽孢杆菌和肉毒梭菌等；④伪膜性肠炎，主要由艰难梭菌、金黄色葡萄球菌引起；⑤慢性腹泻，可能由结核分枝杆菌引起。秋冬季，儿童（2 岁以内）腹泻以轮状病毒感染为主，应在病毒筛选阴性之后，再考虑细菌培养。艾滋病患者出现腹泻症状后除常规培养外，还要注意隐孢子虫等孢子虫的检查。

考点：粪便标本检验的临床意义及常见病原体

案例 21-4

患者，女，25 岁。3d 前淋雨受凉后感全身肌肉酸痛，发热，寒战，咳嗽，咳痰，左胸部疼痛。

查体：T40℃，P102 次 / 分，BP110/70mmHg，左肺下部叩诊呈浊音，呼吸音减低。

问题：1. 为明确诊断，需要采集痰液标本吗？采集过程需要注意哪些？

2. 标本验收时，痰标本合格的标准是什么？

第 5 节　痰液标本的微生物检验

呼吸道感染分为上呼吸道感染和下呼吸道感染。不同部位的感染病原菌差异较大，上呼吸道感染多以病毒为主，下呼吸道感染病原菌多样。选择合适的标本对呼吸道感染诊断尤为重要，因为下呼吸道分泌物须经上呼吸道排出，标本很容易受到口咽部菌群的污染，导致检测结果与临床不符，误导临床诊断与治疗。检查下呼吸道感染的标本遵从《下呼吸道感染细菌培养操作指南》（WS/T 499—2017）开展，标本类型包括痰、支气管肺泡灌洗液（BALF）、保护毛刷（PSB）刷检物。其中支气管肺泡灌洗液（BALF）、保护毛刷（PSB）刷检物培养结果更加准确，

一、标　本　采　集

（一）痰

患者出现咳嗽、脓性痰，伴有发热，影像学检查出现新的或扩大的浸润影；气道开放患者，出现脓痰或血性痰；考虑下呼吸道感染患者采集痰液标本，同时送血培养标本。

1. 采集时间　应该在医护人员直视下留取合格痰标本，并尽可能在抗菌药物治疗前及更换抗菌药物前采集；只要有可能得到合格的痰标本，应马上采集、送检。送检痰标本后 3d 内不建议再次送检。

2. 采集方法

（1）自然咳痰法　晨痰最佳。采集前准备无菌杯（螺口、有盖、密封）、清水，并向患者提供口头及书面采样指导，以保证患者充分理解口腔清洁、深咳、避免口咽部菌群污染的意义和方法。用清水漱口 2 ～ 3 次，有义齿者应先取下义齿；再用力咳嗽咳出深部痰液。将痰液咳入无菌杯内，标本量应≥ 1ml。盖好并拧紧杯盖，尽快送达实验室。对于痰量少、无痰或咳嗽困难者可雾化吸入加温至 45℃的无菌 NaCl，使痰液易于排出。

（2）支气管镜下采集法　在肺内病灶附近用支气管镜经导管吸引或用支气管刷直接取得标本。

（3）气管穿刺法　在环甲膜下穿刺抽取痰液，收集标本，适用于厌氧菌培养。

（4）棉拭采集法　用无菌棉拭子轻轻擦拭患者鼻咽部黏膜，如扁桃体有脓点时最好挤破脓点并采集脓性物，置于无菌试管内立即送检。咽拭子标本的运送宜采用带保湿功能的运送培养基，避免由于送检时间过长而干燥。

（二）支气管肺泡灌洗液（BALF）

采集肺泡灌洗液进行检测，可减少口咽部菌群的污染，提高检测结果的准确性。须做定量或半定量接种培养。患者咽喉局部麻醉后，导入纤维支气管镜，用不少于140ml生理盐水灌洗小支气管和肺泡，40～80ml回收的灌洗液中包含1ml支气管末梢和肺泡中的分泌物；弃去前段可能污染的部分，收集其余部分后立即送检。

（三）保护毛刷（PSB）

保护毛刷因有双层套管保护，不易被上呼吸道和口腔定植菌污染。用无菌剪刀剪断毛刷，置于含1ml生理盐水的无菌容器中，立即送检。

（四）标本的运送和保存

1. 标本采集后应立即送检，不能及时送检的标本，室温保存不超过2h。

2. 不能及时送达或待处理标本应置于4℃冰箱保存，以免杂菌生长，保存不能超过24h；但疑为肺炎链球菌和流感嗜血杆菌等苛氧菌不能冷藏保存。

3. 对可疑性烈性呼吸道传染病（SARS、肺炭疽、肺鼠疫等）的患者标本，在采集、运送或保存过程中应注意生物安全保护。

考点：痰液标本的采集方法

二、检验鉴定

（一）检验程序

痰液标本微生物学检验程序（图21-5）。

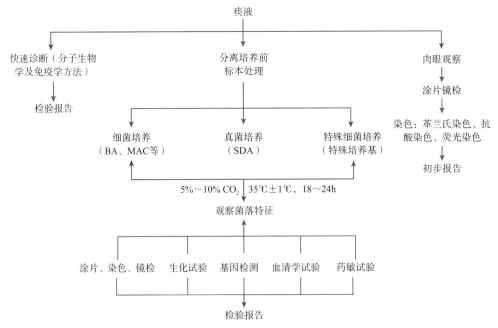

图 21-5　痰液标本微生物学检验程序

（二）检验要点

1. 涂片镜检　下呼吸道的标本均需涂片镜检，以判别送检标本是否适合作细菌培养，并初步判定是否有病原菌、病原菌的数量及其类别，有助于形成初步报告、选用培养基和对培养结果进行综合分析。

（1）痰细胞检查　痰涂片革兰氏染色后低倍镜镜检 20 ～ 40 个视野，观察白细胞和上皮细胞数量的多少来判断是否为合格痰标本。一般而言，白细胞＞ 25 个 / 低倍视野，上皮细胞＜ 10 个 / 低倍视野或上皮细胞在 10 ～ 25 个 / 低倍视野，均可认为是合格痰标本，适合细菌培养。对于白细胞减少的患者，白细胞＞ 10 个 / 低倍视野也作为合格痰标本。

（2）痰细菌检查

1）革兰氏染色：挑取痰液中脓性或带血部分涂成均匀薄片后，进行革兰氏染色，根据细菌形态、排列和染色性进行初步报告。

2）抗酸染色：挑取干酪样或脓性部分制成薄片，行抗酸染色，油镜检查，根据所见结果向临床报告。

3）放线菌及诺卡菌镜检：将痰液用生理盐水洗涤数次，如含血液，则加水溶解红细胞，然后挑取黄色颗粒或不透明的着色斑点，置载玻片上，覆以盖玻片，轻轻挤压，置高倍镜下观察其结构。例如，见中央为交织的菌丝，末端呈放线状排列，较粗呈杵状，即可揭去盖玻片，干燥后分别作革兰氏染色和抗酸染色镜检。

2. 分离培养

（1）痰标本培养前处理　用无菌生理盐水将痰液洗涤 3 次，除去痰液表面的常居杂菌，再加入等量的 pH7.6 的 1% 胰酶溶液，置于 37℃ 充分液化再进行接种。亦可加液化剂后用旋转混匀器搅拌混匀，3000r/min 离心 10min，弃去上清液，取沉淀物接种培养基。

（2）常规培养　挑取合格及经消化后的痰液接种于血平板、巧克力平板和 MAC 平板（或 EMB 或中国蓝）。其中 MAC 平板 35℃ ±1℃ 条件培养 24 ～ 48h，血平板和巧克力平板应在 5% ～ 10%CO_2，最好培养至 72h。

（3）特殊培养　疑似结核分枝杆菌，选用罗氏培养基培养；疑似嗜肺军团菌，选用血平板、巧克力平板及 BCYE 平板培养，置于 35℃ ±1℃、5% ～ 10%CO_2 环境培养；疑似白喉棒状杆菌，需接种于吕氏血清斜面、血平板及亚碲酸钾培养基，35℃ ±1℃ 培养 16 ～ 48h；疑似百日咳鲍特菌，接种于鲍-金培养基上，35℃ ±1℃ 培养 2 ～ 5d。

3. 细菌鉴定　细菌鉴定前要对分离培养结果进行评价，如在血平板生长而 MAC 平板不生长，排除正常菌群后，需进行涂片染色确定革兰氏染色性；如血平板与 MAC 平板均生长，排除正常菌群后，可结合菌落特征，初步判定为 G^- 杆菌。选择有意义的细菌并选用自动化微生物鉴定仪、传统生化反应、MALDI-TOF-MS 质谱仪鉴定。区别定植菌或病原菌，应结合患者临床状况及诊断进行分析。

三、报告与解释

（一）阳性报告

1. 初级报告　报告包括标本涂片革兰氏染色细胞学和细菌学显微镜检查的描述性报告，如发现有诊断价值时应及时电话报告，并按要求详细记录。

2. 最终报告　包括送检标本肉眼观察的结果、涂片革兰氏染色结果、分离致病菌的鉴定结果、药敏试验结果及评述性建议。应报告的病原菌包括化脓性链球菌、B 群 β 溶血性链球菌（儿童）、鲍特菌属、诺卡菌属、新生隐球菌、土拉热弗朗西斯菌、鼠疫耶尔森菌、炭疽芽孢杆菌、丝状真菌。

（二）阴性报告

涂片革兰氏染色结果未发现有临床诊断意义的结果，同时分离培养的细菌为定植的正常菌群，可报告为"正常菌群生长"。如任何平板上无细菌生长，报告"无细菌生长"。

（三）结果解释

1. 上呼吸道标本培养生长的细菌是否与疾病有关，需各方面综合分析，排除常居菌后，才可做出正确的判断。下呼吸道的痰液因经口腔咳出也会带有多种上呼吸道的正常寄生菌（如草绿色链球菌）。若培养基上第一区出现一种条件致病菌，菌落少于 10 个，不用鉴定，但要结合三种平板观察、痰涂片质量和患者情况而定。

2. 痰涂片白细胞 > 25 个 / 低倍视野，未见细菌，培养阴性，可能是因为使用了抗菌药物；也可能存在某些特殊细菌，如军团菌、真菌、结核分枝杆菌等，应及时与临床联系，扩大送检标本的培养范围，选用特殊培养方法分离培养。

3. 在细菌培养中平板上出现疑似真菌生长，需涂片染色确认真菌类别。酵母菌属于口腔正常菌群，念珠菌对免疫功能正常的患者一般不引起肺炎。

4. 常见病原菌：肺炎链球菌是肺炎最常见的病原菌；儿童细菌性肺炎多为流感嗜血杆菌所致；医院获得性肺炎主要由肺炎克雷伯菌、铜绿假单胞菌、沙雷菌属和肠杆菌属等 G⁻ 杆菌引起；肺结核是由结核分枝杆菌引起；肺部厌氧感染大多是由脆弱类杆菌及梭杆菌属细菌引起；军团菌病是由嗜肺军团菌引起。

考点：痰液标本检验的临床意义及常见病原菌

第 6 节　脓液标本的微生物检验

人体体腔、组织或器官的化脓性感染，可由机体所有的正常菌群或进入机体的外源性细菌及可在机体组织中繁殖的真菌引起，而病毒感染很少引起化脓性感染。

一、标 本 采 集

患者皮肤或皮下脓肿受累部位出现红、肿、热、痛，需手术切开引流时；深部脓肿表现为局部疼痛和触痛并伴有全身症状，发热、乏力、食欲减退等；创伤或手术部位出现感染时可采集标本。对于烧伤患者，由于烧伤的早期创面无菌，烧伤后 12h 切勿采集标本，但当患者出现发热、创面恶化时，考虑采样。采集标本时，应避免体表正常菌群污染并立即送检。

（一）封闭性脓肿

消毒局部皮肤或黏膜表面后，用无菌注射器抽取；或用无菌手术刀切开粟粒状脓肿，再用无菌注射器采集。最后无菌操作注入培养瓶或无菌试管内送检，疑似厌氧菌感染时，置入厌氧运送系统送检。

（二）开放性脓肿及脓性分泌物

用无菌盐水或 75% 乙醇擦去表面渗出物，用拭子深入溃疡深处采集 2 支拭子，1 支用于涂片检查，1 支用于分离培养。

（三）大面积烧伤的创面分泌物

用灭菌棉拭取多部位创面的脓液或分泌物，置灭菌试管内送检，需要注明采集部位。

（四）组织标本采取

对于瘘管或窦道脓液，最好在外科探查时采集最深处组织。细菌定量培养时，在无菌条件下，切取深度烧伤痂下组织，以 0.3 ～ 0.5g 为宜。

（五）标本运送与保存

标本采集后应立即送检，室温保存不超过 1h；若不能及时送检，4℃保存不超过 24h；厌氧菌培养不可放置冰箱保存；组织应保持湿润并在 30min 内送至实验室，不可冷藏。

考点：脓液标本的采集方法

二、检验鉴定

（一）检验程序

脓液标本微生物学检验程序（图 21-6）。

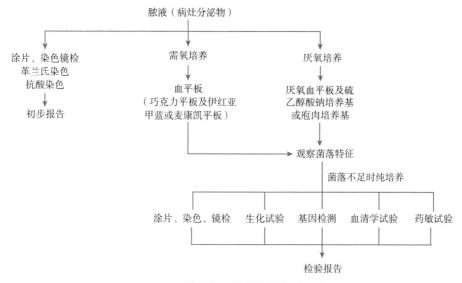

图 21-6　脓液标本微生物学检验程序

（二）检验要点

1. 肉眼观察　观察脓液的颜色、性状、气味并作相应记录，为进一步检测提供依据。脓液颜色因感染的病原体不同可呈现黄绿色、红棕色、绿色等；性状可呈稀薄至黏稠状；而恶臭气味是厌氧菌、变形杆菌感染的特征，应与临床沟通。

2. 涂片镜检

（1）革兰氏染色　在镜下观察细菌形态、染色性、排列方式、炎性细胞等。观察多形核细胞和鳞状上皮细胞数量，可评估伤口标本质量，如大量多形核白细胞或吞噬细胞提示感染的存在。

1）放线菌和诺卡菌检查：取硫磺样颗粒或不透明的着色斑点，置载玻片上，覆以盖玻片，轻轻挤压，置高倍镜下观察其结构。如见中央为交织的菌丝，末端呈放线状排列，较粗呈杆状，即可揭去盖玻片，干燥后分别作革兰氏染色和抗酸染色镜检。

2）G^+ 杆菌检查：在镜下观察找到 G^+ 杆菌，注意是否有芽孢及芽孢在菌体的位置；如为 G^+ 细长杆菌，无芽孢应加做抗酸染色。

（2）抗酸染色　若脓液中未见细菌，或革兰氏染色见淡紫色 G^+ 棒状杆菌或临床医生需要，可作抗酸染色检查。

3. 分离培养

（1）常规培养 脓液、分泌物接种在血平板、巧克力平板和 MAC 平板，35℃±1℃孵育至少48h，血平板、巧克力平板置于 5%～10%CO$_2$ 环境。

（2）特殊培养

1）怀疑厌氧菌感染或临床医师要求时，立即接种厌氧菌分离培养所需的培养基，接种后置于无氧环境，至少孵育72h。厌氧菌生长比需氧菌或兼性厌氧菌慢，培养时间为 3～5d，某些厌氧菌（如放线菌）需要延长培养时间至 10d。

2）涂片镜检发现真菌，需接种两管沙保弱培养基，分别置于 35℃和 28℃培养。

3）抗酸染色发现抗酸杆菌，如存在其他非抗酸杆菌时，应先去除污染，再接种于罗氏培养基。

4. 细菌鉴定 选取培养基上生长的单菌落进行革兰氏染色，其形态应和标本直接涂片镜检结果一致，根据革兰氏染色的结果进行传统生化鉴定、API20E、全自动微生物生化鉴定、MALDI-TOF-MS 质谱鉴定，并同步进行药敏试验鉴定。

三、报告与解释

（一）阳性报告

1. 初级报告 报告标本涂片染色检查的细菌形态、染色性和排列方式的特点。如查见 G$^+$ 或 G$^-$ 球菌，应报告为"查见 G$^+$ 或 G$^-$ 球菌"；如找到交织的菌丝，菌丝的末端稍膨大似棒状排列并呈放射状，G$^+$，抗酸染色阴性，可报告"找到 G$^+$ 杆菌，疑似放线菌"；如查见 G$^+$ 的分枝菌丝，抗酸染色弱阳性，可报告"找到 G$^+$ 杆菌，疑似诺卡菌"；如发现有芽孢的 G$^+$ 杆菌，应描述菌体形成芽孢情况及芽孢在菌体的位置情况。

2. 最终报告 包括送检标本肉眼观察的结果、涂片革兰氏染色结果、分离致病菌的鉴定结果、药敏试验结果及评述性建议。

（二）阴性报告

经培养 48h 仍无细菌生长，报告"培养 48h 无细菌生长"；厌氧菌培养 3～5d 仍无细菌生长，报告"厌氧培养 ×天无细菌生长"。

（三）结果解释

1. 对于气性坏疽患者，在菌种鉴定及药敏试验结果出来之前，可根据直接涂片镜检的结果，采取治疗措施。

2. 厌氧菌培养时，尽可能少让样本暴露于空气中，穿刺时最好用针筒直接抽取，避免接触到环境中的氧气。

3. 引起局部化脓性感染最常见的病原菌是葡萄球菌和链球菌；脓液标本中可检出铜绿假单胞菌、变形杆菌和类白喉棒状杆菌等，常为继发性感染或污染导致；口腔及牙龈感染、深部组织脓肿、糖尿病足溃疡通常为需氧菌、厌氧菌混合感染，可行革兰氏染色以提供快速诊断，并为细菌培养提供准确依据。

考点：脓液标本检验的临床意义及常见病原体

第 7 节　生殖道标本的微生物检验

大多数生殖道感染为性传播性疾病（STD），生殖系统感染病原体主要包括细菌、真菌、淋病奈瑟菌、解脲脲原体和人型支原体、沙眼衣原体等。各类感染的临床症状和体征比较相似,临床不易区分。需要通过检测病原体而明确诊断,这对于患者的治疗至关重要。

一、标本采集

根据感染的部位和疑似的病原体确定采集标本的种类、采集部位和采集方法等。由于机体外生殖器存在正常菌群,因此在采集标本时应避免正常菌群的污染。由于沙眼衣原体在宿主细胞内繁殖,采集时尽可能多地取上皮细胞。

(一)阴道分泌物

经阴道口,将拭子插入约 5cm,轻轻转动 10～30s。需确保拭子触及阴道壁,小心退出,不要触及皮肤,然后置于运输管中,立即送检。如检测早期梅毒患者,则从外生殖器的硬下疳处蘸取渗出液,置于载玻片上,盖上盖玻片送检。

(二)宫颈分泌物

插入阴窥镜,用棉拭子拭去多余的黏液,再用涤纶拭子插入子宫颈,轻轻转动,并停留 10～30s,取出拭子,置于转运培养基立即送检。

(三)前列腺液

用肥皂和水清洗阴茎头,经直肠前列腺按摩获得前列腺液,用无菌拭子采集前列腺液,室温下送检标本。为了区分尿道感染和生殖器感染,可同时送检前列腺液和尿液培养。

(四)尿道分泌物

取样前至少 1h 内不要小便,清洗外尿道,对女性患者,用灭菌拭子经阴道在耻骨联合处按摩尿道,使分泌物溢出,用无菌拭子采样。无肉眼可见的分泌物时,可用灭菌拭子轻轻深入前尿道内,转动并停留 10～20s,拔出后,置入无菌试管内送检;对男性患者,将灭菌拭子插入尿道内 2～4cm,转动并停留数秒采集标本。

(五)盆腔脓肿者

应消毒阴道后,进行后穹隆穿刺,由直肠子宫凹陷处抽取标本。

(六)溃疡分泌物

先用生理盐水清洗患处,再用灭菌棉拭子取其边缘或其基底部的分泌物,标本置于灭菌试管内送检。

(七)标本运送与保存

采集标本后立即室温送检。对于疑似淋病奈瑟菌、厌氧菌等采集后最好进行"床边接种",并用专门的运送培养基立即送检标本,不可冷藏。

考点:生殖道标本采集方法

二、检验鉴定

(一)检验程序

生殖道标本微生物学检验程序(图 21-7)。

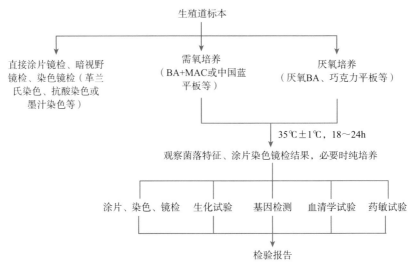

图 21-7　生殖道标本微生物学检验程序

（二）检验要点

1. 涂片镜检

（1）革兰氏染色镜检

1）阴道分泌物涂片：如找到白细胞内外有 G$^-$ 双球菌，呈肾形，可报告"找到 G$^-$ 双球菌，疑似淋病奈瑟菌"；如见上皮细胞内有大量 G$^-$ 杆菌，为线索细胞，提示可能有阴道加德纳菌性阴道炎；如见 G$^+$ 孢子或菌丝，可报告"找到真菌孢子或菌丝"。

2）生殖器溃疡分泌物涂片：如发现有细小、单个或成双、有时呈两极浓染的 G$^-$ 杆菌，可报告为"找到 G$^-$ 小杆菌，疑似杜克雷嗜血杆菌"。

3）内生殖道脓肿或抽吸液涂片：任何抽吸物均应作革兰氏染色涂片，检查有无找到 G$^+$（G$^-$）球（杆）菌。

（2）抗酸染色　如镜检发现分散或聚集的杆状或分枝状细菌，可报告"找到抗酸杆菌"。

（3）镀银染色和荧光染色　疑似梅毒患者，可采用镀银染色或用荧光染色检测组织和组织渗出物中的梅毒螺旋体。

2. 分离培养

（1）常规培养　将标本分别接种于巧克力平板、血平板和 MAC 平板，置于 5% ～ 10%CO$_2$ 环境中 35℃ ±1℃培养 18 ～ 24h，观察细菌生长情况。

（2）特殊培养　疑似淋病奈瑟菌感染，可选用改良 TM 琼脂平板或专用培养基；疑似软下疳患者标本（杜克嗜血杆菌感染），可选用添加 X 因子的血平板；疑似结核分枝杆菌感染，可选用罗氏培养基。

3. 细菌鉴定　根据菌落形态观察和涂片染色结果，挑取菌落，或制成细菌悬液进行传统生化鉴定、全自动微生物生化鉴定、MALDI-TOF-MS 质谱鉴定，并同步进行药敏试验鉴定。

三、报告与解释

（一）阳性报告

生殖道标本分离培养出致病菌，如淋病奈瑟菌、杜克嗜血杆菌等，应报告鉴定的细菌种属名及药敏试验结果。培养出的细菌可能是生殖道致病菌，如 G$^-$ 杆菌、金黄色葡萄球菌、肺炎链球菌、嗜血杆菌和脑膜炎奈瑟菌等，只有当其大量生长或优势生长，才报告其细菌种属和药敏试验结果。

（二）阴性报告

在规定培养时间内，未分离出目的菌和特异的标本来源部位的常见菌，可报告"经 ×× 天培养，未见 ×× 菌生长"。

（三）结果解释

1. 生殖道标本易被生殖道或皮肤表面的正常菌群污染，因此细菌鉴定时需要鉴别正常菌群和致病菌。一般认为，淋病奈瑟菌、沙眼衣原体、杜克嗜血杆菌等可报告为病原菌；而肠杆菌科细菌、金黄色葡萄球菌、B 群链球菌等只有出现临床表现时才认为是致病菌，不能盲目进行细菌鉴定和药敏试验，以免对临床治疗造成误导。

2. 内生殖道脓肿或抽吸液标本分离出肠杆菌科细菌、葡萄球菌、肠球菌属、厌氧菌等可考虑为病原菌。

3. 对于怀孕 35 ～ 37 周产妇患者生殖道标本中分离出 B 群链球菌（无乳链球菌）时应向临床报告。产单核细胞李斯特菌可引起先兆流产，也应报告临床注意。

4. 阴道加德纳菌与细菌性阴道炎（BV）有关。阴道分泌物的湿片是快速诊断细菌性阴道炎的方法。最好在采集标本 1 ～ 2h 内作湿片并检查。同时需结合阴道 pH 和 Whiff 试验结果来诊断细菌性阴道炎。

考点：生殖道标本采集方法及常见病原体

案例 21-5

患儿，男，3 岁。发热 2d，伴头痛，呕吐，查体：皮肤有瘀点，瘀斑，脑膜刺激征阳性，腰穿脑脊液：压力升高，外观浑浊，细胞数：3500×10^6/L，糖及氯化物降低，蛋白质含量增加。

问题：1. 对于该案例，可以初步判断为细菌性脑膜炎还是病毒性脑膜炎？

2. 脑脊液标本涂片后见 G⁻ 肾形排列的双球菌，请对此制订出检验程序。

第 8 节　脑脊液标本的微生物检验

正常人体脑脊液是无菌的。细菌性脑膜炎是由于脑膜受到细菌感染导致，而急性脑膜炎是一种严重的感染，属于临床医学急症。对脑脊液标本进行生物学检验，能及时快速找出病原菌，为临床诊断治疗提供依据。

一、标 本 采 集

（一）采集时间

疑似脑膜炎的患者，应尽量在使用抗菌药物前采集脑脊液标本。

（二）采集方法

由临床医生以无菌要求做腰椎穿刺，抽取脑脊液 2 ～ 3ml，盛于无菌容器中立即送检。

（三）标本运送与保存

采集标本后应在常温下送检，对于疑似脑膜炎奈瑟菌、肺炎链球菌和流感嗜血杆菌的标本不可冷藏或低温保存，否则会使病原微生物死亡。

考点：脑脊液标本采集方法

二、检验鉴定

（一）检验程序

脑脊液标本微生物学检验程序（图 21-8）。

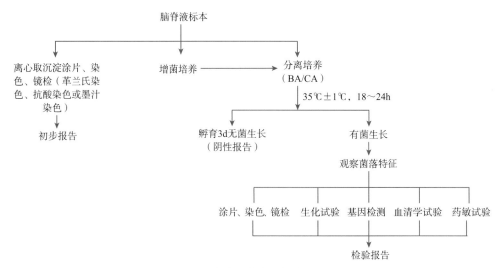

图 21-8 脑脊液标本微生物学检验程序

（二）检验要点

1. 涂片检查 肉眼观察浑浊或脓性脑脊液可直接涂片。对于无色透明的脑脊液用离心机 2000～3000r/min 离心 10～15min，用沉淀物涂片染色，根据细菌染色性和形态，进行初级报告。

（1）**革兰氏染色** 标本涂片经革兰氏染色，根据染色特性、形态排列，初步报告找到"G⁻ 或 G⁺ 球菌或杆菌"。

1）查见 G⁻、凹面相对的双球菌，可位于细胞内外，报告为"找到 G⁻ 双球菌，位于细胞内或外，疑似脑膜炎奈瑟菌"。

2）查见呈葡萄状排列的 G⁺ 球菌，报告为"找到 G⁺ 球菌，疑似葡萄球菌"。

3）查见 G⁻、多形性、菌体大小不一、有杆状或丝状的细菌，可报告"找到 G⁻ 杆菌，疑似流感嗜血杆菌"。

4）查见 G⁺、矛头状的双球菌，在菌体周围有明显的荚膜，可报告"找到 G⁺ 球菌，疑似肺炎链球菌"。

5）查见规则的 G⁺ 杆菌，单独或呈 V 形排列，出现于大量单核细胞之间者，可报告"找到 G⁺ 杆菌，疑似产单核细胞李斯特菌"。

（2）**抗酸染色** 脑脊液标本离心取沉淀物作涂片，干燥，固定后，抗酸染色镜检。如检见抗酸杆菌，可报告临床"找到抗酸杆菌"。

（3）**墨汁负染色** 脑脊液标本离心，取沉淀物进行墨汁染色。如检见在黑色背景中菌体周围有透明荚膜，似一晕轮，有时可见出芽，可报告临床"找到新型隐球菌"。

2. 分离培养

（1）**常规培养** 用接种环取浑浊脑脊液，或挑取离心沉淀物分别接种于血平板、巧克力平板和 MAC 平板。也可首先进行增菌后再接种于相应的培养基中。置于 5%～10%CO_2 环境中 35℃±1℃ 培养 18～24h，观察细菌生长情况。

（2）**特殊培养** 疑似真菌感染，可接种于沙保弱培养基及真菌显色平板，置于 28℃及 37℃培养箱培养 48～72h，观察菌落生长情况。疑似厌氧菌感染时，可接种厌氧菌分离培养所需的培养基，接种后置于无氧环境，至少孵育 72h。

3. 细菌鉴定　根据菌落形态观察和涂片染色结果，挑取菌落，或制成细菌悬液进行传统生化鉴定、全自动微生物生化鉴定、MALDI-TOF-MS 质谱鉴定，并同步进行药敏试验鉴定。

三、报告与解释

（一）阳性结果

脑脊液为无菌标本，其阳性结果非常重要，无论涂片结果还是培养结果，一旦检出阳性结果立即向临床报告。

1. 初级报告　包括涂片检查细菌染色特征和形态，细菌数量。

2. 最终报告　报告细菌种属名称和药敏试验结果。

（二）阴性结果

常规培养 48h 仍无细菌生长者，可报告"48h 培养未见细菌生长"。疑似特殊细菌感染时，需延长培养时间。

（三）结果解释

1. 化脓性脑膜炎最常见的病原体为脑膜炎奈瑟菌和肺炎链球菌。3 个月至 5 岁儿童细菌性脑膜炎以流感嗜血杆菌常见，新生儿脑膜炎多由大肠埃希菌、B 群溶血性链球菌和脑膜炎败血黄杆菌引起。结核分枝杆菌可引起结核性脑膜炎。厌氧菌一般不引起脑膜炎，常规情况下脑脊液标本不需要作厌氧培养，但脑脓肿、硬膜下积脓及硬膜外脓肿需作厌氧培养。

2. 流感嗜血杆菌、脑膜炎奈瑟菌等对外界抵抗力低，对于涂片镜检和进行培养，都应及时送检，在规定时间内完成接种。

3. 墨汁负染找新型隐球菌仅有 50% 敏感性，可加做其抗原检测。

考点：脑脊液标本检验的临床意义及常见病原体

课堂思政　中国真菌学的领航人——庄文颖

从事真菌学研究 48 年，庄文颖院士带领团队逐渐走上真菌学领域研究的国际前沿，其团队在我国 26 省区进行野外考察，研究了 39 个国家和地区的大量材料，其分类学观点受到国际同行普遍采纳，使我国部分类群的物种数量倍增。鉴于她被国内外公认的学术贡献，国际上以她的名字命名了真菌新属——文颖盘菌属和细菌新属——海庄文颖氏菌属。庄文颖三次当选国际真菌学会执委，是该组织成立以来的首位中国籍执委，并是美洲真菌学会外籍荣誉会士的首位中国籍当选者。庄文颖院士所赢得的崇高学术声望，源于她高尚的人格风范，无私奉献精神是她身上最耀眼的品质，是支撑她科学成就的重要精神力量，她治学严谨、淡泊名利，推动了中国乃至世界真菌学科的发展，将中国真菌学引领至世界先进水平。

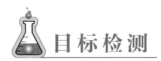

目标检测

选择题（选择一个最佳答案）

1. 采集尿液标本进行厌氧菌培养的标本留取方法是（　　　）

　A. 中段尿　　　　　　　B. 后段尿

　C. 前段尿　　　　　　　D. 自然导尿

　E. 膀胱穿刺术

2. 将痰标本洗净后，加入使痰均质化的溶液是（　　　）

　A. 淀粉酶　　　　　　　B. 盐酸

　C. 胰酶　　　　　　　　D. NaOH

　　E. 脱羧酶

3. 最常用的采集尿标本的方法是（　　　）

　　A. 清洁头段尿　　　　　　B. 清洁中段尿

　　C. 留 24h 尿　　　　　　　D. 导尿

　　E. 膀胱穿刺

4. 不能及时送检的标本应保存的温度是（　　　）

　　A. 37℃　　　　　　　　　B. 20℃

　　C. 18℃　　　　　　　　　D. 10℃

　　E. 4℃

5. 血培养阴性结果需再培养几天（　　　）

　　A. 2d　　　　　　　　　　B. 3d

　　C. 4d　　　　　　　　　　D. 5d

　　E. 7d

6. 用于痰涂片检查的标本不合格的是（　　　）

　　A. 含有脓细胞

　　B. 含有支气管柱状上皮细胞

　　C. 含有大量来自颊黏膜扁平上皮细胞

　　D. 鳞状上皮细胞＜ 10 个 / 低倍视野

　　E. 白细胞＞ 25 个 / 低倍视野

7. 尿细菌定量培养时，视为污染的细菌数（　　　）

　　A. ＞ 10^5CFU/ml　　　　B. ＞ 10^4CFU/ml

　　C. ＜ 10^4CFU/ml　　　　D. ＜ 10^3CFU/ml

　　E. ＞ 10^6CFU/ml

8. 做血培养的采血时机是（　　　）

　　A. 发热初期和高峰期　　B. 使用抗生素后

　　C. 发热结束后　　　　　D. 发热前 3h

　　E. 发热前 2h

9. 成人血培养采血量为（　　　）

　　A. 1ml　　　　　　　　　B. 2ml

　　C. 3ml　　　　　　　　　D. 5ml

　　E. 10 ～ 20ml

10. 血培养基中营养琼脂与血液量的比值是（　　　）

　　A. 4 ∶ 1　　　　　　　　B. 5 ∶ 1

　　C. 6 ∶ 1　　　　　　　　D. 8 ∶ 1

　　E. 10 ∶ 1

（梁绮雯）

第 22 章

微生物检验的质量保证

 学习目标

1. 掌握微生物检验检验前、中、后质量控制程序。
2. 熟悉微生物实验室标准操作规程意义。
3. 了解微生物实验室室间质评管理程序。
4. 能正确判断各试验结果并能综合分析并发出正确的检验报告。
5. 培养学生具有在微生物检验鉴定中进行相关质量控制的能力。

微生物学检验实验室是一个特殊的专业实验室，承担着为临床进行病原体分离培养、鉴定和药敏试验及医院感染监测等重要任务。微生物学检验能为感染性疾病诊断、抗生素合理使用和医院感染防控等提供必要的技术支撑。而微生物学检验每一个环节都会直接影响最终病原学检测结果的准确性、可靠性，这就要求必须加强质量控制管理，提升实验室的整体水平及检测能力。微生物学检验的质量控制过程可分为检验前质量控制、检验中质量控制及检验后质量控制 3 个阶段。

第 1 节 检验前质量保证

检验前过程，又称分析前阶段，是指临床医生提出检验申请开始，至分析检验程序启动为止的过程，包括检验申请、患者的准备、标本采集、标本送检和储存等。检验前质量控制是临床实验室质量控制体系中最重要、最关键的环节，检验前质量保证工作是需加强检验人员与临床医护人员甚至与患者间的有效沟通与配合，实现医院职能、临床和检验等多部门相互配合、齐抓共管，才能提高检验标本质量。

一、检验申请

临床医师结合患者情况合理选择实验项目，并提出检验申请。规范的检验申请单其条码和手工申请单要求包括患者姓名、性别、住院号、床号、标本种类、标本来源、检测项目（如镜检、分离培养、药敏试验等）、采集方式、采样时间及送检时间等，必要时需填写感染类型和（或）预期的微生物类型及是否使用抗生素等信息。特殊情况下临床医生需口头申请检验，可记录口头申请的检验要求，必要的患者信息、申请医生及记录人员的姓名或工号。条件许可时，及时补齐所有微生物检验申请相关信息。医嘱交给护士后，进入标本采集程序。

考点：检验申请

二、标本采集与运送

采集标本前，采样人员根据检验申请单检验项目要求，确认采样程序并进行采样前的准备工作，包括医嘱、打印条形码、选择合适的标本容器、粘贴条形码及指导患者做好采样前的准备工作等。采样人员必须认真核对患者、标本容器和检验申请是否一致，严防出现差错。

（一）患者准备

患者的状态如情绪、饮食、生活习惯、药物使用等均可影响检验结果的准确性。采集人员应根据标本采集的需要，耐心细致地与患者进行沟通，使患者主动配合以便采集到有价值的标本。

（二）标本采集

微生物学检验实验室应制订微生物标本采集与送检标准操作程序（standard operating procedure，SOP），医务人员应熟知标本采集与送检标准操作程序，这是保证标本的质量及获得准确、可靠检验结果的前提。临床医生应严格掌握患者病程、感染部位和可能的病原体，合理选择检验项目和标本采集时间、部位、方法及标本种类、采样量等。采集过程中，严格按照 SOP 文件要求进行正确采样，并在规定时间内送检。采集过程中，坚持无菌观念，避免标本污染、自身感染、传播等不良事件发生。

（三）标本保存和运送

按照标本属性选择恰当的保存条件及运送方式，将标本置于生物安全盒内运送，确保标本质量和生物安全，避免标本感染运送人员和污染环境。微生物标本应在 2h 内送往实验室。如不能及时送检，要根据预期病原菌的特点选择保存条件，在规定的时间内送往实验室。

（四）标本验收和登记

标本接收人员应认真核对患者信息、检验项目、标本采集时间和送检时间等，识别不合格标本，拒收标本应记录拒收原因，并及时通知临床。常见的微生物标本拒收原因包括无标签、送检延迟、容器不合适或标本渗漏、标本运送条件不合适（如厌氧条件送检的标本却用需氧条件送检）、同一天内同一检测条件的重复标本（血培养除外）、标本污染及标本量不够等。

考点：标本的采集与运送

第 2 节　检验中质量保证

一、标准操作程序

标准操作程序（SOP）包括所有检验实验程序及技术说明。临床实验室应制订标准操作程序，统一标准要求，规范操作，减少差距，提高检验结果的一致性、准确性。CNAS-CL02：2008《医学实验室质量和能力认可准则》中规定了制订 SOP 所需 17 项内容。由于微生物专业的独特性，实验室应结合本专业特点进行相应调整，确立本实验室微生物专业 SOP 的基本框架。SOP 文件的种类需要根据本实验室具体情况来进行分类，基本可分为培养基和试剂制备 SOP、标本采集 SOP、微生物鉴定 SOP、微生物药敏试验 SOP、快速检测试验 SOP 及仪器操作 SOP 等，上述文件均由实验室负责人批准，签名发布。

二、室内质量控制

实验室质量控制是控制误差的一种重要手段，使分析数据在给定的置信水平，以保证分析过程的精密度和准确度，实验室内的质量控制是检验人员对检验质量进行自我控制的过程。室内质量控制的目的是保证每个标本测定结果的可靠性，提高常规测定工作的批间、批内标本检测结果的一致性。实验室必须将室内质量控制工作贯穿到日常检验中，室内质量控制包括以下几个方面。

（一）试剂的质量控制

所有试剂用于标本检测前，必须做质量控制以验证试剂性能并记录质量控制结果，只有质量控制合格后才可使用。质量控制应遵循以下原则。

1. 新批号试剂使用前须用老试剂或参考材料平行试验。

2. 无厂家特殊说明时，不同批号的试剂不能混用。

3. 缺陷或失效试剂不可用于临床检测。

4. 使用中的染色剂（革兰氏染色、特殊染色和荧光染色），至少每周用已知阳性和阴性的质控菌株检测。

5. 凝固酶、过氧化氢酶、氧化酶等，实验当日应做阴性和阳性质控。诊断性抗血清试剂，实验当日应做多价血清阴性和阳性质控。定性试验试剂每次检测时应包括阳性和阴性质量控制菌株。

6. 一般细菌药敏试验应以 CLSI M100 规定质量控制标准菌株连续检测 20～30d，每组药物或细菌超出参考范围的频率不超过 1/20 或 3/30，此后，应每周用标准菌株进行质量控制。采用自动或全自动药敏分析仪，应按照制造商的要求进行质量控制。

（二）培养基的质量控制

新批号及每一批次的商品或自配培养基应检测相应的性能，包括无菌试验、生长试验或与旧批号平行试验、生长抑制试验、生化反应等，均应以质量控制菌株进行验证。

1. 外观检验标准　培养基完整，琼脂附于平板底部，血平板应不透明、没有溶血情况，平板颜色好，湿润，无干裂，无污染，无沉淀，琼脂厚度至少 3mm。如发现与上述情况不符合的培养基，应不予使用。

2. 无菌试验　新制备的培养基按比例抽取样品进行试验。100 块以内培养基，随机抽检 5%；100 块以上可随机取 10 块培养基进行无菌试验。试验过程为 35℃ ±1℃培养 24h 后观察是否有细菌生长，无细菌生长为合格。

3. 生长试验及生化反应试验　质量控制菌株于 35℃ ±1℃培养 24h，用无菌生理盐水配制 0.5 麦氏单位的细菌悬液，用无菌生理盐水 1∶100 稀释，每块平板接种 10μl，培养 24～48h。符合生长试验、生化试验质量控制标准者方可使用。失控者必须记录失控情况并有相应的纠正措施。

（三）仪器的质量控制

自动化仪器鉴定和药敏试验质量控制应遵循厂家要求进行，使用材料和试剂批号、检测结果必须记录并保存。鉴定卡和药敏试验卡质量控制菌株应根据仪器品牌种类而定。质量控制物应妥善保存。

在日常检验工作中，只有当室内质量控制结果达到实验室设定的接受范围，才能签发当天的化验报告。当室内质量控制结果出现失控时，需仔细分析、查明原因，若是真失控，对相应的所有失控的患者标本进行重新测定，方可发出报告；若是假失控，患者标本可以按原测定结果报告。

三、室间质量控制

在做好临床微生物实验室室内质量控制的基础上，进行室间质量控制，用以验证实验室检测过程中质量控制能力和对标本的检测能力，从而评价临床微生物学检验室的质量控制效果。室间质量控制可以评价各实验室之间是否存在明显的系统误差，提高实验室间的测定结果的可比性。

临床微生物学检验实验室提供临床服务的每个项目每年至少应参加 2 次室间质评。当使用不同型号设备、多台相同设备或不同方法检测同一项目时，宜针对每一设备和方法进行不同的室间质评。室间质评所用的样品必须按实验室常规工作进行，由进行常规工作的检验人员测试，必须使用实验室的常规检测方法和试剂，不得特殊对待。检测结果和反馈结果均据实记录，如有不合格结果应先向负责人报告，查找原因，撰写评估报告，制订改进措施并培训员工，避免常规工作和室间质评活动再次发生同样错误。

考点：检验中质量保证

第3节　检验后质量保证

检测后检验结果的质量控制程序是检验质量控制中的重要内容,目的在于保证实验数据的准确性,为临床提供诊断和治疗数据是检验的最终目的,因此更应重视检验结果的临床有效性评定。

一、检验结果的评审与报告

(一)鉴定结果的审核

微生物学检验实验室各岗位检验人员完成鉴定后,应由主管技师或资深的检验人员对鉴定结果进行全面分析和审核,主要包括以下几方面。

1. 将鉴定结果与标本质量、患者感染部位、病原体变迁、并与原始分离培养基上的细菌菌落形态、染色情况、生化和血清学鉴定等进行比较,是否吻合,核实后做出准确的鉴定结果。

2. 临床资料综合分析检验结果,对实验中出现的异常结果,与患者的年龄、性别、临床诊断等有关临床信息进行系统性评价,看是否能从临床角度加以解释。

3. 相关性分析包括同一标本不同项目结果的相关性分析;同一患者同一时间不同检验目的结果的相关性分析;结合既往检验结果分析,可提示偶然误差。

4. 只有当质控结果符合要求时,才可发出临床报告,否则应重新测定。

(二)检验报告的审核

检验报告要求信息全面、结果准确和报告及时。报告内容应包括患者姓名、性别、年龄、送检项目、标本类型、样本号、结果、标本接收日期和报告日期、操作者和审核者签名。细菌鉴定应报告到种,不能鉴定的细菌应尽可能鉴定到属。K-B 法药敏试验应严格遵循 CLSI 标准,报告敏感(S)、中介(I)、耐药(R);稀释法或 E-test 法则报告 MIC。报告单应及时、准确、客观发出。实验室检验人员应为患者的检测结果保密,不得提供给非相关人员。

(三)检验结果的报告程序

1. **一般程序**　已审核的报告,可通过实验室信息系统(laboratory information system,LIS)和医院信息系统(hospital information system,HIS)查询、打印;门诊患者报告单由本人领取;病房报告单由专人送至各病区,并签收。

2. **分级报告**　初级报告,镜检结果阳性应及时报告临床,报告革兰氏染色形态、排列方式。最终报告则报告细菌的种名、药敏试验结果、结果评价和建议。

3. **危急值报告**　微生物检验人员应及时判断并尽快报告危急值结果。例如,血和脑脊液检出细菌时,首先对检测过程复查,排除污染,核实后将结果报告临床并记录在"危急值报告记录表",报告时间具体到时、分。并做好相应记录,如报告结果、报告者工号等。

4. **传染病报告**　检测出可疑的甲类或乙类法定传染病病原体时,首先由微生物实验室负责人或指定人员复核,并联系临床医生,了解患者病情、患者资料和联系方式。复核无误后,在规定时间内上报。AIDS、霍乱、鼠疫等须由 CDC 复核后再做出最终报告。严禁漏报、迟报、谎报疫情。

5. **更改报告程序**　若发现已发出报告有误需要更改时,首先查找错误原因,及时和临床医生沟通。应将原报告收回、注销,重新发出新的检验报告。新报告经原检验者、原审核者审核后方可报告。

6. **细菌耐药监测和报告**　一般每半年对医院细菌耐药进行 1 次监测,发现重要耐药细菌耐甲氧西林金黄色葡萄球菌(MRSA)、耐碳青霉烯肠杆菌(CRE)、耐万古霉素肠球菌(VRE)、耐碳青霉烯鲍曼不动杆菌(CRABA)、耐碳青霉烯铜绿假单胞菌(CRPAE)等,要按相关规定报告到耐药监测网。

考点：检验结果的评审和报告

二、检验后标本的处置

微生物学检验实验室检验完成后的标本和培养物应密封保存在 2～8℃冰箱内，要有明确标识，保存 3～5d，以备复查。保存期满的标本及污染的各种废弃物应按照《医疗卫生机构医疗废弃物管理办法》及《医疗废物管理条例》有关要求进行处置，防止污染或感染，确保生物安全。各类检验后标本及培养物如果在处理前运送，应置于专用箱中存放，做好适当的标记。

检验申请单及检验过程应记录并保存。记录内容包括患者姓名、采集标本的时间、标本接收时间、检验项目、申请者、标本处理过程、检验者、审核者、检验结果等。

考点：标本的处理

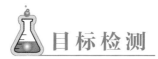目标检测

选择题（选择一个最佳答案）

1. 关于室间质量评价的下列描述，错误的是（　　）
   A. 要有一支高素质的质量控制技术队伍
   B. 参加的实验室要有室内质量控制的基础
   C. 能提高实验室的检测精密度
   D. 能了解各实验室的检测结果之间的差异
   E. 良好的室间质量评价样本是室间质量评价取得成功的关键

2. 室内质量控制和室间质量控制，均只能完成以下哪个环节的质量控制（　　）
   A. 分析全过程的质量控制
   B. 分析前质量控制
   C. 报告审核管理
   D. 分析中质量控制
   E. 分析后质量控制

3. 判断检验结果是否可以发出报告的重要依据是（　　）
   A. 标本是否合格
   B. 试剂是否有效
   C. 室内质量控制是否合格
   D. 与诊断是否一致
   E. 与前次结果是否一致

4. 关于室间质评样品的检测，正确的是（　　）
   A. 实验室必须在最佳条件下检测室间质评样本
   B. 实验室必须与其测试患者样品一样的方式来检测室间质评样本
   C. 实验室必须在重新维护仪器后检测室间质评样本
   D. 实验室必须在重新校准后检测室间质评样本
   E. 实验室必须在常规仪器上多次测定室间质评样本

5. 关于废弃针头处理，以下哪种说法是准确的（　　）
   A. 将废弃针头折断后丢弃在锐器收集盒中
   B. 将废弃针头直接丢弃在黄颜色的塑料垃圾袋中
   C. 将废弃针头保护鞘重新复位后丢弃在锐器收集盒中
   D. 将废弃针头的尖端用 70% 乙醇处理后丢弃在塑料垃圾袋中
   E. 将废弃针头直接丢弃在锐器收集盒中

6. 用生物指标法进行压力蒸汽灭菌效果监测，常用的生物指示剂为（　　）
   A. 嗜麦芽假单胞菌
   B. 嗜热脂肪芽孢杆菌
   C. 枯草芽孢杆菌黑色变种
   D. 蜡样芽孢杆菌
   E. 炭疽杆菌

7. 符合标准菌株的条件（　　）
   A. 具有该种细菌典型的生物学性状
   B. 具有该种细菌典型的生化反应及抗原构造
   C. 细菌的分类、鉴定和命名均以此为依据
   D. 从患者体内直接分离出的致病菌
   E. 可作为质量控制的标准

8. 触酶试验的阳性对照质量控制菌是（　　）
   A. 肠球菌　　　　　　B. 铜绿假单胞菌
   C. 金黄色葡萄球菌　　D. 肺炎链球菌
   E. 大肠埃希菌

9. 临床微生物学检验实验室提供临床服务的每个项目每年至少应参加的室间质评次数是（　　）
   A. 1 次　　　　　　　B. 2 次
   C. 3 次　　　　　　　D. 4 次
   E. 5 次

10. 一般每半年对医院细菌耐药监测（　　）
    A. 1 次　　　　　　　B. 2 次
    C. 3 次　　　　　　　D. 4 次
    E. 5 次

（梁绮雯　杨　翀）

参考文献

岸根卓郎，1999.环境论：人类最终的选择.何鉴译.南京：南京大学出版社.

陈献雄，2018.基础医学实验室安全知识教程.北京：科学出版社.

段巧玲，杜兆丰，吐尔洪·艾买尔，等，2012.微生物学检验技术.武汉：华中科技大学出版社.

甘晓玲，李剑平，2015.微生物学检验.4版.北京：人民卫生出版社.

李剑平，2016.微生物学检验技术.北京：科学出版社.

李剑平，吴正吉，2020.微生物学检验.5版.北京：人民卫生出版社.

刘运德，楼永良，2018.临床微生物学检验技术.北京：人民卫生出版社.

全国卫生专业资格考试用书编写专家委员会，2019.2020临床医学检验技术（士）.北京：人民卫生出版社.

尚红，王毓三，申子瑜，2015.全国临床检验操作规程.4版.北京：人民卫生出版社.

盛水慧，2019.临床微生物检验技术.北京：科学技术文献出版社.

王辉，任健康，王明贵，等，2015.临床微生物学检验.北京：人民卫生出版社.

叶冬青，2020.实验室生物安全.3版.北京：人民卫生出版社.

周庭银，倪语星，胡继红，等，2015.临床微生物检验标准化操作.3版.上海：上海科学技术出版社.

周庭银，章强强，2017.临床微生物学诊断与图解.4版.上海：上海科学技术出版社.

Davison W，Zhang H，1994. In-situ speciation measurements of trace components in natural-waters using thin-film gels. Nature，367（6463）：546-548.

目标检测题参考答案

第1章

1. C　2. A　3. E　4. D　5. B　6. C　7. E　8. C
9. B　10. A　11. B　12. A　13. E　14. E　15. C
16. E　17. D

第2章

1. B　2. D　3. A　4. E　5. C　6. C　7. B　8. E
9. D　10. B　11. B　12. B

第3章

1. A　2. B　3. E　4. D　5. C　6. D　7. A　8. C
9. B

第4章

1. E　2. A　3. A　4. D　5. A　6. B　7. C

第5章

1. A　2. E　3. C　4. A　5. B　6. D　7. E　8. A
9. D　10. B　11. A　12. E　13. D　14. D　15. C
16. D　17. A　18. E　19. D

第6章

1. A　2. E　3. B　4. D　5. C　6. A　7. E　8. C
9. E　10. B

第7章

1. B　2. B　3. C　4. C　5. D　6. C　7. C　8. B
9. A　10. A　11. B　12. A　13. C　14. C　15. D

第8章

1. D　2. A　3. B　4. A　5. A　6. D　7. A　8. C
9. B　10. D　11. A　12. A　13. E　14. E　15. A
16. C　17. C　18. D　19. C　20. B　21. B　22. D
23. C　24. E　25. A　26. D　27. C　28. E　29. C
30. E

第9章

1. C　2. B　3. B　4. E　5. D　6. B　7. D　8. A
9. B　10. B

第10章

1. E　2. D　3. B　4. A　5. A　6. C　7. D　8. E
9. B　10. D

第11章

1. E　2. E　3. E　4. C　5. D　6. D　7. A　8. B
9. E　10. D

第12章

1. B　2. D　3. A　4. A　5. A　6. A　7. A　8. C
9. E　10. B

第13章

1. B　2. B　3. D　4. C　5. B　6. A　7. C　8. C
9. B　10. B　11. E　12. C　13. C　14. A　15. C
16. A　17. C　18. E　19. D　20. B

第14章

1. D　2. B　3. C　4. C　5. C　6. B　7. C　8. E
9. C　10. D　11. A　12. B　13. C

第15章

1. C　2. B　3. C　4. B　5. C　6. D　7. B　8. D
9. E　10. A

第16章

1. E　2. E　3. B　4. A　5. E　6. D　7. E　8. E
9. D　10. C　11. B　12. B

第17章

1. D　2. D　3. A　4. B　5. A　6. C　7. D　8. D
9. B　10. B

第18章

1. A　2. A　3. B　4. E　5. B　6. B　7. C　8. D
9. C　10. E　11. B　12. A　13. C　14. C

第19章

1. D　2. E　3. B　4. E　5. D　6. C　7. A　8. E
9. C　10. B　11. C　12. A　13. E　14. E　15. B
16. B　17. E　18. D　19. C　20. E

第20章

1. C　2. E　3. C　4. E　5. A　6. D　7. A　8. D　9. E
10. C　11. D　12. A　13. E　14. B　15. E　16. A
17. E　18. B　19. D　20. E　21. D　22. B　23. B
24. B　25. E

第21章

1. E　2. C　3. B　4. E　5. E　6. C　7. C　8. A
9. E　10. E

第22章

1. C　2. D　3. C　4. B　5. C　6. B　7. D　8. C
9. B　10. A